FACHBÜCHER FÜR ÄRZTE. BAND IV

PRAKTISCHE OHRENHEILKUNDE FÜR ÄRZTE

VON

A. JANSEN UND F. KOBRAK
BERLIN

MIT 104 TEXTABBILDUNGEN

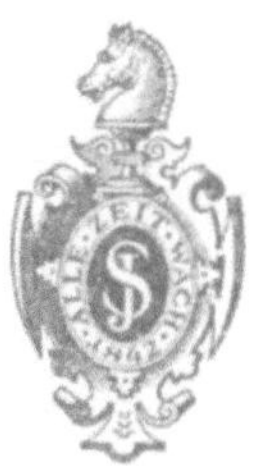

SPRINGER-VERLAG BERLIN
HEIDELBERG GMBH
1918

ISBN 978-3-642-98530-0   ISBN 978-3-642-99344-2 (eBook)
DOI 10.1007/978-3-642-99344-2

DEM ANDENKEN

OSCAR BRIEGERS

Vorwort.

Trotz zahlreicher ausgezeichneter Lehrbücher der Ohrenheilkunde fehlte doch unserem Empfinden nach ein Werk, welches den Bedürfnissen des allgemeinen Praktikers in weitestem Umfange entgegenkommt. Ein Kompendium wird ja den Unerfahrenen nie und nimmer in eine neue Disziplin einzuführen vermögen. Ebenso wie Geschichtstabellen zur Einführung in den Geschichtsunterricht wertlos sind und höchstens ein inhaltsarmes Scheinwissen durch die Kenntnis einiger Daten und Namen züchten, so sind die aus den Kompendien hergeleiteten Kenntnisse notdürftig und schematisch dem Gedächtnis einverleibt, ohne ein Eindringen in die Materie zu gestatten. Will der Anfänger aber aus umfangreichen Lehrbüchern sich in die Disziplin einführen lassen, so verliert er bald den Überblick, weil er gar nicht imstande ist, das Wesentliche vom Unwesentlichen zu unterscheiden; ein lückenloses Lehrbuch aber, das alles bringen will, muß auch viel Unwesentliches als Ballast mitschleppen, der zum Teil nur historischen oder Raritätswert hat.

Unser Buch umfaßt gleichsam zwei Studiengänge, einen, die Propädeutik, für den Anfänger, einen zweiten für den Fortgeschritteneren. Wer die Propädeutik liest, lernt zunächst mehr die theoretischen Fragen kennen, immerhin aber mit ständigen Hinweisen auf die Praxis, auf die Klinik, deren Erfordernissen die „ausgewählten Kapitel", des Buches zweiter Teil, weitgehender gerecht werden.

Dieser zweite Teil soll, wie schon die Überschrift „Ausgewählte Kapitel" andeutet, kein lückenloses Lehrbuch darstellen, kein vollständiges Nachschlagewerk, in dem alle Vorkommnisse der Praxis erwähnt werden. Im Gegenteil! Nur das, was den Verfassern wichtig erschien, ist in den ausgewählten Kapiteln klinisch gewürdigt worden mit einer Ausführlichkeit, die hier und da über den Rahmen des in anderen Büchern Gebotenen hinausgeht, während Gebiete von rein fachärztlichem Interesse, wie z. B. viele technische Fragen, nur gestreift wurden oder überhaupt keine Erwähnung fanden.

In den ausgewählten Kapiteln 1—7 ist, im Rahmen der üblichen systematischen Anordnung des Stoffes, die Auswahl durch besondere Bevorzugung der für den Praktiker wichtigen Teile gegeben, der Symptomatik, Diagnose und Prognose, während z. B. die pathologische Anatomie und Therapie, soweit nur fachärztlich von Interesse, weniger berücksichtigt wurden.

Von Kapitel 8 an ist die Auswahl in freier Anordnung geboten, sind Stoffe behandelt, die in ihrer Fragestellung den Praktiker besonders häufig beschäftigen werden, Kapitel also, die eine mehr praktische als wissenschaftliche Einheit bilden. Bei strenger Systematik hätte man z. B. das Kapitel „Ohreiterung des Kindesalters" unter dem Hauptkapitel der Mittelohreiterungen abhandeln können. Gerade aber durch die Herausschälung dieses Gebietes aus dem Hauptkapitel soll dem Praktiker nicht nur die außergewöhnliche Wichtigkeit dargetan, sondern auch schon äußerlich betont werden, daß die Ohreiterung des Kindesalters oft ebensosehr als Allgemeinerkrankung des Kindes wie als Ohrenkrankheit zu bewerten ist und daher die Einfügung unter die Mittelohreiterungen nur einem und zwar durchaus nicht immer dem Hauptgesichtspunkte gerecht werden würde!

Daß Kapitel, wie häufig rezidivierende Mittelohreiterungen, unheilbare Schwerhörigkeit usw., wenig mit einer exakten wissenschaftlichen Fragestellung zu tun haben, ist uns wohl bewußt, uns aber auch bekannt, daß die rein wissenschaftlichen Darstellungen und Anordnungen oft nicht prägnant genug die Gesichtspunkte und die Situationen hervorheben, denen der Praktiker im Einzelfalle gegenübersteht.

Trotz der diesen Kapiteln aufgeprägten besonderen praktischen Note hoffen wir doch auch hier die Fühlung mit wissenschaftlicher Denkweise und wissenschaftlicher Darstellung gewahrt und so eine von dem bisherigen Aufbau eines Lehrbuches abweichende Form zum Nutzen des ausübenden Praktikers und dabei nicht zum Schaden des studienbeflissenen Arztes gewählt zu haben.

Die in einem kurzen Überblick angeführten Erkrankungen der Nase und des Kehlkopfes sollen nicht viel mehr als eine Inhaltsangabe des in Lehrbüchern der Nasen- und Kehlkopfkrankheiten gebotenen und dort nachzulesenden Stoffes darstellen.

Entsprechend dem Charakter des Buches sind ermüdende Literaturangaben unterlassen und nur diejenigen Autoren namhaft gemacht, deren Arbeiten die neuere otologische Forschung oder die von den Verfassern getroffene Auswahl des Stoffes entscheidend beeinflußt haben. Die überaus wertvollen wissenschaftlichen Arbeiten der letzten Jahrzehnte konnten daher nicht einzeln genannt werden. In der Propädeutik besonders wurde von der für den Neuling uninteressanten Zitierung der Autoren im allgemeinen abgesehen, zumal hier bei der Besprechung der Grundlagen der Otiatrie Namen in Frage kommen, die, wie Tröltsch, Politzer, Schwartze u. a. m. bereits unauslöschlich in den Annalen der Ohrenheilkunde eingegraben stehen. Um aber den Forderungen historischer Pietät gerecht zu werden, haben wir vielfach die alte Nomenklatur beibehalten, in der die Meister der Wissenschaft durch den Gegenstand ihrer Forschungen verewigt sind.

Hinsichtlich der Abbildungen haben wir uns auf das Notwendigste beschränkt, die anatomischen Bilder zum Teil mit Abänderungen den bekannten Atlanten von Spalteholz und Toldt, zwei pathologische Bilder dem Passowschen Buche über Verletzungen des Gehörorgans entnommen, einige Trommelfellbilder unter Anlehnung an den Passowschen Atlas der Trommelfellbilder wiedergegeben. Herrn Primärarzt Dr. Görke verdanken wir die in Mikrophotogrammen dargestellten mikroskopischen Schnitte aus der Sammlung des Breslauer Allerheiligenhospitals.

Die Klischees zu den Instrumenten hat uns die Fabrik chirurgischer Instrumente Georg Härtel, Berlin, Klopstockstraße 57, zur Verfügung gestellt.

Im Juni 1918.   **A. Jansen.**   **F. Kobrak.**

Inhaltsverzeichnis.

I. Propädeutik.
Von F. Kobrak.

X   Inhaltsverzeichnis.

Inhaltsverzeichnis. XI

II. Ausgewählte Kapitel.
Von A. Jansen und F. Kobrak.

Verzeichnis der Abbildungen.

Verzeichnis der Abbildungen.

I. Propädeutik.

1. Klinische Anatomie. Topographie. Entwicklungs- anomalien.

Es liegt nicht in der Absicht der Verfasser, in den propädeutisch theoretischen Kapiteln eine ins einzelne gehende Darstellung, noch einen erschöpfenden Überblick zu geben. Beides würde den Erfordernissen der Praxis wenig gerecht werden und Dinge behandeln, die jeder Praktiker in seinem anatomischen Lehrbuch oder Atlas nachschlagen kann. Wir werden uns im wesentlichen auf Gebiete der klinischen Topographie und deskriptiven Anatomie beschränken, soweit sie eine Nutzanwendung in der praktischen Ohrenheilkunde finden und in den anatomischen Lehrbüchern nach dieser Richtung hin weniger berücksichtigt werden.

Den Bau der Ohrmuschel und dessen Varietäten, dessen ent- wicklungsgeschichtliche Hemmungsbildungen verstehen wir nur an der Hand eines kurzen embryologischen Exkurses. Varietäten bzw. Hemmungsbildungen spielen fraglos in das Gebiet des Pathologischen hinüber, liegen aber andererseits, besonders auch in ihrer Symptomlosigkeit, noch so sehr in der Breite des Normalen, daß ihre Besprechung bei der normalen Anatomie bzw. Entwicklungsgeschichte berechtigt ist. Bau der Ohrmuschel
Hemmungs-
bildungen

Sechs Aurikularhöcker und eine dahinterliegende Falte bilden die embryologische Grundlage der Ohrmuschel. Persistenz der Aurikularhöcker zeitigt die sog. Aurikularanhänge, jene wohlbekannten einzeln oder mehrfach vor der Ohrmuschel stehenden lappigen oder kugelförmigen Gebilde, während die Persistenz der Schlundspalte, in deren Umgebung sich die Aurikularhöcker bilden, zur Fistula auris congenita führt. Zuweilen findet man Aurkularhöcker und Fistula auris congenita an einem Ohr oder wenigstens an einem Patienten. Aurikular-
höcker

Fistula
auris
congenita

Relativ oft bleiben embryonale winklige Knickungen der Ohrmuschel bestehen, der embryonale Scheitelwinkel als persistente Varietät „Satyr"- oder „Faunspitze" genannt sowie die Darwinsche Spitze an der hinteren Umrandung des Helix (vgl. Skizze). Satyrspitze
Darwin-
scher
Höcker

Die der Ohrfalte entstammenden Ohrmuschelteile Helix und Läppchen sind beim Neugeborenen relativ schwächer entwickelt; bleibt diese Varietät bestehen, so erhalten wir eine Prominenz des Anthelix, das sog. Wildermuthsche Ohr. Zeigt der Helix an der hinteren oberen Umgrenzung keine normale Umkremplung, sondern eine nach hinten oben gerichtete Spitze, so resultiert das sog. Macacusohr. Wilder-
muthsches
Ohr

Schließlich sei das exzessiv abstehende Ohr und das angewachsene Ohrläppchen kurz erwähnt.

Die Kenntnis dieser Verhältnisse verdient mehr noch das Interesse des oft viele Zweige einer Familie beobachtenden Hausarztes als des nur gelegentlich zu Rate gezogenen Ohrenarztes.

Ängstliche Eltern, besonders junge Mütter, die bei dem Neugeborenen die eigentümliche Ohrform zum ersten Male wahrnehmen, werden an den Hausarzt mit der Frage herantreten, ob diese Abweichung etwas Krankhaftes sei, etwas Schlimmes zu bedeuten habe.

Ist der Hausarzt in der Lage, der Mutter bei einem nahestehenden Verwandten oder gar an ihrem eigenen Ohr, wenn auch vielleicht nicht in so ausgeprägter Form, dieselbe Abnormität zu demonstrieren, von der sie unter Umständen keine Ahnung hatte, so ist diese Belehrung natürlich von beruhigender Wirkung. Es wird so viel über Degeneration und Degenerationszeichen („Morelsches Ohr“) gesprochen, daß oft der Laie mit übergroßer Besorgnis dieser Frage gegenübersteht und leicht geneigt ist, um die geistige Entwicklung des Kindes sich zu sorgen. Es bedarf keines besonderen Hinweises, daß es geistig hochstehende Menschen mit abnormen, ja mit verkrüppelten Ohrmuscheln gibt — des Zusammentreffens geistiger Hochwertigkeit und körperlicher Minderwertigkeit sei nur Erwähnung getan —, daß aber andererseits bei Kindern mit schwerer geistiger Entwicklung atypische Ohrformen häufiger vorzukommen scheinen, wie ich jedenfalls bei Kindern der Schwachsinnigenklassen, ja auch nur bei Kindern mit schlechter oder verzögerter

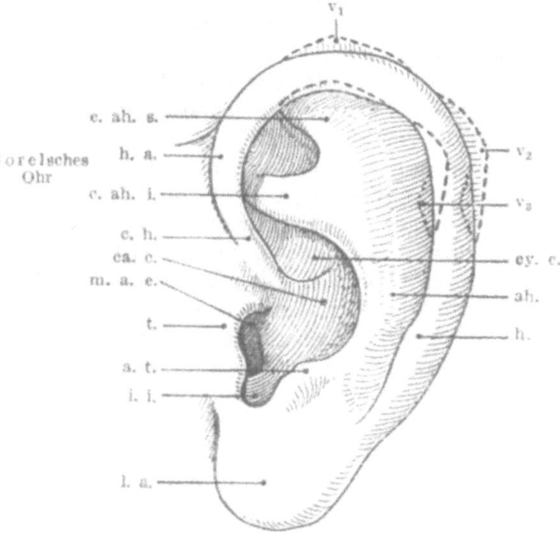

Abb. 1. Ohrmuschel mit Varietäten.

Embryologisches Gebiet der 3 vorderen Aurikularhöcker: t. = Tragus. c. h. = Crus helicis. h. a. = Helix ascendens.

Embryologisches Gebiet der 3 hinteren Aurikularhöcker: c. ah. i. = Crus anthelicis inferius. cy. c. = Cymba couchae. at. = antitragus.

Embryologisches Gebiet der Ohrfalte: c. ah. s. = Crus anthelicis superius. ah. = Anthelix. h. = Helix. l. a. = Lobulus auriculae.

Weitere Bezeichnungen: i. i. = Incisura intertragica (zwischen tragus und antitragus). m. a. e. = Meatus auditorius externus. ca. c. = Cavitas conchae. v_1 (Varietät 1) = Satyrspitze (Faunspitze). v_2 = Macacusohr. v_3 = Darwinscher Hocker.

Sprachentwicklung beobachtet zu haben glaube. Der vorsichtige Hausarzt wird zweckmäßigerweise solche Varietäten, unter Betonung ihrer relativen Harmlosigkeit, beachten, indem er ein schärferes Auge auf die geistige Entwicklung des Kindes wirft.

Die Ohrmuschel ist der äußerste Teil des äußeren Ohres, die nächste **Äußerer Gehörgang**
topographische Einheit ist der **äußere Gehörgang.**

Von abnorm weiten zu außergewöhnlich engen Gehörgangen kommen **Enger Gehörgang**
alle Übergänge vor. Die Enge des Gehörgangs ist ohne Belang für die
Funktionstüchtigkeit des Hörorgans. Enge Gehörgänge können die
Schallwellen zu einem außerordentlich fein reagierenden Sinnesorgan
tragen, während weite Gehörgangslumina wie überhaupt stark entwickelte
äußere Gehörorgane durchaus nicht eine Bürgschaft für eine besondere
Scharfhörigkeit bieten, unter Umständen dem Gesicht geradezu eine un-
intelligente Note aufdrücken können. Die Enge des Gehörgangslumens
wird seltener konzentrisch bedingt sein als auf Hyperostosen beruhen, **Hyper-ostosen**
deren Prädilektionsstellen an der vorderen und hinteren, auch oberen
Wand entwicklungsgeschichtliche Gründe haben. Solche Gehörgangs-
hyperostosen sind ähnlich den Ohrmuschelvarietäten, oft durch Gene-
rationen als familiäre Eigentümlichkeit zu verfolgen; sie sind als Varietät
anzusehen und als pathologisch nur in Ausnahmefällen zu bewerten, in
denen sie infolge außergewöhnlicher Entwicklung z. B. eine Herabsetzung
des Hörvermögens oder eine Eiterretention bedingen. Ausnahmsweise
kann daher solch eine Hyperostose auch einmal Gegenstand eines chirur-
gischen Eingriffs werden.

Gegenüber den durch Hyperostosen bedingten Gehörgangsstenosen treten die **Stenosen, Atresien**
durch Entzündungen (z. B. nach Gehörgangsentzündungen, besonders nach häufigen Gehörgangserysipelen) verursachten Stenosen oder gar vollkommene Atresien
an Häufigkeit zurück. Neben erworbenen Atresien (z. B. nach Gehörgangsver-
brennungen, nach Traumen usw.) haben wir mit angeborenen Atresien zu rechnen,
bei denen mit dem häutigen oder knöchernen Gehörgangsverschluß eine Hemmungsbildung auch der Ohrmuschel einhergeht (Mikrotie: statt Ohrmuschel einige **Mikrotie**
Hautfalten).

Die umschriebenen, gewöhnlich mehr außen sitzenden Hyperostosen
springen so charakteristisch ins Auge, daß eine Verwechslung, zumal dann,
ausgeschlossen ist, wenn mittels der Sonde (unter Reflektorbeleuchtung!)
ein knochenharter Widerstand festgestellt wird. In der Tiefe des Gehörgangs sitzende Hyperostosen führen häufig zu einer konzentrischen
Verengerung des Lumens derart, daß die Abgrenzung des Gehörgangs
vom Trommelfellsaum dem Ungeübten schwer fällt. Die Parazentesennadel des Ungeübten findet einen knochenharten Widerstand: sie ist
fehlerhafterweise in die hyperostotisch prominente Gehörgangswand
geraten!

Es ist verständlich, daß Momente, die bei einem normal weiten Gehörgang zu Störungen führen, bei einem abnorm engen Gehörgang viel
schneller Beschwerden auslösen werden.

Schon relativ geringe Mengen Cerumens können eine vollständige
Verstopfung des an sich abnorm engen Gehörgangs bedingen, in den Gehörgang eingedrungene Fremdkörper sich leichter hinter solchen Hyperostosen einkeilen als hinter den noch später zu erwähnenden, jedem
Gehörgang eigentümlichen Engen; aus dem Mittelohr stammender Eiter
wird bei besonders engem Gehörgang auch besonders schlechte Abflußbedingungen finden.

Der abnorm enge Gehörgang ist eine Crux für den im Ohrspiegeln unerfahrenen Anfänger. Hier machen sich die Schwierigkeiten der Otoskopie doppelt bemerkbar, Schwierigkeiten, die schon durch die Eigen tümlichkeiten des normal gebauten Gehörgangs gegeben sind.

Die Schwierigkeit, sich das Trommelfell zu Gesicht zu bringen, liegt, soweit anatomische Gesichtspunkte in Betracht kommen, darin, daß der Gehörgang kein gerader, sondern ein mehrfache Abknickungen aufweisender Kanal ist.

Wodurch entsteht der winklige Verlauf des Gehörgangs? **Wodurch entsteht der winklige Verlauf des Gehörgangs?** Durch die Lagerung seiner beiden Teile zueinander, des lateralen knorpligen und medialen knöchernen Gehörgangs. In einem nach vorn offenen Winkel stoßen knorpliger und knöcherner Gehörgang zusammen, in einem Winkel, der naturgemäß an der Vorderwand gegen das Gehörgangslumen vorspringt. Von hier erstreckt sich der knorplige Kanal nach außen, der knöcherne nach innen, jeder nach vorn und unten, derart, daß die Abschlüsse beider Kanalteile, Trommelfell und äußere Gehörgangsöffnung, meistens gleich hoch liegen. Ohrmuschelzug nach hinten oben gleicht den Winkel aus, der stets gleichzeitig ausgeübte Zug nach außen streckt den Gehörgang und beseitigt einen winkligen Vorsprung im knorpligen Gehörgang.

Die natürlichen Engen des Gehörgangs Weniger Schwierigkeit bei der Besichtigung machen die **natürlichen Engen des Gehörgangs,** wenn sie nicht die bereits beschriebene exzessive Entwicklung zeigen. Eine enge Stelle liegt am Übergang zwischen knorpligem und knöchernem Gehörgang, eine zweite enge Stelle, der Isthmus, im inneren Drittel eines knöchernen Gehörgangs. Naturgemäß werden sich hinter diesen engen Stellen gern Fremdkörper einkeilen, häufiger hinter der lateral gelegenen Enge, seltener hinter dem medial gelegnen Isthmus, hinter dem der in einer Nische zwischen Trommelfell und unterer Gehörgangswand liegende Recessus inferior meatus externi Fremdkörpern einen Schlupfwinkel bietet.

Länge des Gehörgangs **Die Länge des Gehörgangs,** die im Durchschnitt $3^{1}/_{2}$ cm beträgt, ist von praktischer Wichtigkeit zur Beurteilung, in welcher Tiefe krankhafte Veränderungen z. B. in der Nähe des Trommelfells mit der Sonde oder dem Operationsinstrument zu erreichen sind; sie ist aber auch von praktischer Wichtigkeit bei der **Lupenauswahl** zwecks Vergrößerung des Trommelfellbildes, da das zu beobachtende Objekt bei einer **Vergrößerungslinse innerhalb der Brennweite** liegen muß.

Der Gehörgang beim Neugeborenen Anders liegen die **Verhältnisse des äußeren Gehörgangs beim Neugeborenen.**

Der Säugling hat noch keinen knöchernen Gehörgang, das sich erst bis zum dritten Lebensjahre bildende knöcherne Zwischenstück zwischen Schläfenbeinschuppe (lateral) und Annulus tympanicus (medial). Der knorplige Gehörgang des Säuglings heftet sich nur mit einem kurzen häutigen Zwischenstück am Annulus tympanicus an; das spiegelnde Auge liegt daher dem Trommelfell naturgemäß näher, ein technischer Vorteil, der durch mancherlei Schwierigkeiten in der Spieglung des Säuglingsohres aufgewogen wird, u. a. dadurch, daß der kindliche Gehörgang recht eng ist und leicht durch Vernix caseosa und detritus verstopft ist, deren Entfernung Geduld und Übung erfordert.

Im Uterus und in der ersten extrauterinen Zeit hat der Gehörgang kaum ein freies Lumen, woran nicht nur die Hautabsonderungen schuld sind. In dieser Periode ist das Trommelfell noch nicht aufgerichtet, sondern liegt fast horizontal, so daß es mit der unteren Gehörgangswand in einem kleinen spitzen Winkel zusammenstößt, während es in die obere Wand mit einem annähernd 180gradigen Winkel übergeht. Als häutige Fortsetzung der oberen Gehörgangswand bildet das Trommelfell gleichsam die Grenzschicht gegen die Schädelhöhle, da bei breit offener Sutura petrososquamosa des Säuglingsalters die Dura die Paukenhöhle oben abdeckt bzw. dem horizontal gelagerten Trommelfell anliegt. Wie aus der Abbildung hervorgeht, liegt das Trommelfell der unteren Wand nahe an; Durchfeuchtung und Aufquellung der Haut durch die intrauterin eingedrungene Amnionflüssigkeit sowie die reichliche Ansammlung von Vernix caseosa beschränken den Luftgehalt des äußeren Gehörgangs auf ein Minimum; vielleicht ist diese physiologische Verstopfung des Gehörgangs ein Grund für die Taubheit der Neugeborenen.

Schwierigkeiten bei der Ohrspieglung des Neugeborenen

Gelingt trotz aller Schwierigkeiten die Ohrspieglung des Neugeborenen, so ist zu beachten, daß die oben besprochene winklige Knickung, mangels eines knöchernen Kanals, fehlt, hingegen die Verlaufsrichtung im ganzen eine andere ist; der Kanal verläuft trommelfellwärts mehr von oben nach unten, das Trommelfell liegt tiefer als die äußere Gehörgangsöffnung, nicht in gleicher Höhe wie in späteren Jahren; man muß also bei der Spieglung sich das Kind so halten lassen, daß man mehr von oben hereinsehen kann: dann wird es am ehesten gelingen, den unteren in spitzem Winkel mit der unteren Gehörgangswand zusammenstoßenden Trommelfellabschnitt zu erblicken, zumal wenn man die Ohrmuschel nach unten zieht.

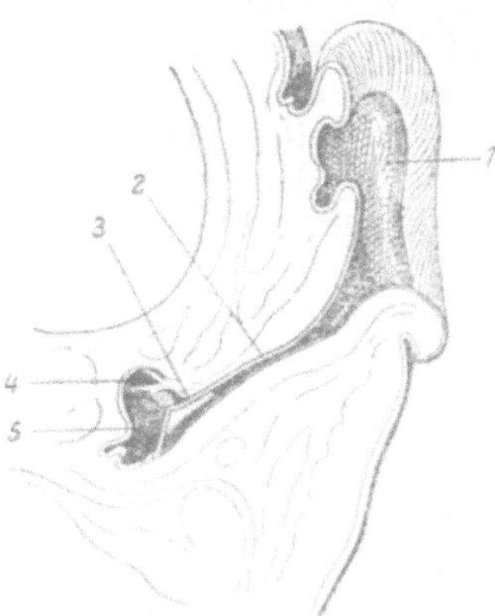

Abb. 2. Durchschnitt durch ein Säuglingsohr (aus Tröltsch).

1 = Ohrmuschel. 2 = Äußerer Gehörgang. 3 = Trommelfell. 4 = Kuppelraum. 5 = Mesotympanum.

Ossifikationslücken

Einer besonderen Eigentümlichkeit in der Entwicklung des knöchernen Gehörgangskanals sei noch gedacht. Wir erwähnten, daß der Neugeborene überhaupt noch keinen knöchernen Kanal hat, dessen Ausbildung erst durch ein Entgegenwachsen zwischen der Schläfebeinschuppe von außen und dem Annulus tympanicus von innen zustande kommt. Durch verschieden schnelles Fortschreiten des Knochenwachstums treffen die sich entgegenwachsenden Knochenwände nicht gleichmäßig aufeinander, sondern lassen oft, wenn im Beginn des zweiten Lebensjahres die aufeinander zustrebenden Knochenkanäle sich erreichen, in der vorderen unteren Wand eine Ossifikationslücke frei, die anfangs Kirschkerngröße hat und sich bis zum fünften Jahre, ja ausnahmsweise permanent erhalten kann. Nur von Gehörgangshaut überzogen, muß diese Lücke als Locus minoris resistentiae für ein Fortschreiten entzündlicher Prozesse des kindlichen äußeren Gehörgangs in die Regio praeauricularis aufgefaßt werden.

Die Beschaffenheit der Gehörgangshaut Hinsichtlich des Gehörgangsinteguments ist zu beachten, daß der Hautüberzug beim Kinde wie beim Erwachsenen an verschiedenen Stellen von verschiedener Dicke und Art ist.

Im knorpligen Abschnitt ist die Cutis dicker, enthält Haare mit Balgdrüsen und Ceruminaldrüsen, die sich am reichlichsten im inneren Teil des knorpligen Gehörgangs finden; außerdem erstreckt sich noch an der oberen knöchernen Gehörgangswand bis nahe an das Trommelfell ein dreieckiger, mit der Spitze medialwärts gerichteter Zwickel, der nicht nur Ceruminaldrüsen enthält, sondern auch die anderen Eigenschaften der Haut des knorpligen Gehörgangs teilt. Im Gebiet dieses dreieckigen Zwickels werden wir also auch noch in der Tiefe des Gehörgangs Cerumenansammlungen und furunkulöse Prozesse erwarten können, die in den übrigen Teilen der äußerst dünnen Haut des knöchernen Gehörgangs fehlen werden, wo nur feine Lanugohärchen, aber keine festen Haare und Drüsen anzutreffen sind. Je dünner die Haut des knöchernen Gehörgangs in der Tiefe wird, um so enger fällt sie mit der periostalen Auskleidung zusammen, so daß hier dermatitische Prozesse von Periostitiden kaum abzutrennen sind.

Nachbarteile des Gehörgangs In der Umgebung der Ohrmuschel und insbesondere des Gehörgangs finden wir einige wichtige klinisch anatomische Gebiete und Beziehungen.

An der Gehörgangshinterwand der Warzenfortsatz Das wichtigste anatomische Gebilde ist der hinter dem Gehörgang gelegene Warzenfortsatz, dessen Bedeutung in seiner häufigen Beteiligung an den eitrigen Prozessen des Mittelohres und in seiner engen nachbarlichen Beziehung zu wichtigen, teils lebenswichtigen Organen liegt.

Antrum mastoideum Der Warzenfortsatz, der sich beim Erwachsenen aus dem in der Tiefe gelegenen, mit der Paukenhöhle kommunizierenden Antrum mastoideum und den außen und rings um das Antrum vorgelagerten Zellen zusammensetzt — während beim Neugeborenen die sich erst im Laufe der ersten Jahre entwickelnden Zellen fehlen, so daß das Antrum ganz oberflächlich gelegen ist! —, grenzt oben, nur durch eine dünne Knochenplatte, das Tegmen antri, getrennt, an die mittlere Schädelgrube (Schläfelappen), hinten an die hintere Schädelgrube (Kleinhirn mit Sinus sigmoideus, dem Verbindungssinus zwischen Sinus transversus und dem Bulbus venae jugularis). Die trennende Knochenwand zwischen Antrum und Warzenfortsatzzellen einerseits und hinterer Schädelgrube andererseits ist verschieden dick; es wäre aber verfehlt, anzunehmen, daß eine dicke Trennungswand einen besonderen Schutz gegen eine Überleitung der Eiterung aus dem Warzenfortsatz nach der hinteren Schädelgrube böte: jeder Operateur wird schon seine Mühe gehabt haben, Schicht auf Schicht einer scheinbar gesunden, besonders dichten hinteren Warzenfortsatzwand abzutragen, um dann doch in der hinteren Schädelgrube auf einen vom Mittelohr fortgeleiteten Eiterherd zu stoßen. Andererseits stellt eine dünne hintere Warzenfortsatzwand ausgedehnten eitrigen Prozessen des Warzenfortsatzes oft einen ausreichenden Grenzwall entgegen[1]).

Des Warzenfortsatzes interessantester und vielgestaltigster Teil sind die Zellen, die nach allen Richtungen ihre Ausläufer hinaussenden, Okzipitalzellen weit okzipitalwärts, Schuppenzellen aufwärts in die Schuppe, Pyramidenzellen tief in die Pyramide hinein, so daß eine Fortleitung der Eiterung lediglich auf dem Wege von Zelle zu Zelle weit medialwärts die Pyramide ergreifen kann, Jochbeinzellen nach dem Ansatz des Jochbogens hin, so daß die „Terminalzellen" des Warzenfortsatzes und die sich in ihnen abspielenden Entzündungen nicht nur hinter dem Ohr, sondern ebenso über und vor dem Ohr wie auch nach innen tief medialwärts zu suchen sind. Zellen des Warzenfortsatzes Terminalzellen

In den klinisch topographischen Begriff „Warzenfortsatz" werden wir zweckmäßigerweise außer dem eben beschriebenen knöchernen Anteil Adnexe einbeziehen müssen, die klinisch von der größten Wichtigkeit sind, deren Zugehörigkeit aber zum Ohr dem Praktiker nicht so in Fleisch und Blut übergegangen ist wie die des Warzenfortsatzes selbst und seiner Zellen. Adnexe des Warzenfortsatzes

Unter Adnexen des Warzenfortsatzes wollen wir die mit dem Warzenfortsatz und seiner Umgebung in Beziehung stehenden Weichteile verstehen, bei deren Erkrankung unter Umständen der weniger erfahrene Arzt nicht immer sofort an eine Folgewirkung eitriger Mittelohrprozesse denkt.

An den nach der Spitze des Warzenfortsatzes entwickelten Zellen haben wir mit der Infektion des Musculus sternocleideomastoideus und mit der Nachbarschaft der großen Gefäße zu rechnen, in deren Scheiden eitrige Prozesse sich senken können, evtl. bis in das Mediastinum hinein. In unmittelbarer Nähe am Processus styloideus inserieren Muskeln, in deren Scheiden ein Abszeß gelegentlich einmal in den Retropharyngealraum sich fortpflanzen kann. Bei der Untersuchung ätiologisch unklarer entzündlicher Prozesse am Halse und im Pharynx vergesse man nicht, die anatomischen Beziehungen dieser Gegend zum Ohre in Betracht zu ziehen. Senkungsabszesse vom Warzenfortsatz aus Retropharyngealabszeß

Die übrigen Wände des Gehörgangs reichen in ihrer klinischen Bedeutung nicht im entferntesten an die der hinteren Wand, des Warzenfortsatzes heran. Liegt auch die obere Gehörgangswand der mittleren Schädelgrube (Schläfelappen!) an, so ist doch die klinische Bedeutung dieser topographischen Beziehung nicht von alltäglicher Bedeutung.

Die Vorderwand grenzt an das Kiefergelenk; eine gelegentlich starke Vorbucklung der Vorderwand und dadurch bedingte Verengerung des Gehörgangslumens wird durch Öffnen des Mundes und damit einhergehend Vorwärtsbewegung des Gelenkfortsatzes ausgeglichen.

An der vorderen unteren Wand ist die Nachbarschaft der Parotis zu berücksichtigen: Parotisschwellung führt zu Vorwölbung der vorderen unteren Gehörgangswand.

---

[1]) Über die hierbei in Betracht kommenden pathologisch-anatomischen Verhältnisse und klinisch-operativen Erfahrungen vgl. S. 243.

In dem vor dem Ohre gelegenen Processus zygomaticus erstrecken sich, wie schon erwähnt, zuweilen Terminalzellen des Warzenfortsatzes, die an der Mittelohreiterung teilnehmen können.

Pauken-höhle   Der wichtigste, weil in der Praxis am häufigsten Erkrankungen und Komplikationen auslösende Teil des Ohres ist die Paukenhöhle mit ihren Nebenräumen, dem schon beschriebenen Antrum mastoideum und der Tuba Eustachii; Paukenhöhle und Nebenräume bilden den topographischen Begriff: Mittelohr.

Auch hier wollen wir uns nicht auf anatomische Einzelheiten einlassen, deren Erörterung zum Teil geringeres klinisches Interesse bietet, zudem in den jedermann zugänglichen anatomischen Atlanten zu finden ist; uns interessieren weniger die einzelnen anatomischen Bausteine der Paukenhöhle als vielmehr die Paukenhöhle in ihrer topographischen Bedeutung, in ihrer Stellung zur Umgebung.

Die Paukenhöhle ist ein teils von knöchernen Wänden teils von Weichteilen teils von Ostien benachbarter Höhlen begrenzter würfelförmiger Hohlraum.

Oben:Nach-barschaft des Schläfe-lappens   Rein knöchern ist die obere und untere Wand, beide dienen der Trennung gegen lebenswichtige Organe; der Oberwand, dem Tegmen tympani, liegt die mittlere Schädelgrube mit dem Schläfelappen auf (gleich der oberen Gehörgangswand!), während der Unterwand, dem Boden der Paukenhöhle, dem sog. Kellerraum, der Bulbus venae jugularis anliegt (vgl. Abb. 3c S. 11). Letzterer kann in ganz außergewöhnlich *Unten: des Bulbus venae jugu-laris* seltenen Fällen einmal bei einer Dehiszenz am Boden der Paukenhöhle frei in das Lumen der Paukenhöhle hineinragen: als Rarität sind Verletzungen des Bulbus venae jugularis bei der Parazentese, unter solchen anatomischen Ausnahmefällen, beschrieben worden.

Offene Fissura pe-trososqua-mosa im früheren Kindesalter   Am Dach ist der im Kindesalter gefäßhaltige Durafortsatz bemerkenswert, der durch die im früheren Kindesalter offene Fissura petrososquamosa eine Kommunikation zwischen Meningen und Paukenschleimhaut herstellt und für die Fortleitung von Infektionen in Betracht kommt; beim Erwachsenen findet sich statt der offenen Spalte gewöhnlich nur noch eine feine Nahtlinie.

Vorder- und Hinterwand der Paukenhöhle sind zum Teil knöchern begrenzt, zum Teil die Mündungen benachbarter Hohlräume.

Vorn: die Tuba auditiva Eustachii   An der Vorderwand liegt oben die Mündung der Eustachiischen Tube, des Verbindungskanals zwischen Paukenhöhle und Nasenrachenraum.

Die Hinterwand ist in ihrem unteren Teile knöchern und enthält einen nach außen vorspringenden Teil des Labyrinths, den horizontalen Bogengang, darunter einen Knochenwulst, in dem der Nervus facialis verläuft, über dem horizontalen Bogengang liegt die Antrumschwelle, der *Aditus ad antrum (Antrum-schwelle), Kuppel-raum* Aditus ad antrum, eine gewöhnlich für den ganzen Kuppelraum gewählte Bezeichnung, während der von uns abgegrenzte Begriff Aditus nur das hintere Ende des Kuppelraums bedeutet. Tubenmündung und Antrumschwelle liegen ungefähr in einer Höhe, woraus hervorgeht, daß z. B. Flüssigkeitsergüsse, welche nur die untere Hälfte der Paukenhöhle er-

füllen, bei aufrechter Kopfhaltung keine Neigung zum spontanen Abfluß
antrum- oder tubenwärts haben, eher bei Horizontallagerung und zwar
bei Rückenlage nach dem Antrum, bei Seitenlage auf das gesunde Ohr
nach der Tube hin. So kann es wohl bei dünnflüssigen, ihren Niveau-
spiegel leicht verschiebenden Exsudaten, wenn nicht gleichzeitig eine erheblichere entzündliche Schwellung am Aditus oder Tubenostium besteht, beim Liegen zu einem teilweisen Abfluß des Exsudats kommen.

Die drei Haupt-etagen der Pauken-höhle sind das Epi-tympanum, das Meso-tympanum, das Hypo-tympanum

Die Wände der Paukenhöhle gehören drei Hauptetagen an,
dem Mesotympanum, dem Epitympanum (auch Kuppelraum genannt) und dem unter dem Niveau des Mesotympanums liegenden Hypo-
tympanum („Kellerraum“).

Schon bei Betrachtung der hinteren Wand der Paukenhöhle müssen
wir berücksichtigen, daß der Aditus ad antrum in der Höhe der oberen
Etage, des Kuppelraums, liegt: ein durch die Nase per tubam eingeführtes
Bougie passiert die Tubenöffnung und in etwa gleicher Höhe den Kuppelraum, um das Antrum zu erreichen.

Vollends ist eine scharfe Trennung zwischen Meso- und Epitympanum zum Verständnis der lateralen Paukenhöhlenbegrenzung vonnöten.

Wenn das Auge durch das als durchsichtig angenommene Trommelfell
in die Tiefe blickt, so übersieht es denjenigen Teil der Paukenhöhle, den
wir als Mesotympanum bezeichnen; denken wir uns nun die obere Gehörgangswand, zwischen Gehörgangslumen und mittlerer Schädelgrube,
durchsichtig, sehen wir also theoretisch in einer oberhalb des Trommelfells gelegenen Schicht in die Tiefe, so blicken wir in den Kuppelraum.
Fehlt durch pathologische Einschmelzungsvorgänge der mediale Teil
der oberen Gehörgangswand, so kann man durch das Gehörgangslumen
schräg medial- und aufwärts nach dem Kuppelraum sehen.

Damit sind die Wände des Meso- und Epitympanums gegeben.
Das Mesotympanum ist lateral vom Trommelfell, medial vom Promontorium der Labyrinthwand, das Epitympanum lateral vom medialsten
Teil der oberen Gehörgangswand, medial von der Labyrinthwand begrenzt.

Nicht nur durch ihre Beziehung zu Meso- und Epitympanum gewinnen laterale und mediale Paukenhöhlenwand besonderes Interesse,
sondern auch durch die Tatsache, daß die Wände zum Teil knöcherner
zum Teil häutiger Art sind.

Pars flaccida und tensa sowie die Pars ossea und die untere Ge-hörgangs-wand bilden die laterale Wand der Paukenhöhle

Die laterale Wand besteht aus vier Teilen, der Pars ossea (dem
medialsten Teil der oberen Gehörgangswand), der Pars flaccida und
der Pars tensa des Trommelfells sowie dem medialen Ende der unteren
Gehörgangswand.

Die Pars tensa des Trommelfells

Den weitaus größten Teil des Trommelfells nimmt die Pars tensa
ein, während die Pars flaccida (Shrapnellsche Membran) einem kleinen
oberen Segment über dem kurzen Fortsatz des Hammers entspricht
(vgl. hierzu die Skizzen im Abschnitt: Diagnostik, S. 121). Histologisch
unterscheidet sich die Pars flaccida und Pars tensa dadurch, daß die
Pars tensa aus drei Schichten besteht, einer äußeren Hautschicht (Fortsetzung der Gehörgangshaut), einer inneren Schleimhautschicht (Pauken-

höhlenschleimhaut) und einer dazwischenliegenden Schicht — Stratum proprium —, welch letztere der Pars flaccida fehlt. Mit den anatomischen Einzelheiten dieser Gegend muß auch der Allgemeinpraktiker vertraut sein, weil z. B. umschriebene Kuppelraumerkrankungen mit isolierter Vorwölbung der Pars flaccida, ohne wesentliche Veränderungen der Pars tensa, bedeutungsvoll sind.

Besonders an der oberen Wand ist der Übergang der Haut des Gehörgangs auf das Trommelfell stärker entwickelt, mit mehreren Gefäßen und einem relativ starken Nervenstamm; entlang dem Hammergriff verläuft dieser Strang bis zum Umbo, von wo eine Verästlung peripheriewärts stattfindet. Bei beginnenden Reizungen des Trommelfells werden wir diesen Gefäßstrang zu Gesicht bekommen, durch frühzeitige Schmerzhaftigkeit einer dort etablierten Entzündung wird sich die Nervenversorgung der Gegend verraten.

Die Lamina propria des Trommelfells besteht aus einer äußeren radiären und einer inneren zirkulären Fa-

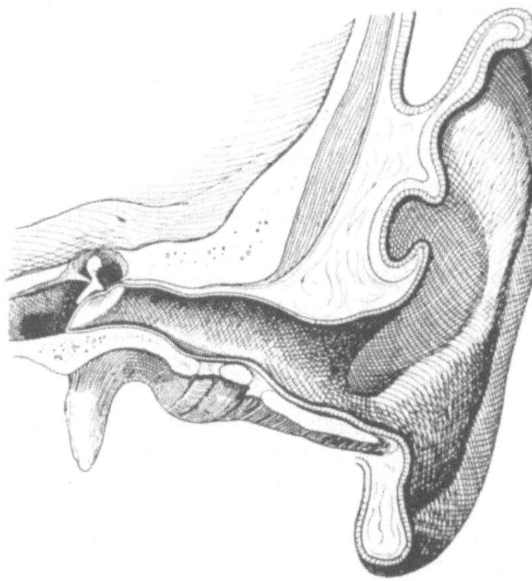

Abb. 3a. Vertikalschnitt durch Gehörgang und Paukenhöhle.

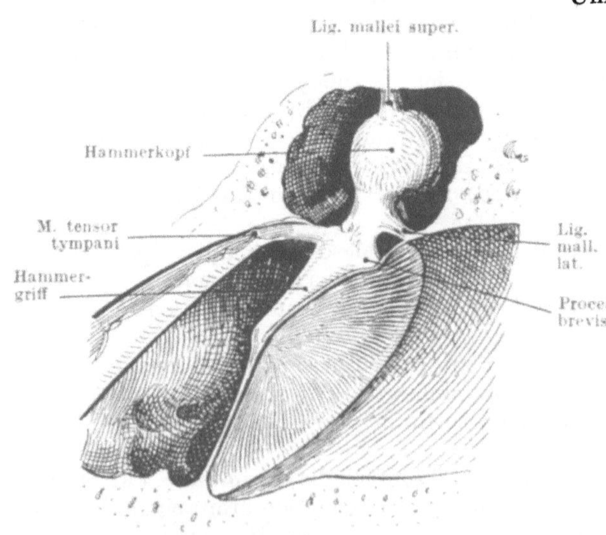

Abb. 3b. Ausschnitt aus 3a vergrößert.

Histologie es Trommelfells

serschicht; letztere hängt mit der Schleimhautschicht enger als mit der Radiärfaserschicht zusammen. Scheinbar stehen Zirkulärfaser- und

Schleimhautschicht unter gemeinsamen Ernährungsverhältnissen, ist doch die zirkuläre Anordnung sehniger und kalkiger Degenerationen des Trommelfells, vorzugsweise im Sinne der Anordnung der Zirkulärfasern, auffallend.

Auch der Blutgefäßversorgung des Trommelfells gehört nicht nur unser theoretisches Interesse. Die äußeren Gefäße, denen die Hauptversorgung des Trommelfells obliegt, verlaufen in der Cutisschicht, die inneren in der Schleimhautschicht des Trommelfells. Neben einer feinen, von der ganzen Zirkumferenz der Gehörgangshaut auf das Trommelfell übergreifenden peripheren Gefäßverästelung, die am Trommelfellrand ringsherum einen schmalen Gefäßkranz bildet, kommen, wie schon erwähnt, starke Gefäße von der oberen Wand des Gehörgangs, entsprechend

Die Blutge-
fäße des
Trommel-
fells

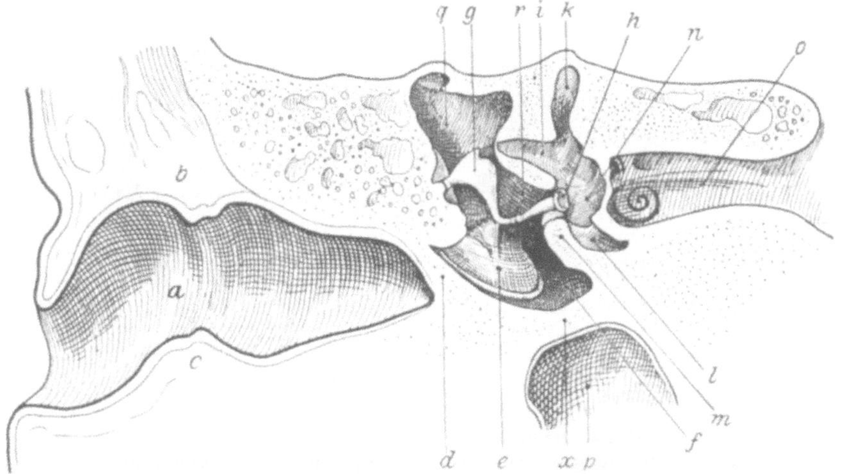

Abb. 3c.　Schnitt durch äußeren und inneren Gehorgang.

a = Äußerer Gehorgang.　b = Obere Gehörgangswand.　c = Untere Gehörgangswand.　d = Hintere Gehörgangswand.　e = Trommelfell.　f = Kellerraum der Paukenhohle.　g = Amboß.　h = Steigbugel. ı = Horızontaler Bogengang　k = Oberer vertikaler Bogengang.　l = Eingang zur Schnecke (Scala vestıbulı).　m = Promontorıum.　n = Vestibulum.　o = Innerer Gehorgang.　p = Bulbus venae jugularis. q = Kuppelraum, oberer Teil.　r = Kuppelraum, unterer Teıl.　x = Dunne Knochenwand zwischen Kellerraum und Bulbus jugularıs.

dem schon mehrfach genannten dreieckigen Hautzwickel, verlaufen entlang dem Hammergriff nach dem Umbo abwärts, um von dort radienförmig nach der Peripherie des Trommelfells hinzustreben und sich mit dem peripheren Gefäßkranz zu vereinigen. Unschwer kann man die Gefäßverästelung des Trommelfells durch künstliche Reizung (kühle Spülung) darstellen.

Die Tatsache, daß die Gefäßversorgung der Cutisschicht, der bei Entzündungen gerade schmerzhaftesten Partie des Trommelfells — der Gefäßverlauf entspricht auch dem Verlauf der sensiblen Hautnerven des Trommelfells, eines Astes des Nervus auriculotemporalis (V, 3) — von außen her stattfindet, und zwar durch die Arteria auricularis profunda, die hinter dem Gelenkfortsatz des Unterkiefers, also dicht vor der Ohröffnung verläuft, weist uns darauf hin, wo Blutentziehungen eine schmerzstillende Wirkung auf Trommelfellentzündungen ausüben können. Demnach wären Blutegel dicht vor dem Tragus bei entzündlichen Mittelohraffektionen zu setzen, nicht fehlerhafterweise am Processus mastoideus.

Die mediale Wand der Paukenhöhle ist zum größten Teil knöchern — Promontorialwand des Labyrinths, dahinter die Schnecke—, an zwei Stellen häutig, einmal an dem Ligamentum rotundum, dem Abschluß der im hinteren unteren Quadranten der medialen Paukenhöhlenwand gelegenen Nische des runden Fensters, dann am Ligamentum annulare des Stapes, dem Abschluß der Steigbügelplatte gegen die Nische

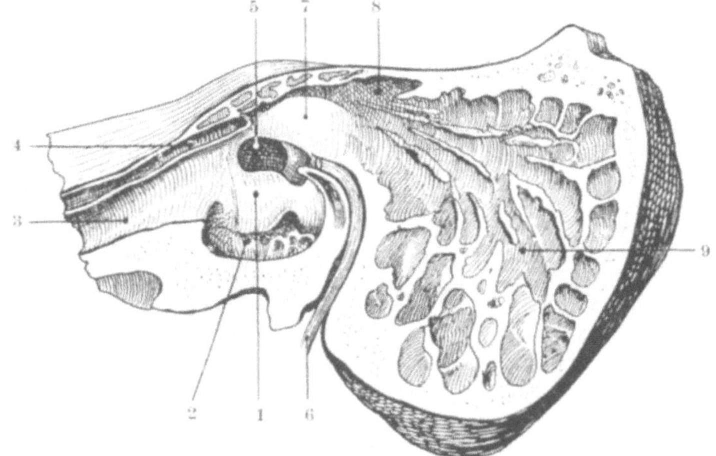

Abb. 4. Mediale Paukenhöhlenwand (schematisch).

1 = Promontorium, springt scharf vor in 2 = Paukenhöhle. 3 = Semicanalis tubae Eustachii. 4 = Semicanalis m. tensoris tympani. 5 = Vorhofsfenster (Fenestra ovalis). 6 = Freiliegender Nerv. facialis im geöffneten Facialiskanal, bei geschlossenem Kanal „Facialiswulst" zwischen 5 und 7 = Ampulla des horizontalen Bogengangs. 8 = Antrum mastoideum. 9 = Zellen des Warzenfortsatzes.
Hinter und unter dem Promontorium die Nische zum runden Fenster.

des im hinteren oberen Quadranten gelegenen ovalen Fensters. Die häutigen Begrenzungsteile bieten oft dem Eiter einen geringeren Widerstand als die knöchernen. Den geringsten bietet das Trommelfell, durch das daher in erster Linie die Spontanperforation des in der Paukenhöhle gesammelten Eiters erfolgt. Lebensbedrohlich ist selbstverständlich der Ausnahmefall einer Fortleitung der Eiterung durch die membranösen Stellen an der medialen Paukenhöhlenwand.

Das Trommelfell, der größte der drei membranösen Wandteile, ist in schräger Neigung im Annulus tympanicus ausgespannt, derart, daß der hintere obere Teil der äußeren Ohröffnung am nächsten, der vordere untere Teil am weitesten entfernt liegt. Das Trommelfell ist trichterförmig eingezogen und an seinem Umbo nur etwa 2 mm, im hinteren unteren Quadranten etwa 6 mm von der medialen Knochenwand entfernt, wo die Parazentese am ehesten ohne Berührung des Promontoriums, die übrigens nichts zu sagen hat, ausgeführt werden kann.

Im Inneren der Paukenhöhle liegen Gehörknöchelchen, Schleimhautfalten, Nerven (z. B. Chorda tympani) und Muskeln (z. B. Tensor tympani, Sehne).

Uns interessieren in erster Reihe die Hörknöchelchen. Deren eines, der Hammer, ist in seinem unteren Teile, dem Hammergriff, im Trommelfell eingelassen (im Bereich der Pars tensa), während der obere Teil des Hammers, der Kopf, dem Kuppelraum angehört. Der Hammerhals, die Verbindung zwischen Hammerkopf und -griff, liegt zum Teil im Kuppelraum, zum Teil medial von der Pars flaccida des Trommelfells. Der lateral vorspringende kurze Fortsatz des Hammers entspringt am obersten Ende des Hammergriffs. Ausnahmslos im Kuppelraum liegt das 2. Gehörknöchelchen, der mit dem Hammerkopf durch ein Gelenk verbundene Amboß, dessen Körper im wesentlichen hinter dem Hammerkopf (d. h. in der Richtung nach dem Antrum mastoideum hin) liegt. Mit dem von dem Körper ausgehenden „langen Amboßschenkel", der nicht genau parallel dem Hammergriff hinter diesem und medialwärts verläuft, artikuliert das Köpfchen des Steigbügels, dessen Platte, im ovalen Fenster eingelassen, in dessen Nische durch das schon erwähnte Ringband fixiert ist.

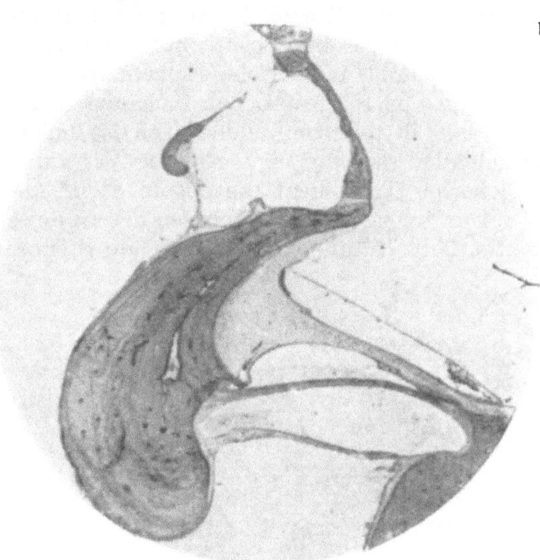

Abb. 5a.   Mikrophotogramm.   Vertikalschnitt durch ovales und rundes Fenster.

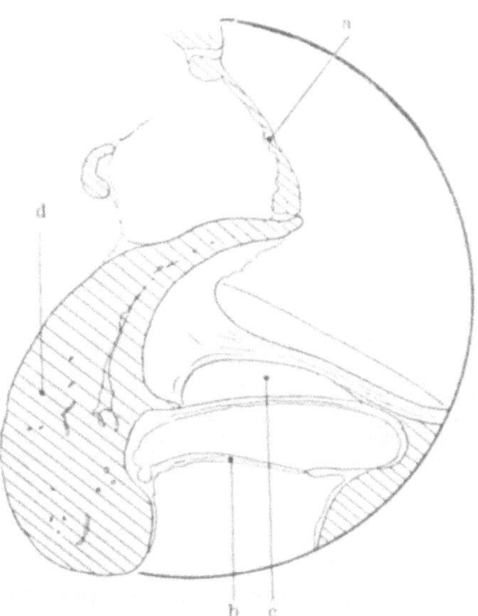

Abb. 5b.   Erklärungsskizze zu Mikrophot. 5a. Vertikalschnitt durch ovales und rundes Fenster

a = Stapesplatte. b = Membran des runden Fensters
c = Scala tympani. d = Promontorium.

Tuba audi-
tiva Eusta-
chii

Der hintere Nebenraum des Mittelohrs, das Antrum mastoideum, ist bereits geschildert; als vorderen medialen Nebenraum können wir die Tuba Eustachii betrachten, deren Mündung in die Paukenhöhle wir bei Besprechung der vorderen Wand erwähnten.

Genauere anatomische Einzelheiten der Tuba Eustachii sive auditiva sind von ausgesprochen fachärztlichem Interesse. $^1/_3$ der Tube, der nach dem Mittelohr mündende Teil, ist knöchern, $^2/_3$, der nach dem Rachen mündende, ist knorplig. An der Verbindung zwischen knorpliger und

Isthmus
tubae

knöcherner Tube liegt die engste Stelle, der Isthmus tubae.

Durch geringe Schwellungen der an der engsten Stelle nur etwa 2 mm weiten Tube können leicht störende Stenosen entstehen; beim Schluckakt und Phonieren entfernen sich die Tubenwände voneinander, wodurch die der Paukenhöhle notwendige Luftventilation eintritt.

Bei großen Trommelfelldefekten kann man von vorn oben das Ostium tympanicum tubae sehen, das Ostium pharyngeum zeigt sich bei der sog. hinteren Rhinoscopie, der Spieglung des Nasenrachenraums, wobei uns die medialwärts vorspringende, die hintere Umrandung des Tubenostiums bildende Platte des Tubenknorpels, der sog. Tubenwulst, und

Ostium
tympani-
um, Ostium
pharyngeum
tubae

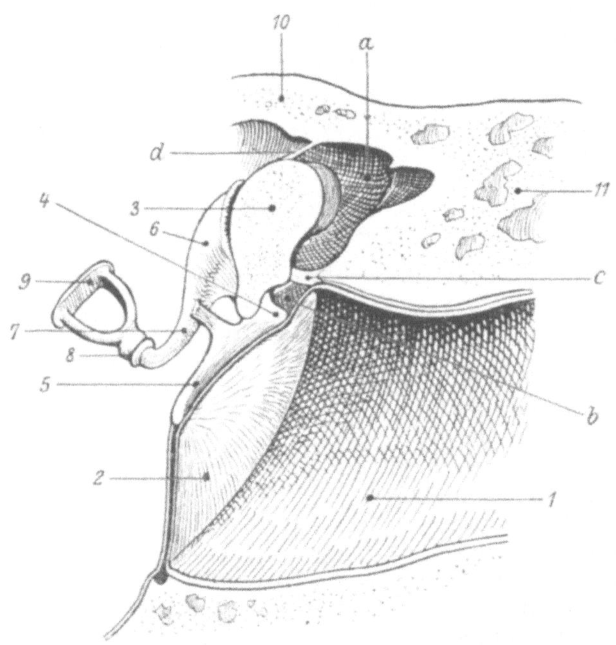

Abb. 6. Vertikalschnitt durch Gehörgang und Gehörknöchelchen.

1 = Äußerer Gehörgang. 2 = Trommelfell. 3 = Durchschnitt durch Hammerkopf (hintere Hälfte). 4 = Kurzer Fortsatz. 5 = Hammergriff. 6 = Amboßkörper. 7 = Langer Amboßschenkel. 8 = Steigbügelköpfchen. 9 = Steigbügelplatte. 10 = Tegmen tympani. 11 = Obere Gehörgangswand a = Kuppelraum. b = Prussakscher Raum. c = Ligamentum mallei laterale d = Ligamentum mallei superius.

Tubenwulst,
Rosen-
muller-
sche Grube

die dahinter gelegene Rosenmüllersche Grube auffallen (s. auch Diagnostik S. 128).

Durch vordere Rhinoskopie kann man die pharyngeale Tubenmündung leicht bei hochgradig atrophischen, weiten Nasen als eine ungefähr dreieckige Öffnung sehen, deren Unterwand als Levatorwulst bei Phonation deutlich in die Erscheinung tritt (Musculus petrosalpingostaphylinus).

2. Klinische Anatomie des Ohrlabyrinths. Klinische Physiologie des Ohres. Funktionsprüfungen.

Das Ohrlabyrinth wird der technischen Schwierigkeiten wegen kaum Gegenstand chirurgischer Behandlung durch den Allgemeinpraktiker werden: topographisch-anatomische Fragen der Labyrinthchirurgie dürften selbst in fachärztlichen Kreisen noch nicht auf allgemeines Interesse stoßen. Soweit aber die Anatomie des Ohrlabyrinths von funktioneller Beedeutung ist und diagnostische Fragen betrifft, deren Kenntnis von unentbehrlichem Wert für den Allgemeinpraktiker sein können, muß die Materie auch vom praktischen Arzte gut gekannt sein. Mithin wird auch eine gemeinsame Besprechung der klinischen Anatomie und Physiologie des Ohrlabyrinths zweckmäßig sein, zumal anatomische und physiologische Fragen eng zusammengehören.

Bekanntlich unterscheiden wir den Cochlearteil (Hörteil) und den Vestibularteil (statischen Teil) des Labyrinths. Beide liegen zwischen Paukenhöhle und innerem Gehörgang im Felsenbein eingebettet, der Cochlearteil — Schnecke — mehr vorn und unten, der Vestibularteil — Bogengangssystem — mehr hinten und oben[1]). *Cochlearteil und Vestibularteil des Labyrinths*

Als anatomisches Substrat des Gehörsinnes müssen wir uns die Schnecke mit dem Cortischen Organ kurz ins Gedächtnis zurückrufen. Macht man einen ungefähr horizontalen Schnitt durch den inneren Gehörgang, so trifft man die Schnecke axial, den Nervus cochlearis, den Modiolus und ringsherum die zwei und eine halbe Schneckenwindung, die Basal-, Mittel- und die halbe Spitzenwindung. Jede Windung ist durch die Lamina spiralis ossea und Lamina basilaris und Ligamentum spirale cochleare in eine obere Scala vestibuli und eine untere Scala tympanis geteilt; von der Scala vestibuli wiederum ist durch die Reissnersche Membran der Ductus cochlearis abgegrenzt, ein, wie aus der Skizze ersichtlich, rings häutig umgrenzter Schlauch. In diesem elastischem Schlauch ist das Sinnesendorgan, das Cortische Organ aufgehängt. *Die Schnecke mit dem Cortischen Organ. Ductus cochlearis*

Wie gelangen die Schallwellen zum Cortischen Organ hin?

Die erste Etappe — äußerer Gehörgang, Trommelfell und Hörknöchelchenkette — haben wir schon kennengelernt, wir haben den Zusammenhang der Hörknöchelchen (Hammer, Amboß, Steigbügel) bis an die mediale Wand der Paukenhöhle verfolgt, wo wir das Ligamentum annulare der Steigbügelplatte (zwischen Steigbügelplatte und Nische des ovalen Fensters) und das Ligamentum rotundum in der Nische des runden Fensters feststellten. Diese beiden häutigen Verbindungsstellen bedingen die Elastizität der in der Scala vestibuli und tympani eingeschlossenen Perilymphe. Die durch die Schallreize mittels des Stapes der Perilymphe mitgeteilten feinsten Bewegungen sind nur dadurch mög- *Wie gelangen die Schallwellen zum Cortischen Organ hin?*

---

[1]) Von einer eingehenden Betrachtung des Vestibulums und der in ihm selbst gelegenen Sinnesorgane, der Macula sacculi et utriculi, kann bei unseren, praktischen Zwecken dienenden, anatomischen und physiologischen Erörterungen abgesehen werden, da die praktisch physiologische Bedeutung dieser Organe hinter denen des Bogengangssystems zurückzutreten scheint.

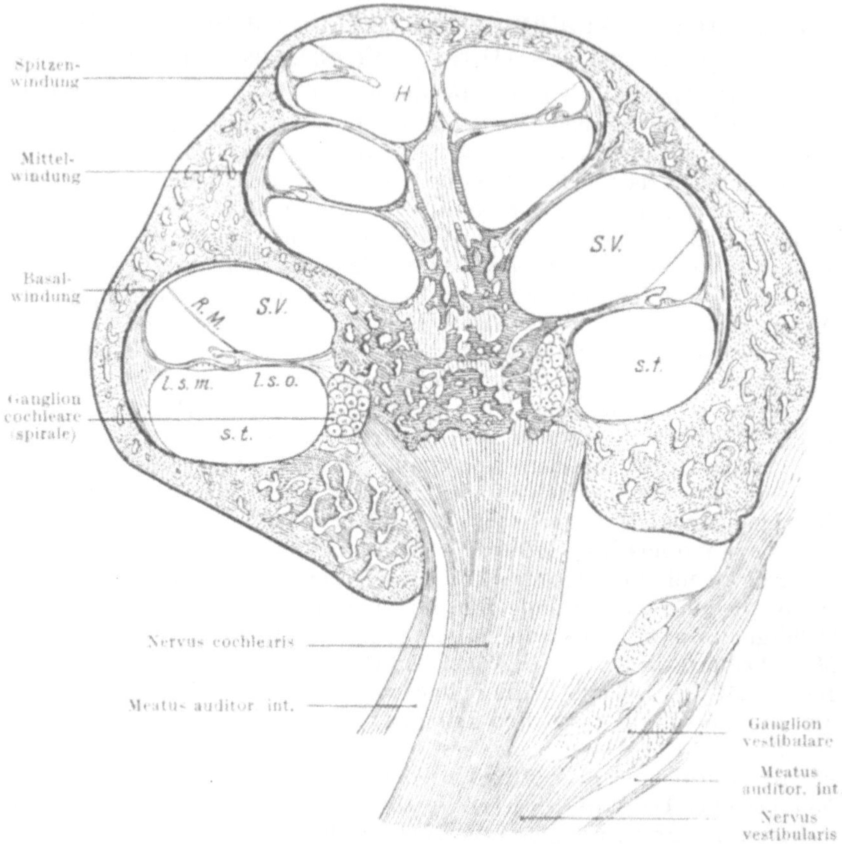

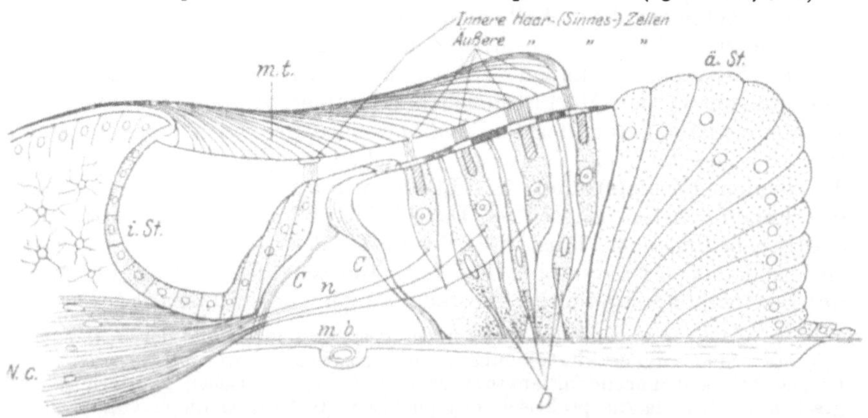

Abb. 7a. Durchschnitt durch die Schnecke.
H = Helicotrema. S.V. = Scala vestibuli. s.t. = Scala tympani. R.M. = Reissnersche Membran.
l.s.m. = Lamina spiralis membranana. l.s.o. = Lamina spiralis ossea (Vgl. Abb. 30, S. 64.)

Abb 7d. Ausschnitt aus der Abb. 7c. Cortisches Organ
m.t. = Membrana tectoria. m.b = Membrana basilaris. N.c. = Nervus cochlearis. i.St. = Innere
Stutzzellen. a.St. = äußere Stutzzellen. C.C. = Cortische Pfeiler. D. = Deiterssche Zellen.

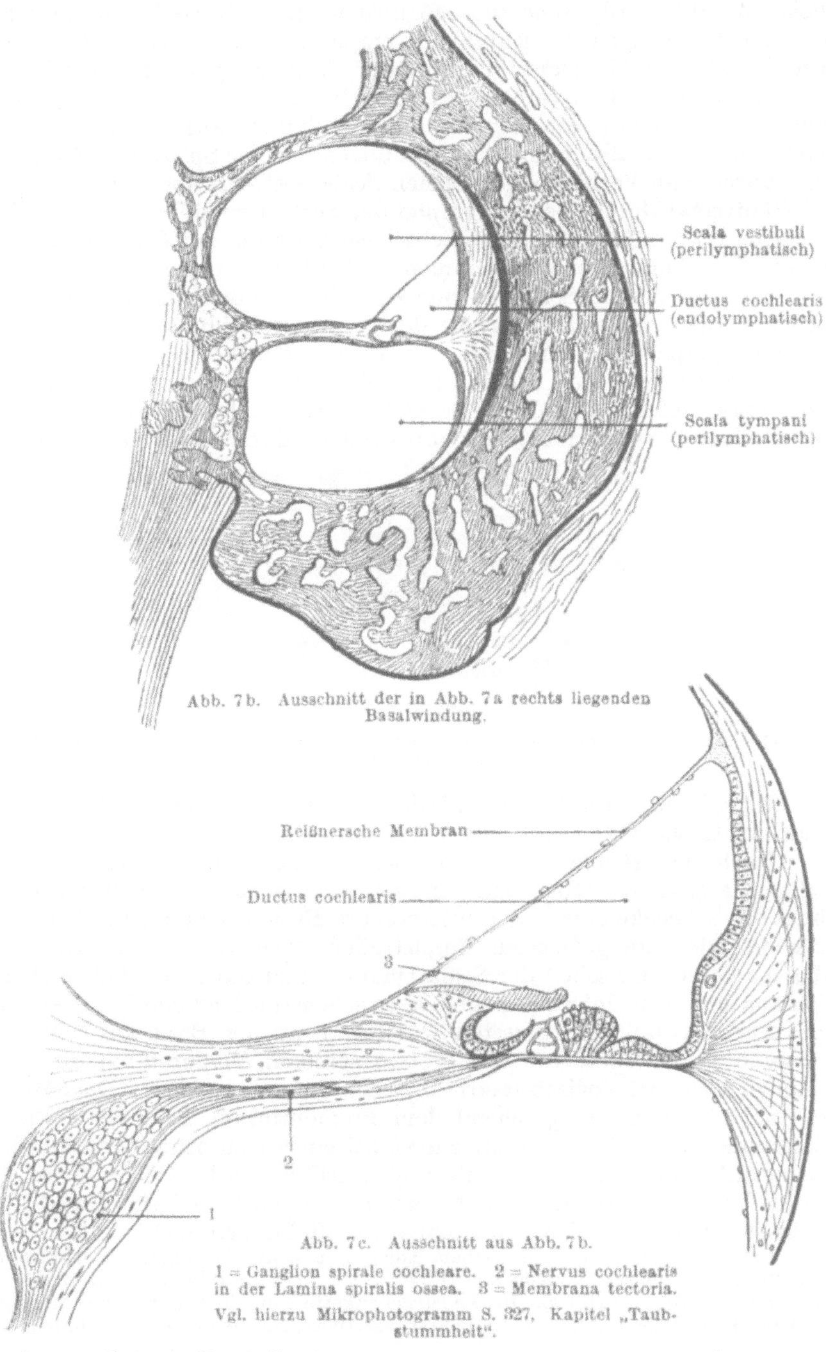

Abb. 7b.   Ausschnitt der in Abb. 7a rechts liegenden Basalwindung.

Abb. 7c.   Ausschnitt aus Abb. 7b.

1 = Ganglion spirale cochleare.   2 = Nervus cochlearis in der Lamina spiralis ossea.   3 = Membrana tectoria.

Vgl. hierzu Mikrophotogramm S. 327, Kapitel „Taubstummheit".

Scala vesti-
buli und
Scala tym-
pani stehen
durch das
Helikotrema
miteinander
in Verbin-
dung

lich, daß die Perilymphe die Möglichkeit hat, elastisch auszuweichen
durch den häutigen Verschluß am entgegengesetzten Ende des Laby-
rinthkanals, am Ligamentum rotundum. Vom Stapes gehen die Schallwellen durch die Perilymphe des Labyrinthvorhofs, des „Vestibulums"
zur Scala vestibuli, die sich an das Vestibulum anschließt und nunmehr durch die $2^1/_2$ Schneckenwindungen bis zur Spitze der Schnecke,
hier durch eine Verbindung zwischen Scala vestibuli und Scala tympani
(Helikotrema) durch die Perilymphe der Scala tympani nach dem Ligamentum rotundum. Durch die Schallerschütterung der Perilymphe wird
das in der Endolymphe schwimmende Cortische Organ gereizt.

Offenbar ist die Schnecke nur zum Teil unmittelbar schallperzipie-
rendes Organ; denn die Lymphe der Schneckenhohlräume dient ebenso
wie die Lymphe des Vestibulums, des gemeinsamen Vorhofs für Schnecke
und Bogengänge, genau wie äußerer Gehörgang, Trommelfell und Mittelohr, einschließlich der Hörknöchelchenkette, welch letztere mit dem
Vestibulum in Verbindung steht, direkt oder indirekt der Schallzuführung.

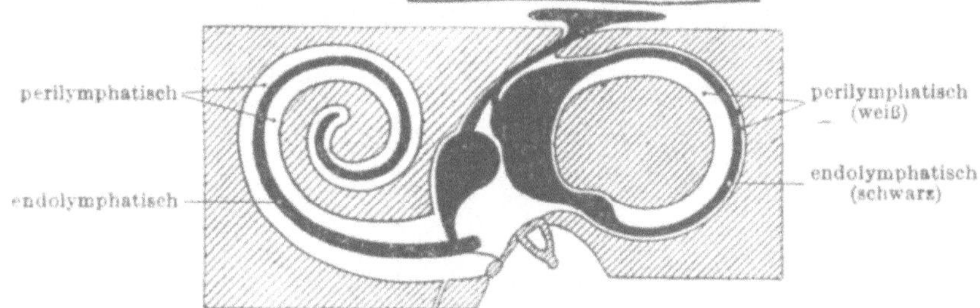

Abb. 8. Peri- und endolymphatische Räume der Schnecke und des Vestibularapparats
(nach Toldt) (schematisch).

Unmittelbar schallperzipierend ist also wahrscheinlich allein
das Cortische Organ.

Helm-
holtzsche
Resonanz-
theorie

Nach der Helmholtzschen Resonanztheorie wird die verschiedene Höhe der Töne dadurch wahrgenommen, daß die Basilarmem-
bran der Schnecke einen an Breite von der Basis zur Spitze der Schnecke
zunehmenden quergefaserten Bandstreifen darstellt. In der Skizze ist
die, die Grenze zwischen der Scala tympani und Scala vestibuli bildende
Lamina spiralis membranacea und ossea schematisch aufgerollt abgebildet.
Die Theorie, daß die kürzesten Querfasern an der Basis auf hohe, die
längsten an der Spitze auf tiefe Töne resonieren, ist durch experimentell
erzeugte und pathologisch-mikroskopische Befunde gestützt. Dem Mittelohr am nächsten, entsprechend dem Promontorium, liegt der Basalteil
der Schnecke, so daß diese oft zuerst bei einer vom Mittelohr nach dem
Labyrinth fortschreitenden Eiterung ergriffen wird. Doch dürfte das
nicht der einzige Grund für das vorwiegende, noch zu besprechende Befallensein der hohen Töne bei Labyrinthaffektionen sein.

Der Teil der Helmholtzschen Theorie, der die Hörknöchelchenkette als
Schallfortpflanzungsmechanismus betrachtet, ist nicht unwidersprochen geblieben;
nach anderer Ansicht soll die Hörknöchelchenkette nur ein Schutz- und Regulier-
apparat, ähnlich dem Ziliarmuskelapparat des Auges, für die in Resonanz mitschwin-

genden Schneckenfasern sein. Das Trommelfell soll zusammen mit der Hörknöchelchenkette durch Lageänderung der Steigbügelplatte die Labyrinthflüssigkeit akkomodieren, derart, daß die auf den jeweiligen Ton abgestimmten Fasern der Membrana basilaris gerade nur in der Amplitude des deutlichsten Hörens schwingen, zum Teil eine Dämpfung bewirken. Gegenüber der Akkomodationstheorie beherrscht die Helmholtzsche Schallfortleitungstheorie immer noch das Feld[1]).

Unter Zugrundelegung der Helmholtzschen Theorie ist nur das Cortische Organ Sinnesperzeptionsorgan, während Peri- und Endolymphe zunächst im Dienste der Schallfortpflanzung stehen. Zum Verständnis der physiologischen und auch mancher pathologischen Verhältnisse werden wir zweckmäßig diesen schärferen Unterschied zwischen schallfortpflanzenden und schallperzipierenden Teilen, der sich also nicht an die Labyrinthgrenzen hält, aufstellen müssen; der alltäglichen gröberen topischen Diagnostik wird die Begriffsscheidung zwischen Mittelohr und Labyrinth, als schallfortleitendem bzw. schallempfindendem Organ, in der Regel genügen, zumal gewöhnlich Erkrankungen, die einen Teil des Labyrinths, z. B. der Perilymphe, betreffen, nicht ohne Schädigung des empfindlichen schallperzipierenden Organs verlaufen, dessen Veränderung dem funktionellen Bilde dann gewöhnlich den charakteristischen Stempel aufdrücken wird. Es ist auch nicht recht angängig, die Lymphe nur in ihrer schallfortleitenden Funktion zu betrachten, dient sie doch sehr wesentlich als das Medium, in dem das schallperzipierende Organ ungehindert schwingen können muß. Die Schwingungsfreiheit ist aber nur dann gewährleistet, wenn die Lymphe (Peri- und Endolymphe) für ihre perzeptive Sinnesstützfunktion eine normale molekulare Zusammensetzung hat.

Nur das Cortische Organ ist Sinnesperzeptionsorgan

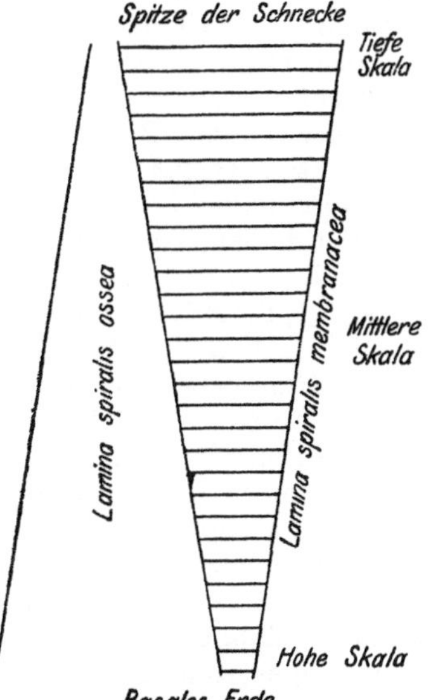

Abb. 9. Lamina spiralis (aufgerollt gedacht).

Immerhin gibt es offenbar leichte vorübergehende seröse Schneckenlymphvermehrung, ohne zunächst erhebliche Veränderungen in allen Teilen der Skala des Sinnesendorgans, so daß für das Sinnesendorgan oder wenigstens für die auf schwache Reize, wie Druckschwankungen, unempfindlicheren, gewöhnlich tiefen, Teile der Skala mehr Schalleitungs- als Schallperzeptionshindernisse durch die Labyrintherkrankung vorliegen können, was sich unter Umständen in einem charakteristischen Hörprüfungsresultat mittels Stimmgabeln feststellen läßt.

Peri- und Endolymphe haben eine Sinnesstützfunktion

---

[1]) Zugunsten der Helmholtzschen Resonanztheorie sprechen auch experimentelle mikroskopische Untersuchungen des Cortischen Organs, deren Ergebnisse sich mit der Ewaldschen Hörtheorie — Schwingen der gesamten Membrana basilaris bei jedem Ton in einer für diesen Ton charakteristischen Weise, unter Hervorrufung eines dem Einzelton eigentümlichen zerebralen Klangbildes — schlecht vereinigen lassen.

Ewaldsche Hörtheorie

Funktionsprüfungen.

(Prüfungen der Hörfunktion. Prüfung der statischen Funktion.)

Prüfung der Hörfunktion
Die Prüfung der Hörfunktion hat zwei Hauptgesichtspunkte zu berücksichtigen, 1. die allgemeine Hörschärfe, Hörweite, 2. die Lokalisation der Hörstörung festzustellen, zu untersuchen, ob die Hörstörung auf einer Mittelohr- oder Labyrintherkrankung beruht.

Untersuchung mit Flüsterstimme
Zur Beurteilung der Hörweite untersucht man am besten die Hörfähigkeit für die mit Residualluft gesprochene Flüsterstimme (also unter Verbrauch der nach gewöhnlicher Ausatmung noch vorhandenen Luft). Mit Residualluft gesprochene Flüsterstimme läßt sich bei verschiedenen Vergleichsuntersuchungen am besten annähernd gleich stark dosieren. Jedes Ohr wird einzeln geprüft, das zu prüfende Ohr dem Untersucher zu-, das andere Ohr abgewandt; das abgewandte Ohr muß mit dem in den Gehörgang eingeführten, am besten angefeuchteten Zeigefinger verschlossen werden. Zwecks Vermeidung von Irrtümern gewöhne man sich daran, stets zuerst das rechte, dann das linke Ohr zu untersuchen.

Prüfworte
Man wähle Zahlen und Worte, deren Buchstaben teils der tiefen teils der hohen Tonlage angehören. Worte mit hoher Tonlage z. B. sind „7", „17", „Zeisig", „zischen", „Spitze", „schieße", „zeitig", „Essig", „diesseits", mit tiefer Tonlage „5", „9", „Otto", „Robert", „Rolle", „Wolke", „Marmor", „Kommode". Damit der zum Verbergen seines Hörfehlers neigende Patient nicht unwillkürlich raten kann, vermeide man eine Wiederholung derselben Testworte. Bei kleinen Kindern wird man mit dieser Methode nicht zum Ziele kommen; selbst intelligente Kinder sind in der Regel schwer dazu zu bewegen, vorgesprochne Flüsterworte nachzusprechen. Es empfiehlt sich, an das Kind Aufforderungen

Untersuchung von Kindern
zu richten, aus deren richtiger Ausführung man Schlüsse auf das Hörvermögen ziehen kann. Man flüstert dem Kinde zu: „Zeige, wo hast du Mund — Zähne — Ohr — Haare — Nase" usf.; fast jedes Kind wird diese Fragen, falls es sie richtig hört, durch Zeigen beantworten, zumal, wenn man die ersten Fragen noch mit lauter Umgangssprache stellt und erst, sobald das Kind über das Wesen der Untersuchung aufgeklärt ist, die Flüsterstimme anwendet.

Hörprüfungsschema
Zur Notierung des Hörresultats hält man sich an folgendes Schema: Projektion des Kopfes auf das Papier, und zwar so, daß das rechte Ohr und seine Ergebnisse auf der linken, das linke Ohr auf der rechten Seite eingezeichnet wird. Notierung der Hördistanz in Metern bzw. Dezimalen, Beifügung der Prüfworte in Klammern.

Ergibt z. B. ein mit Flüsterstimme aufgenommenes Hörprüfungsresultat folgendes Bild:

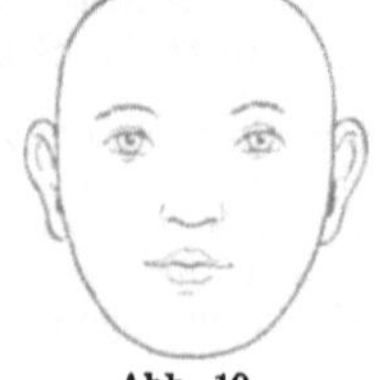

Rechts 0,2 (9, Otto),   Links 6,0 (5, Robert,
1.0 (7, Zeisig).   2, Zischen).

Abb. 10.

Rechts Zahlen und Worte mit tiefer Tonlage schlechter als solche mit hoher Tonlage gehört; beide schlechter als normal. Links normal. **Herabsetzung der Hörschärfe für tiefe Tonlage charakterisiert eine Mittelohrerkrankung.** Demnach gestattet unser Befund die Diagnose auf eine rechtsseitige Mittelohrerkrankung.

Erhalten wir aber folgenden Befund:

Rechts 0,2 (9, Otto),	Links 0,8 (5, Marmor),
1,0 (7, Zeisig),	0,2 (2, Zischen),

so müssen wir aus der starken **Herabsetzung** des **linken** Hörvermögens für die **hohe** Tonlage eine **linksseitige Labyrintherkrankung** vermuten.

Schon durch die Untersuchung mit der Flüsterstimme werden wir oft einen **orientierenden** Überblick gewinnen können, ob eine Mittelohr- oder eine Labyrintherkrankung vorliegt.

Einen zuverlässigeren diagnostischen Anschluß gibt freilich uns erst die **Untersuchung mit den Stimmgabeln.**

Auf die sog. kontinuierliche Tonreihe (**Edelmann**) einschließlich dem **Galtonpfeifchen** oder Monochord ist selbst der Facharzt nur in ganz bestimmten Fällen angewiesen. In der Regel genügt für den praktischen Gebrauch eine tiefe Gabel, etwa c (128 v. d. = Doppelschwingungen), eine hohe Gabel c^4 (2048 v. d.) und eine a'-Gabel (440 v. d.); außerdem ist noch ratsam eine c''-Gabel (512 v. d.). Dem **ärztlichen Instrumentarium** diese drei resp. vier Gabeln einzuverleiben, ist ebenso **unerläßlich** wie die Anschaffung des Augenspiegels. Unbedingt gehört die **Funktionsprüfung des Ohres** zur **Domäne des Allgemeinpraktikers** und darf keineswegs ein **Reservatrecht des Facharztes** bleiben[1]! Gegenüber der Untersuchung mit der Flüsterstimme bieten uns die Stimmgabeln den Vorteil, das diagnostisch wichtige **Knochenleitungsvermögen** prüfen und Luft- und Knochenleitungsfähigkeit miteinander vergleichen zu können. Wir hatten vorhin den **aerotympanalen Luftleitungsweg**—Trommelfell, Hörknöchelchenkette, ovales Fenster, Vorhof, Scala vestibuli, **Cortisches Organ** — kurz skizziert. Außer diesem, unter natürlichen Verhältnissen wahrscheinlich vorzugsweise in Betracht kommenden aerotympanalen Schallfortpflanzungswege können wir experimentell mit der Stimmgabel auch die Knochenleitung prüfen, indem wir die Gabel auf den Kopf — Scheitel oder Warzenfortsatz — aufsetzen. Nur die tieferen Stimmgabeltöne aufwärts bis etwa e'' eignen sich zur Knochenleitungsprüfung, so daß die unter Umständen sehr wichtige Untersuchung der 3—5 gestrichenen Oktave mittels Stimmgabeln unmöglich ist.

---

[1] Die für den gutachtlich tätigen Arzt notwendige Kenntnis eines ausführlichen funktionellen Untersuchungsganges des Ohres ist beschrieben in dem kurzen Leitfaden von F. Kobrak, Funktionsprüfungen des Ohres. Joh. Ambros. Barth. Leipzig 1911.

Die Knochenleitung ist eine rein ossale und eine kraniotympanale

Wahrscheinlich ist die Knochenleitung eine doppelte, eine rein ossale (Knochen des Warzenfortsatzes — Labyrinthkapsel — Schnecke — Cortisches Organ) und eine kraniotympanale (Knochen-Tympanum-Nische des ovalen Fensters — Stapesplatte — mit oder vielleicht auch ohne Benutzung der Hörknöchelchen Hammer und Amboß) und weiter der von der aerotympanalen Leitung bekannte Weg nach dem Vestibulum usw. Offenbar sind beide Knochenleitungswege schlechter als die aerotympanale Leitung zur Fortpflanzung der Schallwellen geeignet.

Brünings Theorie der Knochenleitung

Unter den vielen Theorien des Wirkungsmechanismus der Knochenleitung ist die Brüningssche die fruchtbarste. Bei dem normalen Ohr treten nach Brünings für die Knochenleitung stets ossaler und kraniotympanaler Weg in Kraft. Die der kraniotympanalen Leitung dienenden Gebilde einerseits, die der rein ossalen dienenden andererseits schwingen nicht im Moment der durch die aufgesetzte Stimmgabel erzeugten Erregung mit, sondern — im Vergleich zu der erregenden Schallquelle — „mit einer gewissen, hauptsächlich durch den Dämpfungsgrad bestimmten zeitlichen Differenz". Ossale und kraniotympanale Schwingungen sollen also miteinander interferieren, je nach dem Oppositionsgrad der Schwingungsphasen des ossalen und kraniotympanalen Systems. Nur bei Ohren mit normalen Schallfortpflanzungsmedien haben wir das Moment der Opposition zu erwarten, nur an solchen Ohren ist bei der Prüfung der Knochenleitung die schädliche Interferenz vorhanden. Nicht unerwähnt bleibe, daß der für normale Ohren geltende Schallabfluß der auf dem Knochenwege zugeleiteten Schallwellen unter Umständen vermindert ist, z. B. bei Gehörgangsverstopfungen, was zu einer Vermehrung der dem Sinnesorgan zukommenden Schallmenge führen soll. Gesteigerte Schallretention auf der Seite des verstopften Gehörgangs würde also eine bessere Knochenleitungsperzeption bedingen.

Stimmgabelversuche

Bei der Stimmgabeluntersuchung erhalten wir folgende Phänomene:

1. Vergleich zwischen Luftleitung (Stimmgabelzinken vor den Gehörgang) und Knochenleitung (Stimmgabelstiel auf dem Warzenfortsatz) bei normalem Ohre: Knochenleitung durch schädliche Interferenz

Rinnescher Versuch

schlechter als Luftleitung, also Luftleitung besser als Knochenleitung: „Rinne positiv".

2. Bei Mittelohraffektionen fällt die kraniotympanale Leitung mehr oder weniger aus, so daß die ossale ungestörter wirken kann; andererseits gleichzeitig Herabsetzung der aerotympanalen Leitung. Also: relative Besserung der Knochenleitung, Verschlechterung der Luftleitung, Umkehrung des Rinne, Knochenleitung besser als Luftleitung: „Rinne negativ".

3. Wenn bei leichten Mittelohraffektionen das Schalleitungshindernis nur bei den tiefsten Tönen (schwächster Intensität) zur Geltung kommt, mittelhohe Töne aber schon, z. B. c″, sowohl auf dem aerotympanalen wie auf dem kraniotympanalen Wege das Leitungshindernis

überwinden, so liegen für diese Tonlage normale Bedingungen vor; Resultat: Rinne positiv für c″. Gesamtresultat: tieferer Rinne negativ, mittelhoher Rinne positiv.

4. Bei Labyrinthaffektionen ist Knochen- und Luftleitung dem Normalen gegenüber gleichmäßig verkürzt (soweit nicht gleichzeitig eine Mittelohraffektion besteht): Rinne positiv.

5. Ein Vergleich des Knochenleitungsvermögens beider Ohren durch Aufsetzen der Stimmgabel auf den Scheitel fällt zugunsten des mittelohrkranken (Fortfall der Interferenzschädigung), zuungunsten des labyrinthkranken Ohres aus (aus ähnlichen Überlegungen wie bei dem Rinneschen Versuch): Im „Weberschen Versuch" „Lateralisierung" nach dem mittelohrkranken Ohre hin, Ablenkung vom labyrinthkranken Ohre.

Weberscher Versuch

(Vgl. hierzu die graphische Darstellung des Rinneschen und Weberschen Versuchs.)

Die Erkrankung der Schnecke kann derart sein, daß ihre noch der Schallfortpflanzung dienenden Elemente (Lymphe) stärker gestört sind, während der Ausfall des Cortischen Organs sich nur auf umschriebene Toninseln — hohe Skala — beschränkt. Dann kann bei reiner Labyrintherkrankung, z. B. Blutungen oder eher nach plötzlichen Anämien die schon eine molekuläre Schädigung der gesamten Labyrinthlymphe, noch nicht aber eine komplette sekundäre Zerstörung des Sinnesendorgans gesetzt haben, die schädliche Interferenz für die noch wahrnehmbaren bzw. auf dem Knochenwege prüfbaren Töne fortfallen, das Labyrinth also die erhaltenen Töne vom Scheitel aus besser hören als das andere gesunde Labyrinth. So könnte man es vielleicht erklären, daß zuweilen schneckenkranke Patienten, mit offenbar eben nur partieller Schädigung des Cortischen Organs nach dem labyrinthkranken Ohre hin lateralisieren. Bei typischer Menièrescher Krankheit habe ich mit Sicherheit beobachtet: anfangs Ausfall der höchsten Skala (c 4), jedoch Weber (c) nach dem kranken Ohre, bei geringer Hörverminderung (c) auf dem Luftwege. Später Taubheit auch für c und nunmehr dementsprechend Weber (c) nach dem gesunden Ohre. Anfangs also im wesentlichen Leitungsdefekt durch Labyrinthschädigung für die dem Tone c benachbarte Skala, solange das widerstandsfähigere Endorgan des tiefen Tones noch perzipiert.

Das Bild der serösen Labyrintherkrankung durch akute Mittelohrentzündung ist wegen der gleichzeitig durch die Mittelohrerkrankung bedingten Funktionsstörungen oft selbst für den Geübten aus dem Hörbefund schwerer zu erkennen, kann aber wohl prinzipiell auf den gleichen Überlegungen wie in dem Falle einer plötzlichen Anämie beruhen.

6. Die Knochenleitung des mittelohrkranken Ohres ist durch Fortfall schädlicher Interferenz besser als die Knochenleitung des normalen Ohres. Mindestens wird c oder c″ (Warzenfortsatz) zu Ende, oft verlängert gehört. „Schwabachscher Versuch." Natürlich hört das labyrinthkranke Ohr die Gabel auf dem Knochenwege schlechter als das gesunde Ohr: Knochenleitung verkürzt.

Schwabachscher Versuch

7. Ergänzung der schon mit Flüsterstimme oberflächlich ausgeführten Prüfung auf Perzeptionsvermögen hoher und tiefer Töne: Ausfall hoher Töne (c 4) spricht für Labyrintherkrankung, tiefer Töne für Mittelohraffektion (c).

Ausfall hoher Töne bei Labyrintherkrankung, tiefer Töne bei Mittelohrerkrankung

Die in der graphischen Darstellung des Rinneschen und Weberschen Versuchs mehrfach erwähnte c″-Gabel wird oft bei den die hohen Tonbezirke treffenden Labyrintherkrankungen noch mit erkrankt sein, braucht aber infolge

Graphische Darstellung des Weberschen und Rinneschen Versuchs.

(Jede anatomische oder funktionelle Schädigung ist durch punktierte Linien markiert.)

Graphische Darstellung des Weberschen Versuchs.

Idealer Frontalschnitt. — Ansicht von vorne.

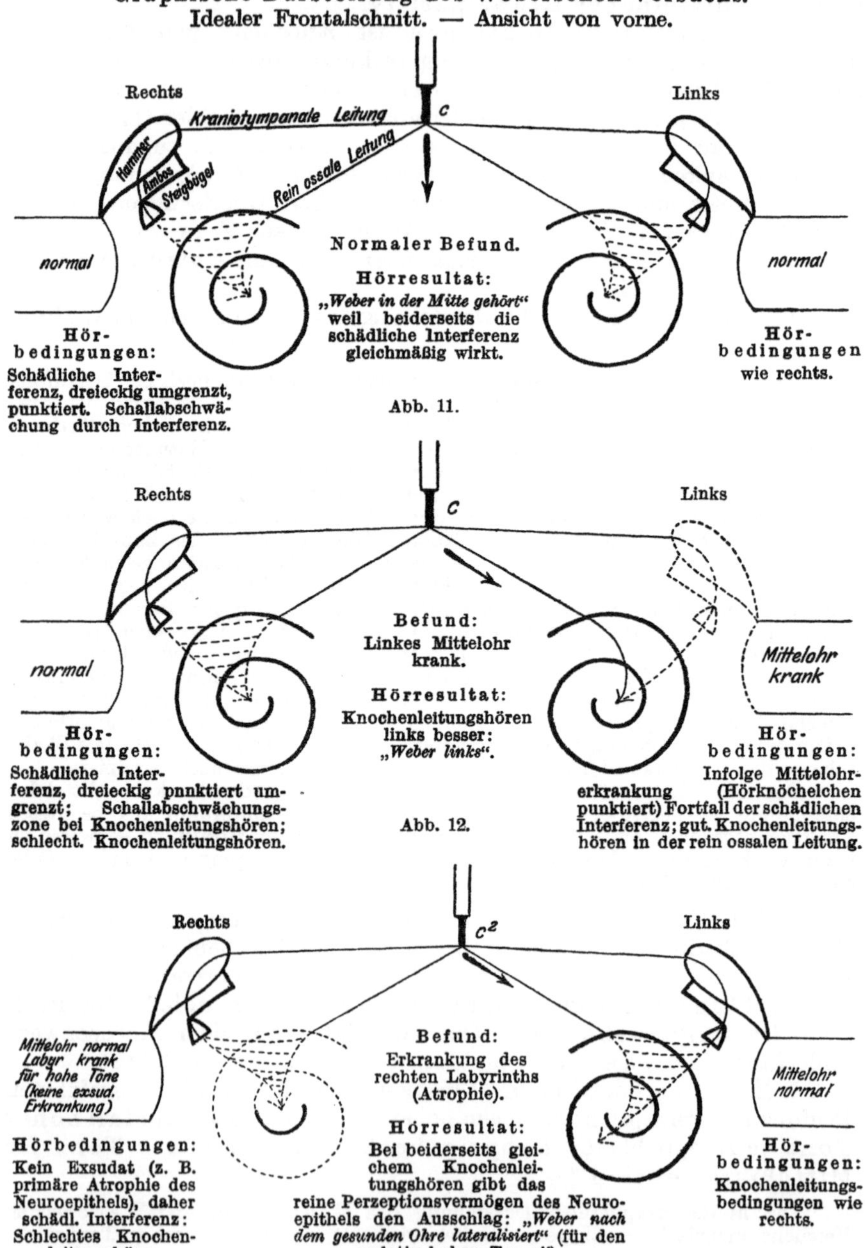

Abb. 11.

Abb. 12.

Abb. 13.

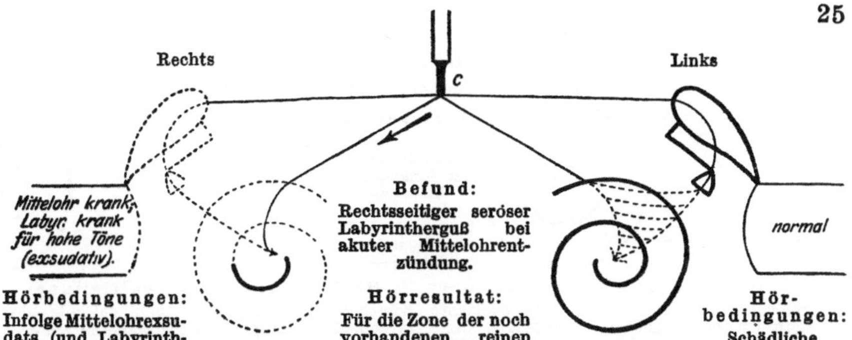

Befund:
Rechtsseitiger seröser Labyrintherguß bei akuter Mittelohrentzündung.

Hörbedingungen:
Infolge Mittelohrexsudats (und Labyrinthexsudats) keine schädl. Interferenz. Daher gutes Knochenleitungshören für Töne, deren rein labyrinthäres Perzeptionsvermögen (Neuroepithel) noch vorhanden ist, z. B. für c.

Hörresultat:
Für die Zone der noch vorhandenen reinen Labyrinthperzeption (c) besteht besseres Knochenleitungshören nach der von schädlich. Interferenz freien Seite, also: „Weber (c) nach der kranken Seite, trotz Labyrinthperzeptionsausfalls für c^2" (vgl. nächste Skizze).
Abb. 14a.

Hörbedingungen:
Schädliche Interferenz (wie in Abb. 11); daher schlechtes Knochenleitungshören.

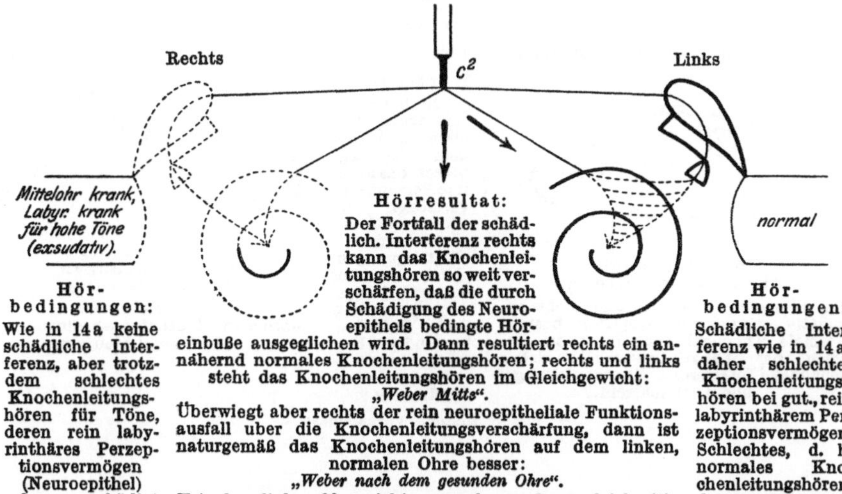

Hörbedingungen:
Wie in 14a keine schädliche Interferenz, aber trotzdem schlechtes Knochenleitungshören für Töne, deren rein labyrinthäres Perzeptionsvermögen (Neuroepithel) schon geschädigt ist, z. B. für c^2.

Hörresultat:
Der Fortfall der schädlich. Interferenz rechts kann das Knochenleitungshören so weit verschärfen, daß die durch Schädigung des Neuroepithels bedingte Höreinbuße ausgeglichen wird. Dann resultiert rechts ein annähernd normales Knochenleitungshören; rechts und links steht das Knochenleitungshören im Gleichgewicht: „Weber Mitts".
Überwiegt aber rechts der rein neuroepitheliale Funktionsausfall über die Knochenleitungsverschärfung, dann ist naturgemäß das Knochenleitungshören auf dem linken, normalen Ohre besser: „Weber nach dem gesunden Ohre".
[Ist das linke Ohr nicht normal, sondern gleichzeitig mittelohrkrank, ohne Labyrinthbeteiligung, dann prävaliert sicher die Knochenleitung nach links!]
Abb. 14b.

Hörbedingungen:
Schädliche Interferenz wie in 14a; daher schlechtes Knochenleitungshören bei gut., rein labyrinthärem Perzeptionsvermögen. Schlechtes, d. h. normales Knochenleitungshören, das normalerweise (vgl. Abb. 11) schlecht ist.

Graphische Darstellung des Rinneschen Versuchs.
(Vergleich zwischen Knochen- und Luftleitung derselben Seite.)
Idealer Horizontalschnitt. — Ansicht von oben, linkes Ohr.

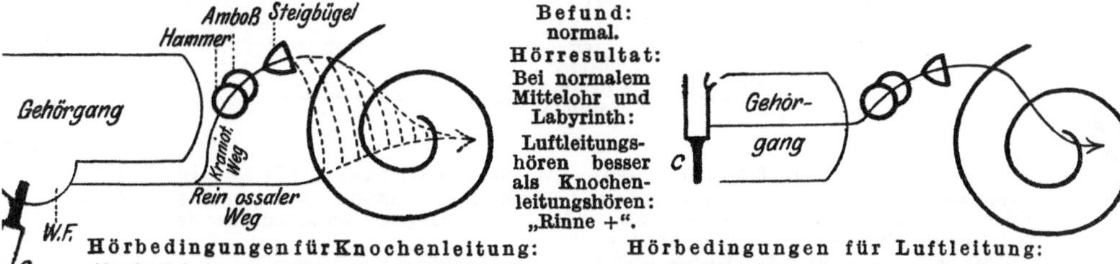

Befund:
normal.

Hörresultat:
Bei normalem Mittelohr und Labyrinth:
Luftleitungshören besser als Knochenleitungshören: „Rinne +".

Hörbedingungen für Knochenleitung:
Abschwächungszone (Zone der schädlichen Interferenz) durch punktierte Linien markiert: Knochenleitungshören schlecht.

Abb. 15.

Hörbedingungen für Luftleitung:
Luftleitungshören gut (normales Ohr).

Befund:

Rinnescher Versuch bei krankem Mittelohr.

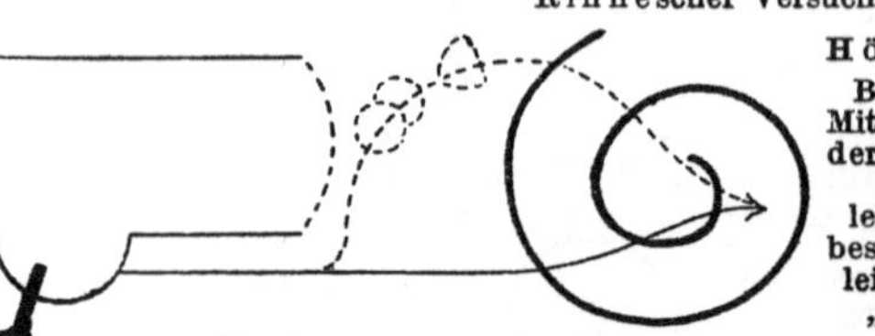

Hörresultat:
Bei krankem Mittelohr, gesunder Schnecke ist Knochenleitungshören besser als Luftleitungshören: „Rinne —".

Hörbedingungen f. Knochenleitung:
Schlechte tympanale, also auch schlechte kraniotympanale Leitungsverhältnisse. Keine schädliche Interferenz. Gute rein ossale Leitung. Knochenleitungshören gut.

Hörbedingungen für Luftleitung:
Schlechte tympanale, also auch schlechte aerotympanale Leitung. Luftleitungshören schlecht.

Abb. 16.

Befund:

Mittelohr gesund, Labyrinth erkrankt, nicht exsudativ, z. B. bei professioneller Schwerhörigkeit.

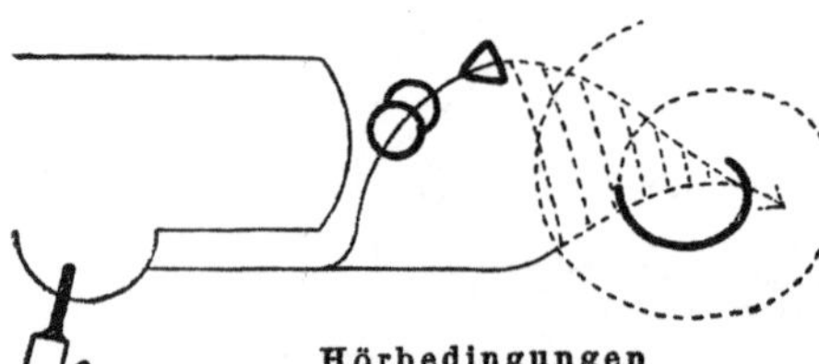

Hörresultat:
Die Schallleitungsverhältnisse sind auf dem Luftwege besser, das absolute Perzeptionsvermögen des Neuroepithels auf beiden Leitungswegen gleich. — Der bessere Leitungsweg prävaliert, also Luftleitungshören besser als Knochenleitungshören: „Rinne +".

Hörbedingungen für Knochenleitung:
Bei normalem Mittelohr und nicht exsudativ erkranktem Labyrinth besteht normale Knochenleitung (auch im Bereich der Labyrinthlymphe); daher schädliche Interferenz. Knochenleitungshören (c) schlecht.

Hörbedingungen für Luftleitung:
Bei normalen Luftleitungsbedingungen Luftleitungshören gut.

— Für c^2 analoge Verhältnisse. —

Abb. 17.

Befund:

Anders liegen die Verhältnisse, wenn das Labyrinth exsudativ erkrankt ist als Folge einer Mittelohrentzündung.

Darstellung für c.

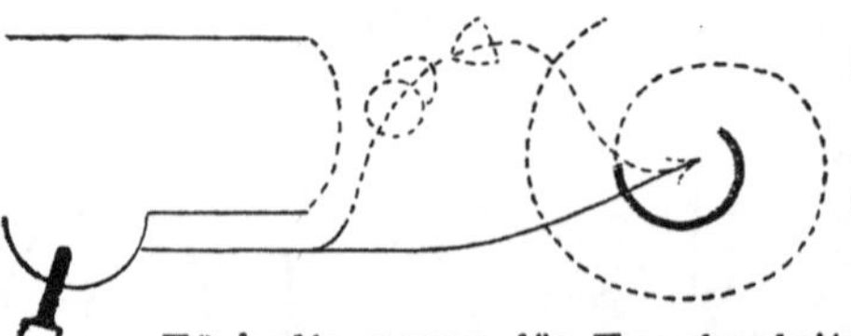

Hörresultat:
Knochenleitungshören besser als Luftleitungshören (c) „Rinne —" (c)

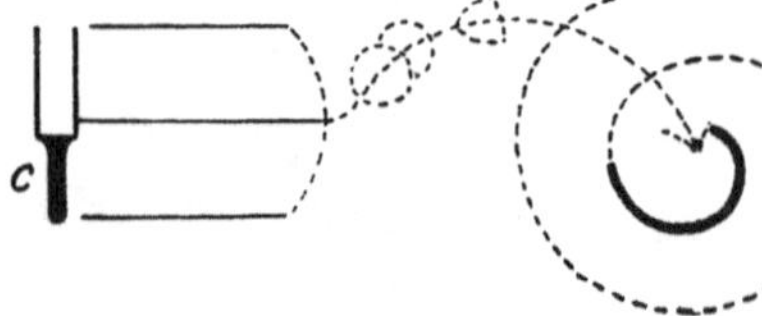

Hörbedingungen für Knochenleitung:
Rein ossale Leitung gut wegen Fortfalls schädlicher Interferenz (im Bereich des Mittelohrs und der Labyrinthlymphe), bei gutem Perzeptionsvermögen für c. Kein schädlicher Faktor.

Hörbedingungen für Luftleitung:
Luftleitung schlecht, bei gutem Perzeptionsvermögen. Ein schädlicher Faktor.

Abb. 18a.

Darstellung für c^2 (entsprechend 18a).

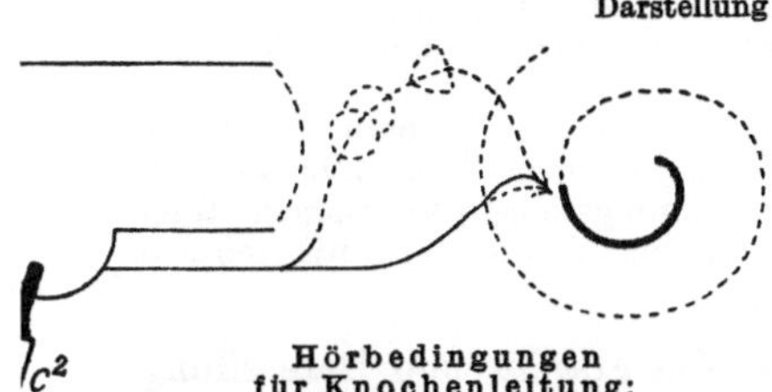

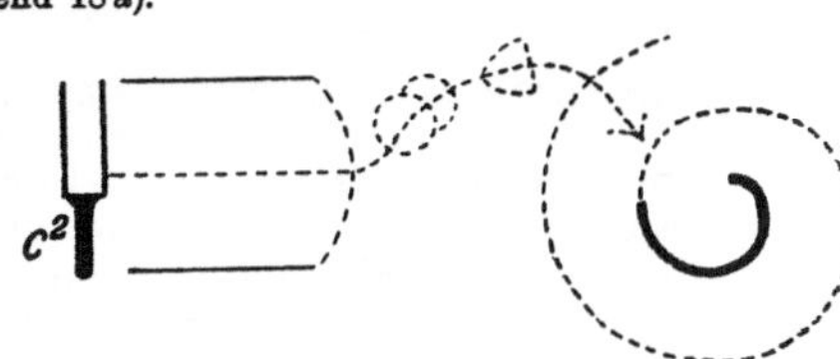

Hörresultat:
Knochenleitungshören besser als Luftleitungshören. „Rinne —“ bei verkürzter Hördauer für Knochenleitung, während bei normalem Labyrinth ein krankes Mittelohr „Rinne —“ mit normaler Knochenhördauer ergibt (vgl. Abb. 16).

Hörbedingungen für Knochenleitung:
Keine schädliche Interferenz, doch herabgesetztes Perzeptionsvermögen für den höheren Ton c^2: ein schädlicher Faktor. (Die relativ gute ossale Leitung durch ausgezogenen Strich, das herabgesetzte Perzeptionsvermögen, auch auf rein ossalem Wege, punktiert gezeichnet.)

Hörbedingungen für Luftleitung:
Schlechte Luftleitung und schlechtes Perzeptionsvermögen: zwei schädliche Faktoren.

Sehr oft ist aber das Luftleitungshören für den höheren Ton, dessen Schallintensität die Luftleitungswiderstände besser als der tiefe Ton überwindet, relativ so gut, daß das Luftleitungshoren nicht schlechter als das Knochenleitungshören ist, ja oft sogar dem Knochenleitungshoren schon wieder überlegen ist. Dann resultiert schließlich fur c^2 „Rinne +“.

Abb. 18 b.

Verlauf einer Mittelohrerkrankung links mit seröser Labyrinthentzündung.

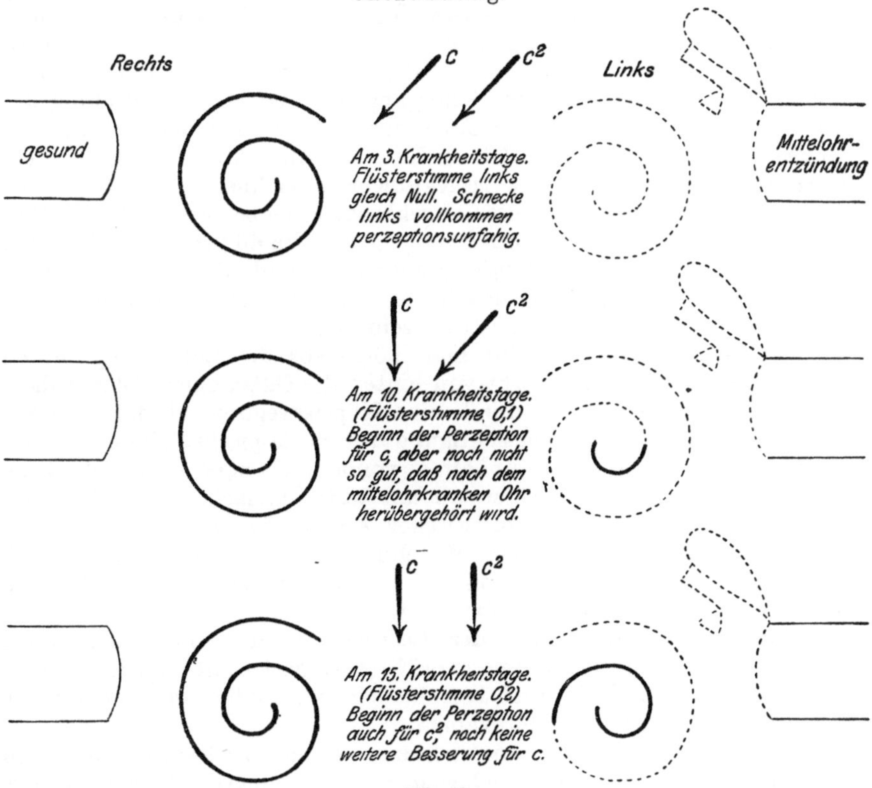

Abb. 19.

ihrer relativ tieferen Tonlage nur wenig Herabsetzung der Perzeption zu zeigen. Da sich viel höhere Gabeln nicht zur Knochenleitungsprüfung eignen, mußte diese als Grenzgabel eingesetzt werden.

Die vom Facharzt geübte Bestimmung der unteren und oberen Tongrenze mittels tiefer Kontragabeln bzw. mittels des Galtonpfeifchens kann hier und da einmal einen mit den von uns angewandten Stimmgabeln gewonnenen Hörprüfungsbefund ergänzen; auch die Prüfungen mittels des Monochords müssen dem Facharzt überlassen werden.

Die hier gegebenen Leitsätze und die in der graphischen Darstellung niedergelegten physiologischen Gesichtspunkte sind zur Einführung in die komplizierte Materie notwendig, werden auch diesen oder jenen schwierigeren, atypischen Fall aufzuklären vermögen; ohne praktische Übung aber ist eine richtige Deutung von Hörprüfungsbefunden oft undenkbar. In praxi allerdings wird sich in der Regel der diagnostische Modus procedendi einfacher abwickeln als die schwierigen theoretischen Verhältnisse es zuzulassen scheinen.

Praktische Winke zur Ausführung der Hörprüfung

Man hält die Gabel vor das Ohr oder setzt den Gabelstiel auf den Warzenfortsatz und fordert den Patienten auf, sofort „jetzt" zu sagen, wenn die Gabel verklungen ist. Um Ermüdung auszuschalten und das Hörorgan physiologisch wie die Höraufmerksamkeit psychisch ständig von neuem anzuregen, ist es zweckmäßig, den Schallreiz dem Ohre nicht fortlaufend, sondern mit regelmäßigen kurzen Unterbrechungen zuzuführen. Bei Untersuchung der Luftleitung bewegt man die Gabel in kleinen Exkursionen vor dem Gehörgang hin und her, bei Prüfung der Knochenleitung setzt man die Gabel etwa alle 2 Sekunden fest auf, um sie zwischendurch für kurze Zeit zu lüften. Selbst dann ereignet es sich, daß der Patient eine Gabel als ausgeklungen bezeichnet und nach wenigen Sekunden die inzwischen weiter abgeklungene Gabel wieder hört. Man wird bei einem zweiten Kontrollversuch zweckmäßigerweise schwächer anschlagen, so daß die Perzeptionsdauer kurz wird; damit schaltet man oft am besten diesen Ermüdungsfehler aus, der für traumatische Hörstörungen bisweilen charakteristisch sein soll.

Bei kleinen Kindern wird man höchstens die Luftleitung prüfen können, indem man unbemerkt von hinten die Gabel einem Ohre nähert und feststellt, ob das Kind durch eine Kopfbewegung od. dgl. reagiert.

Haben wir unter Berücksichtigung des otoskopischen Bildes mit der Flüsterstimme schon einen Anhalt gewonnen, ob hohe oder tiefe Töne mehr geschädigt sind, so prüfen wir am besten zunächst mit hohen und tiefen Gabeln nach. Charakteristischer Ausfall für hohe Töne: Labyrintherkrankung, für tiefe Töne: Mittelohrerkrankung, und zwar so, daß einer relativ starken Schädigung einer Tonregion eine relativ schwache einer entgegengesetzten gegenübersteht.

Nach der Untersuchung der Luftleitung mit verschieden hohen Gabeln wird die Knochenleitung geprüft (evtl. außer mit c auch mit c″); Vergleich zwischen Luft- und Knochenleitung, endlich der Webersche Versuch beschließen das Hörexamen.

Unter Bezugnahme auf unsere Skizze des auf das Papier projizierten Kopfes und des oben beschriebenen Untersuchungsergebnisses mittels

Flüsterstimme würden wir etwa folgendes Hörprüfungsresultat erhalten
für eine

rechtsseitige Mittelohr-   linksseitige Labyrintherkrankung
                              Weber
               —   Rinne +
        zu Ende   Schwabach —
        stark   —   c Luftleitung   schwach —
        schwach —   c⁴ Luftleitung   stark —
        mäßig   —   a′ Luftleitung   beträchtlich —

Rechts 0,2 (9, Otto) 1,0 (7, Zeisig, Spitze)   Flüsterstimme: Links 0,8
                                                (5, Marmor), 0,2 (2,6, 20,
                                                Zischen).

(„—" bedeutet bei Rinne negativ, bei Schalleitung verkürzt, + bei
Rinne positiv, bei Schalleitung [Schwabach, Luft] verlängert).

Neben diesem für gewöhnliche Fälle ausreichenden einfachen Hörschema sei noch folgendes, für differentialdiagnostisch schwierigere Fälle
erweiterte Hörschema empfohlen.

                / Weber (c)
        —   Rinne
        zu Ende   Knochenleitung
        mäßig   — Luftleitung
        schwach — Luftleitung (c⁴)
              ′/ Weber (c″)
        +   Rinne
        schwach — Knochenleitung
        schwach — Luftleitung.

Rechtsseitige Mittelohrerkrankung mit leichter (gewöhnlich seröser)
Labyrinthbeteiligung, die sich erst bei einer Durchprüfung höherer
Töne (also auch Knochenleitung und Rinne) nachweisen läßt.

Taubheit für a′ beweist in der Regel absolute Taubheit, die bei
Ausfall von a′ besonders dann anzunehmen ist, wenn nachweislich im
Laufe einer Eiterung die Perzeption für a′ verlorengeht.

Mit mathematischer Genauigkeit die Herabsetzung des Hörvermögens für die einzelnen Gabeln zu messen, ist praktisch unnötig und undurchführbar. Die Messung der Schwingungszeiten, die Gewinnung von
Vergleichszeiten der für ein krankes und für das untersuchende gesunde
Ohr gültigen Schwingungsdauer ist deshalb unerheblich, weil die Gabeln
nicht in arithmetischer, sondern in geometrischer Progression abschwin-
gen, ein Vergleich von Zeiten also mathematisch ungenau ist. Uns interessiert es, mit welcher Intensität noch die Gabel für das normale
Ohr des Untersuchers klang, als sie eben für den Patienten unhörbar
wurde. Bei einiger Übung und Kenntnis seiner Gabeln kann man die
einzelnen Abschwingungsphasen gut als „stark", „beträchtlich", „mäßig",
„schwach", „sehr schwach klingend" auseinanderhalten. Demnach bedeutet also die Bezeichnung „stark" nicht: stark verkürztes Perzeptions-

vermögen, sondern: noch starke Schwingungsintensität der Gabel im Augenblick des Verklingens für das Patientenohr. Mit dieser approximativen Methode können wir meines Erachtens der Anforderung, Intensitätsmessungen anzustellen — Amplitudenwerte zu berrücksichtigen — eher nachkommen als mit zeitraubenden Messungen der Abschwingungszeit. Letztere sind unter Umständen bei einer Simulationsprüfung erforderlich. Wer eine kontinuierliche Stimmgabelreihe sowie Galtonpfeife oder Monochord besitzt, kann genaueste Messungen durch Feststellung der unteren und oberen Tongrenze machen. Bei Mittelohrleiden rückt die untere Tongrenze herauf, bei Labyrinthleiden die obere Tongrenze herab.

Simulationsprüfungen bei Hörstörungen.

Einige markante Methoden seien erwähnt.

Simulation doppelseitiger Taubheit

1. **Verdacht auf Simulation doppelseitiger Taubheit.** Klinische Beobachtung, um den Simulanten evtl. überraschen zu können, ist erwünscht. Die Neigung des doppelseitig Tauben, vom Gesichte des Sprechenden abzulesen, teilt der Simulant gewöhnlich nicht. Ferner nimmt die Stimme des Simulanten nie jene für Taube eigenartige Klangfarbe an. Der Taube spricht auch gewöhnlich lauter als normal. In Halbnarkose wird der Simulant die an ihn gestellten Fragen beantworten.

Oft führt Routine des Untersuchers, falls sie größer als die des Simulanten ist, schneller zum Ziele als zahlreiche Experimente. Selbst der geriebenste Simulant läßt sich manchmal verblüffen. Zuweilen fällt er schon herein, wenn man ihm plötzlich — ohne daß er auf den Mund sehen kann! — eine Frage vorlegt, an deren Beantwortung er reges Interesse hat; oder man läßt hinter seinem Rücken einen klingenden (nicht fühlbare Erschütterung hervorrufenden!) Gegenstand auf die Erde fallen, nach dem er sich evtl. umdreht oder gar, bei einem für ihn verderblichen Übermaß von Höflichkeit, bückt.

Oft fällt der Simulant herein, wenn man ihn beleidigt oder durch eine Bemerkung in Verlegenheit bringt (er habe ein Loch in den Hosen, er habe die Hosen nicht zugeknöpft).

Simulation einseitiger Taubheit

2. **Verdacht auf Simulation einseitiger Taubheit.** Man kann mittels Schläuchen in beide Ohren gleichzeitig verschiedene Wörter und Sätze sprechen lassen, die den nicht einseitig Tauben verwirren müssen.

Stengers bereits von Bloch theoretisch begründete Untersuchung auf einseitig simulierte Taubheit entspringt folgendem Experiment.

Hält man zwei mit gleicher Stärke angeschlagene Stimmgabeln von gleicher Tonhöhe gleichzeitig in verschiedene Entfernung vor beide gesunde Ohren, so wird die Stimmgabel nur auf der Seite gehört, auf welcher sich die Gabel dem Ohre näher befindet. Ist ein Ohr angeblich taub, so hält man bei geschlossenen Augen eine Gabel (c^1) z. B. in 5 cm Entfernung vor dieses Ohr und nähert dem gesunden Ohre eine gleich hohe, mit gleicher Stärke angeschlagene Gabel. Ist das zu untersuchende Ohr wirklich taub, so wird die Stimmgabel auf dem gesunden Ohre aus größerer Entfernung gehört, als die Entfernung der Gabel vom „tauben“ Ohre beträgt, also schon etwa in 20 cm Entfernung. Ist dagegen das zu untersuchende Ohr nicht taub, so wird die Gabel erst in einer Entfernung von weniger als 5 cm wahrgenommen.

3. Verdacht auf Simulation doppel- oder einseitiger Schwer- hörigkeit. Vergleicht man die an einem Tage (mit ausreichenden Pausen, um die Fehlerquelle der Ermüdung auszuschalten!) vorgenommenen Hörprüfungen und deren Resultate mit späteren Untersuchungsergebnissen, so werden Schwerhörige für einen und denselben Stimmgabelton annähernd dieselbe Verkürzungszeit gegenüber dem normalen Ohre zeigen. Der Simulant wird, selbst bei großer Geschicklichkeit, kaum imstande sein, stets bei derselben Tonintensität das Verschwinden des Gabeltones zu simulieren. Die hier also genau zu messenden Vergleichszeiten zwischen den einzelnen Untersuchungen werden daher bei einem Simulanten verschieden ausfallen.

Macht der Simulant sichtlich nur falsche Angaben über die Stärke seiner Funktionsschädigung, aggraviert er, so wird eine energische Verwarnung und Belehrung, daß man sich nicht täuschen lasse und nunmehr richtige Angaben noch zu einem für ihn günstigen Gutachten, weitere falsche Angaben jedoch zu vollständigem Rentenverlust führen könnten, oft geradezu erstaunliche Hörreste zutage fördern!

Bei allen Simulationsprüfungen hat der Simulant die Augen fest geschlossen zu halten, „damit er besser hören kann“, in der Tat nur deshalb, um ihn möglichst im ungewissen zu lassen, aus welcher Entfernung die Hörprüfung stattfindet. Erfahrene Simulanten wissen schon, daß der Untersucher im allgemeinen, falls das vorgesprochene Wort nicht wiederholt wird, immer näher herankommt; viele antworten erst, wenn sie den Hauch der Flüsterstimme spüren, dann wissen sie auf alle Fälle, daß die zugegebene Hörfähigkeit nur gering ist. Gerade hier kann man dem Simulanten zuweilen leicht beikommen. Statt sich zu nähern, entferne man sich unter ständigem Zuflüstern gleichwertiger Prüfworte (mit gleichbleibender Stimmstärke: Residualluft!) immer mehr von dem Simulanten: was er in 0,2 m Entfernung nicht zu hören vorgab, wird dann zuweilen plötzlich in 2,0 m Entfernung gehört, manchmal erst dann, wenn man gleichzeitig am Ohr des Simulanten durch eine zweite Person Hauchbewegungen machen läßt, die den Simulanten vermuten lassen, daß der flüsternde Untersucher dicht am Ohre stehe.

Unmöglich läßt sich die Untersuchung von Simulanten auf ein bestimmtes Schema festlegen; die genaueste Beobachtung des Patienten, seines Gesamtverhaltens, der Art, wie er seine Angaben macht (der nicht Simulierende spricht ähnlich klingende Worte ungezwungen nach, während der Simulant gewöhnlich so tut, als höre er gar nichts), werden den von richtigem Instinkt geleiteten Arzt leicht den Simulanten erkennen lassen.

Wesentlich einfacher ist die Entlarvung der Dissimulation, Vortäuschung eines besseren Gehörs, z. B. zwecks Aufnahme in eine beamtete Stellung. Hier ist es vor allem wichtig, den zu Untersuchenden

nicht vom Gesicht ablesen zu lassen: dann wird schon die Prüfung mit
der Flüsterstimme ein ausreichendes Ergebnis zeitigen.

Prüfung des
statischen
Labyrinths **Prüfung des statischen Labyrinths.** Den Beginn des statischen Labyrinths, das Vestibulum, haben wir bereits oben anläßich der Besprechung
des Schallfortpflanzungsweges kennengelernt. In das Vestibulum münden
die drei Bogengänge, der laterale oder horizontale, dessen lateraler Vorsprung, die Ampulle, wir bereits bei der Besprechung der Paukenhöhlen-
wände kennengelernt haben, der obere vertikale oder frontale, der untere
vertikale oder sagittale Bogengang. Die Bezeichnungen horizontal,
frontal und sagittal haben nur einen approximativen Wert, sind aber
immerhin annehmbar, in Anbetracht der den Bogengängen zukommenden
Funktion, eine teilweise Regulierung unseres Körpergleichgewichts in
den drei Ebenen zu vermitteln; freilich scheinen den normalen Lage- und

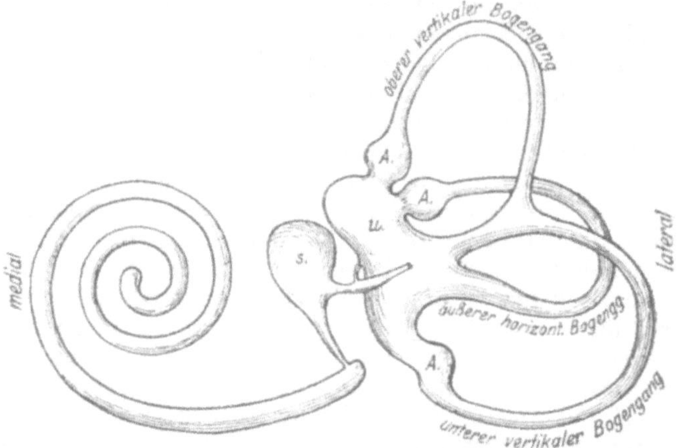

Abb. 20. Häutiges Labyrinth. Lage der drei Bogengänge zueinander.
s. = Sacculus. u. = Utriculus. A. = Ampulle.

Haltungsverschiebungen des Körpers mehr die häutigen Gebilde des
Vestibulums selbst (Sinnesendorgan: Macula sacculi et uriculi) als Regulator zu dienen, während die Bogengänge (Sinnesendorgan: Crista ampullaris) (Abb. 21, 22) mehr Sinnesorgan für Winkelbeschleunigung sind,
kurz auf Drehungen reagieren.

Die
Drehung der
„adäquate"
Reiz für die
Bogengangs-
sinnesorgane Die Drehung gilt als der adäquate Reiz für die in den Bogengängen liegenden Sinnesorgane, und zwar soll, entsprechend der verschie-
denen Ebene der einzelnen Bogengänge, die Drehung in jeder Ebene
mindestens das Endorgan eines Bogenganges zur Reaktion bringen.
Dem physiologisch adäquaten Reiz der Drehung soll physikalisch eine
durch die Drehung hervorgerufene Endolymphströmung und dadurch bedingte Abbiegung der Sinneshaare der Crista ampullaris zugrunde liegen.
Den folgenden Ausführungen wird die bisher herrschende Endolymph-
strömungstheorie zugrunde gelegt werden, mit dem ausdrücklichen Hinweise, daß es wünschenswert wäre, diese für manche Vorgänge unzu-
reichende Theorie durch eine bessere zu ersetzen.

Drehe ich einen Patienten rechts herum um seine vertikale Achse, so sucht er die nach links entgleitenden Gegenstände der Umgebung mit dem Auge zu verfolgen; das Auge folgt entsprechend der Schnelligkeit der Drehbewegung langsam bis an den linken äußeren Augenwinkel, kehrt dann schnell in den entgegengesetzten rechten Augenwinkel zurück, um möglichst rasch die langsame Verfolgung der aus dem Gesichtsfeld entgleitenden Gegenstände wieder aufnehmen zu können. Also: bei Drehung rechtsherum erhalten wir während der Drehung

Herleitung des Nystagmus aus natürlichen Blickvorgängen

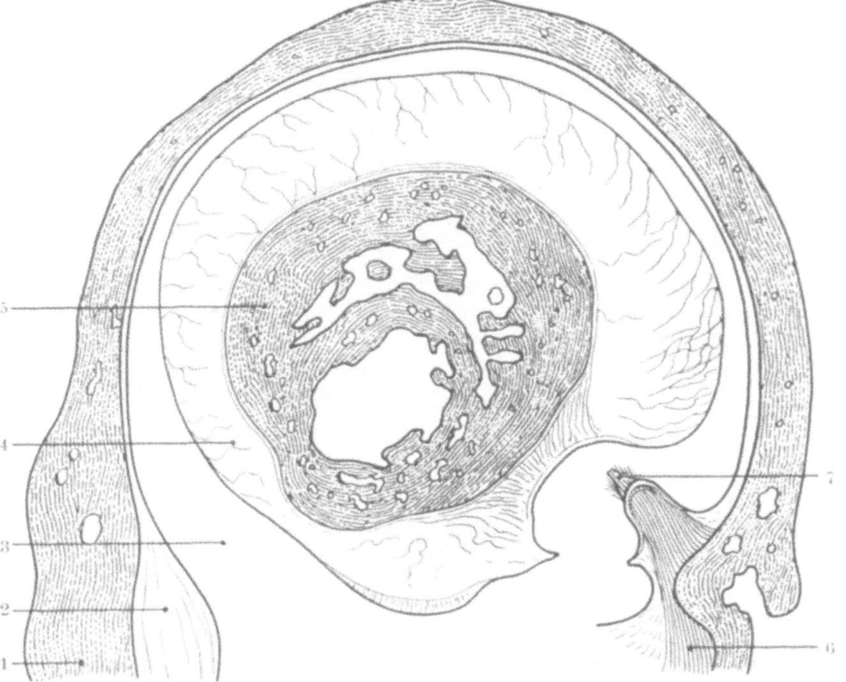

Abb. 21.   Bogengang mit Ampulle, dem Sitz des Sinnesendorgans, der Crista ampullaris.

1 = äußere knöcherne Bogengangsumrandung. 2 = äußerer perilymphatischer Raum. 3 = exzentrischer, der Außenwand näher liegender endolymphatischer Raum. 4 = innerer perilymphatischer Raum. 5 = innere knöcherne Bogengangswand. 6 = Nervus ampullaris (Zweig des Vestibularis). 7 = Sinneshaare auf der Crista ampullaris, durch Abbiegung der Sinneshaare Reizung des Neuroepithels.

eine langsame Augenbewegung nach links, eine schnelle nach rechts, nach der Drehung umgekehrtes Verhalten, d. h. nach Rechtsdrehung: langsame Augenbwegung nach rechts, schnelle nach links, eine rhythmische Hin- und Herbewegung des Augapfels, ein sog. rhythmischer Nystagmus, auch nach seinem Entstehungsort vestibulärer Nystagmus genannt. Der Nystagmus wird nach der Richtung der schnellen Komponente benannt, so daß wir während Rechtsdrehung Drehnystagmus nach rechts, nach Rechtsdrehung Nachnystagmus nach links zu konstatieren haben. Auf einem physio-

Die schnelle und langsame Komponente des Nystagmus

logischen Vorgang also baut sich der schließlich zu einem Reflex entwickelte vestibuläre Nystagmus auf; Reflexbahn: Bogengang — Nervus
vestibularis — Vestibulariskerne — Augenmuskelkerne — Augenmuskeln.

Die Richtungsbezeichnung des Nystagmus nach der schnellen Komponente
ist wohl deshalb gewählt, weil diese dem Beobachter vorwiegend imponiert. Man
übersehe aber nicht, daß gerade die langsame Komponente vestibulären, die
schnelle offenbar okularen Ursprungs (blickkorrigierend) ist!

Der Unterschied der Lymphströmung während und nach der Drehung
und der dementsprechende Unterschied der Nystagmusrichtung ergibt

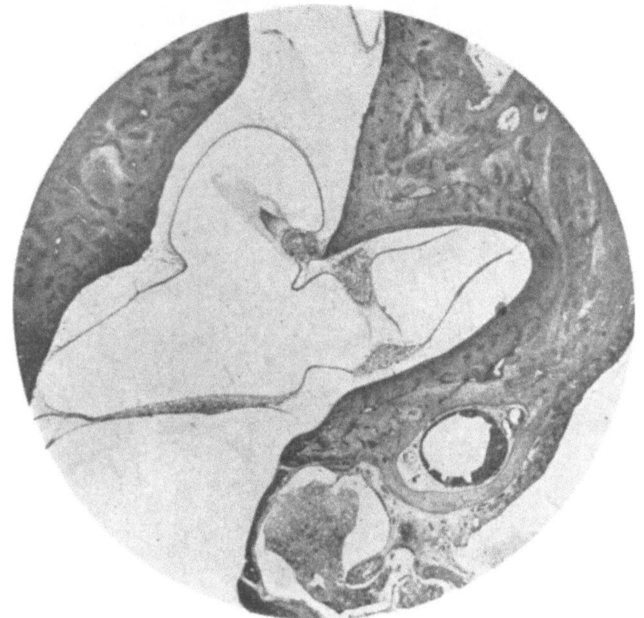

Abb. 22a. Mikrophotogramm. Vertikalschnitt durch Bogengänge und Vorhof.

sich aus folgenden Überlegungen (vgl. hierzu Abb. 23). Während der
Drehung folgt die Lymphe in ihrem Beharrungsvermögen nicht schnell
genug der sie umgebenden, an der Allgemeindrehung teilnehmenden
Labyrinthknochenkapsel, ihre relative Strömungsrichtung ist
daher entgegengesetzt der Gesamtdrehungsrichtung. Nach angehaltener
Drehung hingegen verharrt die Lymphe noch eine Zeitlang in ihrer
alten Strömungsrichtung, während ja nunmehr die Labyrinthkapsel
still steht: jetzt also kommt die absolute Strömungsrichtung der
Lymphe erst zur Geltung.

Experimentell kann man den Reiz, außer durch die physiologische
Drehung, auch auf anderem Wege bewirken, kann man die Endolymph-
strömung auch auf andere Weise erzeugen. Die wertvollste Methode ist
Baranys kalorische Probe: Durch Kalt- oder Heißspülungen —-

mehrere Grad unter oder über Bluttemperatur — kann man Endolymph-
strömungen hervorrufen mit ebenso charakteristischen Eigenschaften
wie die durch Drehung bedingten. Außerdem hat aber die kalorische
Bogengangsreizung den großen Vorteil, daß man die Bogengänge
einer Seite reizen kann, während bei der Drehung stets naturgemäß
Bogengänge beider Seiten (also evtl. der kranken und gesunden Seite),
z. B. beide horizontale Bogengänge bei Drehung um die Vertikalachse
getroffen werden. Die kalorische Untersuchung ist die technisch
einfachste und dem Praktiker zugänglichste Methode, hat aber den

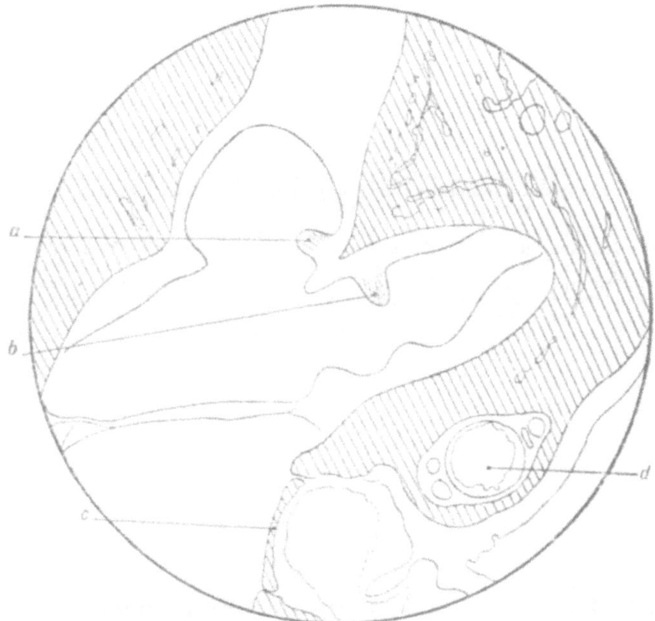

Abb. 22 b. Erklärungsskizze zu a. Vertikalschnitt durch Bogengänge und
Vorhof (normal).

a = Crista ampullaris des oberen vertikalen Bogenganges. b = Crista
ampullaris des horizontalen Bogenganges. c = Steigbügelplatte. d = Nervus facialis.

Nachteil, ein schwächerer Reiz für die Bogengänge zu sein als die Drehung.

Spritzt man (vgl. Abb. 24) mit 5—10 ccm 27° warmen Wassers
mittels Ohrspritze z. B. ein rechtes normales Ohr langsam aus und
wartet nach Spülung einige Sekunden, so wird in der Regel schon
auf diesen mäßig schwachen kalorischen Reiz ein deutlicher vestibulärer
Nystagmus nach links auftreten; Schwindel tritt bei diesem schwachen
Reiz gewöhnlich noch nicht merklich ein, was für sensible Patienten
wichtig ist!

Je tiefer die Temperatur des Wassers, um so stärker wird der ausgelöste Nystagmus sein. In Fällen starker Untererregbarkeit kann man

Modi-
fikation der
Barany-
schen Probe
nach Vf.

25 und mehr Kubikzentimeter 12° warmes Wasser gebrauchen, um nur Spuren von Nystagmus auszulösen. Ein Vestibularapparat, der auf 12° warmen Wassers gar nicht reagiert, ist als unerregbar zu betrachten. Über die Beziehungen zwischen verwendeter Flüssigkeitsmenge und Erregbarkeitsgrad des Vestibularapparates läßt sich noch keine bestimmte Angabe machen.

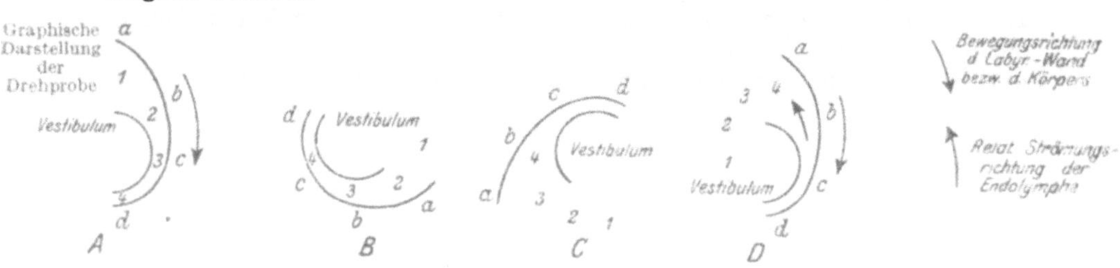

Abb. 23 A, B, C u. D. *Rechter horizontaler Bogengang von oben gesehen,* während Rechtsdrehung.

Zur Demonstration der Verschiebung von Endolymphe und Labyrinthwand bzw. von Endolymphe und der der Labyrinthwand adhärenten Crista ampullaris gegeneinander, zur Demonstration der supponierten „relativen Strömungsrichtung".

Die Endolymphpartikel 1, 2, 3, 4 bewegen sich nicht so schnell wie die Wandteile a, b, c, d, so daß es, wie aus den Abb. 23 A, B, C u. D ersichtlich, zu einer gegenseitigen Verschiebung zwischen Wand und Endolymphe kommen muß, zu jener gegenüber der Körperbewegungsrichtung umgekehrten relativen Strómungsrichtung. Das durch Beharrungsvermögen bedingte Zurückbleiben der Endolymphe läßt ihre tatsächliche absolute Rechtszirkulation während der Rechtsdrehung bzw. in den ersten Phasen der Rechtsdrehung funktionell nicht zum Ausdruck kommen.
    Die absolute Rechtszirkulation ist durch die Verschiebung der Zahlen 1, 2, 3, 4 ausgedrückt.

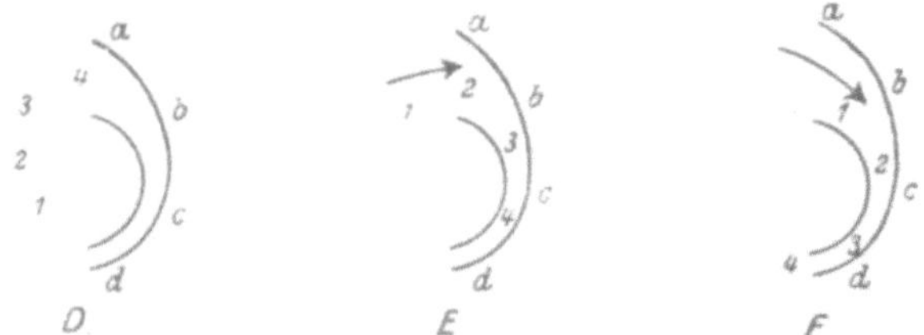

Abb. 23 D, E u. F. Bei D plötzliches Anhalten der Körperdrehung. Die Labyrinthkapsel steht still, die Endolymphe strömt in ihrer absoluten Richtung weiter). Die relative Strömungsrichtung ist umgekehrt wie während der Drehung, also auch die Wirkung auf das Endorgan umgekehrt. Der vorher nach rechts schlagende Nystagmus schlägt nunmehr nach links.

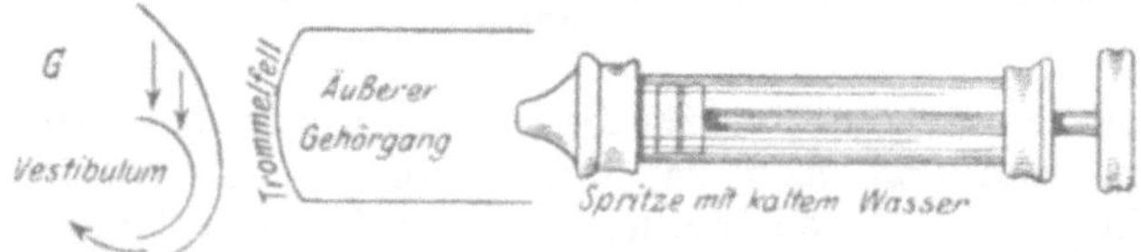

Rechter horizon-   Abb. 24.
taler Bogengang,
von hinten ge-   Kaltspülung des rechten Ohres.
sehen.

Der rechte horizontale Bogengang steht bei aufrechtem Kopf nicht horizontal, sondern mit einem nach vorn offenen Winkel gegen die Horizontale geneigt, so daß bei Nackenbeugung des Kopfes der horizontale Bogengang fast senkrecht steht, wie in der Skizze G angenommen ist. Durch Kältewirkung fließt die Endolymphe abwärts, was zu einer Kreisbewegung führen soll, die der nach Rechtsdrehung entspricht (vgl. Skizze D—F). Also auch derselbe Nystagmus nach links wie nach Rechtsdrehung.

Die kalorische Reaktion Baranys gibt uns die Möglichkeit an die Hand, ähnlich, wie den Hörapparat, auch den Vestibularapparat quantitativ zu prüfen. Um den Ausbau der quantitativen kalorischen Reaktion hat sich Brünings verdient gemacht, welcher die Reizung des horizontalen Bogengangs in der von ihm empfohlenen „Optimumstellung" empfahl: Nackenbeugung des Kopfes um 60° und geringe Neigung des zu spülenden Ohres nach der Schulter derselben Seite. In dieser Optimumstellung des horizontalen Bogengangs — Optimumstellung, weil der horizontale Bogengang so am meisten der Vertikalen genähert ist, in welcher ja, entsprechend unserer Abb. 24, die Kältezirkulation der Lymphe in Aktion tritt: — läßt er mittels eines besonderen Irrigators 27° warmes Wasser so lange in das Ohr langsam einlaufen, bis die ersten Augenzuckungen auftreten, was im Durchschnitt nach 65—70 ccm 27° warmen Wassers geschieht. Die Menge des verbrauchten Wassers gilt als Reizquantum. Nun ist aber die Menge des verbrauchten Wassers nicht nur von der Erregbarkeit des Sinnesorgans, sondern auch z. B. besonders bei Mittelohrerkrankungen, von der Kältefortleitungsfähigkeit des Mittelohres nach dem Labyrinth hin abhängig. Man schlug daher zur Reizmessung Verfahren vor, welche die Dauer des Nystagmus registrieren. Die Dauer des Nystagmus ist aber anscheinend auch nicht so sehr von der Erregbarkeit des Endorgans, die uns ja in erster Linie interessiert, sondern von zentralen (Kern-) Faktoren abhängig, derart, daß der eingeleitete zentrale Reiz zum Teil automatisch, bis zu einem gewissen Grade unabhängig von dem auslösenden Reiz, fortwirkt.

Eine zuverlässigere quantitative Messung der Erregbarkeit des Vestibularapparates scheint aber durch eine Änderung der Methodik möglich zu sein. Jedem, der viel kalorische Prüfungen nach der bisherigen Methode, mit größeren Wassermengen (70 und mehr Kubikzentimeter) machte, mußte es auffallen, daß der oft schwer nachweisbare schwache Anfangsnystagmus mehrere Sekunden nach Aussetzen der Spülung, nach Ausschaltung weiterer Reizfaktoren also, allmählich immer stärker wird. Das legt unwillkürlich den Gedanken nahe, ob uns diese Anfangszuckungen überhaupt den Beginn der Reaktion anzeigen oder ob nicht schon während der Spülung bereits die Reaktion eingeleitet war. Das veranlaßte mich zu folgender Anordnung der Methodik.

Grundtemperatur des Spülwassers 27°. Beginn mit 5 ccm. Darauf ist abzuwarten, ob nach mehreren Sekunden keinerlei schwache Nystagmuszuckungen auftreten. Falls keine Reaktion, mindestens eine Minute Pause, um die evtl. nicht nachweisbaren minimalen „Lymphströmungen" oder sonstigen Reaktionsvorgänge sicher wieder zur Ruhe kommen zu lassen. 2. Versuch mit 10 ccm usf., bis ich die Schwellenwertsreaktion z. B. mit 20 ccm erreiche. Nach eingetretener Reaktion eine Pause von mindestens 5 Minuten, um Lymphzirkulation und Vestibulariskernerregung wieder abklingen zu lassen. Dann Versuch zwischen 10 und 20 ccm, also etwa mit 15 ccm Wasser. Tritt auch hier schon Reaktion ein, so notiere ich als Schwellenwert 15 ccm 27°; bleibt hier aber noch die Reaktion aus, so wird der vorher erhaltene Reaktionswert von 20 ccm als Schwellenwert angenommen. Anfangs war ich erstaunt, wenn ich, zwecks quantitativer Messung der kalorischen Reaktion, zu dieser Einschleichmethode der Schwellenwertsbestimmung griff, mit welchen geringen Reizwerten bei einem normal erregbaren Labyrinth zuweilen eine kalorische Reaktion auslösbar ist. Schon mit $2\frac{1}{2}$ ccm Wasser von 27° habe ich deutlich beginnenden Nystagmus bei einem normal erregbaren Labyrinth auslösen können. Die Methode ist für quantitative Messungen einfach — eine Ohrenspritze befindet sich im Instrumentarium jedes Arztes! —, sie ist relativ genau, mit den noch zu besprechenden Einschränkungen, und hat den unleugbaren Vorteil, daß bei dieser minimalen Anfangsreizung des Bogengangsapparates gewöhnlich noch keine Schwindelsensationen eintreten.

Wir prüfen also mit dieser Einschleichmethode 1. das zum Reaktionsbeginn notwendige Wasserminimum bzw. die damit zugeführte Kältemenge, 2. aber noch etwas anderes, eine Reaktionszeit, die Zeit vom Aussetzen des Reizes bis zu dem Eintritt der ersten Nystagmuszuckung, die nicht physiologisch streng genommen als Reaktionszeit bezeichnet werden kann, aber vielleicht als erweiterte Reaktionszeit gelten kann.

Kaltspülung macht Nystagmus zur Gegenseite, Heißspülung zur gleichen Seite

Kaltspülung ergibt Nystagmus in latus alterum, Heißspülung nach der gleichen gespülten Seite. Genauere Einzelheiten über die Entstehung der Nystagmusrichtung, über die bei den verschiedenen Untersuchungsmethoden in den einzelnen Bogengängen wirksamen Lymphströmungsrichtungen und über die verschiedenen Arten des Nystagmus zu geben, würde den Rahmen dieses Buches weit überschreiten (vgl. hierzu unsere die kalorische Reaktion erläuternde Skizze).

Kalorischer und Drehungsnystagmus sind Reaktionen des normalen Vestibularapparates

Die kalorische Reaktion, der kalorische Nystagmus ist also wie der Drehungsnystagmus eine Reaktion des normalen Vestibularapparates! Ausbleiben des experimentell erzeugten Nystagmus beweist eine Ausschaltung des Vestibularapparates oder, was selten ist, eine komplette Unterbrechung im Verlaufe der Reflexbahn (Vestibularis—Kerngebiet—Okulomotorius).

Spontannystagmus

Außer dem experimentellen Nystagmus ist die Beobachtung des Spontannystagmus von größter Wichtigkeit. Gewöhnlich schlägt bei einseitiger Labyrintherkrankung der Spontannystagmus (seine rasche Komponente!) nach der Seite des gesunden Ohres. Noch ungenügend geklärte Vorgänge des kranken Labyrinths lassen den Nystagmus gewöhnlich nach der gesunden Seite schlagen (vgl. S. 222).

Subjektiver Drehschwindel

Außer dem Spontannystagmus haben wir noch zwei wichtige Labyrinthsymptome zu beachten, den subjektiven Drehschwindel und die objektive Gleichgewichtsstörung (Rombergsches Phänomen).

Objektive Gleichgewichtsstörungen

Der subjektive Drehschwindel, eine komplexe Reizerscheinung (vgl. S. 107), ist selbstverständlich diagnostisch nicht so wertvoll wie die objektive Ausfallserscheinung der Gleichgewichtsstörung, die man, wie bei Tabes, mit Augen- und Fußschluß prüft. Ist der Vestibularapparat einseitig zerstört, so kann der andere Vestibularapparat kompensatorisch so vollkommen funktionieren, daß nur geringes, unter Umständen gar kein Schwanken auftritt. Es kann aber durch eine gesteigerte Inanspruchnahme des gesunden Labyrinths ein gesteigerter Vestibularreiz stattfinden (durch Tonussteigerung im Sinnesendorgan bzw. Kerngebiet) und hierdurch, trotz Lähmung des einen Vestibularapparates, ein Drehschwindelgefühl ausgelöst werden, aber offenbar vom gesunden, nicht vom gelähmten Labyrinth aus!

Bei labyrinthärem Romberg Änderung der Fallrichtung durch veränderte Kopfhaltung

Für labyrinthären Romberg charakteristisch ist die Änderung der Fallrichtung bei veränderter Kopfhaltung — ebenso Veränderung der Nystagmusrichtung bei veränderter Kopfhaltung — durch Einstellung anderer Bogengänge. Typische Fallrichtungsänderung bei Kopfstellungsänderung spricht für labyrinthären Ursprung des Rombergschen Phänomens, Fehlen der Fallrichtungsänderung nicht gegen labyrinthären Ursprung, immerhin aber bei Verdacht auf Neurose mehr für letztere, zumal wenn andere typische objektive Labyrinthzeichen fehlen.

Kompressionsnystagmus ("Fistelsymptom")

Anhangsweise sei der vorwiegend fachärztliches Interesse bietende Kompressionsnystagmus erwähnt: durch Kompression oder Aspiration der Gehörgangsluft erfolgt eine mechanische Reizung des Labyrinthwassers; da dieses Zeichen gewöhnlich nur bei einer vom Mittelohr zum Labyrinth führenden Fistel nachweisbar ist, wird es auch **Fistelsymptom** genannt. Dieser mechanische Reiz kann quantitativ stärker als der Drehreiz und der noch schwächere kalorische wirken. Der **galvanische Nystagmus** ist vorläufig noch ohne erhebliches praktisches Interesse.

Barany, an dessen Namen sich in erster Linie die exakte Diagnostik der Erkrankungen des Bogengangsapparats knüpft, hat auch auf einem verwandten Gebiet, dem der Kleinhirnerkrankungen, grundlegende Tatsachen gefunden. Infolge der Zusammengehörigkeit von Bogengangssystem und Kleinhirn ist die Kenntnis der Symptomatik der Kleinhirnerkrankungen von Interesse. Es handelt sich hier um ein noch nicht ganz geklärtes, mehr nach der Neurologie hin orientiertes Grenzgebiet der Ohrenheilkunde, dessen Einzelheiten von dem Praktiker ebensosehr mit Recht als Ballast empfunden werden würden, wie es mit Unrecht bisher noch vielfach mit der Bogengangssymptomatik geschieht.

Ein kurzer Abriß der **Barany**schen Kleinhirnsymptomatik wird zum prinzipiellen Verständnis ausreichen.

Wie umschriebene Bezirke der Großhirnrinde Zentren für die Bewegungsfähigkeit einzelner Muskeln und Muskelgruppen repräsentieren, so sucht **Barany** auch im Kleinhirn zentrale Vertreter für einzelne Muskeln und Muskelgruppen, nicht aber für deren Bewegungsfähigkeit überhaupt, sondern vielmehr für deren Bewegungsrichtungsfähigkeit. So ist z. B. im Lobus semilunaris superior et inferior dexter das Zentrum für den Rechtstonus im Schultergelenk vertreten. **Barany** stellt sich die Tonustätigkeit dieser Kleinhirnhemisphärenzentren wie eine Zügelwirkung vor, etwa so, daß der normale Tonus der Zentren und ihrer Antagonisten die normale Richtungsvorstellung und danach auch normale Richtungsbewegung resultieren läßt. Bei Ausfall eines Zentrums würde das antagonistische Zentrum überwiegen, wie es bei den einzelnen, die **Barany**·schen Zentren betreffenden Krankheitsprozessen, wie es ferner bei Ausschaltung der Zentren am freiliegenden Kleinhirn durch künstliche Abkühlung einwandfrei nachgewiesen zu sein scheint. So ist der sog. **Zeigeversuch** zu verstehen. Wenn man z. B. einen Patienten mit geschlossenem Auge den ausgestreckten rechten Arm auf das Knie legen läßt und ihn nun auffordert, mit dem Zeigefinger den senkrecht über seinem Zeigefinger etwa in Kopfhöhe des Patienten gehaltenen Zeigefinger des Untersuchers zu treffen, so wird das dem Kleinhirnnormalen leicht gelingen: normales Verhalten im Zeigeversuch. Liegt aber z. B. eine die **Funktion ausschaltende** Erkrankung des Zentrums für **Innenbewegung** des rechten Arms im Schultergelenk vor, so wird der Patient leicht nach **außen vorbeizeigen**: der Innenzügel ist ausgeschaltet, der antagonistische Außenzügel tritt allein in Funktion.

Nach diesem Prinzip will **Barany** für möglichst alle größeren Gelenke in den Kleinhirnhemisphären Bewegungsrichtungszentren feststellen, deren pathologische Ausschaltung sich in dem entsprechend angeordneten Vorbeizeigeversuch aufdecken läßt.

Außer dem Vorbeizeigeversuch haben wir noch die **Vorbeizeigereaktion** als diagnostisches Hilfsmittel zur Konstatierung von Kleinhirnhemisphärenherden durch **Barany** kennengelernt.

Barany fand und glaubt, diese Tatsache durch zahlreiche Untersuchungen schon hinreichend erhärtet zu haben, was nicht unwidersprochen blieb, daß man imstande sei, einzelne Bewegungsrichtungszentren zu reizen, indem die langsame Komponente des künstlich — durch Drehung oder Spülung — erzeugten Nystagmus je nach der Ebene, in der der Nystagmus schlägt, mit bestimmten Zeigerichtungsabweichungen koordiniert sei; z. B. soll bei **langsamer** Komponente des Nystagmus nach außen Zeigerichtungsabweichung nach außen stattfinden. In der Vorbeizeigereaktion soll man also einzelne Bewegungsrichtungszentren isoliert reizen, ihren Tonus erhöhen, einen Zügel straffer anziehen. Während also der Versuch des spontanen Vorbeizeigens in der Regel uns nur pathologische Ausfallssymptome aufweist, ist die Vorbeizeigereaktion vielseitiger: bei normalem Zustand zeigt sie uns Reizbarkeit der einzelnen Zentren, unter pathologischen Verhältnissen den Ausfall des erkrankten Zentrums, der bereits durch die antagonistische Überfunktion im Vorbeizeigeversuch zu diagnostizieren war. In unserem obigen Beispiel stellten wir eine pathologische Ausschaltung des nach innen ziehenden Zügels im Schultergelenk und dadurch im Vorbeizeigeversuch Abweichen nach außen fest; in der Vorbeizeigereaktion fällt der Innenzügel aus, es findet also kein reaktives Zeigen nach innen statt, wohl aber reaktives Vorbeizeigen nach außen, weil der Außenzügel erhalten ist, der ja schon im spontanen Vorbeizeigeversuch die Außenrichtung bestimmt hat.

Vestibulare
Hirnbahnen Die anatomische Trennung einer vestibulookularen Bahn (Bogg.—Nucl. angul. nerv. vestib.—dors. Längsbündel—Augenmuskelkerne), einer vestibulocerebellaren Bahn (Bogg.—Nucl. triangul.—Kleinhirn) und einer zerebellospinalen (Kleinhirn—Deitersscher Kern—Tract. vestibulospin—Rückenmark), sowie einer zerebrozerebellaren bzw. zerebellozerebralen Bahn (Hirnrinde—inn. Kapsel—Hirnschenkelfuß—Brücke—Brückenkerne—Tract. pontecerebell. [meist gekreuzt]—Purkinjesche Zellen des Kleinhirns) [direkte vestibulozerebrale Bahnen sind noch nicht mit Sicherheit nachgewiesen!] müssen wir funktionell unter dem Gesichtspunkt eines Komplexes von Funktionen bzw. Funktionsstörungen betrachten, die wir als vestib. Nystagmus, subj. Schwindel, Fallneigung, Vorbeizeigen usw. kennen.

Beim spontanen Vorbeizeigen des Kleinhirnkranken tritt in erster Reihe die zerebellospinale Bahn in Aktion, während bei der Zeigerreaktion die wohl auch sonst mitgereizte vestibulozerebellare Bahn zuerst in Betracht kommt. Ferner kann man sich vorstellen, daß bei jeder Zerebellarreizung die zerebellozerebralen Bahnen mehr oder weniger stark zentripetal mit erregt werden, Bahnen, die bei einem vom Zentrum ausgehenden krankhaften Impuls ihrerseits wieder zentrifugal subj. Schwindel, objekt. Vorbeizeigen vermitteln, bei normaler Funktion aber zerebellare Störungen oder Reizungen ausgleichen und korrigieren können. Diese willkürliche zerebrale Korrektur stört u. a. bei der mittels des Vorbeizeigens ausgeführten Prüfung des Cerebellums oder Bogengangsapparates und muß dann durch besondere Kunstgriffe, ähnlich den Ablenkungskunstgriffen bei der Auslösung des Kniephänomens, ausgeschaltet werden!

Simulationsprüfung bei statischen Störungen.

Gegenüber den Hörprüfungen sind wir bei der Prüfung der statischen Funktionen in einem unleugbaren Vorteil, wir haben ein objektives Maß für die Erregbarkeit des Vestibularapparates, und zwar, nach unserer Einschleichmethode, ein äußerst fein dosierbares Maß. Es wäre aber verkehrt, zu glauben, daß man mit dem Nachweis des objektven Nystagmuszeichens auch einen Gradmesser für das Vorhandensein subjektiver Schwindelerscheinungen habe. Bei einseitig zerstörtem Vestibularapparat (z. B. durch Trauma) kann jemand so gut korrigieren lernen, daß er kaum mehr subjektive Gleichgewichtsstörungen empfindet, bei normal erregbarem (oder übererregbarem) statischen Labyrinth kann aber starker subjektiver Schwindel bestehen, evtl. auf neurotischer Basis, besonders nach Traumen. Patienten mit objektiven Zeichen (Spontannystagmus, kalorische Unter- oder Übererregbarkeit) wird man leichter zu glauben geneigt sein, daß die Schwindelerscheinungen bestehen, daß sie, worum es sich bei Simulation statischer Störungen meist handelt, auf das angeschuldigte Trauma zurückzuführen sind. Hier wird man zuweilen fälschlicherweise zugunsten des Patienten entscheiden, der trotz objektiver Phänomene gar keine oder nicht nennenswerte subjektive Beschwerden zu haben braucht. Anderseits darf ein Mangel objektiver Zeichen nicht sofort die Wagschale zuungunsten des Verletzten senken. Auch hier würden uns, ähnlich wie bei der Simulationsprüfung der Hörstörungen, oft Überrumplungsmanöver zum Ziele führen. Man macht in der üblichen Weise den Rombergschen Versuch: der Patient schwankt. Nunmehr erklärt man, die Pupillenreaktion prüfen zu wollen und verdeckt dabei die Augen: schon diese leichte Ablenkung genügt oft, um das willkürlich erzeugte oder mindestens gesteigerte Schwanken auf das wahre Maß zurückzuführen. Noch besser kann man die Ablenkung erzielen, wenn man den Patienten während des Rombergschen Versuchs z. B. von 100 mit Intervallen von 3 rückwärts zählen läßt (100, 97, 94, 91). In der Regel hört der Simulant sehr schnell zu zählen auf, weil ja seine motorische Aufmerksamkeit anderweitig beschäftigt ist, und schwankt zunächst weniger. Ein mit Schwindel behafteter Kranker sträubt sich nicht zu zählen, wird aber infolge Ablenkung der Aufmerksamkeit von seinen Schwindelkorrektionsbestrebungen eher in stärkeres Schwanken geraten. Unerwarteterweise kann man auch die Lichtkontrolle bei einem mit Fußschluß, aber offenen Augen stehenden Patienten dadurch plötzlich ausschalten, daß man in einem verdunkelten, künstlich beleuchteten Zimmer plötzlich das Licht auslöschen läßt. Der nichts ahnende Simulant schwankt nicht, wenn er nicht sehr geistesgegenwärtig ist.

Zuweilen gelingt es, nach Barany, den Schwindel durch eine besondere Versuchsanordnung nicht nur hervorzurufen, sondern auch die Glaubwürdigkeit der Angaben des Patienten zu kontrollieren. Tritt bei ruckartiger Rückwärtsbeugung des Kopfes deutlicher Nystagmus — gewöhnlich zur kranken Seite — auf, so stellt sich hierbei auch experimentell die sonst spontan auftretende Schwindelsensation ein. Eine sofortige Wiederholung des Versuchs soll gewöhnlich ohne Nystagmus und ohne Schwindel verlaufen; klagt der Patient nunmehr ohne Nystagmus über Schwindel, so sollen seine Angaben anzuzweifeln sein. Demgegenüber sei betont, daß der vestibuläre Neurotiker auch bei diesem zweiten Experiment, ohne Nystagmus, schwindlig werden kann, wie uns Untersuchungen an Patienten, die an dem Bestehen ihres posttraumatischen Schwindels in keiner Weise interessiert waren, lehrten.

Ferner soll die „Identifikation" des spontanen Schwindels durch Drehung erst eintreten, wenn man einen rotatorischen, nicht wenn man einen rein horizontalen Nystagmus erzeugt. Dazu ist zu bemerken, daß, wer richtig identifiziert, damit durchaus nicht beweist, daß seine Schwindelanfälle noch in letzter Zeit aufgetreten seien; die Simulation braucht sich nicht auf die Tatsache von einmal vorhanden gewesenen posttraumatischen Schwindelanfällen zu beziehen, sondern auf die Fortdauer der Schwindelattacken bis in die Zeit kurz vor der Untersuchung.

Durch Anwendung mehrerer Untersuchungsmethoden und durch die Beobachtung der Art der Angaben des Patienten während der Prüfung wird man gewöhnlich zu einem gerechten Urteil gelangen können.

3. Klinische Pathologie.

Erkrankungen des äußeren Ohres.

In Ergänzung unserer Betrachtungen über Anomalien und Varietäten des äußeren Ohres im Kapitel der normalen Anatomie, über Anomalien, die keine krankhaften Störungen verursachen, müssen wir kurz Mißbildungen erwähnen, die zu einer Herabsetzung oder Ausschaltung der Hörfunktion führen: Verengerung oder Verschluß bzw. vollständiger Mangel

des äußeren Gehörgangs, letztere Difformität gewöhnlich zusammen mit
einer erheblichen Verkrüpplung der Ohrmuschel, als deren Rudiment man
dann zuweilen eine Hautfalte findet, evtl. unter Andeutung dieser oder
Mikrotie jener Differenzierung der Ohrmuschel (Mikrotie).

Durch vermehrte Sekretion kann die schon bei der normalen Anatomie
Fistula auris erwähnte Hemmungsbildung, die Fistula auris congenita, pathologischen
congenita Charakter annehmen und zu lästigen Ekzemen führen, die zuweilen nur
durch Exzision der Fistel zu heilen sind: eine relativ seltene Ursache des
Ekzems der Ohrmuschelgegend, das gewöhnlich anderen Ursprungs ist.

Die akut entzündlichen Erkrankungen des äußeren Ohres sind akut
ekzematöser, diffus infiltrativer oder furunkulöser Art. Ekzem und Furunkel sind eine dem Praktiker wohlvertraute Materie. Gewisse Besonderheiten nur, unter denen diese Erkrankungsformen im äußeren Gehörgang sich abspielen, müssen hervorgehoben werden.

Akutes Hinsichtlich des akuten Ekzems wird im allgemeinen zu wenig
Ekzem auf die Nachbarschaft des Ohres zur behaarten Kopfhaut, in erster Reihe
auf Pediculi capitis geachtet; oft ist das akute Ekzem nur eine akute Exa-
Seborrhoe, zerbation eines chronischen Ekzems des Gehörgangs auf seborrhoischer
pediculi Grundlage, die ihrerseits wiederum nur eine Teilerscheinung einer allgemeinen Seborrhöe, insbesondere auch der behaarten Kopfhaut ist. Akute
Ekzeme können leicht einen diffus infiltrativen Charakter annehmen und
das Lumen des Gehörgangs tief hinein erheblich verengen. Aber auch
ohne nachweisbare ekzematöse Grundlage kommt solche diffus infiltrative Otitis externa vor, aus der sich die Otitis externa furunculosa entwickeln kann, indem sich im Laufe einiger Tage an einzelnen
Stellen umschriebene furunkulöse Infiltrate erheben. Oft hat die Otitis
externa einen primär furunkulösen Charakter, ohne ein diffus infiltratives
Stadium zu durchlaufen.

Otitis Die Sonderstellung der Dermatitis diffusa acuta und Furunkulose im
externa äußeren Gehörgang beruht darauf, daß die Haut als relativ dünne Schicht
furunculosa dem sehr empfindlichen Perichondrium des knorpligen Gehörgangs auf-
liegt, daher die Gehörgangsfurunkulose mit besonders heftigen
Schmerzen verlaufen kann. Dann aber ist auch die Enge des Lumens in
Betracht zu ziehen; leicht kommen die Wände durch Schwellung zu gegen-
seitiger Berührung und Kontaktinfektion. Der Sitz der Furunkel hält
sich an die Stellen haarbalgtragender Hautpartien, als welche wir neben
dem knorpligen Gehörgang einen oberen dreieckigen Hautzwickel im
Bereich der knöchernen Gehörgangswand kennenlernten. Anders bei der
Otitis Otitis externa diffusa, welche Gehörgang und Trommelfellaußen-
externa fläche gleichmäßig ergreifen kann. Im knöchernen Gehörgang und am
diffusa Trommelfell, wo die gefäßführende Schicht so dicht unter der zarten Epidermis liegt, wird die Injektion am ausgesprochensten sein, im knorpligen
Gehörgang hingegen mehr die Schwellung im Vordergrunde stehen, die
aber gewöhnlich nicht die starken Grade wie bei der Otitis externa furunculosa erreicht. Infolge der Teilnahme der Trommelfellcutis sind Schwerhörigkeit und Trommelfellschmerzsymptome, beim Husten, Niesen, nichts
Seltenes. Nicht unerwähnt bleibe, daß eine Otitis externa an der einen

Stelle mehr einen diffus infiltrativen Charakter, nebenan aber schon ausgesprochen furunkulöse Schwellungen zeigen kann, daß also diffusa und furunculosa miteinander vereinigt vorkommen.

Gelegentlich können natürlich alle Dermatosen den äußeren Gehörgang befallen, ohne hier Besonderheiten zu bieten (z. B. Psoriasis, Lupus vulgaris); nur dem Lupus erythematodes, dessen schmetterlingsförmige Ausbreitung über Nase und Ohr typisch ist, muß eine Ausnahmestellung eingeräumt werden. Selten, aber charakteristisch ist das Auftreten von Herperbläschen an der Ohrmuschel und im Gehörgang, durch außerordentliche Schmerzen eingeleitet. Bei Herpes zoster ist an ein neurotrophisches Symptom zu denken bzw. an eine Entzündung des Nervus V., zuweilen zusammen mit Neuritis VII. und VIII. Ohne spezielles Interesse ist die Mitbeteiligung des äußeren Ohres an den Exanthemen der akuten Infektionskrankheiten, sobald, was der Regel entspricht, das Ezanthem des äußeren Ohres gleichzeitig mit dem allgemeinen Exanthem verschwindet. Nach dem Erysipel bleiben gern lästige ekzematöse Prozesse (nässendes Ekzem, zuweilen auch desquamative Form) oder auch elephantiastische Verdickungen der Haut zurück; bekanntermaßen ist ja das Ohr, das leider zu oft der kratzenden Bearbeitung durch den Fingernagel unterliegt (im Schlaf bei Juckreiz unvermeidlich!) oft die Eingangspforte eines Erysipels. Der Otochirurg steht in dem Ruf, häufig erysipelatöse Wundinfektionen, postoperative Erysipele zu erleben; es wäre ungerecht, daraus dem Operateur stets einen Vorwurf zu machen. Handelt es sich doch hier fraglos häufig nicht um eine von außen eingebrachte Infektion, sondern um eine Wundinfektion mit den die gleichzeitige Mittelohrentzündung erregenden Streptokokken, deren Vorkommen gerade bei Ohreiterungen häufig ist.

Zu den Seltenheiten gehört eine schwere Mitbeteiligung des äußeren Ohres an Scharlach und Diphtherie, zumal bei der Diphtherie die durch Serumeinspritzung leichtere Form des Verlaufs es nur in Ausnahmefällen zu diphtherischen Veränderungen der Haut des äußeren Ohres kommen läßt.

Bei den chronischen Ekzemen wird man noch viel mehr auf den seborrhoischen Grundcharakter des Ekzems zu achten haben. Gelegentlich können syphilitische Papeln ein gewöhnliches nässendes Ekzem vortäuschen. Unter den Tuberkulosen des äußeren Ohres sei der Impftuberkulome gedacht, die durch die Unsitte des Ohrlöcherstechens bei unsauberer Ausführung entstehen können.

Als eine Komplikation nässender Ekzeme, wie überhaupt feuchter Ohrprozesse, können wir zuweilen im Gehörgang Schimmelpilzbildung beobachten, die sich, je nach der Art des Schimmelpilzes, in einem schwarzen oder gelbbraunen Staub (Aspergillus niger, Aspergillus flavus) auf breiigem Gehörgangssekret zeigt. Ölige Medien, außer dem sterilen Paraffinum liquidum, sind für die Schimmelpilzbildung ein besonders günstiger Nährboden, weshalb vor indikationslosen Ohreinträuflungen gewarnt sei.

Am häufigsten, spezifisch für den äußeren Gehörgang, ist die Hypersekretion der Ceruminaldrüsen. An zweierlei kann die Neigung

Ceruminal-pfropf — zur Ceruminalpfropfbildung liegen, 1. an einer Drüsenhypersekretion durch äußere Reizung, z. B. staubige Arbeitsluft, 2. an mangelhafter physiologischer Herausschaffung des abgesonderten Cerumens, die normal durch den Sprech- und Kauakt ausreichend besorgt wird. Der Hypersekretion werden peinlich gewissenhafte allmorgendliche Ausschabungen mittels eines Ohrlöffels, die nur einen neuen Drüsenreiz bedingen, Vorschub leisten. Über den Zweck des Cerumens — Einfluß einer Ceruminalschicht auf die Fortpflanzung der Schallwellen im Gehörgang? — etwas auszusagen, fällt in das Reich der Theorie, wenn auch die lediglich dem Gehörgang eigentümlichen Ceruminaldrüsen ein teleologisches Rätsel aufgeben. Auffallend ist die Hyposekretion von Cerumen bei gewissen chronischen Mittelohrprozessen, besonders bei der sog. Otosklerose; vielleicht spielen hier trophische Einflüsse eine Rolle. Oft sieht man erst nach endgültiger Heilung von Mittelohrerkrankungen die normale Ohrenschmalzbildung wieder in Gang kommen.

Nicht immer handelt es sich bei der Ceruminalpfropfbildung um eine reine Ceruminaldrüsenabsonderung, sondern um eine Kombination von Cerumen mit abgestoßenen Hautpartikeln. Der reine Ceruminalpfropf, gewöhnlich weicher und schlüpfriger, liegt der Wand nicht so fest an wie *Epidermis-pfropf* — der Epidermispfropf, liegt doch der Ceruminalpfropf einer normalen Epidermis auf, während der Epidermispfropf, als Resultat einer entzündlich veränderten Haut, sich von der im Zustand entzündlich vermehrter Absonderung befindlichen Epidermis nicht leicht abheben, sondern nur mehr oder weniger mühsam abtrennen läßt.

Endlich noch zu einigen Erkrankungen des äußeren Ohres, die trotz ihrer Seltenheit hier und da das Interesse des Allgemeinpraktikers wecken.

Gelegentlich fallen einem mißgestaltete Ohrmuscheln auf, deren Form auch wenig Erfahrenen zeigt, daß es sich nicht um eine angeborene Verkrüpplung oder Hemmungsbildung handelt. Gewöhnlich auf den oberen Teil der Ohrmuschel begrenzt, äußert sich die Mißgestaltung in einer höckrigen Furchung, die von chronisch verdickten Partien unterbrochen ist. Aus der Vorgeschichte dieser Leute werden wir erfahren, daß diese Verkümmerung der Ohrmuschel nach einer wenig oder gar nicht schmerzhaften Schwellung der Ohrmuschel sich eingestellt habe; als ursächliches Moment wird selten ein bestimmtes Trauma in Frage kommen, vielmehr oft und dauernd einwirkende Schädigungen, stumpfe Gewalten, die eine mehr tangentiale Wirkung auf die Ohrmuschel ausüben. Also kein die Muschel vertikal treffender Schlag, sondern ein die Muschelhaut gegen den Knorpel parallel verschiebender Druck, wie ihm z. B. Lastträger beim Tragen der Lasten auf den Schultern, wie ihm Ringkämpfer usw. ausgesetzt sind, spielen eine ätiologische Rolle. Es *Othämatom* — handelt sich gewöhnlich um Residuen eines Othämatoms, eines Blutergusses zwischen Perichondrium und Haut, Perichondrium und Knorpel oder zwischen die Knorpelschichten selbst. Ein entarteter Knorpel — es kommt zu hyaliner Umwandlung und Höhlenbildung des Netzknorpels —, wie er gern bei Geisteskranken und alten Leuten vorkommt, soll zu Othämatom besonders disponiert sein.

Kommt es nur, bei leichten Drucktraumen, zu einem serösen Erguß in solche scheinbar vorgebildeten Hohlräume, so finden wir das Bild der Perichondritis serosa (Ohrzyste). *(Perichondritis)*

Das Othämatom ist in durchfallendem Licht dunkelrot, die Perichondritis serosa hellrot.

Die Perichondritis suppurativa hat insofern vorwiegend fachärztliches Interesse, als deren häufigste Ursache eine Infektion nach einer gewöhnlich fachärztlich ausgeführten Gehörgangsplastik ist.

An den Erkrankungen des äußeren Gehörgangs nimmt, wie wir es besonders bei der Otitis externa diffusa betonten, die Hautschicht des Trommelfells teil; anderseits sind sämtliche Schichten des Trommelfells von den Mittelohrerkrankungen mehr oder weniger ergriffen und werden bei den Mittelohrerkrankungen noch besprochen werden. Bemerkenswert bei den Ekzemen bzw. chronischen Hautentzündungen des Trommelfells, bei denen dann oft unter Verlust der Epidermisschicht Granulationen aufsprießen, ist die außerordentliche Massenhaftigkeit des abgesonderten Hautsekrets (Myringitis). Menge und Foetor des Sekrets lassen dann *(Myringitis)* zusammen mit den zu kleinen Polypen auswachsenden Trommelfellgranulationen (Myringitis granulosa) leicht an eine chronische Mittelohreiterung denken, die nur nach genauer Reinigung durch Spiegeluntersuchung und Hörprüfung auszuschließen ist.

Tumoren des äußeren Ohres, die gutartigen sowohl — Atherom, Angiom, Dermoidcyste u. a. —, wie maligne — Fibrosarkom, Epitheliom — bedürfen keiner besonderen fachärztlichen Beschreibung. *(Tumoren des äußeren Ohres)*

Erkrankungen des Mittelohrs.

In der Praxis sind die Erkrankungen des Mittelohrs gewöhnlich ent- *(Erkrankungen des Mittelohrs)* zündlicher Natur, während maligne Tumoren zu den Seltenheiten gehören (Carcinom, Sarkom) und vorwiegend fachärztliches Interesse beanspruchen. Die Entzündungen beginnen und verlaufen akut, sie können akut beginnen und chronisch werden, sie können endlich ohne nachweisbaren akuten Beginn schleichend einsetzen und chronisch verlaufen. Eine weitere Einteilung der zuerst genannten *(Schwierigkeit einer Einteilung der akuten Mittelohrentzündungen)* akut verlaufenden Entzündungen stößt auf Schwierigkeiten. Undurchführbar ist eine Gliederung nach ätiologischen Gesichtspunkten, eine bakteriologische Einteilung, weil die einzelnen Erreger wohl zum Teil charakterisierte klinische Bilder, nicht aber jeder Erreger charakteristische pathologisch-anatomische Veränderungen hervorruft, wie z. B. der Diphtheriebazillus nicht einmal stets eine Pseudomembranbildung deutlich zeigt. Auch eine ätiologische Einteilung nach der die Otitis auslösenden Grundkrankheit (Scharlach, Masern usw.) ist pathologisch aus gleichem Grunde unzulässig, immerhin rein klinisch nicht von der Hand zu weisen. Nach der Art des Sekrets oder des Sekretionszustands zu differenzieren, ist deshalb nicht recht angängig, weil z. B. die „katarrhalische" oder „eitrige" Form, die Otitis media acuta perforativa oder die Otitis media acuta non perforativa „simplex", im Grunde nur verschiedenen Stadien entspricht.

Einteilung der akuten Mittelohr-entzündung nach patho-logisch-ana-tomischen Gesichts-punkten

Pathologisch - anatomisch betrachtet zeigen sich uns die Krankheitsformen im Mittelohr als **exsudative, plastische und nekrotisierende Prozesse.**

Wonach richtet sich die Verschiedenheit in der Reaktion der Mittelohrschleimhaut gegenüber dem infizierenden Virus? Warum kommt es das eine Mal zu einer schleimigen exsudativen Erkrankung, die in diesem Stadium abheilt, warum kommt es ein anderes Mal zu stark eitrigen Prozessen mit Perforation des Trommelfells, warum verläuft der eine Fall nur mit leichten lokalen Reaktionserscheinungen, der andere Fall mit schweren Allgemeinsymptomen?

Die **Virulenz der Erreger,** und zwar nicht nur die absolute, sondern auch die **relative Virulenz** in ihrem Verhältnis zur lokalen und allgemeinen Disposition des Individuums ist das offenbar ausschlaggebende Moment. Sind diese Überlegungen selbstverständlich für alle Infektionen, nicht nur des Ohres, gültig, so sind sie doch gerade für das Gebiet der akuten Mittelohrinfektion, wo wir es einmal relativ häufig mit gut beobachtbaren monobakteriellen Schleimhautinfektionen, anderseits mit einer histologisch individuell verschieden gebauten und daher auch auf die Infektion verschieden reagierenden Schleimhaut zu tun haben, von besonderem pathologisch-anatomischen Interesse. Unter der Voraussetzung

Einteilung nach der „relativen Virulenz" der Infektion

der **relativen Virulenz,** die dem Faktor der individuellen Disposition gleichzeitig gerecht wird, können wir unterscheiden eine **örtlich hypovirulente akute Mittelohrentzündung** — akut exsudativer Mittelohrkatarrh, eine **örtlich schwach virulente akute Mittelohrentzündung** — akute Mittelohrentzündung (nicht perforative Form, nicht perforatives Stadium), eine **örtlich stark virulente akute Mittelohrentzündung** — akute Mittelohrentzündung (perforativ eitrige Form bzw. Stadium).

Die örtlich virulenten Formen können mit und ohne Allgemeinerscheinungen verlaufen, was sich in der Regel durch Fieberkurve und Allgemeinbefinden des Kranken ausdrücken wird. Nicht immer deckt sich der Grad örtlicher und allgemeiner Virulenz miteinander. Es gibt Fälle, in denen die Otitis lokal nur schwach oder mit höchstens mittelstarker relativer Virulenz zu verlaufen scheint, doch bald recht schwere Allgemeinerscheinungen zeitigt. Ja, man kann nicht selten geradezu von einem umgekehrt proportionalen Verhältnis zwischen der Schwere der örtlichen und der Schwere der Allgemeinerkrankung sprechen, so daß die örtlich relativ stark virulent beginnenden Otitiden dann den schnellsten Heilungsverlauf zeigen.

Die relativ leicht virulente Form ist häufig mit der Otitis non perforativa „simplex" identisch. Fraglos gibt es aber Fälle, die in der ersten Zeit absolut keine Neigung zur Perforation zeigen oder bei denen die künstlich angelegte Trommelfellöffnung ohne Eiterfluß verläuft, die sich aber im weiteren Verlauf als recht schwere Infektionen erweisen. Vielleicht, daß hier der individuelle histologische Bau der Schleimhaut oder die mangelhafte Bereitschaft der kleinzelligen Abwehrelemente zu einer trägen, ungenügenden Reaktion führt, daß die Infektion einige Tage lang, trotz Parazentese, recht schmerzhafte Hyperämie, nicht aber eine, die Schmerzen' gewöhnlich herabsetzende Exsudation hervorruft. Einer schlecht reagierenden Schleimhaut gegenüber würde die absolut schwache Virulenz, im Sinne unserer Nomenklatur, relativ stark wirken infolge des Mangels an Abwehrfähigkeit und Abwehrtätigkeit der Schleimhaut und der örtlich zur Verfügung stehenden Zellelemente; die Mobilisation der letzteren ist ja allerdings nur als Lokalfunktion einer allgemeinen Abwehrdisposition des Körpers zu bewerten!

Andere histologische Charaktere der Schleimhaut bestimmen deren leichte Infizierbarkeit, andere wieder unter Umständen einen leichteren oder schwereren Verlauf der stattgehabten Infektion. Eine Schleimhaut kann ein guter Nährboden für die Infektion sein, das Infekt kann daher leicht auf ihr haften, der gute Nährboden kann aber anderseits wieder Eigenschaften in sich schließen, die eine energische Reaktion gegen die eingedrungene Infektion zur Folge haben. So führt die myxomatöse Beschaffenheit der Säuglingsschleimhaut zu einer leichten Haftung des Infekts, aber auch zu einer relativ leichten Eiterreaktion; der besonders mit embryonalem Gewebe ausgestattete Kuppelraum neigt vorzugsweise zu akuten Entzündungen. Anderseits brauchen z. B. Bindegewebsstränge im Mittelohr des Erwachsenen die Etablierung der Infektion nicht zu begünstigen, können aber deren erschwerte Elimination aus den durch die Bindegewebsstränge gebildeten Buchten, den Schlupfwinkeln der Infektion, bedingen.

Nur der Begriff der relativen Virulenz, d. h. die Berücksichtigung individueller, anatomischer, histologischer, örtlich wie allgemein zytologischer und bakteriologischer Momente lassen es uns begreifen, warum der so häufige, oft recht stark infektiöse Schnupfen bei der Mehrzahl der Menschen ohne Beteiligung des Mittelohres einhergeht, während schwächere Schnupfenattacken ein und dasselbe Individuum wiederholt mit Mittelohrkomplikationen befallen. Hier spielt noch ein anderer Gesichtspunkt herein, die Beschaffenheit des Infektionsweges, der Tuba Eusta- Bedeutung chii, die Abwehrtätigkeit des nach dem Rachen zu flimmernden Tuben- der Tuba schleimhautepithels, die Menge der lymphoiden Tubenschleimhautelemente (die so stark sein können, daß man von einer Tubentonsille spricht), das Vorhandensein tubarer Zellen (Terminalzellen des Warzenfortsatzes), endlich nicht zum wenigsten die Weite des Tubenlumens. Ganz besonders das Säuglings- und frühe Kindesalter ist durch die Häufigkeit akuter Mittelohrentzündungen ausgezeichnet. Abgesehen von dem schon erwähnten embryonalen Schleimhautcharakter ist die dem Kindesalter eigentümliche, reichlicher mit Lymphkörperchen ausgestattete weite Tube ein bequemer Beförderungsweg für eindringende Infektionserreger bzw. infizierende Partikel, Schleim, Erbrochenes usw.

Die klinischen Erscheinungsformen der akuten Mittelohrentzün- Histologie dung sind leichter verständlich, wenn wir uns kurz das histologische der akuten Substrat vor Augen führen. entzündung

Die hypovirulente Form (akut exsudativer Mittelohrkatarrh) ist durch Hyperämie und geringere kleinzellige Infiltration ausgezeichnet, unter Auflockerung des Epithels; bald wässerig dünnes bald fadenziehendes, bald zu dicken Schleimklümpchen sich zusammenballendes Sekret erfüllt mit den abgestoßenen Epithelzellen die Mittelohrräume, unter Umständen Paukenhöhle und Nebenräume in gleicher Weise. Die Heilung erfolgt oft aus diesem Stadium heraus.

Was wird aus dem Exsudat?

Soweit im Überschusse vorhanden, wird das Exsudat per tubam herausgepreßt; aus physikalischen Gründen ist wohl ein vollständiger, rein mechanisch bedingter Abfluß nicht möglich, da die Paukenhöhle mit der Tube als Gefäß mit enger Halsöffnung aufzufassen ist, aus dem nur bei bestehender Gegenöffnung ein Abfluß erfolgen kann. Ein Teil wird resorbiert werden, und zwar die flüssigen Teile (Serum) nach osmotischen Gesetzen, während die korpuskulären Elemente, falls sie nicht restlos per tubam herausgeflimmert (oder therapeutisch durch Lufteinblasung herausgeschleudert) werden, zur Organisation gelangen, besonders gerade in Teilen, in denen die Flimmerbewegung schlecht wirken kann, in den Fensternischen, wo aber gerade die Organisation ein die Funktion störender Heilfaktor wird!

Bei steigender Virulenz nimmt die Schleimhautschwellung zu; es bilden sich buckelartige Vorwölbungen, besonders am Promontorium und an der gegenüberliegenden Trommelfellschicht, gerade an denjenigen Partien, die uns bei der Spieglung zuerst auffallen. Neben der Muçosaschicht nimmt nun auch das den leichtesten Infektionen einen gewissen
Schwerste
Entzün-
dungsgrade
Widerstand entgegensetzende Stratum proprium teil; bei den schwersten Graden wird der Hautteil des Trommelfells mit der sich anschließenden Gehörgangshaut miterfaßt, es kommt zu blasigen Abhebungen der Hautschicht des Trommelfells und der inneren Partien der Gehörgangshaut:
Bildung
seröser und
hämorrhagi-
scher Blasen
seröse oder hämorrhagische Blasen präsentieren sich dem Auge des Beobachters.

Den hier kurz gestreiften histologischen Merkmalen eines akut entzündlich erkrankten Trommelfells, als einer Teilerscheinung der akuten Mittelohrentzündung, ordnen sich auch die Kriterien der selten vorkommenden akuten Trommelfellentzündung unter, bei welcher die Paukenhöhle im wesentlichen von der Infektion verschont zu bleiben scheint.

Ausdehnung
der
Entzündung
auf die
Umgebung
Je akuter und virulenter das Virus auftritt, um so weniger wird ihm zuerst im Mittelohr Halt geboten werden, es sucht sich rings in der Umgebung auszudehnen, wenn es auch anfangs nur kollaterale Ödeme verursacht, die mit Einsetzen einer kräftigen lokalen Reaktion im Mittelohr spontan abklingen. Starke, zu beträchtlichen Verengerungen führende Gehörgangsschwellungen, ja auf dem Lymphwege vermittelte Schwellungen der äußeren Hautdecke sind nichts Außergewöhnliches; der Annulus tympanicus ist stark geschwollen und läßt die Insertion der durch die Entzündung verwaschenen Trommelfellkonturen vollends verschwimmen. In die Nebenräume der Paukenhöhle, nach dem Antrum und den Zellen des Warzenfortsatzes (Hautschwellung auf dem Warzenfortsatz) schickt die Infektion ungestüme Vorposten, die mit Erledigung des Haupt-

herdes gewöhnlich ausheilen, zuweilen aber auch einen versprengten Infektionsherd zurücklassen, der nach Wochen als Quelle einer Komplikation in die Erscheinung treten kann (s. weiter unten; Streptokokkus-mucosus-Infektionen). Am bedrohlichsten sind die Erscheinungen, wenn die Mittelohrinfektion die Schranken nach dem Labyrinth überschreitet: labyrinthäre Reizerscheinungen sind die Antwort des Organismus, Sorge für schleunige Druckentlastung die dringende Forderung der Therapie!

Gegenüber diesem anfangs zur flächenhaften Ausdehnung neigenden Charakter der akuten Mittelohrinfektion müssen wir die Tendenz der Infektion berücksichtigen, sich an anatomischen Prädilektionsstellen festzusetzen. Der Kuppelraum, der gegen das darunterliegende Mesotympanum relativ gut abgegrenzt ist, kann nicht nur beim Säugling, er kann auch beim Erwachsenen der Sitz solch einer umschriebenen Entzündung — akute Kuppelraumentzündung — mit besonderer Reaktion an der Shrapnellschen Membran werden. Aber auch entzündliche Verwachsungen des Mesotympanums oder Taschen durch Schleimhautschwellungen können einen kleinen Hohlraum bilden, in dem die Entzündung einen umschriebenen Lokalisationsherd findet. Je nach der Lage des Herdes kommt es dann zu umschriebenen Vorwölbungen des Trommelfells, evtl. bei starker papillärer Schleimhautschwellung zu einer sog. warzenförmigen Vorwölbung des Trommelfells, die sich besonders gern im hinteren oberen oder hinteren unteren Quadranten des Trommelfells zeigt. (Näheres s. Diagnostik S. 122 sowie S. 163.) Beim Erwachsenen ist die warzenförmige Vorwölbung, „warzenförmige Perforation“, oft pathognomisch für eine Mastoiditis; die zur warzenförmigen Perforation führenden besonderen Schleimhautschwellungen, Taschenbildungen oder Verwachsungen bieten schlechte Abflußbedingungen für den sich im Warzenfortsatz sammelnden Eiter. So kann es schließlich, ohne daß die absolute Virulenz der Erreger eine besonders starke ist, durch örtliche Besonderheiten im Bau des Mittelohres — dadurch stärkere relative Virulenz! — zu Komplikationen kommen, als deren häufigste eine Eiteransammlung und Eiterretention im Warzenfortsatz zu nennen ist. Je größer das Mißverhältnis zwischen Eitermenge und Eiterabflußmöglichkeit wird, um so erheblicher wird die Eiterretention werden. Die Eitermenge richtet sich auch nach der Oberflächengröße der sezernierenden Schleimhaut. Am günstigsten liegen in dieser Beziehung die Verhältnisse bei einem mittelgroßen Antrum mit wenig Zellen und guten Abflußbedingungen nach dem Mesotympanum. Haben wir es aber mit sehr ausgeprägten Warzenfortsätzen, z. B. gut pneumatisierten Warzenfortsätzen der späteren Lebensdezennien zu tun, Warzenfortsätzen, an deren Antrum sich nach unten (Spitze des Warzenfortsatzes), nach hinten (hinterhauptwärts), nach oben (schuppenwärts) und womöglich nach vorn (Jochbeinwurzel) wie medial (pyramidenwärts) zahlreiche Zellen anschließen, so wird in diesen Blindsäcken sich allmählich immer mehr Eiter ansammeln, von dem nur ein kleiner Teil abfließen oder resorbiert werden kann. Die Zellen hängen an dem Antrum wie Flaschen mit weitem Grund an schmalem Hals.

Durch die Schleimhauterkrankung wird die Ernährung der kleinen zwischen den Zellen liegenden Knochenbälkchen gestört, ein Teil der Zwischenwände schmilzt ein, neben erweichtem Knochen bilden sich Abszesse. Durch die Einschmelzung kann es zu anatomisch günstigeren Abflußbedingungen kommen und schließlich so noch Spontanheilung eintreten. Häufig aber wird das Empyem keinen ausreichenden Ausweg in den natürlichen Abflußwegen finden und sich neue Straßen bahnen. Führen diese auf teils präformierten Wegen (Knochennähte, Knochenlücken) nach den in der Tiefe gelegenen Nachbarorganen, so werden die Schädelgruben, so wird der Gesichtsnerv, so wird das Labyrinth gefährdet; bahnt sich der Eiter einen Weg nach außen, oft wiederum in einer präformierten Knochennaht, so kommt es zu einem **subperiostalen Abszeß des Warzenfortsatzes**, zu jener charakteristischen retroaurikulären Schwellung, der häufigen und ungefährlichsten Komplikation. Gewöhnlich tritt der **Durchbruch nach den Schädelhöhlen** erst mehrere Wochen nach Beginn der akuten Mittelohrentzündung ein (Ausnahmen kommen vor, z. B. bei Scharlach), während der seltnere aber gefährliche **Durchbruch nach dem Ohrlabyrinth** schon in den ersten 24—48 Stunden erfolgen kann und dann leicht zur otogenen **Meningitis** auf dem **Labyrinthwege** führt. Hier im Labyrinth ist eine neue Etappe der Infektion, hier macht die Infektion zuweilen noch kurz halt, ehe sie evtl. ihr Zerstörungswerk durch Fortleitung nach den Meningen fortsetzt: unverzügliche Operation kann jetzt noch die Gefahr abwenden, ohne mit Sicherheit die oft schon beginnende, unaufhaltsam fortschreitende Meningitis verhüten zu können. Nicht nur auf dem Labyrinthwege sind die **Meningen gefährdet**, oft droht ihnen auf dem **Lymphwege durch direkte Fortleitung** vom **Mittelohr** Gefahr; wenige Tage braucht zuweilen nur der Prozeß vom Beginn der akuten Mittelohrentzündung bis zum letalen Ausgang der otogenen Meningitis. Im allgemeinen bietet aber die harte Hirnhaut einen wirksamen Wall gegen ein Fortschreiten der Infektion; es kommt zur **Pachymeningitis externa**, zu einem **Extraduralabszeß**, dessen Operation günstige Aussichten bietet. Die oft gleichzeitige Miterkrankung des Innenteils der Dura, die sich anfangs vorwiegend subendothelial abspielende Pachymeningitis interna (vgl. unter Meningitis), heilt offenbar, ohne wesentliche Symptome zu machen, nach Beseitigung des extraduralen Abszesses aus. In der hinteren Schädelgrube ist der Sinus sigmoideus besonders exponiert; Infektionen, die bis an seine Außenwand vordringen, können zu einer Reaktion an der Innenwand des Blutleiters, zu einer Endothelschädigung führen: es kommt zur **Thrombosierung des Blutleiters**. Wird in diesem Stadium das infektiöse Material der Umgebung ausgiebig entfernt, so kann der Sinusthrombus selbst mit der Infektion fertig werden, der Thrombus organisiert sich, die Infektion erlischt.

Selbstverständlich werden derartige Eiteransammlungen, ob im Warzenfortsatz oder in den Schädelhöhlen, von schwereren Allgemeinerscheinungen begleitet sein, die aber eben durch die Eigenart im örtlichen Verlauf der akuten Mittelohrentzündung gegeben sind. Doch gibt

es fraglos akute Mittelohrentzündungen, deren schwere Allgemeinerscheinungen, ohne örtliche Komplikation, allein durch die relative Virulenz der Erreger bedingt sind. Bei der Besprechung der bakteriologisch spezifischen Mittelohrentzündungen kommen wir auf diese
Formen zurück.

Ob mit oder ohne Komplikation, ob mit oder ohne Operation, das
entzündete Mittelohr kehrt bei richtiger Therapie in der Mehrzahl der
Fälle zu einem von der Norm wenig abweichenden Zustand zurück.

Neben diesen akut ablaufenden gibt es

chronisch werdende, akut beginnende Entzündungsprozesse.

Scheinbar nur chronisch ist folgender pathologische Zusammenhang
zu bewerten: die hypovirulente akute Mittelohrentzündung (akut exsudativer Mittelohrkatarrh) zeigt keine oder nur unvollkommene Neigung zur
Aufsaugung; kaum sind scheinbar die letzten Exsudatreste verschwunden,
tritt ein Rezidiv auf. Die Rezidive häufen sich, eine große Exsudatmenge
bleibt ständig in der Paukenhöhle liegen.

Ob es sich hier immer um entzündliche Exsudationen leichtester Form oder
vielmehr um Transsudationen — Hydrops ex vacuo — handelt, läßt sich schwer
entscheiden, ist auch für die pathologische Beurteilung und therapeutische Beeinflussung gleichgültig. Denn ob die die Nasenatmung und Paukenhöhlenventilation
stenosierenden Bedingungen als reines Stenosenmoment eine Luftverarmung der
Paukenhöhle herbeiführen (vielleicht Luftverdünnung durch Sauerstoffresorption
und Kohlensäureausscheidung?) oder ob dieselben stenosierenden Bedingungen
(Nasenpolypen, Nasenstenosen, Tubenschwellung, Rachen-, Gaumenmandel) als
Schlupfwinkel der Infektion stets neue Exsudationen herbeiführen, ist praktisch
ohne Belang und wissenschaftlich umstritten.

Handelt es sich um Schädigungen, die sich durch geeignete Behandlung, durch Fortschaffung der ursächlichen Momente (am häufigsten
Rachen- und Gaumenwandel!), ja, zuweilen trotz lange bestehenden Exsudats, besonders bei Kindern, noch fast restlos beseitigen lassen, so können
wir nicht von einem chronisch exsudativen Prozeß sprechen, sondern
werden diesen scheinbar chronisch exsudativen Mittelohrkatarrh,
nach seinen pathologisch anatomischen Eigenschaften — restitutio ad
integrum — zweckmäßig als subakut exsudativen Mittelohrkatarrh
bezeichnen, eine nicht nur pathologisch-anatomisch berechtigte, sondern
auch klinisch-prognostisch wichtige Unterscheidung.

Nur ein torpides Exsudat, nur ein Exsudat mit relativer Hypoviru-
lanz, dessen Aggressivität der Schleimhaut gegenüber also gleich Null ist,
einer Schleimhaut, die kaum Reaktionsneigung zeigt, nur ein solches Exsudat kann in wechselnder Menge monatelang das Mittelohr oder wenigstens Teile des Mittelohres erfüllen und durch geeignete Maßnahmen vollständig beseitigt werden. Zwar ist das auch nur bei geringer subepithelialer Infiltration und einem im wesentlichen intakten Epithel möglich.
Nur in seltenen Fällen wird sich aber das Exsudat durch intaktes Epithel
ergießen; entweder wird hier und da unter dem Einfluß des Infektes eine
erheblichere Epithelabstoßung stattfinden oder die subepitheliale Infiltration wird so mächtig, daß eine Berstung des Epithels stattfindet und

sich nun aus diesem Krater das Exsudat ergießt. Die nunmehr als Heilfaktor einsetzende Epithelüberwachsung vom Rande dieser epithellosen Partien, dieser oberflächlichen Schleimhautgeschwüre kann ihren Weg über das Ulkus hinweggehen, läßt das Exsudat unberührt, das nunmehr resorbiert und wegbefördert wird oder eben liegenbleibt — subakut exsudativ — und einen guten Nährboden für neue leichte oder auch einmal schwerere Infektionen mit frischer Exsudation liefert.

Oft wird aber inzwischen bereits in dem Exsudatklumpen (bei lebhaft reagierender Schleimhaut) eine Organisation begonnen haben, das Epithel wird nach diesen Organisationsinseln seine Affinität geltend machen, wird hinüberwachsen, so daß schließlich zwischen Exsudatklumpen und Schleimhaut ein von zahlreichen epithelbekleideten Bindegewebsbrücken durchzogener Hohlraum resultiert: es haben sich Adhäsionen gebildet, aus dem akuten oder subakuten exsudativen Mittelohrkatarrh ist ein chronisch adhäsiver Mittelohrkatarrh geworden. Ist kein Exsudatrest mehr vorhanden und sind die anatomischen Bedingungen derart, daß keine neue Exsudation (oder Transsudation) eintritt, so haben wir es mit einem chronischen trockenen Adhäsivprozeß des Mittelohrs zu tun. Allerdings ist hier eine Kombinaton mit frischen Exsudatbildungen gar nichts Seltenes, so daß der chronische Adhäsivprozeß bald mehr als ein reiner chronisch „trockener Mittelohrkatarrh" bald mehr als chronisch exsudativer Mittelohrkatarrh mit Adhäsionen imponiert. Der klinische Nachweis der Adhäsionen bei chronisch exsudativen Mittelohrkatarrhen ist nicht immer zu erbringen, so daß die rein klinische Beobachtung hartnäckige, jeder Therapie trotzende Mittelohrexsudationen wird feststellen können, die weder den von uns gegebenen Kriterien des subakuten exsudativen Mittelohrkatarrhs entsprechen noch eben klinisch Adhäsionen nachweisen lassen.

Das Chronischwerden der akuten Katarrhe liegt an einer gewissen Torpidität der Prozesse. Daher sind die Heilungsbedingungen, die Bedingungen für einen akuten Ablauf der akuten Mittelohrentzündung oft bei starker Virulenz besser. Daß ein akut exsudativer Mittelohrkatarrh, von vornherein richtig behandelt, absolut nicht heilen will, immer wieder Rezidive zeigt — ohne daß eine nasale Ursache vorliegt —, ist nichts Außergewöhnliches, bis schließlich, vielleicht unter dem Einfluß der stets etwas reizenden Therapie (Parazentese, Katheter usw.) ein akuter Eiterfluß einsetzt, der wenige Tage anhält und nunmehr den exsudativen Prozeß zum Abschluß bringt.

Gleichwohl ist natürlich ein Chronischwerden auch virulenter akuter Mittelohrentzündungen, selbst bei richtiger Therapie, zu beobachten, einmal wie bei der hypovirulenten Form, unter Ausgang in Adhäsivprozesse, mit oder ohne Exsudatneigung. Schlimmer aber ist es, wenn der akute Eiterfluß chronisch wird oder wenigstens, wenn die Bedingung, die Neigung zum Eiterfluß, chronisch geworden ist. Das ist gewöhnlich dann der Fall, wenn sich im Anschluß an die akute Mittelohrentzündung die Trommelfellöffnung nicht schließt, sondern es zu einer mehr oder weniger ausgedehnten Einschmelzung des Trommelfells kommt. Schnelle Einschmelzungen sehen wir bei tuberkulösen Mittel- ohreiterungen; Trommelfelltuberkel zerfallen käsig und hinterlassen, entsprechend der runden Form des Tuberkels, scharf abgesetzte, fast kreisrunde Löcher. Bei mehrfacher Durchlöcherung, die für Trommelfelltuberkulose geradezu pathognomisch ist, sieht man zwischen den Perforationen zuweilen auffallend dünne Trommelfellstreifen verlaufen, die so dünn sind, daß sie offenbar nur noch Reste der Trommelfellschichtung, unter Umständen nur die Hautschicht enthalten. Je nach der Tiefenausdehnung des Tuberkels, je nachdem, ob der Trommelfelltuberkel allenthalben allen drei Schichten angehört oder evtl. in seinen Randpartien die Hautschicht verschont, wird es bei dem Zerfall der Tuberkel zu einem durchgehenden Defekt des Trommelfells oder evtl. zu einer subepithelialen Einschmelzung des Trommelfells kommen. Diese besonders zarten Gewebsbrücken zwischen Trommelfellöchern scheinen bei tuberkulösen Mittelohrerkrankungen häufig vorzukommen. Das ist nicht wunderbar! Die akute Infektion, die sonst zur permanenten Trommelfelldurchlöcherung führt, durchdringt wahllos alle Gewebsschichten des Trommelfells, bis ihre Aggressivität, ihre Einschmelzungsfähigkeit nachläßt. Der Trommelfellzerfall bei Tuberkulose hält sich gleichsam an präformierte Stellen, die durch die histologische Ausdehnung des Tuberkels vorgezeichnet sind. Mit der subepithelialen Lokalisation des Tuberkels kann dann auch so eine subepitheliale Trommelfelleinschmelzung zusammenhängen. Neben Tuberkulose können schwere akute Infektionen zur Gewebsnekrose des Trommelfells führen; bei Scharlach, auch bei Masern kommt oft eine besonders starke relative Virulenz in Betracht, als Summationseffekt schon starker absoluter Virulenz und gleichzeitiger geschwächter allgemeiner und damit auch lokaler Gewebsresistenz.

Hört der Eiterfluß auf, so haben wir den „trockenen Defekt" vor uns, von dem zuweilen der Patient gar nichts weiß. Gewöhnlich wird es aber mit dem trockenen Defekt nicht sein Bewenden haben; die leicht granulöse Schleimhaut, zum Teil von papillär wucherndem, zystenhaltigem Granulationsgewebe ersetzt, entbehrt eines Teiles ihres natürlichen Abschlusses gegen die Außenwelt. Selbst bei größter Vorsicht treffen Schädigungen das Mittelohr auch durch die Trommelfellöffnung hindurch, am häufigsten Feuchtigkeit, die gewöhnlich akut zu einem Rezidiv führt. Hier können wir weniger von einem chronischen Mittelohreiterfluß als präziser von einer chronischen Disposition zum Eiterfluß sprechen. Die von Eiterfluß freien Intervalle sind aber bei manchen kurz und selten, die einzelnen Eiterflußperioden gehen schließlich so nahe ineinander über, daß man nun tatsächlich schon einen chronischen Mittelohreiter- fluß vor sich hat.

Von Bedeutung ist die Frage, ob die Eiterung sich lediglich im Schleim- hautteil des Mittelohrs — hier besonders gern in den Nischen der Paukenhöhle, z. B. Fensternischen — abspielt oder auf den Knochen übergegangen ist, kurz, ob wir es mit einer chronischen Mittelohrschleimhauteiterung oder mit einer chronischen Mittelohrknocheneiterung zu tun haben.

Chronische Schleimhauteiterung

Fraglos gibt es Eiterungen, die im ersten Stadium ihrer Chronizität reine Schleimhauteiterungen waren und schließlich, je häufiger die Rezidive kamen, je mehr die Eiterung Gelegenheit hatte, ihr Zerstörungswerk fortzusetzen, in Knocheneiterungen übergehen. Überhaupt wird eine strenge Scheidung zwischen Schleimhaut- und Knocheneiterung klinisch und pathologisch-anatomisch auf Schwierigkeiten stoßen. Denn wenn eine in Serienschnitten durchgeführte histologische Untersuchung an den meisten Stellen eine Unversehrtheit des Knochens ergibt und vielleicht nur an einigen wenigen Punkten, in denen besonders schlechte Knochenernährungsbedingungen vorliegen, z. B. am langen Amboßschenkel, Osteoklasten, Knocheneinschmelzung (Karies) zu finden ist, so wird man doch das überwiegende Gesamtbild für ausschlaggebend halten und in solchen Fällen zweckmäßig von chronischer Schleimhauteiterung mit umschriebenen Knochenherden sprechen. Wir finden aber auch in Bildern frischer chronischer Mittelohrschleimhauteiterung neben geringfügigen frischeren Knochenerkrankungsherden alte ausgeheilte Knochenprozesse und werden daraus den Schluß ziehen dürfen, daß im Verlauf der chronischen Schleimhauteiterung auftretende Knochenprozesse eine ausgesprochene Tendenz zur Selbstheilung zeigen können.

Beim Chronischwerden der akuten Mittelohreiterung reicht also die Widerstandskraft des Gewebes nicht aus, um die durch die Entzündung deponierten Veränderungen und Schlacken zu entfernen. Tut es der Organismus unter Heranziehung seiner lokalen Reserven, unter Beteiligung der gesamten, zur Verfügung stehenden Schleimhaut, so kommt es zu der auch schon in anderem ursächlichen Zusammenhang beleuchteten Mitbeteiligung der Nebenräume der Paukenhöhle, eine letzte lokale Kraftanstrengung, die entweder, evtl. unter operativer Hilfe, zum Sieg über den infektiösen Eindringling führt oder eben ein Chronischwerden des akuten Prozesses nicht aufhalten kann. Aber auch ohne daß es zu dieser äußersten örtlichen Abwehrtätigkeit kommt, tritt der akute Prozeß in das chronische Stadium. Sind die Gesamtkräfte und damit die lokalen Abwehrkräfte des Organismus schwach, oft, wie wir oben schon streiften, durch den Infektionsprozeß, dem das Mittelohr seine frische Erkrankung verdankt, zuweilen aber durch eine schon vor der Infektion bestandene Asthenie, zuweilen durch spezifische örtliche Prozesse (Tuberkulose), dann liegt die Gefahr des Chronischwerdens der Eiterung vor. Bei Tuberkulose des Mittelohrs handelt es sich bisweilen auch um ein richtiges Chronischwerden eines akut einsetzenden Prozesses, wenn z. B. im Anschluß an eine akute Scharlacheiterung sich eine chronische tuberkulöse Mittelohreiterung anschließt. (Über die Tuberkulose des Mittelohrs S. 78 und S. 196). Ohne daß eine Komplikation in den Nebenräumen zu bestehen braucht, hält die Eiterung Wochen und Wochen an, die Trommelfellöffnung schließt sich nicht, das infiltrierte Trommelfell schwillt nur unvollkommen ab, das in es ergossene Exsudat wird mangelhaft resorbiert, es kann zu fettiger Degeneration (Trübung) und Kalkeinlagerung kommen. In der Regel werden diese persistenten Trommelfellperforationen durch

Einschmelzung größer und bleiben bei Schleimhauteiterungen an der Stelle lokalisiert, wo ursprünglich die Öffnung lag, „zentral" zwischen Hammergriff und Trommelfellrand. *Zentrale Perforation bei Schleimhauteiterung*

Anders, wenn eine wesentliche Beteiligung des unter der Schleimhaut liegenden Knochens vorliegt, bei den chronischen Mittelohrknocheneiterungen. Dann können die Osteoklasten ihr kariöses Zerstörungswerk langsam nagend an eben denjenigen Stellen vollbringen, die wir bei den schweren akuten, zu einem Fortschreiten nach den Nachbarorganen hinneigenden Eiterungen gefährdet sahen! Mittlere und hintere Schädelgrube sowie die mediale Paukenhöhlenwand bieten dem Knochenfraß eine Angriffsfläche, doch bleiben selbstverständlich auch die häutigen Begrenzungsgebilde nicht verschont (Schneckenfenstermembran, Ringband des Steigbügels). Die durch Bänder und Stränge bedingten schlechten Abflußbedingungen im Kuppelraum setzen die dort befindlichen Organe mit Vorliebe der kariösen Zerstörung aus. Oft bleibt es dabei, daß Hammer und Amboß oder nur eines dieser Knöchelchen, häufig der Amboß allein, besonders sein schlecht ernährter langer Schenkel, der teilweisen oder auch vollkommnen kariösen Zerstörung anheimfällt: Hörknöchelchenkaries. Gern sind die Osteoklasten an der dem Kuppelraum benachbarten Wandung, der Trommelfellrandung, dem Annulus tympanicus und der anliegenden Gehörgangswand an der Arbeit. Es kommt zu kleineren Einschmelzungen der hinteren oberen Gehörgangswand oder der lateralen Kuppelraumwand — Fistel der hinteren oberen Gehörgangswand — Fistel der lateralen Kuppelraumwand, „Fistel am oberen Pol" (vgl. Kapitel Diagnostik, S. 125). Selten geht der Knochen so umfangreich zugrunde, daß Antrum und Paukenhöhle nach Ausstoßung der Hörknöchelchen und Einschmelzung der lateralen Kuppelraumwand sowie der hinteren oberen Gehörgangswand zu einer großen Höhle wird (Radikale Autooperation des Mittelohrs). Daß das dünne Tegmen des Kuppelraums leicht zugrunde geht, nimmt nicht wunder, ebensowenig, daß bei der Häufigkeit der chronischen Kuppelraumeiterungen die mittlere Schädelgrube von chronischen Eiterungen besonders gern ergriffen wird, jedenfalls häufiger als die hintere Schädelgrube. *Chronische Mittelohrknocheneiterung* *Hörknöchelchenkaries* *Gehörgangsfisteln*

Bei chronischer Knocheneiterung wird die Perforation im Gegensatz zur chronischen Schleimhauteiterung gewöhnlich nicht zentral, sondern „randständig" sitzen, da sie ja ihre Entstehung weniger einer primären Durchlöcherung der Membran verdankt als einer Erkrankung des die Membran einfassenden Knochenfalzes, durch dessen Einschmelzung sich an der betreffenden Stelle das Trommelfell gleichsam „ablöst". *Randständige Perforation bei Knocheneiterung*

Noch zwei Besonderheiten im Verlauf der pathologischen Entwicklung der chronischen Mittelohreiterung müssen betrachtet werden, deren eine sowohl den Schleimhaut- wie Knocheneiterungen zukommt, die Ohrpolypenbildung, während die andere allein für Knocheneiterungen des Mittelohrs pathognomisch ist, das Pseudocholesteatom.

Umschriebene Schwellungen der Schleimhaut führen zu Polypenbildung, deren Entwicklung oft nach dem der Besichtigung zugänglichen Gehörgang stattfindet. Diese Form der Polypen, des durch Schleim- *Ohrpolypenbildung* hauthyperplasie verursachten Schleimpolypen, wird man öfters bei der Schleimhauteiterung antreffen, während der häufigere Granulationspolyp eher auf erkrankten Knochen hindeuten wird.

Die histologische Vielgestaltigkeit der Ohrpolypen — bald zellreich bald so zellarm, daß nur ein weitmaschiges Bindegewebsnetz bleibt: „weiches Fibrom", gallertartiger Polyp — ist ohne großes klinisches Interesse. Sind Gefäße auch, im Gegensatz zur normalen Schleimhaut, an der Oberfläche stärker entwickelt, so führt die leiseste Berührung des Ohrpolypen zur Blutung. Infolge äußerer Schädlichkeiten, oft schmalen Stiels, daher schlechter Ernährung, tritt leicht im Ohrpolypen eine regressive Ernährungsstörung ein. Doch kommt es fast nie zu einer nekrotischen Ausstoßung, vielmehr zu einer die Spontanheilung ausschließenden fettigen und schleimigen Degeneration sowie zur Zystenbildung.

Der Ohrpolyp wächst, er erschwert den notwendigen Eiterabfluß, die Eiterretention verschlimmert den Prozeß, führt zu weiterer Karies und evtl. wieder neuer Ohrpolypenbildung: kurz, der Circulus vitiosus ist geschlossen, ohne dessen Durchschneidung — mindestens Abtragung der Ohrpolypen — an einen Stillstand der Erkrankung nicht zu denken ist.

Bildung eines Pseudocholesteatoms Doch ist die Ohrpolypenbildung noch nicht das gefährlichste Attribut der chronischen Mittelohreiterung. Schlimmer ist es, wenn durch „randständige Fisteln" am Annulus tympanicus, besonders gern am oberen Pol, Epidermis des äußeren Gehörgangs nach dem Mittelohr einwandert. Ist die Entzündung der Mittelohrschleimhaut geringfügig, so kann allerdings die einwandernde Epidermis anwachsen und anheilen: Epidermisierung der Paukenhöhle bzw. der benachbarten Mittelohrräume. Ist aber die benachbarte Schleimhaut stärker affiziert, zumal der darunter liegende Knochen krank, so werden die schlecht ernährten, eingewanderten Epidermisteile mazeriert sich abstoßen, sich zersetzen und bei dem gewöhnlich ungenügenden Abfluß schließlich ein beträchtliches Depot von zwiebelartig geschichteten Epidermislamellen bilden, deren innerster Teil ein schmieriger Brei sein kann: Bildung des Pseudocholesteatoms. Das Cholesteatom wächst in dem entzündeten Knochen in die Tiefe, in die Haversschen Kanäle hinein, während sich durch Druckusur Antrum und Zellen erweitern. Zuweilen entwickelt sich dann eine bis dicht unter die Kortikalis des Warzenfortsatzes reichende große Knochenhöhle, die mit Cholesteatomlamellen und Cholesteatombrei erfüllt ist. Nach einer anderen Theorie handelt es sich bei der Hautbildung im Mittelohr nicht um die Folge einer Epidermiseinwanderung durch eine randständige Perforation, sondern einer Epithelmetaplasie (vielleicht bedingt durch Vernarbungsprozesse nach Mittelohrtuberkulose!).

Fraglos ist das Cholesteatom, welches dieselben Komplikationen wie die Karies setzen kann, ernster als diese zu bewerten, weil erfahrungsgemäß beim Cholesteatom Komplikationen noch häufiger als bei der Karies auftreten.

Des äußerst seltenen wahren Cholesteatoms — Ursache epidermoidale Keimversprengung — mit sekundärer chronischer Mittelohreiterung sei nur als einer Rarität gedacht.

Wir haben bisher kennengelernt:

1. **Akut beginnende und akut verlaufende** Mittelohrentzündungen.

 α) Hypovirulente akute Mittelohrentzündung (akut exsudativer Mittelohrkatarrh).

 β) Schwach virulente akute Mittelohrentzündung (gewöhnlich ohne Eiterfluß: Otitis media non perforativa).

 γ) Stark virulente akute Mittelohrentzündung (akute Mittelohreiterung).

2. **Akutbeginnende, aber chronisch werdende** akute Mittelohrentzündungen.

 α) Chronische Mittelohrschleimhauteiterungen.

 β) Chronische Mittelohrknocheneiterungen.

 Ein auch aus akut entzündlichen Veränderungen sich entwikkelnder chronischer Prozeß ist, außer dem auszuschaltenden **scheinbar chronisch** exsudativen, in der Tat subakut exsudativer Mittelohrkatarrh.

 γ) Der chronisch adhäsive Mittelohrkatarrh mit Exsudat. Chronisch exsudativer Mittelohrkatarrh.

 δ) Der chronisch adhäsive Mittelohrkatarrh ohne Exsudat. Chronischer Adhäsivprozeß des Mittelohrs.

 Die sub *γ* und *δ* genannten Erkrankungen sind pathologisch-anatomisch, wegen ihrer gewöhnlich an akute Erkrankungen sich anschließenden Entwicklung hier eingereiht, imponieren aber klinisch häufig, wenn das erste akute Stadium unbemerkt verläuft, als **scheinbar exquisit schleichend** beginnende und schleichend sich entwickelnde, also von vornherein als chronisch erscheinende Mittelohrprozesse.

Pathologisch-anatomisch wie klinisch durch:

3. **chronischen Beginn und chronischen Verlauf** ist neben der oft schleichend beginnenden und chronisch verlaufenden **Tuberkulose des Mittelohrs** (davon später!) die **Otosklerose,** besser als Otosklerosetyp bezeichnet, charakterisiert, eine relativ häufige Erkrankung des Ohres von nicht scharf umgrenzter Einheitlichkeit, so daß man eben weniger von einer Otosklerose als von einer dem **Otosklerosetyp** folgenden Erkrankung sprechen sollte. Zahl und Gründlichkeit der in den letzten Jahren über diese Krankheitsgruppe publizierten Arbeiten stehen leider immer noch in einem Mißverhältnis zu dem Fortschritt unserer Erkenntnis über das wahre ursprüngliche Wesen dieser eigenartigen Erkrankungsform!

 Eine befriedigende Definition des Krankheitsbegriffs „Otosklerose" aufzustellen, ist nicht ganz einfach. Von vornherein sei ein Irrtum ausgeschaltet; die Otosklerose hat in der Regel mit der Arteriosklerose nichts zu tun, noch mit den, einem vielleicht zunächst vorschwebenden, allgemeinen Verkalkungsprozessen (etwa Kalkflecke am Trommelfell).

 Das **anatomische Substrat** des unter dem Begriffe „Otosklerose" zusammengefaßten Krankheitsbildes besteht in einer **Spongio-**

sierung und sekundären Hyperostose der Labyrinthkapsel-
kompakta mit Bevorzugung der vorderen Umrandung des ovalen Fensters; die Knochenspongiosierung verdrängt den alten Knochen und wird
gewöhnlich im Überschuß gebildet, so daß es dann schließlich zur Hyperostose kommt; geht die Knochenneubildung bis an das Labyrinthendost
heran, so treten natürlich typische Erscheinungen labyrinthärer Schwerhörigkeit auf wie gelegentlich auch labyrinthäre statische Störungen.

Definition
der Oto-
sklerose Kurz sei der Streit der Autoren über die Definition erwähnt, weil er zum Verständnis der Materie beiträgt. Die einen wollen den Begriff Otosklerose nur für
die Fälle reservieren, denen er schon vor Jahrzehnten in einer schließlich noch mangelhaften Kenntnis der pathologischen Histologie beigelegt war, für die Fälle eines
schweren Schalleitungshindernisses ohne otoskopischen Befund, wobei von dem selteneren otoskopischen Otosklerosebefunde einer Hyperämie der Promontorialwand zunächst abgesehen wird. Die Otosklerose ist, wie ein witziger Kollegenmund definierte,

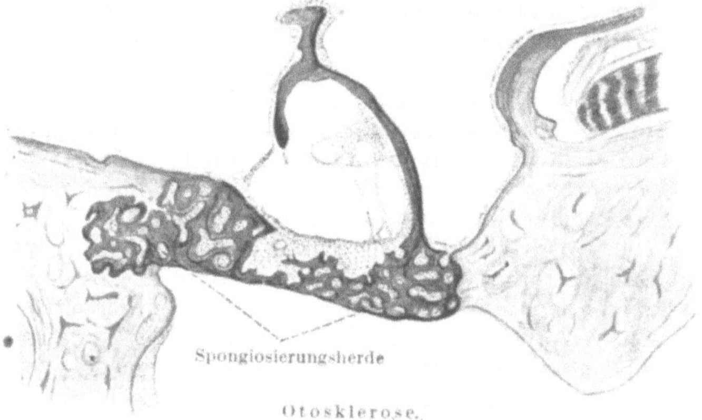

Abb. 25. **Spongiosierungsherde an der Steigbügelplatte und dem Fenster-
rahmen. Dadurch Ankylose der Syndesmose zwischen Steigbügel und Fenster-
rahmen (vgl. hierzu normales Steigbügelgelenk [Abb. S. 13]).**

die Krankheit, bei der der Patient nichts hört und der Arzt nichts sieht. Somit
stünden wir im wesentlichen auf dem Boden einer klinisch-symptomatologisch
orientierten Definition der Otosklerose. Nach dem Standpunkt strengerer
anatomischer Forderungen sollten dann nur die Fälle der Otosklerose zugezählt
werden, in denen die erwähnte Spongiosierung sich im wesentlichen in der Umgebung
des Vorhofsfensters abspielt, ohne prinzipielle Ablehnung eines Übergreifens auf
die weitere Labyrinthkapsel. Der Häufigkeit der Lokalisation am Vorhofsfenster
entspricht der Ausgang dieser „typischen", alten klassischen Otosklerose in Stapesankylose.

Die anderen sagen: Den bei der typischen Otosklerose erhobenen Befund der
Spongiosierung findet man auch an anderen Teilen der Labyrinthkapsel, sogar zuweilen vorwiegend und primär in den dem Vorhofsfenster entfernteren Partien, mit zuweilen nur geringer oder gelegentlich gar keiner Beteiligung der Vorhofsfenster-
umgebung. Dem gemeinsamen anatomischen Substrat, der Spongiosierung der
Labyrinthkapsel, gebühre ihrer Ansicht nach auch eine gemeinsame klinische Bewertung und Bezeichnung. Ganz gleich, wo die Affektion beginnt, was für klinische
Symptome sie demnach auslöst, ob mehr oder ausschließlich Mittelohr- bzw. Labyrinthsymptome, identifizieren sie die Spongiosierung der Labyrinthkapsel mit dem
Begriffe der Otosklerose oder wollen die Diagnose Otosklerose überhaupt durch die
Diagnose Spongiosierung der Labyrinthkapsel ersetzt wissen. Also eine im wesent-
lichen pathologisch-anatomisch orientierte Definition, unter Zugrunde-

legung aber von klinischen Anforderungen, die unseren diagnostischen Scharfsinn
uber Gebuhr belasten können. So nützlich es ist, im klinischen Krankheitsbilde die
in Frage kommenden makroskopischen Bilder stets im Auge zu haben, so unmöglich
erscheint es vorläufig, hier aus nicht scharf umrissenen Symptomen eine klinisch-
mikroskopische Diagnose „Spongiosierung" zu stellen.

Gegenüber dieser klinisch-symptomatologischen bzw. pathologisch-anatomischen Auffassung scheint der Versuch einer atiologischen Klarung der Frage
berechtigt zu sein. Hier bietet sich ein dankbares Feld arztlich-wissenschaft-
licher Betatigung, gerade auch für den Allgemeinpraktiker, der auf die in
der Otosklerosenfrage meines Erachtens so überaus wichtigen allgemeinen Gesichtspunkte (Heredität, Stoffwechsel, Konstitution usw.) in erster Reihe zu
achten Gelegenheit hat. Ohne den Wert der vielen ausgezeichneten anatomischen
Arbeiten uber die Otosklerose auch nur im entferntesten herabsetzen zu wollen —
haben sie uns doch über die Abgrenzung des Prozesses gegen andere chronische
Mittelohrerkrankungen die gewünschte Aufklärung gebracht —, so möchte ich doch
meinen, daß die Otosklerosenfrage bisher zu einseitig anatomisch bewertet und behandelt oder zum mindesten das anatomische Moment zu stark betont worden ist. — Trotz hervorragender Berücksichtigung der anatomischen Daten
durch Katz sind gerade von ihm auch die allgemeinen Momente schon mehr ge-
wurdigt werden; faßte er doch schon die Otosklerose als ein meist vererbtes kon-
stitutionelles Leiden auf, unter dessen Einwirkung besonders das Schläfebein, aber
wohl auch andere Knochen des Schädels eine Art Locus minoris resistentiae fur
eine Reihe schädlicher Gelegenheitsursachen abgeben.

Warum nach akuten Erkaltungen, warum durch Graviditat, Puerperium oder
Pubertät, warum unter gewissen klimatischen Verhältnissen zahlreiche Mitglieder
einer Familie auf bestimmte Noxen, die bei anderen reaktionslos vorubergehen, mit
Otosklerose reagieren, darüber wird uns voraussichtlich das anatomische Bild
keine Aufklärung zu schaffen vermögen. Abnorme postembryonale Wachstumsvorgänge, dessen letzte Phase die Spongiosierung des Knochens sei, werden
zur Erklarung herangezogen. Als eine im Ahnenplasma steckende Determinante
sei dieser abnorme Wachstumsvorgang gegeben und als solcher vererbbar. Zu dieser
Wachstumsanlage trete nun eine exogene Gelegenheitsursache (Gravidität usw.,
Erkrankung der Labyrinthwandschleimhaut). Inwieweit Anomalien des Stoffwechsels — evtl. in Beziehung zu der Innensekretion der Blutdrusen[1]) — als atio-
logischer Faktor in Betracht kommen, ist eine Frage, die ich gerade an dieser Stelle
anregen möchte, weil deren Beobachtung eben gerade dem Bereiche des Hausarztes gehört. Anatomisch sollten unsere Untersuchungen dahin erweitert
werden, ob in der Tat die Labyirnthkapsel allein Trager solcher Spongiosierungsherde ist oder ob nicht auch an anderen Knochen, deren funktionelle Bedeu-
tungslosigkeit nur evtl. Erkrankungsherde klinisch nicht in die Erscheinung treten
laßt, ahnliche histologische Veranderungen nachgewiesen werden können, wofür
vereinzelte Beobachtungen zu sprechen scheinen. Auffallend ist die Häufigkeit des
Beginns der Otosklerose in Zeiten, in denen offenbar eine gewisse Alteration des
Kalkstoffwechsels leicht eintreten kann (Gravidität, Puerperium), Zeiten, in
denen Kalkverarmung des Organismus, Abwanderung des Kalks zum fötalen Organismus nachgewiesen ist. Eigene, hinsichtlich der Bedeutung des Kalkstoffwechsels
für die Otosklerose gewonnene Anfangsbeobachtungen lassen noch keinen wissenschaftlichen Schluß zu, der am ehesten durch geeignete Tierversuche erhärtet werden
könnte.

Es ist jedenfalls nicht recht angängig, die Otosklerose als einen
strengen anatomischen Begriff hinzustellen, sondern notwendig,
das klinische Moment der Otosklerose mehr hervorzuheben, unter Berücksichtigung und weiterer genauer Beachtung der ätiologischen
Faktoren. Man könnte demnach die Otosklerose etwa folgendermaßen
definieren:

Frage der
Ätiologie
der Oto-
sklerose

---

[1]) Vielleicht werden uns hier die Abderhaldenschen Forschungen in der
Diagnostik der Blutdrüsenerkrankungen vorwärts bringen.

Die Otosklerose ist eine in der Mehrzahl der Fälle mit vorwiegend schweren Schalleitungshindernissen, meist ohne nachweisbaren otoskopischen Befund, einhergehende **Erkrankung der Labyrinthkapsel (Spongiosierung),** besonders gern in der Gegend des Vorhofsfensters. Die **Spongiosierung** ist der Ausdruck einer besonderen — durch postembryonale Wachstumsvorgänge oder Stoffwechselanomalien bedingte? — **Reaktion des Ohrs,** vielleicht auch anderer klinisch schwer kontrollierbarer Knochenpartien, auf natürliche oder pathologische Einwirkungen (Gravidität usw. — Erkältung usw.), die bei der Mehrzahl der Menschen reaktionslos vorübergehen.

Dem Otosklerosetyp nahe stehen Fälle angeborener oder gewöhnlich im Pubertätsalter zum Ausbruch kommender progressiver Schwerhörigkeit, die einerseits klinisch durch ihren Beginn im Pubertätsalter, anderseits pathologisch anatomisch durch ähnliche, allerdings dann nicht vorzugsweise am Vorhofsfenster lokalisierte Herde der Labyrinthkapsel ihre Verwandtschaft zum Otosklerosetyp zeigen.

Eine der häufigsten Begleiterscheinungen der

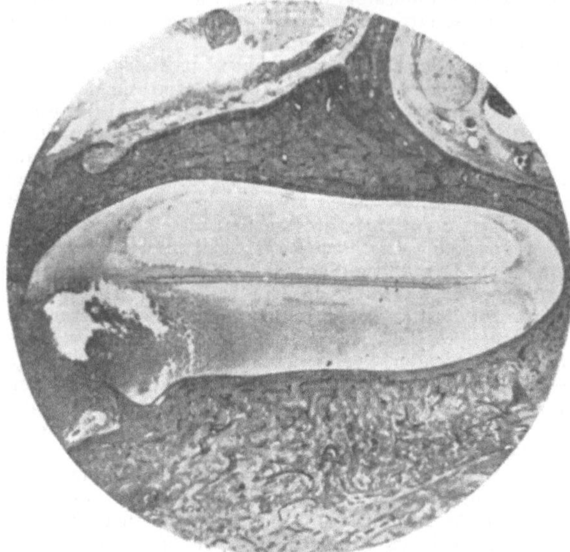

Abb. 26a. Mikrophotogramm. Eitereinbruch durch die Membran des runden Fensters.

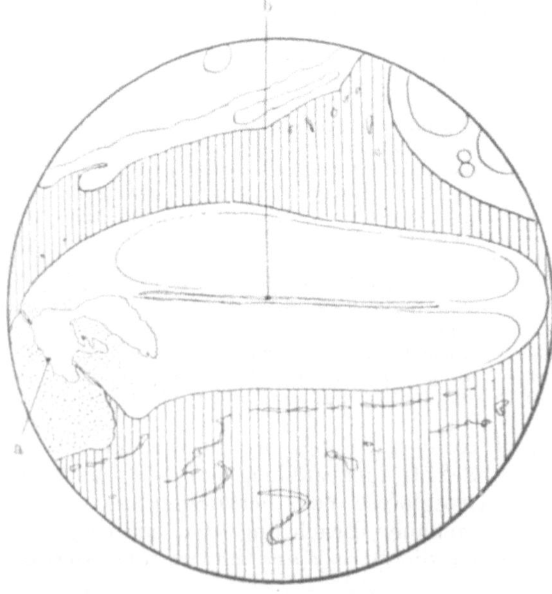

Abb. 26b. Erklärungsskizze zu Abb. 26a. Eitereinbruch durch die Membran des runden Fensters in die Basalwindung der Schnecke. a = zerstörte Fenstermembran. b = lamina spiralis ossea.

entzündlichen Paukenhöhlenerkrankungen ist die Miterkrankung der
Eustachischen Tube. Leichtere Formen, wie sie so häufig bei

Erkran-
kungen der
Tuba Eusta-
chii

Schnupfen auftreten und zum Vermittler einer Mittelohrentzündung werden können, bieten kein besonderes Interesse. Hartnäckigere Formen der Tubenerkrankung aber, Tubeneiterungen oder chronische Lumensveränderungen der Tube, sind seltene Vorkommnisse im Sprechzimmer des praktischen Arztes.

Komplikationen

bei Mittelohrentzündungen.

Gelegentlich haben wir die Mittelohrentzündungen schon über die Grenze des Mittelohres hinaus verfolgt und sowohl bei akuten wie bei chronischen Eiterungen dessen Erwähnung getan, daß ein Einbruch der Erkrankung in die Labyrinthräume stattfinden kann. Eine eingehende pathologisch-anatomische Beschreibung der vom Mittelohr fortgeleiteten Labyrintheiterungen würde weit über die uns vorschwebenden praktischen Ziele hinaus

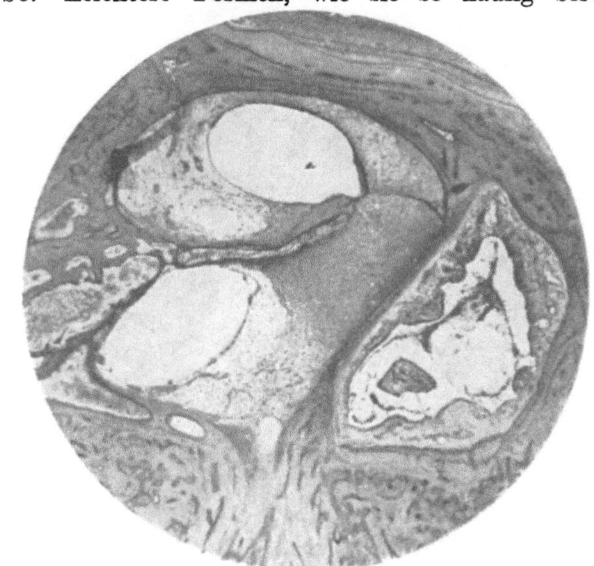

Abb. 27a. Mikrophotogramm. Normale Membran des runden Fensters.

Labyrinth-
einbruch der
Mittelohr-
eiterung

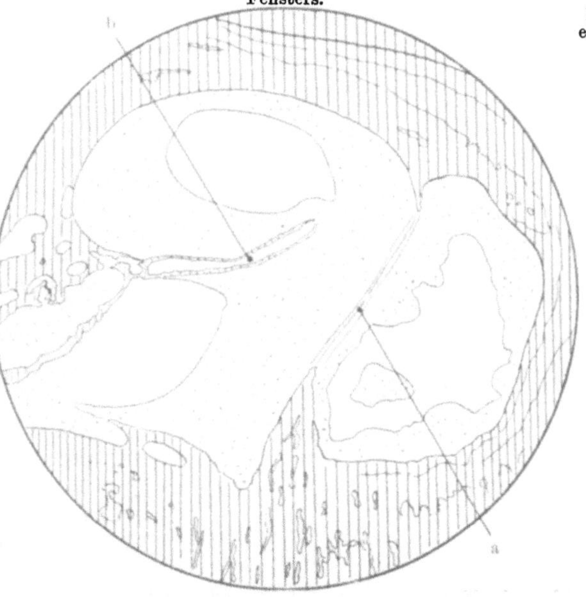

Abb. 27b. Erklärungsskizze zu Abb. 27a. Normale Membran des runden Fensters (zum Vergleich mit 26). a = Fenstermembran. b = lamina spiralis ossea. Membran nicht durchbrochen, trotz Exsudats im Labyrinth und Fensternische.

gehen; denn das praktische Ziel der Kenntnis dieser Labyrintheiterungen besteht in einer symptomatischen, oft operativen Therapie, die nur fachärztlichen und zwar ganz besonders eingehenden fachärztlichen Kenntnissen vorbehalten bleiben wird. In Umrissen nur wollen wir daher die Labyrintheiterungen nach ihrer Topographie skizzieren. An der medialen Paukenhöhlenwand durchgebrochen, befällt der Eiter den der Durchbruchsstelle zunächst gelegenen Teil des Labyrinths.

Bei einem Durchbruch durch das Vorhofsfenster wird das Vestibulum mit den einmundenden Teilen, der Scala vestibuli cochleae und den Bogengängen, bei einem Durchbruch durch den horizontalen Bogengang disere selbst und weiterhin das Vestibulum, bei einem Durchbruch durch das runde Fenster die Scala tympani der Schnecke, bei einem Durchbruch in das Promontorium die Basalwindung der Schnecke, bei einem Einbruch in den Fazialiskanal dessen mit den Hirnhauten kommunizierende Nervenscheiden, bei einem seltenen Durchbruch von der Tuba Eustachii, die der Spitzenwindung der Schnecke benachbart liegt, diese in erster Linie gefährdet sein oder der auch benachbarte Karotiskanal (vgl. hierzu die bezuglichen anatomischen Skizzen im Kapitel klinische Anatomie).

Je nach der Schwere der relativen Virulenz der Infektion wird hier im Labyrinth einem weiteren Fortschreiten der Infektion ein Riegel, ein reaktiver Granulationswall vorgeschoben, um so leichter, wenn rechtzeitig eine Entlastung des Labyrinths durch breite operative Eröffnung stattfindet. Unter den nach chro-

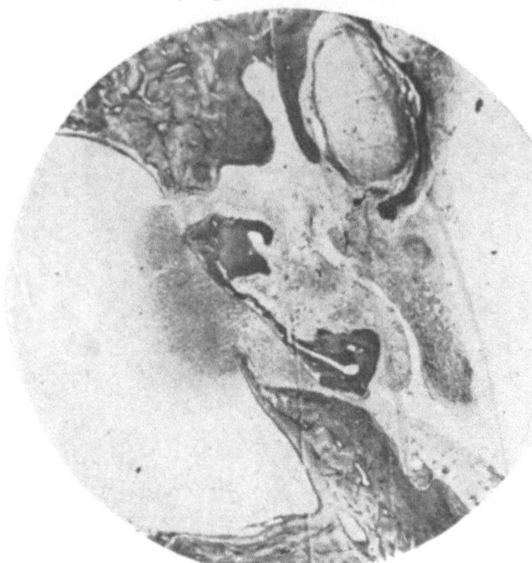

Einbruchsstellen der Mittelohreiterung in das Labyrinth

Abb. 28a. Mikrophotogramm. Eiterdurchbruch durch das ovale Fenster.

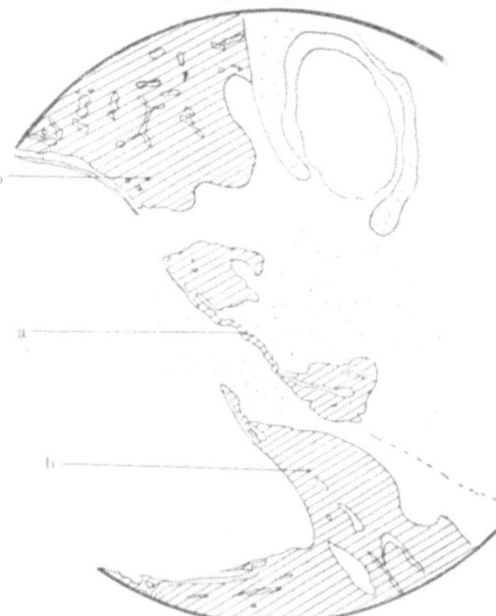

Abb. 28b. Erklärungsskizze zu Abb. 28a. Eiterdurchbruch durch das ovale Fenster (zum Vergleich normales ovales Fenster Abb. 5, S. 18).
a = luxierte Staperplatte. b = Knochenrahmen des ovalen Fensters.

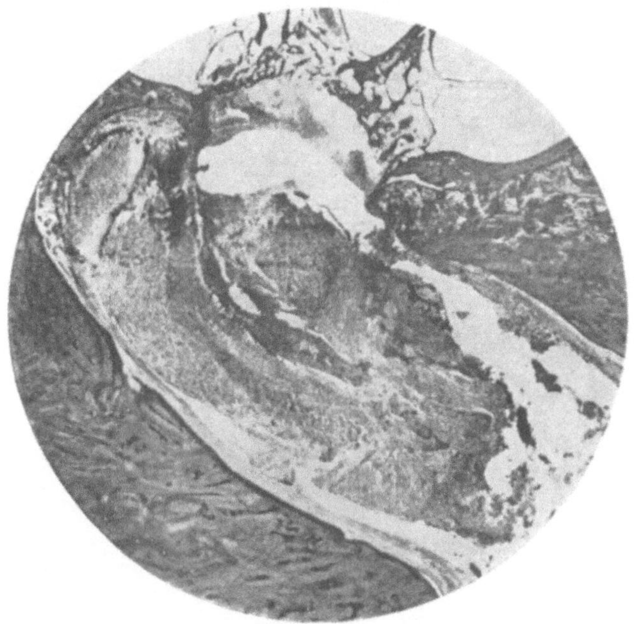

Abb. 29a. Mikrophotogramm. Abszeß im Porus acusticus internus.

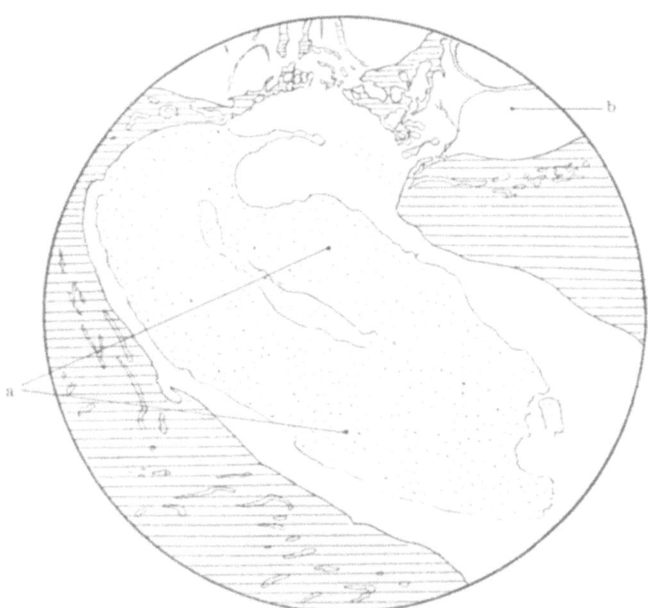

Abb. 29b. Erklarungsskizze zu Abb. 29a. Abszeß im Porus acusticus internus
fortgeleitet von eiteriger Meningitis.

a = Abszeß   b = scala tympani cochleae.

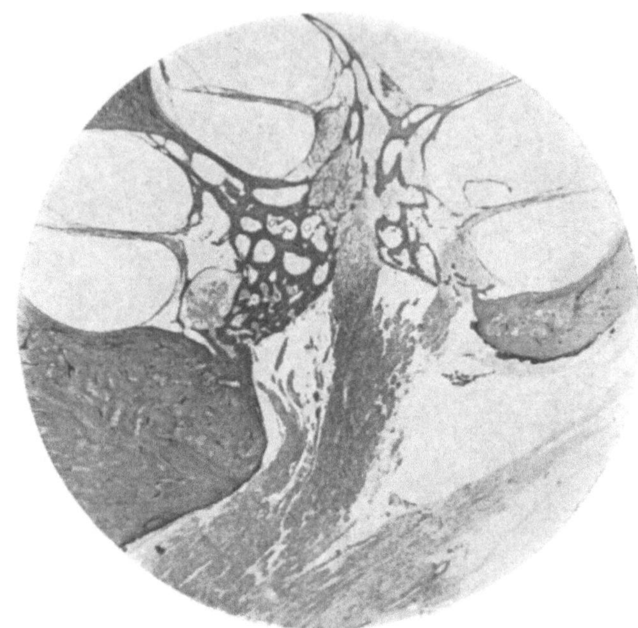

Abb. 30a. Mikrophotogramm. Normaler Porus acusticus internus (vgl. Abb 7, S. 15).

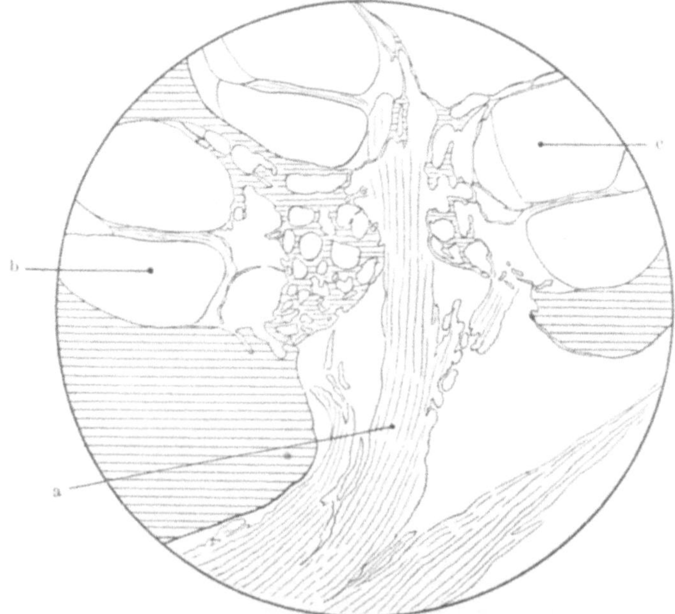

Abb. 30b. Erklärungsskizze zu Abb. 30a. Porus acusticus internus mit normalem Nerven.
a = nervus cochlearis. b = scala tympani. c = scala vestibuli.
Neben dem Nervus cochlearis ist ein Teil des Nervus vestibularis zu sehen.

nischen Mittelohrprozessen in Betracht kommenden Labyrintheinbruchs-ursachen ist Cholesteatom und Tuberkulose des Mittelohrs ein häufiger ätiologischer Faktor, unter den akuten Mittelohrprozessen der Scharlach am gefährlichsten. Seltener als bei Scharlach sind Mittelohrinfektionen von influenzaartigem Charakter die Ursache für einen akuten Labyrinth-einbruch, der dann gewöhnlich besonders stürmisch und bedrohlich ver-läuft. Endlich sei der Labyrinthinfektionen nach Schädelbasisfraktur gedacht; durch die Fraktur der Labyrinthwand (des Promontoriums) hin-durch können Keime das Labyrinth von der Tube her erreichen oder von einem gleichzeitigen Trommelfellriß, zumal wenn in letzterem Fall fehler-hafterweise Ohrspülungen stattfinden! (vgl. Kapitel Traumen S. 345).

Nicht nur außen am Mittelohr liegen die dem Labyrinth drohenden Infektionsmöglichkeiten, auch die inneren Grenzorgane des Labyrinths, die Hirnhäute tragen ihre Erkrankung nach dem Labyrinth hinein, ein in Anbetracht der hohen Mortalität der Meningitiden im wesentlichen pathologisch-anatomisch interessierendes Vorkommnis. Immerhin müssen wir auch praktisch vor allem an die überlebenden Fälle von Genickstarre denken, in denen die sekundäre postmeningitische Labyrintheiterung dem vom Tode geretteten Patienten das traurige Los der Taubheit beschert.

Hierüber sowie über die metastatischen Infektionen des Labyrinths wird im Abschnitt Allgemeinerkrankungen (S. 82, 83) ausführlicher zu sprechen sein.

Hinsichtlich der **Ausdehnung der Labyrinthentzündung** haben wir die umschriebene von der diffusen Form zu trennen. Geht der Ein-bruch durch die Labyrinthkapsel langsam vonstatten, etwa so, daß in dem Augenblick, wo z. B. das Endost des knöchernen horizontalen Bogen-gangs angenagt wird, die reaktive plastische Entzündung bereits so weit gediehen ist, um einen ausreichenden Schutzwall gegen das Fortschreiten der Infektion zu liefern, so resultiert die **umschriebene Labyrinth-eiterung, die lokalisierte Labyrinthfistel.**

Das Endost ist außerordentlich widerstands- und reaktionsfähig: infolge sehr guter Gefäßversorgung leitet es in der überwiegenden Mehrzahl der Fälle plastische Vorgänge ein. Eigentlich bleiben die adhäsiven Prozesse nur bei ganz torpiden Er-krankungen (Tuberkulose) oder bei ganz foudroyanten aus. So kommt es relativ häufig zu der Labyrinthkomplikation einer umschriebenen Labyrintheiterung, einer Labyrinthfistel.

Tritt keine rechtzeitige ausreichende reaktive Entzündung ein oder wird der Wall durch einen neuen starken entzündlichen Nachschub oder durch traumatische Einwirkungen (z. B. starke operative Meißelerschüt-terung) durchbrochen, so kommt es zur **diffusen Labyrintheiterung.** Aber auch diese braucht noch nicht deletär zu wirken, weil dem Laby-rinthexsudat offenbar eine rege Organisationsbildung eigentümlich ist, die sich wohl wieder um so eher geltend machen kann, je schneller die akut infektiösen Nachschübe durch breite Eröffnung möglichst unschädlich gemacht werden.

Außer der eiterigen haben wir pathologisch-anatomisch noch die se-röse **Labyrintherkrankung** zu berücksichtigen.

„Seröse" Labyrintherkrankung

Seröse Labyrintherkrankung ist mehr ein anatomisch-pathologischer als klinisch-pathologisch scharf umrissener Begriff! Wissen wir ja, daß umschriebene Eiterherde des Labyrinths eine schnelle Abdichtung durch rege Endothelabwehrtätigkeit erfahren und so neben dem umschriebenen eiterigen Herde eine diffuse seröse Ausschwitzung bestehen kann. Als ein klinisch-pathologisches Hauptkriterium der „serösen" Labyrinthitis gilt, neben dem nur teilweisen Funktionsausfall, die vollständige oder fast vollständige Wiederherstellung der Funktion. Eine in wenigen Tagen zur Heilung kommende partielle entzündliche Funktionsschädigung wird also in der Regel als das Resultat einer serösen Labyrinthitis aufgefaßt. Da solche Fälle also nur rein klinisch-pathologisch bewertet werden können, ist es, meines Erachtens, unmöglich, mit Sicherheit zu entscheiden, ob in der Tat eine reine seröse Labyrintherkrankung oder eine Labyrintherkrankung mit zirkumskripter Eiterung oder diffuser Eiterneigung vorlag, die man als präsuppurative oder

Die seröse Labyrintherkrankung oft ein Vorstadium der eiterigen

pyoseröse Form auffassen könnte. Im allgemeinen ist bisher die „seröse" Labyrinthitis im Anschluß an chronische Mittelohreiterungen beschrieben worden, d. h. im Anschluß an hypovirulente Prozesse. Nicht der seröse Charakter der Ausschwitzung in sämtliche oder einen Hauptteil der Labyrinthhohlräume, sondern der hypovirulente Charakter der Infektion scheint für das klinische Bild maßgebend zu sein: leichte allgemeine Krankheitserscheinungen, Afebrilitas oder Subfebrilitas' (für akute Eiterungen allerdings wegen der mit der akuten Mittelohreiterung einhergehenden Fiebersteigerung nicht zutreffend!), dabei nur teilweiser Funktionsausfall des Hör- und statischen Labyrinths. In zwei von mir im akutesten Stadium der Mittelohr- und Labyrintherkrankung, im noch „serösen" Stadium, wegen alarmierender meningitischer Zeichen operierten Fällen zeigte sich nirgends makroskopisch Eiter, auch nicht im eröffneten Labyrinth, dessen Wände nur ausgesprochen hyperämisch waren. Hier mußte man mit größter Wahrscheinlichkeit eine noch seröse Ausschwitzung vermuten, trotz kompletter Lähmung des Cochlearis und Vestibularis. Es lag eben bereits eine virulente Labyrinthitis mit beginnender Meningitis vor und die Virulenz der Bakterien oder die Intensität ihrer Toxine bedingte den schnellen vollkommenen Funktionsausfall der Labyrinthsinnesorgane. Also vollkommener Funktionsausfall zeigt uns evtl. nicht mit Sicherheit anatomisch-pathologisch eine diffus eiterige Labyrinthitis, sondern offenbar oft nur ihr Vorstadium an — ohne daß es dann zur diffus eiterigen Form zu kommen braucht! —, ein Stadium, das man klinisch-pathologisch als pyoserös oder präsuppurativ bezeichnen könnte, womit man absichtlich weniger eine fixierte pathologisch-anatomische Form

Man identifiziere nicht serose Labyrintherkrankung mit leichter Labyrintherkrankung

beschreiben als vielmehr dem labilen passageren Charakter dieser Form oder dieses Stadiums gerecht werden dürfte. Bei akuten Eiterungen des Mittelohrs eben, die schon manifeste Labyrinthsymptome zeigen, werden wir mit der klinisch-pathologischen Vorstellung einer „serösen" Labyrinthitis im Sinne einer harmlosen Labyrintherkrankung recht vorsichtig sein müssen. Wenn man mit der Diagnose „serös" nicht so gern den Begriff gutartig verbinden würde, wäre gegen diese, den pathologisch-anatomischen Kern zunächst vorwiegend treffende Diagnose nichts einzuwenden. Weil wir aber aus dem Kapitel der chronischen Mittelohreiterungen gewohnt sind, mit dem klinisch und funktionell umschriebenen Begriff seröse Labyrinthitis den einer leichten Form zu verbinden, sollten wir die Bezeichnung „seröse Labyrinthitis" mindestens bei den akuten Mittelohreiterungen vermeiden, zumal ihrem serösen Stadium nicht die gleichen klinisch und funktionell harmlosen Symptome zuzukommen brauchen wie der Mehrzahl der an chronische Mittelohreiterungen sich anschließenden Labyrinthentzündungen. Die seröse Form der bei akuter Mittelohreiterung auftretenden Labyrintherkrankung

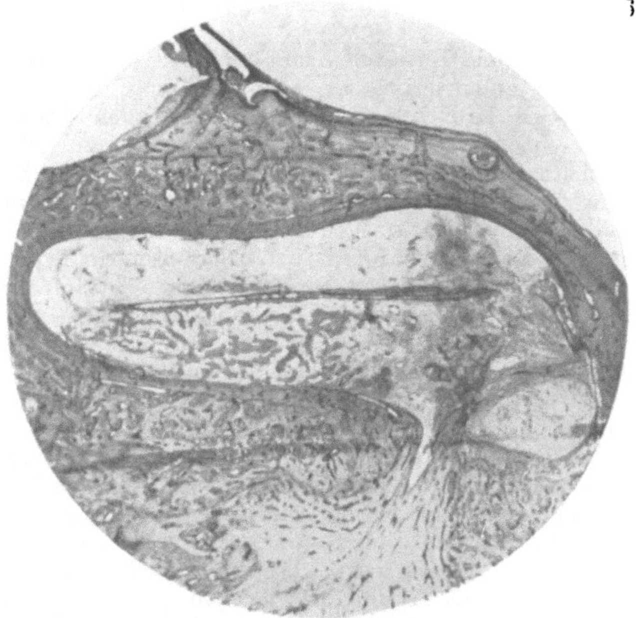

Abb. 31 a. Mikrophotogramm. Schneckeneiterung in Organisation.

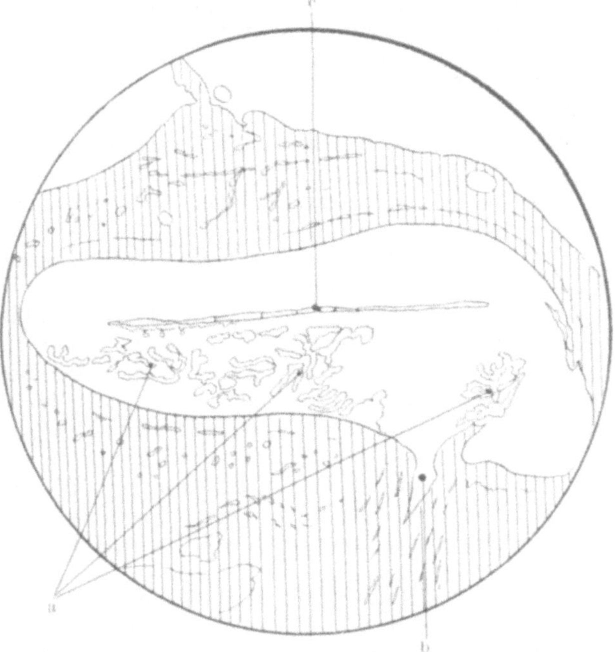

Abb. 31 b. Erklarungsskizze zu Abb. 31 a. Schneckeneiterung; Organisation mit Ossifikation des Exsudats, auch nach dem Aquaeductus cochleae hin. a = Organisation und Ossifikation. b = Aquaeductus cochleae. c = Lamina spiralis ossea.

5*

braucht unter Umständen nur ein kurz durchlaufenes Vorstadium der eiterigen Labyrinthitis zu sein, in ihrer Prognose also der von vornherein als Labyrintheiterung imponierenden Labyrintherkrankung in nichts nachzustehen. Es scheint uns eher zu gelingen, klinisch-symptomatisch, generell, für akute und chronische Mittelohrprozesse, eine virulente von einer hypovirulenten als eine eiterige von einer serösen Labyrinthitis abzutrennen und einen bestimmten funktionellen, etwa als Labyrinthhydrops abzugrenzenden Typus der leichten Labyrintherkrankung — hypovirulente, vielleicht nur kollateral ödematöse Form — zu erkennen gegenüber jenen Formen von Labyrinthitis, die mit einem virulenten Exsudat — eiterig oder noch präsuppurativ — ausgezeichnet sind. Wie bei der Meningitis (s. unten) möchten wir daher pathologisch-anatomisch berechtigte Begriffe, die sich aber mit klinischen Bildern nicht restlos decken, ja sich sogar bis zu einem gewissen Grade widersprechen können, aus unserer klinisch-pathologischen Betrachtung ausschalten, weil sie falsche klinische Vorstellungen und falsche prognostische und therapeutische Schlüsse zulassen. Auch bei akuter Mittelohrentzündung finden wir zuweilen eine gutartige Form der Labyrintherkrankung als funktionellen Befund gelegentlich der Hörprüfung mit Stimmgabeln: neben geringem Spontannystagmus und vielleicht geringem Schwindel kann sich eine partielle Labyrintherkrankung von dem Typus zeigen, der in der graphischen Skizze 14 u. 18, (S. 25 u. 26) dargestellt ist. Wir kennzeichnen demnach pathologisch-klinisch die hypovirulente Form der Labyrintherkrankung („seröse" Labyrintherkrankung) bei chronischen und akuten Mittelohreiterungen als Labyrinthhydrops, dem wir die virulente — pyoseröse oder präsuppurative — Labyrinthitis bei akuter (häufiger als bei chronischer) Mittelohrentzündung gegenüberzustellen hätten.

Als Ausgang der entzündlichen Erkrankungen des Labyrinths kommt in Frage:

1. Restitutio ad integrum, eine eigentlich nur bei rein seröser Labyrinthitis denkbare Möglichkeit.

2. Heilung mit Bindegewebs- und Knochenbildung: häufig!

3. Übergang auf die Meningen, am häufigsten durch den Aquaeductus cochleae, die vom Boden der Schnecke nach den Meningen führende perilymphatische Wasserleitung oder durch den Meatus acusticus internus, indem die Eiterung den Nervenscheiden entlang sich fortpflanzt.

Abgesehen von den präformierten Bahnen kann die vom Labyrinthinnern in die Wege geleitete rarefizierende Ostitis an allen möglichen Stellen, z. B. an den vertikalen Bogengängen der Labyrinthkapsel durchbrechen und so Extraduralabszesse, Hirnabszesse und Meningitis verursachen.

Mehr als auf Labyrinthkomplikationen wird im allgemeinen der Praktiker auf otogene Hirnkomplikationen zu achten geneigt sein; schwebt ihm doch bei schweren Mittelohrinfektionen stets die drohende Meningitis vor Augen. Fraglos ist die otogene Meningitis nicht so selten, wenn auch lange nicht so häufig, wie die leider noch oft übersehene Labyrintheiterung, deren rechtzeitige Erkennung vielleicht manche Meningitis vermeiden helfen würde!

Die otogene Meningitis kann, ähnlich der Labyrinthitis, in drei pathologisch-anatomischen Formen auftreten, in einer serösen, einer zirkumskript eiterigen und einer diffus eiterigen Form.

Die seröse Meningitis, die als solche in Heilung übergeht, ist der Ausdruck selten wohl nur eines vom Ohr induzierten kollateralen Ödems, häufiger einer direkten leichten Meningealinfektion, wahrscheinlich einer ganz schwach virulenten plastischen Entzündung innerhalb kleiner Dural- oder Pialbezirke mit begleitender seröser Ausschwitzung.

Tierexperimente lehren, daß im Anschluß an Außeninfektionen der Dura gewöhnlich unter Intaktbleiben des Durainnenendothels subendotheliale Herde von Pachymeningitis interna sich entwickeln und als soche abzuheilen neigen. Bei weitergehender Infektion kommt es in der Regel unter Übergehung des Subduralraumes zu umschriebenen leptomeningitischen Plaques, die dann wohl leicht reaktiv zu tierexperimentell noch nicht nachgewiesenen, allgemein serösen Ausschwitzungen der Leptomeningen führen können.

Ob labyrinthogene seröse Meningitiden, selbst wenn das Lumbalpunktat keinen Eiter (noch ! keinen Eiter) ergibt, stets zu den leichten Meningealinfektionen, zu den schwach virulenten Infektionen zu zählen sind, erscheint zweifelhaft. Schon der Einbruch einer Mittelohrinfektion in die Labyrinthräume setzt eine gewisse Aggressivität, einen erheblicheren Virulenzgrad voraus. Macht nun dieser neue Labyrinthherd, diese Infektionsetappe, weitere Ausschwitzungen in Form der serösen Meningitis, so sollte man annehmen, daß auch der Labyrinthherd noch einen stärkeren Virulenzgrad in sich trägt, selbst wenn die klinischen Zeichen (höchstens teilweiser Funktionsausfall des Labyrinths) für eine leichte „seröse" Labyrintherkrankung sprechen, und daß dann die angegangenen Meningen eine dem Virulenzgrade der Labyrinthitis analoge Infektionsstärke haben werden, selbst wenn es der Liquor cerebrospinalis noch nicht zeigt, selbst wenn das Lumbalpunktat noch nicht Eiter und Bakterien enthält. Nach eigenen Beobachtungen scheint das Nervensystem ein feinerer Indikator zu sein als das Hirnwasser, das Nervensystem funktionell schon eher Reaktionszeichen zu zeigen als der Liquor organisch durch veränderte morphologische Zusammensetzung (Zellgehalt).

Die seröse Meningitis, ob labyrinthogen oder ohne Labyrinthvermittlung vom Mittelohr fortgeleitet, braucht nur der Vorbote einer eiterigen (oder auch tuberkulösen) Meningitis zu sein; ferner wissen wir, daß von einem zirkumskripten eiterigen Herde der Leptomeningen oder auch von anfangs zirkumskripten, dann aber schubweise vielleicht unter dem Duraendothel fortkriechenden, Herden einer Pachymeningitis interna intermittierende Schübe von allgemeiner Überschwemmung der Meningen, gewöhnlich seröser Meningitis, ausgehen können, die dann mit einem allgemein eiterigen Schube abschließen. So kommt man eigentlich, ähnlich wie bei der serösen Labyrinthitis, zu dem Ergebnis, die seröse Meningitis nicht als eine pathologisch-anatomisch einheitliche, in prognostischer Hinsicht zuverlässig abtrennbare Form der Meningitis zu betrachten, solange wir in dem Aussehen des Lumbalpunktats einen ausschlaggebenden Faktor erblicken.

Hält man sich an die ursprünglichen der serösen Meningitis zugeschriebenen Krankheitssymptome, besonders die Trias: Druckerhöhung, klarer Liquor, Augennervbeteiligung — Neuritis optica, zuweilen auch Aqduzenslähmung —, so ist die Aufrechterhaltung dieser fraglos nicht seltenen Symptomengruppe als klinisch wohl charakterisiertes Bild zu begrüßen; es gibt offenbar Fälle von ganz besonders schwacher Virulenz der Infektion für die Meningen bzw. einer besonderen Abwehrfähigkeit der Meningen oder andererseits eine besondere Neigung des Individuums, auf Schädigungen, die vielleicht bei der Mehrzahl reaktionslos verlaufen, mit Liquorvermehrung zu antworten. Werden doch gewisse Formen der Migräne mit vorübergehender Liquorvermehrung erklärt. Wird aber diese bei Migräne angenommene besondere Reaktionsfähigkeit des Plexus chorioideus auf psychische oder nervöse Reize als individuelle Veranlagung angenommen, so kann man die Wirkung dieser individuellen Disposition um so eher erwarten als Antwort auf infektiös bakterielle oder infektiös toxische Reize. Wie dem auch sei, so meinen wir, daß das bisher als otogene seröse Meningitis bezeichnete Krankheitsbild klinisch-pathologisch besser als otogener akuter Hydrozephalus abgegrenzt wird. Ist aus dem prognostisch schwankenden Bilde der Meningitis serosa die leichteste Form als akuter otogener Hydrozephalus herausgeschält, dann wird man ohne weiteres bei der Bezeichnung „seröse Meningitis" die Präjudizierung einer harmlosen Form der Meningitis vermeiden. Ja, man sollte dann noch einen Schritt weitergehen und auf Grund unserer pathologisch-anatomischen Vorstellungen statt des klinischen Namens Meningitis serosa von einer Meningitis mit serösem oder eiterigem Punktat sprechen.

Einteilung der otogenen Meningealaffektionen

Wir kämen daher zu folgender **Einteilung der otogenen Meningealaffektionen:**

1. Akuter otogener Hydrozephalus.
   a) Zirkumskript (Meningismus) — s. weiter unten!
   b) Diffus („Meningitis serosa") mit typischem Symptomenkomplex.
2. Meningitis intermittens:
   Virulentere, mit anfangs serösen Attacken eingehende Form einer zirkumskripten eiterigen Leptomeningitis oder Pachymeningitis interna.
3. Meningitis continuans.
   a) Mit serösem Punktat, gewöhnlich nur kurzes Vorstadium von
   b) Mit eiterigem Punktat.

Wie entstehen die otogenen Meningitiden?

Wie entstehen die otogenen Meningitiden?

Bei akuten Mittelohreiterungen werden mehr präformierte Bahnen die eiterige Meningitis vermitteln, sei es durch Suturen und Dehiszenzen am Tegmen tympani oder durch Knochenvenen und Lymphspalten — oft ganz foudroyant verlaufende Fälle! — oder auf dem Umwege über das Labyrinth und dann weiter durch den Aquaeductus cochleae oder den Meatus acusticus internus.

Chronische Mittelohreiterungen werden gewöhnlich durch Vermittlung eines Hirnabszesses, auch Extraduralabszesses, einer Sinusthrombose, die nach den weichen Hirnhäuten durchbricht, sowie durch akute Schübe einer evtl. schon länger bestehenden Labyrintheiterung zur Infektion der Meningen führen.

Von praktischer Bedeutung ist es, daß wir demnach bei einer im Anschluß an eine chronische Mittelohreiterung sich entwickelnden eiterigen Meningitis in der Regel einen Vermittlungsherd zu suchen haben werden, dessen breite Ausschaltung unter Umständen noch Nutzen bringen kann. Bei den im Anschluß an akute Mittelohreiterungen zum Ausbruch kommenden eiterigen Meningitiden werden wir mit dem Faktor eines Vermittlungsherdes gewöhnlich nur dann zu rechnen haben, wenn eine gleichzeitige Labyrinthbeteiligung nachweisbar ist.

Der sog. Meningismus der Kinder bei imperforierter Otitis ist wohl nichts anderes wie ein umschriebenes kollaterales Meningealödem, ein zirkumskripter akuter otogener Hydrozephalus, der bei Druckentlastung (Parazentese) rasch, oft in wenigen Stunden, zur Heilung kommt.

Meningismus der Kinder

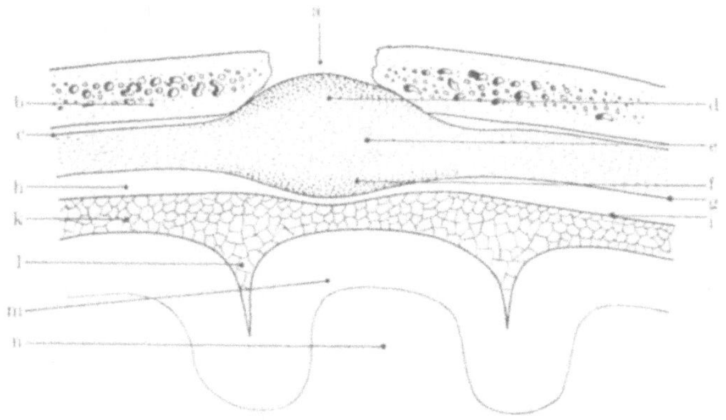

Pachymeningitis.

Abb. 32. Skizze, schematisch nach Streit.

a = Trepanationsstelle zwecks experimenteller Infektion der Duraaußenfläche. b = Schädeldecke. c = Duraaußenfläche. d = Reaktion der Duraaußenfläche: Pachymeningitis externa. e = Aufgelockerte Duralamellen. f = Subendothelialer Reaktionsherd: Pachymeningitis interna. g = Endothel der Durainnenfläche. h = Subduralraum. i = Endothel der Arachnoidea. k = Arachnoidealraum. l = Hirnsulci. m = Hirnrinde. n = Marksubstanz.

Wie die schon oben kurz erwähnten Tierexperimente lehren, tritt auf eine von der Duraaußenfläche her einwirkende bakterielle Reizung auf der Innenseite zwischen Duralamellen und Duraendothel leicht eine reaktive Pachymeningitis interna in Form von Fibrinausschwitzung und geringen Infiltraten, selten von mächtigeren Exsudaten auf. In diesem Stadium macht die Infektion gewöhnlich halt. Die nächste Etappe: Subduralraum — zwischen Endothel der Dura und Endothel der Arachmoidea — wird selten erreicht oder, falls die Infektion weitergeht, gewöhnlich übersprungen. Wird der Raum zwischen Dura und Arachnoidea mit ergriffen, so kommt es zu den seltenen subduralen Abszessen oder bei leichterer entzündlicher Reaktion zu einer höchst wünschenswerten Verwachsung zwischen Dura und Arachnoidea. In der Regel, unter Überspringung der Etappe Subduralraum, wenn die Infektion am Duraendothel nicht zum Stillstand kommt, tritt an den weichen Hirnhäuten als erstes Anzeichen einer reaktiven Äußerung auf den von der Duraaußenfläche her einwirkenden Reiz eine starke Gefäßfüllung ein. Bei stärkerer Reaktion kommt Endothelwucherung, Fibrinausscheidung und Leukozytenanhäufung in Betracht. Die oft anfangs noch umschriebene herdförmige Entzündung geht dann schnell in den Maschen der weichen Hirnhaute tiefer in die Sulci hinein.

Pachymeningitis externa

Pachymeningitis interna

Subduraler Abszeß

In Anbetracht der Seltenheit der Leptomeningitis gegenüber der relativen Häufigkeit von Herden einer Pachymeningitis externa muß man dem Subdural- und Arachnoidealraum antibakterielle Kräfte zusprechen. Für den Subduralraum liegt ein Vergleich mit den endothelumgrenzten serösen Räumen des Körpers nahe (Peritoneum!); als Abwehrfaktoren funktionieren der Liquor sowie die Endothelien der Meningen.

Extradurale Eiterungen   Extradurale, zwischen Dura und Knochen entstehende Eiterungen, extradurale Granulationspolster sind nichts so Seltenes und ein häufiger operativer „Nebenbefund" bei eiterigen Mastoiditiden. Breiter Abfluß führt fast in der Regel zu glatter Heilung. Wie oft mit Extraduralabszes-

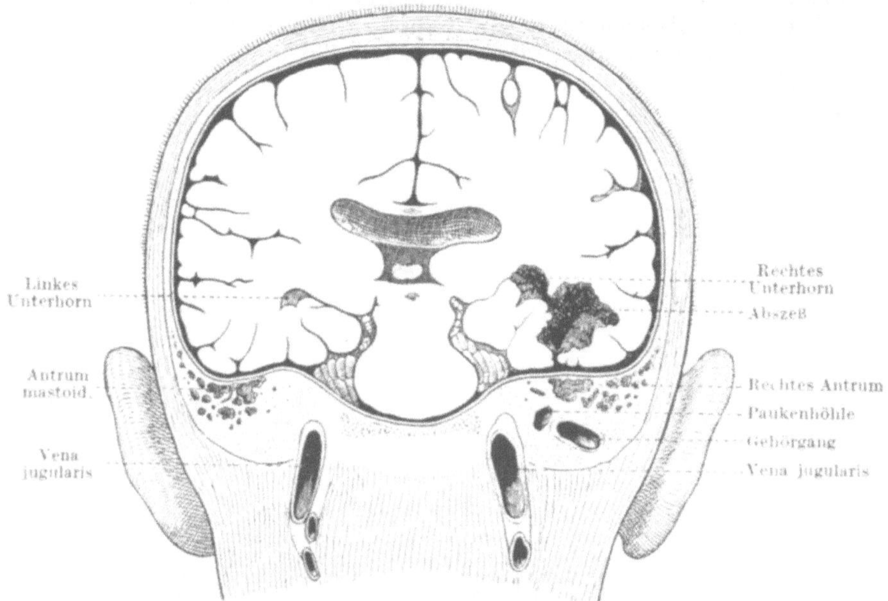

Abb. 33. Topographie eines Schlafelappenabszesses (Frontalschnitt nach Preysing), Einbruch in das rechte Unterhorn.

sen Herde zirkumskripter Pachymeningitis intera einhergehen, läßt sich, infolge der spontanen Heilungstendenz der letzteren, schwer entscheiden.

Hirnabszeß   Ernster ist der Hirnabszeß zu beurteilen. Entweder steht er mit dem Eiterherd des Mittelohrs durch eine Fistel in direkter Kommunikation, derart, daß sich der Abszeß ständig oder wenigstens in Schüben entleeren kann, oder zwischen Abszeß und krankem Knochen liegt eine Schicht scheinbar normaler Hirnpartie, so daß durch diese gewöhnlich schmale gesunde Brücke hindurch auf dem Wege der Lymph- oder Pialgefäße das Hirn infiziert ist. Wahrscheinlich entstehen die otitischen Abszesse in der Regel durch Infektion auf dem Blut- oder Lymphwege direkt ins Mark. Gern findet die Ausdehnung nach der Tiefe (ventrikelwärts!) statt, weil nach der Rinde und Pia hin eine reichere Gefäßversorgung und daher eine **Abszeß- membran** bessere Möglichkeit der Abwehr vorhanden ist. Selbst die Abszeßmem-

bran bietet keinen sicheren Schutzwall — nur Kokkenabszesse sollen
Membranen haben, nicht die so häufigen Anaerobierabszesse —; sieht man
doch auch jenseits der Abszeßmembran entzündliche Vorgänge, scheinbar
durch Toxine, so daß nunmehr die Abszeßmembran, von zwei Seiten
attackiert, ihre Widerstandskraft einbüßt.

Die Durafisteln, die vom kranken Knochen nach dem Hirnabszeß führenden Durafistel
Fisteln, können die Infektion nach dem Mark des Hirns ursprünglich vermittelt,
können aber sich erst sekundär entwickelt haben, indem an der dem kranken
Knochen zunächst gelegenen Stelle des Hirnabszesses ein Durchbruch zustande
kommt, dessen Wände schon vorher gegen eine Infektion der Meningen (des Sub-
dural- und Subarachnoidealraums) abgedichtet sind. Besonders der Arachnoideal-

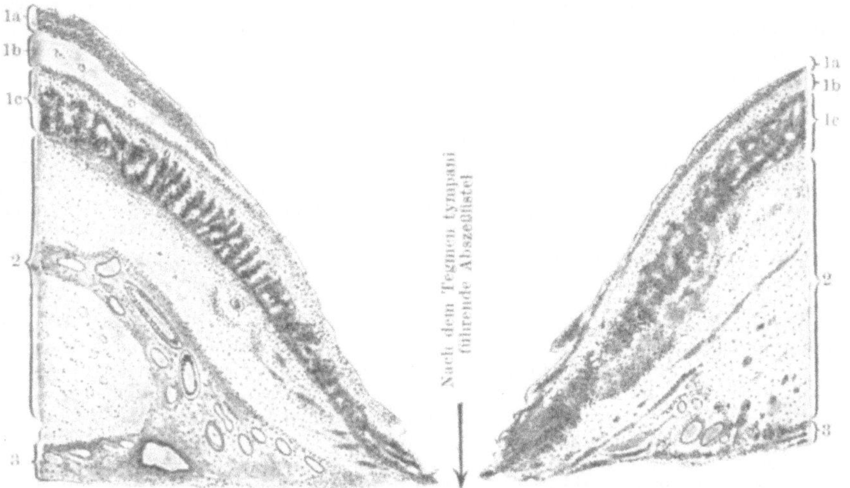

Abb. 84. Vertikalschnitt durch Schläfelappenabszeß (nach Miodowski), schwache Vergroßerung.

1 = Abszeßmembran, a = Eiterschicht, b = nekrotische Schicht, c = bindegewebsreiche Schicht.
2 = Hirnsubstanz. 3 = Pia-Arachnoidea. 1 und 3 stoßen an der Fistel zusammen und dichten so
das Hirn gegen die Fistel ab.

raum ist zu plastischen Vorgängen geeignet. Bei ungenügender Abdichtung kann
selbstverständlich auch hier eine eitrige Meningitis entstehen.

Gefährlicher ist auf alle Fälle nach dem Ventrikel drohende Durchbruch,
dem der gefäßreiche Plexus chorioideus einen plastischen Riegel vorzuschieben versucht. Aber auch nur dann wird dieser plastische Verschluß halten können, wenn
der die plastischen Bestrebungen störende Druck rechtzeitig nachläßt, durch
einen ausreichenden spontanen oder gewöhnlich operativ herbeigeführten breiten
Abfluß. Reicht der Abfluß aus, hält die Abdichtung gegen die Hirnhäute stand,
wird sie nicht gelegentlich der operativen Maßnahmen gesprengt, dann kann der
Abszeß in Heilung übergehen. Allzu energisches Arbeiten an und in dem Hirnabszeß
kann — das lehren uns die pathologisch-anatomischen Bilder! — die Seitenbegren-
zung der Durafistel sprengen und zur diffusen eiterigen Meningitis führen und kann
ferner den Ventrikeldurchbruch beschleunigen.

Die Heilung des Hirnabszesses besteht in Narbenbildung, evtl. mit
Verkalkung, der letale Ausgang ist durch Meningitis oder durch Druck
auf lebenswichtige Zentren bedingt.

Am interessantesten unter den otogenen Komplikationen ist für den Allgemeinpraktiker das Kapitel der otogenen Pyämie, mit der häufigen Begleiterscheinung der Sinusthrombose.

Man ist geneigt, bei der otogenen Pyämie stets an das Bild der Sinusthrombose zu denken, zumal da von vielen Seiten eine otogene Pyämie ohne Sinusthrombose geleugnet wird! Fraglos ist das nicht richtig, weil es sichere Sektionsbefunde gibt, in denen die otogene Pyämie ohne histologisch nachweisbare Thrombose in den Hirnblutleitern sich abgespielt hat. Gerade aber die leichteren, nicht zur Autopsie kommenden Fälle dürften häufiger thrombosefrei verlaufen.

Die pathologische Bewertung des Sinusthrombus ist nicht nur von theoretischem Interesse, sondern muß unser praktisches Denken und Handeln unbedingt beeinflussen. Sehen wir in dem Thrombus eine eo ipso schädliche Bildung, deren Vorhandensein die otogene Pyämie auslöst und unterhält, so müßte unser Streben unbedingt darauf gerichtet sein, den Thrombus zu beseitigen. Ist aber der Thrombus oft nur, wie uns durch Tierversuche gewonnene pathologisch-anatomische Präparate lehren, ein Schutzwall des Sinus gegen die Knocheninfektion der Umgebung und wird die weitere Bakterieninfektion der Blutwege gar nicht von dem Thrombus, sondern, wenn überhaupt, vielmehr von der benachbarten, nicht thrombosierten Sinuswand unterhalten, so müssen wir den als Schutzwall dienenden Thrombus mit anderen Augen betrachten. Der schon vor vielen Jahren ergangene Warnungsruf eines Klinikers: „Laßt den Thrombus in Ruh!" hat sicher bisweilen seine gute Berechtigung. Selbstverständlich kann auch der Thrombus die an der thrombosierten Stelle begonnene Infektion weiter unterhalten, wenn der Thrombus zerfällt, abszediert und Thrombenpartikel oder Bakteriendepots in die Blutbahn geraten.

Bei den an akute und bei den an chronische Mittelohreiterungen sich anschließenden Sinusthrombosen sind die Bakterienbefunde im Blute verschieden, bei den akuten gleichmäßiger, während bei den chronischen unter Umständen mehrere Venapunktionen (Armvene, günstigste Entnahmezeit kurz vor oder im Beginne eines Schüttelfrostes) kein Bakterienwachstum auf der Blutagarplatte zeigen (man gewinnt die Blutagarplatten, indem man bestimmte Mengen Venenbluts in flüssigen Agar einlaufen läßt und diese Blutagarmischung zu Platten ausgießt). Offenbar sind bei akuten Eiterungen mehr reine Bakterieninvasionen im Spiele, während bei chronischen mehr bakterienhaltige Thrombenpartikel in die Blutbahn überzugehen scheinen, deren Aussaat auf Nährboden keine so günstigen Wachstumsaussichten hat wie die reinen Bakterieninvasionen. Aus dem nämlichen Grunde ist die Lokalisation der Metastasen bei akuten und chronischen Fällen eine verschiedene; die kleinen Bakteriendepots der akuten Fälle haben mehr die Neigung, den Lungenkreislauf zu durchwandern und erst in den feinen Ästen der Peripherie oder in den Gelenken metastatisch haltzumachen (Dermatomyositis pyaemica bzw. Arthritis pyaemica), während die gröberen Thrombenpartikel der chronischen Fälle gewöhnlich schon im Lungenkreislauf abgefangen werden (Lungenmetastasen). Haben wir es bei akuten Eiterungen vorwiegend mit Streptokokkenbakteriämien zu tun, so fand ich in mehreren eigenen Beobachtungen chronischer Fälle Bakterien als sichere Erreger der Pyämie, deren Wachstum unter anaeroben Bedingungen besonders gut vonstatten geht, „anaerobophile" Bakterien, deren Pathogenität nicht nur im Thrombus, sondern auch in den mannigfachen Metastasen (Senkungsabszesse, Lungenmetastasen) nachgewiesen wurde.

In der Mehrzahl der Thrombosen, zumal der akuten Fälle, wird nur ein umschriebener Teil des Sinus befallen; doch kann sich die Thrombose auch über weite Gebiete hin ausdehnen, über das Torcular Herophili nach dem Sinus transversus der anderen Seite vordringen, den Sinus longitudinalis, die Sinus petrosi erreichen oder sich abwärts über den Bulbus in die Vena jugularis hinein fortsetzen. Die Heilung erfolgt unter Organisation des Thrombus, evtl. unter Rekanalisation des vorher obturierend throm-

Sinusthrombose

Otogene Pyämie

Bei akuten Eiterungen vorwiegend Streptokokkenbakteriämien, bei chronischen Eiterungen nicht selten Anaerobier oder „anaerobophile" Bakterien von Bedeutung

Ausdehnung der Thrombose

bosierten Sinus, der letale Ausgang hängt von lokalen Komplikationen ab (Meningitis), häufig von bedrohlichen Metastasen (Lunge) oder anderen klinischen Komplikationen sowie von der Erschöpfung der Widerstandskraft des Organismus durch die Schwere und Dauer der Allgemeininfektion.

Der topographischen Betrachtung der Pathologie des Ohrs müssen wir ergänzend eine ätiologische anfügen, eine Betrachtung der Bakteriologie des Ohrs, der spezifischen Erkrankungsprozesse, wenn auch diese lange nicht so eingehend erforscht sind wie die pathologisch-anatomischen Veränderungen.

Unter den akuten Infektionen des Ohrs ist, wie schon kurz gestreift wurde, der Versuch gemacht worden, einzelne Kokkenotitiden nach ihren Charakteristika voneinander abzutrennen. Wir haben den zyklischen Verlauf der akuten Mittelohrentzündung mit oft kritischem Abschluß, ähnlich der Pneumonie, häufig bei Pneumokokkenotitiden gefunden, einen mehr protrahierten Verlauf mit intermittierendem Fieber bei Streptococcus longus - Infektion, während dem Streptococcus mucosus die Eigentümlichkeit zukommt, mit einer scheinbaren Abheilung des primären Krankheitsherdes einherzugehen, bis dann nach einer Pause von Wochen, meist in der Schädelgrube, ein Rezidiv auftritt.

Unter den Kokkenotitiden habe ich daher drei Formen unterschieden:
1. Die zyklische Pneumokokkenotitis.
2. Die protrahierte Streptococcus longus-Otitis.
3. Die Rezidiv- oder Intervallform des Streptococcus mucosus.

Einer umfassenderen ätiologischen Betrachtung der Erkrankungen des Ohrs — des Mittelohrs wie des Labyrinths — werden wir am ehesten gerecht, wenn wir die Art der Mitbeteiligung des Ohrs an den Allgemeinerkrankungen untersuchen, wenn wir also nicht nur bakteriologische, sondern auch konstitutionelle, Stoffwechsel und andere Momente zugrunde legen.

4. Die symptomatologische Bedeutung der Ohrerkrankungen.

Mit der ätiologischen Betrachtung der Ohrerkrankungen lernen wir den Zusammenhang des Ohrs mit den Allgemeinerkrankungen kennen, lernen wir die Ohrerkrankung nur als ein Symptom der Allgemeinerkrankungen schätzen, als ein Symptom, das scheinbar oft nur eine nebensächliche Begleiterscheinung der Allgemeinerkrankung ist, von dem erfahrenen Arzte aber eingehend berücksichtigt zu werden verdient. Wir wollen also das Ohr in seiner symptomatischen Stellung zu den Allgemeinerkrankungen, in seinem Zusammenhang mit den Allgemeinerkrankungen betrachten und dann die einzelnen Symptome des Ohrs selbst erörtern.

Die Ohrerkrankung, als Symptom einer Allgemeinerkrankung.

Die Beteiligung des Ohrs an den Allgemeinerkrankungen wird öfter dem Hausarzte als dem Facharzte begegnen, weil die bei Allgemeinerkrankungen auftretenden Ohrsymptome teils der äußeren Umstände wegen (notwendige Bettruhe), teils auch ihrer scheinbaren Harmlosigkeit halber in dem Patienten nicht den Wunsch nach spezialärztlicher Hilfe aufkommen lassen. So ist die genaue Kenntnis der Symptome für den Arzt unerläßlich, zudem von wissenschaftlichem Wert, weil sich gerade hier noch wissenschaftliches Neuland findet, das der erwähnten äußeren Gründe wegen dem Facharzt leicht verschlossen bleibt, daher eine Zusammenfassung der bei Allgemeinerkrankungen vorkommenden Ohrsymptome aus praktischen Rücksichten erwünscht ist.

In der Regel, aber nicht ausnahmslos, werden die sich an Infektionskrankheiten anschließenden Affektionen des Mittelohrs eiteriger Art sein, durch Kontinuitätsinfektion von den obersten Luftwegen aus, die nach Infektionskrankheiten sich entwickelnden, im Kontakt mit einem Eiterherd des Mittelohrs oder der Meningen stehenden Labyrintherkrankungen auch eiterige sein, während eine weitere Gruppe der Labyrintherkrankungen metastatisch eiterig, dann eine große Gruppe nicht eiterigen, metastatischen Charakters ist. Die nicht eiterigen, toxischen Metastasen finden wir im Labyrinth häufiger als die eiterige, und zwar sowohl die Metastase ektogener Gifte (z. B. Alkohol, Nikotin) wie die endogener Gifte, endogen infektiöser (z. B. Typhus, Diphtherie) und endogener Stoffwechselgifte (z. B. Diabetes). Zu den Seltenheiten gehört wohl eine metastatische Erkrankung des Mittelohrs bei Infektionskrankheiten (z. B. miliare Aussaat der Tuberkulose), zu den Seltenheiten auch die Beteiligung der kleinen Hörknöchelchengelenke bei der Polyarthritis, während vielleicht die metastatische Lokalisation der Gicht im Mittelohr häufiger vorkommen dürfte als darüber Beobachtungen mitgeteilt sind.

Statt nun in ermüdender Zusammenstellung die einzelnen Krankheiten zu nennen und die Art ihrer Manifestation jedesmal für Mittelohr und Labyrinth zu beschreiben, ist eine Betrachtung nach den eben schon im Überblick gegebenen ätiologischen Gruppenmomenten vorzuziehen, was Darstellung und Übersicht vereinfacht, vieles Gemeinsame zusammenfaßt und Wiederholungen nach Möglichkeit einschränkt.

Erkrankungen der obersten Luftwege mit eiterigen Mittelohrprozessen

I. Eiterige Mittelohrerkrankungen, per continuitatem von den Schleimhäuten der obersten Luftwege fortgeleitet (cf. auch klin. Kapitel Mittelohreiterung S. 155).

Schnupfen, Angina

Schnupfen führt häufiger als Angina, noch häufiger die Influenza zu akuter Mittelohrentzündung, unter den akuten Infektionskrankheiten ferner besonders Scharlach, Masern, Diphtherie.

Influenza

Als Influenzaotitis tritt uns die typische, stärker virulente akute Mittelohrentzündung entgegen, ohne daß der Nachweis von Influenzabazillen im Mittelohreiter eine sichere Stütze und Abgrenzung für die Spezifizität des Prozesses zu geben vermöchte; z. B. bei eigenen ganzen Serienuntersuchungen der Mikroflora des Mittelohreiters konnten niemals Influenzabazillen nachgewiesen werden. Relativ frühzeitig sollen bis-

weilen die Blutgefäße befallen werden und Knochennekrose eintreten,
relativ frühzeitig es auch unter Umständen zur Thrombose des Bulbus
venae jugularis — am Boden der Paukenhöhle! — kommen.

Noch weniger gelingt der Nachweis spezifischer Kriterien für die
Mittelohrentzündung bei Typhus. Typhus

Insofern es bei typhöser Mittelohrentzündung zur Mastriditis kommt,
soll diese nach E. Urbantschitsch einige Charakteristika bieten, Neigung
zu intensiver Knochenzerstörung (Fistel, Sequesterbildung), zu exzessiver
Granulationsbildung, zur Thrombosierung der Sinuswand, gewöhnlich
ohne Fieber und ohne pyämische Erscheinungen. Auch bei der Typhus-
mastoiditis ließen sich Typhusbazillen nur ausnahmsweise feststellen.

Oft geht die Diphtherie mit einer Beteiligung des Mittelohrs ein- Diphtherie
her. Zwar bekommen wir Fälle mit schwerer diphtherischer Otitis, mit
Pseudomembranbildung im Mittelohr nicht mehr allzu häufig zu Gesicht.
Nicht unerwähnt bleibe aber, wie klinische und autoptische Befunde eigener
Beobachtung lehren, daß die Diphtherie des Mittelohrs, selbst wenn eine
Reinkultur virulenter Diphtheriebazillen nachzuweisen ist und das Mittelohr als primäre und einzige wesentliche Lokalisation der Erkrankung aufgefaßt werden muß, ohne klinisch nachweisbare — autoptisch gelegentlich in einer kleinen Warzenfortsatzzelle gefundene —, Pseudomembranbildung einhergehen kann, sondern lediglich das Bild eines
profusen Eiterflusses mit reichlichem Diphtheriebazillen-
gehalt bietet.

Die Scharlach- und Maserninfektion des Ohrs steht, wie die des Scharlach,
Masern
Allgemeinorganismus, besonders bei Scharlach, zuweilen im Zeichen
schwerer Virulenz. Frühzeitige Komplikationen von seiten der Schädel-
höhle oder des Labyrinths, ebenso relativ schnelle Einschmelzung des
Trommelfells und Chronischwerden der Eiterung sind, besonders bei
Scharlach, zwar nicht häufig, aber charakteristisch. Durch Karies ent-
stehen in Tagen und Wochen Knocheneinschmelzungen, die bei anderen
Grundkrankheiten nach langer Zeit erst zur Entwicklung kommen; durch
Nekrose können nicht nur Gehörknöchelchen, sondern ganze Labyrinthteile (z. B. Schneckenpartien) ausgestoßen werden. In der Neigung zum
Chronischwerden der Eiterung werden wir nicht immer das ursprüngliche
Infektionsvirus (Scharlach, Masern) anzuschuldigen haben, sondern ge-
legentlich auch eine Mischinfektion mit Tuberkulose, die gern Mischinfek-
tion mit
Tuberkulose
unter der lokalen Gewebsrevolution einer stärkeren akuten Infektion sich
wahrscheinlich nicht erst frisch ansiedelt, sondern nur aus dem schon vorher bestandenen Latenzstadium heraustritt.

Von den per continuitatem — auf dem Tubenwege — bei chronischen Infektionskrankheiten hervorgerufenen Mittelohrerkrankungen haben die tuberkulösen und luischen praktisches Interesse.
Kein Organ fast, keine Gewebsart des Gesamtkörpers, die von der Lues Lues
verschont bliebe; nicht anders liegt es beim Ohr. Daher werden wir
dem ätiologischen Momente, ob Spirochätenmetastasen, ob toxische
Schädigungen, in gleicher Weise Rechnung tragen müssen wie der topographischen Vielgestaltigkeit des Krankheitsbildes (Mittelohrerkrankungen,

Labyrinthprozesse, retrolabyrinthäre Affektionen, gummöse Meningitiden, aneurysmatische Erkrankungen usw.). Näheres im Abschnitt Lues des Ohrs, Ausgewählte Kapitel, S. 207.

Gemeinsam mit der Lues hat die Tuberkulose des Ohrs die Eigenschaft, verschleiert hinter scheinbar harmlosen, allerdings schlecht heilenden Mittelohrerkrankungen sich zu entwickeln. Bei Scharlach und Masern erwähnten wir schon, daß die Tuberkulose des Mittelohrs gern unter diesen Infektionen zum Ausbruch kommt. Ausgesprochene Allgemeinsymptome, selbst eine charakteristische Anamnese, wie bisweilen bei der Lues, brauchen nicht im Vordergrund zu stehen oder überhaupt nicht vorhanden zu sein.

Tuberkulose des Mittelohrs

Die Tuberkulose des Mittelohrs. Die Infektion des Mittelohrs mit Tuberkelbazillen ist ein relativ häufiges Ereignis, gewöhnlich im Anschluß an Lungenprozesse, selten im Anschluß an andere tuberkulöse Herde. In der Regel findet die Infektion des Mittelohrs durch die Tuba Eustachii, selten auf hämatogenem Wege statt. Von der Bedeutung einer Mischinfektion für latente tuberkulöse Infektionen war bereits bei der Besprechung des Scharlachs die Rede. Ganz besonders ist die Mischinfektion dadurch bemerkenswert, daß tödliche Komplikationen (Labyrintheiterung, Meningitis, auch Hirnabszeß und Sinusthrombose) selten von der in dieser Beziehung harmloseren tuberkulösen Infektion verursacht werden, sondern gewöhnlich erst dem Hinzutreten einer Mischinfektion ihre Entstehung zu verdanken scheinen.

Briegers 4 Typen der tuberkulösen Mittelohrerkrankung

Wir kennen 1. eine lupöse Form, 2. eine mehr diffus infiltrative, 3. eine proliferierend fungöse, mit reichlicher Granulationsbildung im Warzenfortsatz, und 4. eine nekrotisierende Form, durch schnellen Zerfall, durch ausgedehnte Verkäsung ausgezeichnet. Mehr noch als die fungöse führt die nekrotisierende Form zu Knochenerkrankung, zu Komplikationen an den Nachbarorganen.

Dieser von Brieger ausdrücklich unter Betonung der klinischen Momente getroffenen Einteilung ließen sich weitere klinisch-pathologische und anatomisch-pathologische Argumente anfügen. Gehen wir davon aus, daß der Tuberkel bald mehr organisatorische Tendenz hat — fibröse Form des Tuberkels, Paradigma: Lupus! — bald mehr proliferierende ohne oder mit erheblicherer Verkäsungsneigung — Tumorform ohne oder mit erheblicherer Verkäsung! — bald eine vorwiegende rasche Verkäsungsneigung zeigt — nekrotisierende Form der Tuberkulose!

Dann kämen wir zu folgender Einteilung:

1. Rein fibröse Form: Briegers lupöse Form (analog z. B. auch lupöse Nasenerkrankung).

Klinisch gewöhnlich funktionelle Störungen, vom Ohr Schwerhörigkeit, Dumpfheitsgefühl (von der Nase Trockenheitsgefühl), ferner unter Umständen auch Borkenbildung, die aber gar nicht durch krustöse Eintrocknung eines nach der Oberfläche hin zerfallenen Tuberkels zustande gekommen zu sein braucht, sondern lediglich dadurch, daß das Epithel über dem Tuberkel geschädigt, die Schleimhaut mangelhaft ernährt, das

Sekret vielleicht zu schleim- und zu wenig lymphhaltig ist und daher mehr zur Antrocknung neigt („Rhinitis sicca anterior", Borkenbildung oft am Naseneingang auf lupöser Basis, oft ganz inzipientes Stadium der Schleimhauttuberkulose).

2. **Vorwiegend fibröse Form**, zeitweise exsudativ, hier und da aus dem diffusen Infiltrationstyp in zirkumskriptere Proliferation übergehend: **Briegers infiltrierende Form des Ohrs** (Analoges in Nase und Kehlkopf).

3. **Vorwiegend proliferierend, stellenweise schon verkäsend: Briegers fungöse Form des Ohrs** (Tumorform der Nase, des Kehlkopfs).

4. **Im wesentlichen Verkäsung: Briegers nekrotisierende Form.**

Die Ausbildung bestimmter Formen durch Überwiegen regressiver oder mehr organisatorischer Vorgänge ist von individuellen Umständen abhängig.

Form 1 und auch Form 2 werden die Neigung haben, längere Zeit **subepithelial d. h. geschlossen zu bleiben: vorwiegend geschlossene Form der Mittelohrtuberkulose.**

Form 3 und besonders Form 4 sind Typen der **offenen Form der Mittelohrtuberkulose.**

Was für eine Bedeutung haben die Begriffe „manifeste" und „latente" Form der Ohrtuberkulose, Bezeichnungen, deren Anwendung allgemein ist?

Wie wir in der klinischen Besprechung kennenlernen werden, ist gar nicht selten die latente und manifeste Form in **einem** Mittelohr kombiniert. In leichtester latenter, wahrscheinlich rein subepithelialer geschlossener Form spielt sich die Erkrankung vielleicht infolge der besseren Ernährung der Schleimhaut in der Paukenhöhle ab, mit mehr organisatorischen Tendenzen: lupöse trockene, höchstens infiltrativ zeitweise nässende Form. Manifest erst wird die Erkrankung dann in den Zellen, die offenbar schlechter ernährt weniger organisatorische fibröse Tendenzen, sondern mehr proliferierende und verkäsende zeigen.

Latent und manifest sind subjektive klinische symptomatologische, geschlossen und offen pathologisch-anatomische Begriffe. Dabei übersehe man nicht, daß nicht jede offene Mittelohrtuberkulose manifest, nicht jede manifeste offen, nicht jede latente geschlossen ist! Ein vorübergehend offenes Stadium der infiltrativen Form (vorübergehend exsudatives Stadium) kann latent bleiben bei Fortfall von Schädlichkeiten, evtl. auch therapeutischer Art, kann unbemerkt wieder in die geschlossene Form übergehen. Andererseits kann die lupöse geschlossene Form frühzeitig durch stärkere Funktionsstörungen manifest werden. Wir wissen dasselbe von der Lungentuberkulose. Die latente Lungentuberkulose kann unerkannt, vorübergehend offen, mit harmlos erscheinendem Sputum verlaufen und wieder in die geschlossene Form zurückkehren. Andererseits kann die interstitielle peribronchitische, infiltrativ geschlossene Form durch Gewichtsabnahme, Appetitlosigkeit, Temperatursteigerungen frühzeitig manifest werden.

Wir sehen: die Begriffe „manifest" und „latent" sind dehnbar, subjektiv gefärbt, die Begriffe „offen" und „geschlossen" hingegen haben eine objektive Note. Es dürfte sich daher, meines Erachtens, empfehlen, wie in der Lungentuberkulose auch in der Mittelohrtuberkulose mehr die pathologisch-anatomisch begründeten Begriffe offene und geschlossene Mittelohrtuberkulose einzuführen und möglichst den klinischen Betrachtungen zugrunde zu legen.

Die inzipiente Lungentuberkulose war lange Zeit dem Diagnostiker eine latente Lungentuberkulose und ist jetzt jedem gut geschulten Arzte ein manifestes tuberkulöses Leiden. Kurz wir sollten unsere diagnostischen Fertigkeiten auch auf dem Gebiet der inzipienten Mittelohrtuberkulose so weit ausbilden, daß möglichst wenig „latente" Mittelohrtuberkulosen übrigbleiben, unser diagnostisches und therapeutisches Können aber so weit zu beherrschen lernen, daß möglichst viel Mittelohrtuberkulosen als geschlossene Form (subepithelial) verlaufen.

Selbstheilungstendenz der Mittelohrtuberkulose Die Selbstheilungstendenz der ruhig gestellten Mittelohrtuberkulose ist fraglos stark, so stark, daß selbst vorübergehend offene Formen auf dem Vernarbungswege sich wieder schließen. In unsere Hypothese der vorübergehend offenen Form läßt sich zwanglos die jüngst ausgesprochene Vermutung einreihen, daß der Mehrzahl der Mittelohrcholesteatome Tuberkulosen zugrunde liegen, die oberflächlich scheinbar ausgeheilt sind — Verhornung des metaplasierten Schleimhautepithels —, während in der Tiefe der Knochen sicherlich nicht in einem dem gesunden Knochen gleichen Ernährungszustand sich befindet. Wir wissen, daß die Mittelohrtuberkulose eine Heilung auch derart vortäuschen kann, daß die Mittelohrräume — ohne Cholesteatombildung — epidermisiert sind, daß aber unter der Epidermis tuberkulös veränderte Partien liegen. Ob hier ob bei dem Cholesteatom die Epidermis eingewandert oder durch Metaplasie des Epithels gebildet ist, so viel steht fest, daß die Tuberkulose des Mittelohrs die ausgesprochene Tendenz hat, sich nach außen abzuschließen, ohne dann unter der deckenden Epithel- evtl. Epidermisschicht eine besondere Aggressivität zu zeigen.

Tuberkulöse Karies der Hörknöchelchen An der Hörknöchelchenkette ergreift die tuberkulöse Karies auch die bei der gewöhnlichen chronischen Mittelohreiterung verschont bleibenden Teile; der Amboß schmilzt schneller ein, der Hammer kann nekrotisieren und in toto exfoliiert werden.

Bei der nekrotisierenden Form kommt es stets zur Eiterung, bei den anderen Formen kann der primäre Paukenhöhlenprozeß pathologisch-anatomisch so gering sein, daß er klinisch kaum in die Erscheinung tritt und daß dann klinisch leicht das Bild einer primären Warzenfortsatztuberkulose resultiert.

Tuberkelbazillennachweis im Ohreiter Der gewöhnlich spärliche, mikroskopisch oft gar nicht nachweisbare Tuberkelbazillengehalt scheint nur bei der nekrotisierenden Form reichlicher zu sein. Offenbar ist die nekrotisierende Form der Ausdruck einer reichlicheren, virulenten Tuberkelbazillenaussaat. In den Impfversuchen bei Meerschweinchen und Affen, wo eine exzessive virulente Tuberkelbazillenaussaat stattfindet, herrscht die Nekrotisierungsneigung vor. Ein schwer tuberkulöses Kind eigener Beobachtung, das schon klinisch das Bild schwerster tuberkulöser Allgemeininfektion bot und am Ohr eine ausgesprochen nekrotisierende Form der Tuberkulose zeigte, hatte im Ohreiterausstrichpräparat fast eine Reinkultur von Tuberkelbazillen, die so gehäuft lagen, daß schon makroskopisch auf dem Objektträger rote Flecken zu erkennen waren; selbstverständlich gehören solche Befunde zu den Ausnahmen. Aus positivem Tierimpfversuch einer probeexzidierten Partie in die Leistenbeuge, mit gleichzeitiger Quetschung der regionären Leistendrüsen, kann nach wenigen Wochen die Spezifizität, der Bazillengehalt der Probeexzision, aus der regionären Erkrankung erschlossen werden.

Selten kommt es bei dem Fortschreiten der Mittelohrtuberkulose zu einer Arrosion der großen Gefäße (Karotis, Sinus), eher zu einem Durchbruch von der Tube nach dem benachbarten Karotiskanal und in dessen Lymphwegen fortgeleitet zur Meningitis. *Tuberkulöse Arrosion der großen Gefäße*

Labyrinth, Dura und Sinus beteiligen sich gewöhnlich im Typus der Mischinfektion, selten mit spezifisch tuberkulösen Veränderungen.

Eine Leptomeningitis durch Mittelohrtuberkulose ist ein offenbar nicht häufiges Ereignis. Vier Wege kommen für die Fortleitung in Frage: *Leptomeningitis durch Mittelohrtuberkulose*

1. Per continuitatem. Die tuberkulöse Einschmelzung erreicht durch den Knochen die Dura, durchbricht diese und infiziert nunmehr den Arachnoidealraum. Das ist aber selten! Im allgemeinen setzt die Dura, wie uns die Untersuchungen menschlicher Schläfebeintuberkulose oder experimentell erzeugter Tuberkulose beim Affen lehren, dem Fortschreiten der Tuberkulose einen energischen Wall entgegen, energischer und sicherer als der Knochen des Schläfebeins. Schwerer schon vermag die Dura einer Mischinfektion, dem stürmischeren Vordringen einer Kokkeninfektion Widerstand zu leisten.

2. Der Fazialiskanal, dessen käsige Infiltration zu den häufigsten Folgeerscheinungen der Mittelohrtuberkulose gehört, ist gleichwohl nur selten der Vermittler einer tuberkulösen Infektion vom Mittelohr nach den Meningen hin.

3. Das Labyrinth antwortet mehr noch, als auf eitrige Kokkeninfektion, auf das tuberkulöse Virus mit plastisch abdichtenden Vorgängen, so daß auch auf diesem Wege eine Überleitung der Mittelohrtuberkulose auf die Meningen ebensowenig wie eine Fortleitung der durch Mischinfektion bedingten Labyrintheiterung auf die Meningen die Regel ist.

4. Bemerkenswerter scheint für die Fortleitung der Mittelohrtuberkulose der Weg durch den Canalis caroticus zu sein. Des seltenen Vorkommnisses tödlicher Karotisblutungen durch Übergreifen der Mittelohrtuberkulose auf den Karotiskanal haben wir schon gedacht. Ohne aber daß es zu einer Arrosion der Karotis zu kommen braucht, kann sich das tuberkulöse Infiltrat in der Adventitia der Karotis festsetzen und in der Adventitia weiterkriechen, nachdem die knöcherne Tubenwand zwischen Tube und Karotis leicht zerstört ist. Jetzt steht aber dem Vormarsch der tuberkulösen Infiltration in dem lockeren perikarotischen Gewebe, zusammen mit der Karotis durch die Dura hindurch, in den Arachnoidealraum hinein kein wesentlicher Widerstand mehr entgegen. *Bedeutung des Canalis caroticus*

Auch das dem Praktiker geläufige Zusammentreffen von eiteriger Otitis und Meningealtuberkulose steht nach unseren letzten Betrachtungen in einem ursächlichen Zusammenhang, derart, daß die eiterige Otitis in diesen Fällen oft ursprünglich gar keine Kokkenotitis ist — wenn auch im Eiter Kokken gefunden werden, als Träger der Sekundärinfektion! —, sondern eine latente Mittelohrtuberkulose, die in *„Eitrige" Otitis und Meningealtuberkulose* der Paukenhöhle eben durch Mischinfektion sich in einer scheinbar gewöhnlichen Eiterung äußert, während in der Tiefe am Tuben- und Karotiskanal die zerstörenden spezifischen tuberkulösen Veränderungen ihren Fortgang nehmen und so schließlich zur Meningitis führen können.

II. Eiterige Labyrintherkrankungen.

Eitrige Labyrintherkrankungen per continuitatem Tympanogen (Scharlach, Tuberkulose)

A. Per continuitaten. 1. Fortgeleitet vom Mittelohr, indem ein Durchbruch der durch die Infektionskrankheit erzeugten Mittelohreiterung nach dem Labyrinth stattfindet (**Scarlatina**, Tuberkulose) **tympanogene Labyrinthitiden.**

2. Die Fortleitung von den Meningen nach dem Labyrinth ist seltener: **meningogene Labyrinthitiden.** Unter anderem

a) **Bei Genickstarre.**

Überleitung der Eiterung am häufigsten durch den Porus acusticus internus, ferner durch den Aqaeductus cochleae. Auffallend ist die Tendenz relativ frisch erkrankter Labyrinthe zur Selbstheilung, mit ausgedehnten Bindegewebs- und Knochenneubildungsprozessen, bei ganz vereinzeltem Knochenabbau.

Von den Überlebenden scheint mehr als ein Drittel zu ertauben. Meistens trat die Taubheit schon in der ersten oder zweiten Krankheitswoche auf; nach Heilung zeigte die Mehrzahl der Ertaubten hochgradige Gleichgewichtsstörungen, die allmählich abklangen.

b) **Bei Influenzameningitis.**

Man beobachtete Meningitis nach Angina, im Lumbalpunktat Influenzabazillen. Nach 6 Wochen Exitus. In beiden Labyrinthen teils eiteriges Exsudat, teils schon Organisationsvorgänge; Infektion entlang den Nervenstämmen im Porus acusticus internus, Aquädukte frei.

c) **Bei postpneumonischer Meningitis.**

d) **Bei Mumpsmeningitis.**

Sie ist nur durch Lumbalpunktion gegenüber der auf anderem Wege vermittelten Erkrankung des inneren Ohrs (Neuritis toxica metastatica oder Labyrinthitis purulenta metastatica) festzustellen, kommt aber vielleicht häufiger vor, als bisher ohne regelmäßige Lumbalpunktion nachgewiesen wurde.

e) **Bei Typhusmeningitis.**

Die vereinzelt beobachtete Besserung typhöser labyrinthärer Schwerhörigkeit durch Lumbalpunktion läßt die Möglichkeit einer durch Meningitis entstandenen Labyrinthausschwitzung therapeutisch bemerkenswert erscheinen.

f) **Bei Fleckfiebermeningitis.**

Bei normalem Gehör für Flüsterstimme wurde starke Herabsetzung für Knochenleitung, ein bei Lues häufig beschriebener Befund, festgestellt, so daß wir, ähnlich wie bei Lues, an einen erhöhten Spinaldruck denken können.

Bei eigener schwerer Fleckfieberinfektion habe ich tagelang fast aufgehobenes Hörvermögen für Flüsterstimme mit Schwindelgefühl beobachten können. Die hochgradige Schwere des Kopfes, in der Entfieberungswoche, verbunden mit dem Nachlaß der Kopfdruck- und Labyrinthsymptome, sobald eine profuse Urinentleerung in Gang kam, ließ eine infektiöse Ausschwitzung der Meningen mit sekundärer Beteiligung des Labyrinths annehmen.

B. Metastatisch. Diese Form der Beteiligung des Labyrinths kommt prinzipiell allen Infektionskrankheiten zu. Vielleicht beruht ihre bisher noch seltene Beobachtung auf der relativen Unkenntnis der Materie. Weitere pathologisch-anatomische Beobachtungen, aber auch genaue klinische Untersuchungen, zu denen, wie schon hervorgehoben, in diesen Fällen der Hausarzt am ehesten Gelegenheit hat, sind erwünscht. Nach den pathologisch-anatomischen Befunden scheinen die Infektionskrankheiten sich mit Vorliebe metastatisch-toxisch (hierüber weiter unten) am Nerven anzusiedeln. Offenbar seltener kommt es zu einer **metastatisch-eiterigen Labyrintherkrankung**, besonders in Fällen **plötzlicher Ertaubung und gleichzeitiger Mitbeteiligung des Vestibularapparates — eiterig-metastatische Panlabyrinthitis.** Metastatische eitrige Labyrintherkrankungen

a) **Nach Parotitis:** Parotitis

Neben der eiterigen Panlabyrinthitis scheinen im Anschluß an Parotitis auch seröse Exsudate im Labyrinth vorzukommen, wofür die zuweilen beobachtete vollkommene funktionelle Restitutio ad integrum spricht. Eine Prädisposition des Labyrinths zur Miterkrankung bei Parotitis ist offensichtlich. Ob hierfür die Besonderheit der Erreger ausschlaggebend ist, läßt sich nicht beweisen, da wir ja den Erreger (oder die Erreger) der Parotitis noch nicht kennen. Daß das Labyrinth bestimmten Erregern eine bevorzugte Ansiedlungsstätte ist, geht aus Infektionsversuchen mit Aspergillus fumigatus in die Kaninchenohrvene hervor: Pilzfäden im Labyrinth sowie eine Labyrinthentzündung, die den für eine Aspergillusinfektion charakteristischen Veränderungen anderer Organe entspricht, wurden experimentell beobachtet.

b) **Nach Typhus.** Typhus

Abgrenzung gegen die noch zu besprechende Neuritis octavi (s. weiter unten) durch Erkrankung beider Labyrinthteile. Vgl. auch die schon erwähnte meningogene labyrinthäre Typhusschwerhörigkeit.

c) **Bei Osteomyelitis** Osteomyelitis

folgt die Ertaubung offenbar oft einem ausgesprochen eiterig-metastatischen Typus. Ohne entscheidende pathologisch-anatomische Befunde ist nach klinischem Verlauf dieser Typus in Analogie mit der septischen Panophthalmie angenommen worden. In der Tat finden wir bei der Osteomylitisertaubung plötzlichen Beginn (im Gegensatz zu der allmählich eintretenden metastatisch-toxischen Neuritis) und eine eiterige **Panlabyrinthitis**, Erkrankung von **Schnecke und Bogengangapparat.**

Meistens werden jugendliche Individuen ergriffen, unter doppelseitiger und sehr rascher Ertaubung; in einigen Fällen entwickelte sich die Ertaubung für die Sprache binnen weniger Stunden. Da die Osteomyelitisertaubung gerade jugendliche Individuen befällt, ist sie auch als **Ursache erworbener Taubstummheit** zu berücksichtigen. Selten in der hochfieberhaften Periode der ersten Wochen, häufig erst lange Zeit nach Beginn der allgemeinen Osteomyelitis der Röhrenknochen, selbst noch nach Jahren sind Erkrankungen des Gehörorgans beobachtet worden. Der Hörverschlechterung gehen subjektive Geräusche voraus, welche nach Ertaubung bestehen bleiben können. Neben Reizerscheinungen des akustischen Apparats treten solche des statischen Apparats auf (Schwindel und Übelkeit). Zuweilen allerdings fehlen bei sich sehr rasch entwickelnder Ertaubung alle Reizerscheinungen von Schnecke und Bogengangsystem. Im Laufe der Zeit kann sich das Gehör noch etwas, das statische Organ wesentlich bessern. Bei persistenter vollkommener Ertaubung bleibt auch das statische Organ dauernd ausgeschaltet.

d) Bei anderen, dem septischen Typus folgenden Erkrankungen.

Purpura haemorrhagica

Bei **Purpura haemorrhagica** wurde Ertaubung und Gangabnormität beobachtet, Momente, die sich vielleicht auf septische Blutungen im Labyrinth zurückführen lassen. Schon die Purpura lehrt, daß die septischen Erkrankungen nicht ihre metastatische Wirkung durch primäre Eiterung zu zeigen brauchen. In einem Fall von **Scharlachsepsis** stellte sich bei normalem Trommelfellbefund eine akute Labyrinthitis ein, nachher eine geringe Paukenhöhleneiterung, die mit Ausstoßung der Schnecke in toto endete. Vielleicht handelte es sich hier um eine septische Thrombose der Schneckenarterie (unter Intaktbleiben des Vestibularapparats), eine hier metastatisch erzeugte Sequestrierung, wie sie ähnlich bei Scharlachmittelohrerkrankungen, die mit konsekutiver Labyrinthnekrose einhergehen, erfolgen dürfte. Einen analogen Vorgang in-

Erysipel

fektiöser Thrombose bei einem Falle von **Erysipel** eigener Beobachtung kann man zur Erklärung des eigenartigen Verlaufs heranziehen: Im Anschluß an ein Erysipelrezidiv, nach nur kurzem Intervall zwischen erster und zweiter Attacke, typischer Menière. Offenbar trat **thrombotischer Verschluß der Arteria auditiva interna** ein. Das häufigere, durchaus nicht, wie manche behaupten, fast regelmäßige Vorkommen von **Nystagmus** bei **Gesichtserysipel** sei hier nur des praktischen Interesses halber erwähnt, ohne die vorläufig strittige Frage zu entscheiden, wie der **Nystagmus** pathologisch-anatomisch zu erklären ist, ob evtl. häufiger, wie z. B. in unserem Falle, an die Entstehung **leichterer infektiöser Thrombosen der Auditiva interna** zu denken ist.

Wenn sich die von vereinzelten Autoren berichtete Tatsache bestätigen sollte, daß auch Spontankopferysipele — nicht nur postoperative — mit Nystagmus, und zwar nach der **kranken** Seite einhergehen, so konnten wir den angeblich gerade im Beginn des Kopferysipels auftretenden Spontannystagmus nach der **kranken** Seite, zumal bei erhaltener Erregbarkeit des Vestibularapparats, als toxisch-meningitisches Symptom der hinteren Schädelgrube auffassen, wenn nicht dem Nystagmus häufiger eine Erkrankung der Arteria auditiva interna zugrunde liegt, ohne daß es immer zu einem thrombotischen Verschluß zu kommen braucht. Immerhin sei das Symptom des **Spontannystagmus**, als **Initialsymptom** des Erysipels, dem Allgemeinpraktiker zur Nachprüfung dringend empfohlen bezüglich der Häufigkeit und der Richtung des Nystagmus.

Mittelohrerkrankungen ohne Eiterfluß, bei Allgemeinerkrankungen

III. Nicht mit Eiterfluß einhergehende Mittelohrerkrankungen bei Allgemeinerkrankungen.

Offenbar gibt es metastatische Mittelohrerkrankungen, ohne daß infolge der besonderen Lokalisation Eiterfluß eintritt, z. B. durch Beteili-

Polyarthritis

gung der kleinen **Hörknöchelchengelenke** bei **Polyarthritis**. Die

Gicht

gichtische Genese von **Kalkflecken** im **Trommelfell** könnte man nur durch Untersuchung der Kalkdepots auf Urate erschließen. Während der Gicht in zwei Fällen eigener Beobachtung festgestellte Tubenverengerungen, die sich nach den typischen Gichtmitteln auffallend rasch in den einzelnen Attacken besserten, lassen an einem kausalen Zusammenhang denken, etwa an gichtische Schleimhautschwellungen der Tube oder gichtische Ablagerungen in der Tubenmuskulatur.

IV. Nichteiterige Labyrintherkrankungen bei Allgemeinerkrankungen.

Neben toxischen Momenten spielen hier die allgemeinen Nervenkrankheiten sowie Erkrankungen des Blutes und des Gefäßsystems eine Rolle.

A. Toxische Erkrankungen des Labyrinths.

1. *Ektogene Gifte.* Hier stoßen wir auf ein dem Praktiker stellenweise wohl vertrautes Gebiet; denn wem sind nicht in der Praxis schon Fälle von hochgradiger Schwerhörigkeit, von heftigem Ohrensausen nach Salizyl-, nach Chiningebrauch begegnet! Pathologisch-anatomisch liegen den ektogenen Toxinen — Chinin, Salizylsäure, Aspirin, Arsen, Äthyl- und Methylalkohol, Fisch- und Fleischvergiftung — primäre Schädigungen des Ganglion cochleare zugrunde, wie für einen Teil der Gifte auch tierexperimentell bewiesen werden konnte: fast ausnahmslos Befallensein des Hörnerven, unter vorwiegendem Verschontbleiben des Vestibularis. Durch das höhere phylogenetische Alter, durch den zu größerer Widerstandsfähigkeit disponierenden Bau der Ganglienzellen sowie vielleicht durch bessere Ernährung des Vestibulariskanals wird die eigenartige stärkere Resistenz des Vestibularis erklärt.

Bei Jodoform und Kohlenoxydgas wurde auch eine leichte Beteiligung des Nervus vestibularis nachgewiesen.

Die Alkohol- und Nikotinneuritis nach VIII. beansprucht ein besonderes praktisches Interesse.

Typische Tabakneuritis zeigt bei selbst hochgradiger Schwerhörigkeit und starkem Ohrensausen oft relativ schnelle Besserung durch strenge Abstinenz; doch können die Störungen auch irreparabel sein. Gleichzeitig achte man auf Augensymptome (Farbensinndefekt für rot, Skotome!).

Die Alkoholneuritis kann das Bild der Polyneuritis, und zwar vorzugsweise Polyneuritis der Hirnnerven hervorrufen. Neben Schwerhörigkeit und Ohrensausen können wir zuweilen dann auch Schwindel mit abnormer Übererregbarkeit des Vestibularis finden, außerdem Paresen des Nervus III und VII, Amaurose, zentrales Skotom, ferner aber auch neuritische Symptome der Extremitäten (Ataxie usw.), eine Form der Polyneuritis, welche die rheumatische Polyneuritis (über diese weiter unten!) an Schwere übertrifft.

Wie steht es mit der Toxizität des Salvarsans? Unter Hinweis auf die schon erwähnten, experimentell erzeugten Arsenschädigungen des Hörnerven ergibt sich die Frage: Ist die als unschädlich in die Medikation aufgenommene Salvarsanmenge, die in dieser Dosierung eine starke Spirochätenaffinität und Desinfektionskraft, aber noch keine toxische Gewebszellenaffinität haben soll, auch für den Hörnerven noch nicht toxisch oder evtl. für die Ganglienzellen des Hörnerven schon zu hoch bemessen? Kann nicht ein Zellsystem, das auch anderen Giften, z. B. dem Chinin, besonders zugänglich ist, dem Salvarsan gegenüber auch eine Überempfindlichkeit zeigen?

Sollen wir also das Salvarsan schlechthin den toxischen Schädlingen des Nervus octavus einreihen?

Zur Erkenntnis der Pathologie dieser ja eminent wichtigen praktischen Frage müssen wir versuchen, uns von der Wirkungsweise der antisyphilitischen Mittel überhaupt ein Bild zu verschaffen.

Die antisyphilitischen Mittel wirken entweder spirillozid oder reaktiv oder mehr auf die eine oder andere Weise. Es ist wahrscheinlich, was wohl auch der allgemeinen Annahme entspricht, daß Hg mehr primär reaktiv wirkt und dadurch evtl. sekundär spirillentötend oder -lähmend, während Salvarsan mehr primär spirillozid (bzw. nur spirillenlähmend) und im wesentlichen erst sekundär reaktiv wirkt.

Bis zu einem gewissen Grade können wir das Salvarsan, seiner Affinität zu den Erregern wegen, den spezifischen Mitteln, z. B. Tuberkulin an die Seite stellen, nur mit dem Unterschiede, daß Tuberkulin toxischrelativ scharf dosiert werden kann, während die toxische — die, nicht erwiesene, endotoxische! — Wirkung des Salvarsans nicht allein von der Salvarsandosis, sondern mehr noch von der Menge und Lebensfähigkeit der Spirillen an dem betreffenden Krankheitsherde abhängt. Der Schlüssel Salsarvan schließt vielleicht nur die Endotoxinquelle auf, ohne auf die Giftstoffe, die er nun einmal losgelassen, noch einen hemmenden Einfluß ausüben zu können, während z. B. das Tuberkulin schon aufgeschlossen dem Körper einverleibt wird und sich daher leidlich exakt dosieren läßt. Die Gefahr beim Tuberkulin, in der Regel minimal bei kleinen Anfangsdosen, beruht daher wohl in einer über das Ziel schießenden Reaktion oder in einer, infolge lokaler Abwehrschwäche, mangelhaften Hyperämie, einer Reaktionsschwäche oder gar Reaktionslähmung, die dann zu Nekrose führt, eine Gefahr, die bei Salvarsan gleichfalls zu fürchten ist: hämorrhagische Reaktion. Außerdem ist aber zu bedenken, daß Endotoxine wie ein chemisches Mittel in statu nascendi wirken, akuter und stürmischer, daher wohl auch die Reaktionskurve des Salvarsans steiler ansteigt als die des Hg, dessen scheinbar mehr primär reaktiv-hyperämisch wirkende Tätigkeit sich allmählicher vollzieht. Infolge seiner unmittelbar reaktiven Wirkung ist das Hg eher dosierbar und bietet weniger unvorhersehbare Überraschungen, weil es ohne Zwischenschaltung der an Quantität und Qualität vorher unberechenbaren Endotoxine sich geltend macht.

Werden viel Endotoxine frei, so kommt es zu starker reaktiver Schwellung — Herxheimersche Reaktion —, die auch bei geringen Salvarsanmengen, aber großen bzw. stark aktiven Spirochätenherden eintreten kann. Die Herxheimersche Reaktion bietet wohl im allgemeinen eine nur geringe Gefahr wegen ihrer Neigung, relativ schnell abzuklingen, außer wenn die Reaktion an lebenswichtigen Zentren eintritt deren Regeneration versagt oder mindestens länger dauert als der Organismus die vorübergehende Ausschaltung dieses Zentrums vertragen kann. Also neben der oben erwähnten Gefahr einer exzessiven Reaktion haben wir noch die einer Reaktion in normaler Intensität, aber mit besonders ungünstiger Lokalisation ins Auge zu fassen. Die seltene exzessive Reaktion dürfte zu den Vorkommnissen der Salvarsantherapie gehören, die nicht ohne dauernde Schädigung des Nervus octavus ablaufen, während die normale Herxheimersche Reaktion vom Nervus octavus gut vertragen zu werden scheint.

Anders die „Neurorezidive" nach Wochen! Das „Neurorezidiv" des Nervus octavus

Die Gefahr des Salvarsans liegt darin, daß es leicht eine starke Anfangsreaktion macht, aber dann scheinbar reaktiv versagt, vielleicht wegen gleichbleibender Dosen, während eine wesentliche, ständig wieder reaktionsauslösende Dosissteigerung schließlich auch direkt toxisch wirken könnte. Neben unzureichender Reaktion treten die Folgen der nur ungenügenden Abtötung (vielleicht zum Teil nur Lähmung) der Spirillen in Erscheinung. Spirillen und Endotoxine bekommen freies Spiel, neue Auskeimung und dadurch neue Infiltration beherrschen das Krankheitsbild. Wäre es möglich, die rezidiv gefährdeten Fälle unter Umständen schon, ehe sie manifeste Symptome machen, objektiv zu erkennen, so könnte man durch rechtzeitige Abtötung und Unterhaltung einer ständigen, mäßig starken reaktiven Hyperämie dem Neurorezidiv vorbeugen.

Da die Sterilisatio magna nicht zu erzielen ist, ist man der Notwendigkeit, allzu große Dosen Salvarsans zur Anwendung zu bringen, enthoben. Im Gegenteil dürften gerade kleinere seltenere Gaben angebracht sein, die dann die Gefahr der direkten toxischen Schädigung des Nervus octavus ausschließen. Fraktionierte, absichtlich kleinere Dosen, die eine Auskeimung von Spirillenresten und eben fraktionierte Abtötung bewirken können, die also ein Neurorezidiv auskeimen lassen, um es dann wirksam zu erfassen, sind keinesfalls als schädlich toxische Gaben aufzufassen.

Über Einzelheiten der Luestherapie, unter besonderer Berücksichtigung der Frage der Oktavusschädigung ist in dem besonderen Kapitel der Syphilis des Gehörorgans nachzulesen.

2. *Endogene Gifte.* Endogene Gifte können einer infektiösen Basis oder einer Stoffwechselanomalie entspringen. Endogene Gifte

a) Infektiöse endogene Gifte, endogen entstandene, aber ektogen ausgelöste, sekundär endogene Gifte, die ektogene Auslösung besteht in dem von außen kommenden infektiösen Moment. — Infektiös endogene Gifte (sekundär endogene Gifte)

Da alle Infektionserreger toxische Produkte erzeugen können, werden wir auch bei allen Infektionskrankheiten toxische Neuritiden (neben den schon besprochenen, metastatisch eiterigen Labyrintherkrankungen, Panlabyrinthitiden) erwarten dürfen. Als Paradigma einer gern toxisch wirkenden Infektionskrankheit kennen wir die Diphtherie, die aber offenbar am Ohr nicht so häufig wie am Auge toxische Störungen verursacht.

Gleichzeitig oder kurz nach der neuritischen Erkrankung der Cochlearis, die zumeist bleibende Veränderungen des Nerven hinterläßt, kann sich auch das Labyrinth an der Entzündung beteiligen — Bild der Neurolabyrinthitis — oder eine allmähliche sekundäre Degeneration erfahren.

Neuritis toxica infectiosa und Labyrinthitis metastatica infectiosa Ist demnach keine scharfe Trennung zwischen der reinen Neuritis toxica infectiosa und der reinen Labyrinthitis metastatica infectiosa zu ziehen, so ist doch die Aufstellung dieses Unterschiedes pathologisch-anatomisch begründet und bietet klinisch schon jetzt, vielleicht noch weiter ausbaufähige differential-diagnostische Anhaltspunkte — Plötzlichkeit bzw. Allmählichkeit des Beginns, primäre Beteiligung bzw. Verschontbleiben des Vestibularapparats bei Labyrinthitis bzw. Neuritis —, die zu keinem Schematismus, aber doch zu einer möglichst klaren Vorstellung von den pathologisch-anatomischen Vorgängen führen sollen.

Toxisch infektiöse Erkrankungen des Nervus VIII bei Parotitis Toxisch infektiöse Erkrankungen des N. VIII wurden beobachtet bei Parotitis, nicht selten auch bei Typhus, bei Influenza, Diphtherie und anderen Infektionskrankheiten.

Bei Parotitis (vgl. hierüber bei meningogener, sowie bei metastatisch eiteriger Labyrintherkrankung) zeigt sich das Bild einer Neuritis (bzw. Neurolabyrinthitis) des Nervus cochlearis und vestibularis, evtl. auch des N. VII, d. h. dann aller im inneren Gehörgang gelegenen Nerven. In der Mehrzahl der Fälle ist die Erkrankung einseitig. Neben dauerndem Funktionsausfall (evtl. auch des statischen Apparats) kommen vorübergehende, allerdings schwerere Schädigungen vor, manchmal aber auch so leicht, daß sie nur bei exakter funktioneller Prüfung nachgewiesen werden können.

Typhus Bei Typhus. Neben primär metastatisch eiterigen und meningogenen Erkrankungen des Labyrinths zeigt die gar nicht so seltene Typhusertaubung den Typus der Neuritis octavi. Besteht nur Schwerhörigkeit und Ohrensausen, so werden wir eher an eine neuritische Affektion, besteht gleichzeitig Labyrinthschwindel mit Gleichgewichtsstörungen, so werden wir an eine primäre Labyrintherkrankung zu denken haben. Die Frage einer meningitischen Genese ist durch Lumbalpunktion zu entscheiden. Hinsichtlich einer Restitutio ad integrum ist die Prognose der toxischen Typhusneuritis des Nervus octavus unsicher.

Influenza Bei Influenza. Nicht allen unter Influenza subsumierten Beobachtungen werden wir eine echte Influenza zugrunde legen dürfen.

Außer den schon besprochenen Möglichkeiten einer metastatisch eiterigen Labyrintherkrankung und der Fortleitung einer Influenzameningitis auf das innere Ohr haben wir die infektiös toxische Neuritis VIII zu berücksichtigen, die dann mit Neuritis V, VI, VII verbunden sein **Polyneuritis cerebralis „rheumatica"** kann, so daß hier ein Übergang zu dem noch zu erwähnenden Bilde der Polyneuritis cerebralis „rheumatica" besteht.

Diphtherie Bei Diphtherie. Ausgedehnte Veränderungen am Gefäßsystem des Felsenbeins, mit Thrombosen der Gefäße am Bereich des inneren Gehörgangs und des VII. Kanals, zum Teil mit Hämorrhagien, wurden beobachtet. Es ist nicht sicher, ob hier bakterielle oder toxische Wirkungen, vielleicht Gefäßlähmungen durch Diphtherievirus und dadurch bedingte

Stase, vorliegen. Für Emanation des im Blute zirkulierenden Diphtherie-
giftes und nicht für eine per tubam fortgeleitete Infektion spricht
das Verhalten der Blutgefäße sowie das vorwiegende Intaktsein des
Epithels.

Bei **Gelenkrheumatismus.** Die leichte Neuritis (Neurolabyrin- Gelenkrheu-
thitis), die man zuweilen auf der Höhe der Erkrankung beobachtet, ist nur matismus
dann infektiös toxisch zu deuten, wenn keine Salizylschädigung vorliegen kann.

Bei **Osteomyelitis** lernten wir schon den panlabyrinthitischen Osteo-
Typus einer Erkrankung des inneren Ohres kennen, dem steht ein Fall myelitis
der Literatur mit autoptischem Befund gegenüber, wo die Ohrerkrankung
— ohne Schwindel! — erst etwa 14 Tage ante exitum einsetzte und wo
mikroskopisch eine beginnende parenchymatöse Degeneration am Kochlearis nachweisbar war.

Bei **Rheumatismus.** Im Abschnitt Influenza erwähnten wir schon Rheumatis-
die Polyneuritis cerebralis rheumatica (N. V, VI, VII, VIII). Ein Spezial- mus, Polyneuritis
fall ist der **Herpes zoster oticus.** Die Patienten, meist Männer im cerebralis
dritten bis vierten Lebensjahrzehnt, bekommen gern, im Anschluß an rheumatica;
Herpes
eine Erkältung, eine starke Störung des Allgemeinbefindens (Mattigkeit, zoster oticus
Kopfschmerzen, Appetitlosigkeit), 4—5 Tage später Bläschen an Ohrmuschel und Gehörgang mit reißenden Kopfschmerzen. Etwa zu gleicher
Zeit Schwindel und Ohrensausen, gelegentlich Brechneigung. Zuweilen
kurz darauf VII. Lähmung. Die Vestibularissymptome bilden sich allmählich zurück, unter Wiederkehr oder dauerndem Ausfall der Erregbarkeit. Die Hörschädigung bleibt meistens relativ stark. Die VII. Lähmung bildet sich selten vollkommen zurück; ratsam ist der Versuch einer
lange Zeit fortgesetzten Elektrisierung des N. VII, weil der Nerv oft
noch nach Monaten frei von Entartungsreaktion ist.

Bei **Scharlach.** Die eiterige tympanogene Labyrintherkrankung Scharlach
ist, wie schon erwähnt, keine außergewöhnliche Seltenheit beim Scharlach.
Doch müssen wir für den Scharlach, entsprechend den anderen Infektionskrankheiten, auch Fälle annehmen, in denen eine infektiös toxische Metastase des Nerven eintritt. Außerdem wird bei Scharlach noch eine kombinierte Wirkung von Mittelohrerkrankung und unmittelbar wirkender
metastatisch toxischer Neuritis angenommen, indem die vorangegangene
Mittelohreiterung auf die Entstehung der Neuritis praedisponierend wirken soll, durch reaktive Hyperämie des inneren Ohrs (also nicht per
continuitatem) oder durch Störungen der Lymphzirkulation, wodurch
einer metastatischen Ansiedlung infektiöser Toxine der Boden geebnet ist.
Dieser Annahme gegenüber ist zu bedenken, daß eine bereits eingetretene
reaktive Hyperämie oder Lymphreaktion gegen eine weitere infektiöse
Schädigung einen Schutz bieten kann. Auch nach **Pneumonie, Masern** Pneumonie
und den anderen akuten Infektionen sieht man gelegentlich recht charak- Masern
teristische Nervenschädigungen, ohne daß die ursächliche Infektionskrankheit einen besonders schweren Verlauf gehabt zu haben braucht.

Bei **chronischen Infektionskrankheiten,** insbesondere bei Tuberkulose
allgemeiner **Tuberkulose** findet man eine Neuritis des peripheren Neu-

rons nervi cochlearis, die auch experimentell durch intraperitoneale Einspritzung tuberkulöser Exsudate erzeugt wird.

Lues   Toxischen Wirkungen bei Lues sind wir schon in unseren Ausführungen über das Salvarsan begegnet. Durch Spirochätenzerfall, evtl. unter dem Einfluß spirochätozider Medikamente, werden Toxine frei, die nunmehr in verschiedener Intensität und Kombination Abschnitte des N. VIII angreifen können.

Die bisher besprochenen endogenen Gifte sind wohl endogen entstanden, aber ektogen ausgelöst durch die von außen eindringende Infektion. Endogen ausgelöst und endogen entstanden sind die durch Anomalien des Stoffwechsels oder der inneren Sekretion bedingten Giftstoffe.

Primär endogene Gifte durch Anomalien des Stoffwechsels und der inneren Sekretion   b) **Primär endogene Gifte durch Anomalien des Stoffwechsels** und der inneren Sekretion.

Diabetes   Diabetes. Pathologisch-anatomisch wieder das Bild der toxischen Neuritis, einer primären Erkrankung des Ganglion cochleare, mit sekundärer Degeneration des Cortischen Organs. In älteren Fällen mag die bei Diabetes nicht seltene sekundäre Arteriosklerose ihrerseits erst zu einer Schädigung des inneren Ohrs führen.

Vielleicht ist eine Erkrankung des inneren Ohrs bei Diabetes häufiger, als man annimmt, weil die leichten Formen in Anbetracht der psychischen Stumpfheit falsch gedeutet werden können. Für die Anerkennung eines Zusammenhanges zwischen Diabetes und Labyrintherkrankung wird man klinisch eine Beeinflussung der Labyrinthsymptome durch Erfolge diätetischer Maßnahmen fordern müssen. Infolge sekundärer arteriosklerotischer Veränderungen wird die Beteiligung des inneren Ohrs am Diabetes mit zunehmendem Alter steigen. Schleichend verlaufende, leichte Veränderungen werden infolge der Gleichgültigkeit des Patienten gar nicht bemerkt. Geringe Schwerhörigkeit wie Ohrensausen uncharakteristischer Art kommen hier und da zusammen mit Labyrinthschwindel vor, der gelegentlich so heftig sein kann, daß der Patient auf der Straße hinstürzt. Ausnahmsweise kann sich eine isolierte Erkrankung des statischen Labyrinths ohne Beteiligung des Hörapparats entwickeln.

Therapeutisch ist nur in leichten Fällen ein Einfluß der Diät auf die Labyrintherkrankung zu erwarten. Alkohol sowie andere Gifte, die eine Affinität zu den Ganglien des Hörnerven haben (s. oben!), sind streng zu vermeiden!

Gicht   Gicht. Schon früher beschriebenes Zusammentreffen von Gicht mit Attacken von Ohrschwindel, insbesondere Häufung der Ohrattacken bei Zunahme der Podagrasymptome, lassen einen Zusammenhang zwischen Arthritis urica und Labyrintherkrankung plausibel erscheinen, ohne daß man bisher über die metastatische Lokalisation der Gicht im inneren Ohre etwas Genaueres anzugeben vermag. Dem Allgemeinpraktiker werden auch hier eher als dem Otiater einschlägige Fälle zugänglich sein.

Nephritis   Ein Gleiches gilt von der Nephritis, bei der man in Analogie mit den bekannten Augenhintergrundsveränderungen auch häufigere Störungen des inneren Ohrs vermuten sollte, wie sie z. B. bei urämischen

Krämpfen zusammen mit Amaurose, unter Ausgang in Heilung, beschrieben worden sind.

Erkrankungen der Thyreoidea. Hypo- und Aplasie sowie Hyperplasie können zu dem Krankheitsbilde der dysthyren Schwerhörigkeit führen, als deren höchster Grad die mit Kretinismus kombinierte Taubheit betrachtet werden muß, während die nicht so hochgradig dysthyr Schwerhörigen einen Ausfall der hohen Tonskala zeigen. Dreiviertel sämtlicher Kretinen haben Hörstörungen, ein Viertel hochgradige Hördefekte. Schwerer Kretinismus, sowie kretinöse Taubheit sind stets kongenital, bei anderen Fällen wird das Krankheitsbild erst nach akuten Infektionskrankheiten offenbar, kann aber natürlich auch hier schon kongenital angelegt sein. Fälle mittelschwerer Hörstörung reagieren, auch bei Kretinen, oft günstig auf Schilddrüsenkuren. Ob Anomalien der anderen Blutdrüsen durch Bildung endogener Toxine einen Einfluß auf das Ohr ausüben können, ist ungewiß. Der Einfluß der Blutdrüsen auf den Ablauf bestimmter Stoffwechselvorgänge könnte für das Ohr Bedeutung gewinnen, falls z. B. Anomalien des Kalk- und Phosphorstoffwechsels bei der Entstehung gewisser Veränderungen des Labyrinthknochens (Otosklerose) eine Rolle spielen oder abnorme innersekretorische Vorgänge das Labyrinth unmittelbar schädigen.

B. Beteiligung des inneren Ohrs an Nervenerkrankungen.

In neurologischer Betrachtung ist das „innere" Ohr des Otiaters der vorgeschobenste Posten des Hörnerven, das äußere Sinnesendorgan, während das innere Ohr des Neurologen erst retrolabyrinthär beginnt. Gerade für unsere Fälle werden wir nicht vergessen dürfen, daß sich sehr wesentliche Veränderungen, die zu Ohrsymptomen führen, nicht im Labyrinth, sondern zentral, oft in der Kernregion abspielen, so bei Tabes, Bulbärparalyse, offenbar auch bei multipler Sklerose und bei Syringomyelie.

Tabes. Herrschen Labyrinthsymptome im Allgemeinbilde der Tabes dorsalis vor, so kann man geradezu von einer Tabes laby-rinthica sprechen. Es fehlt noch ein ausreichendes, klinisch beobachtetes und mikroskopisch autoptisch kontrolliertes Krankenmaterial. Folgender Fall ist bemerkenswert: Degeneration am Kochleariskern, nicht des Kernes selbst, hochgradige Atrophie des Ganglion cochleare. Nach dem Degenerationsbilde war die Entwicklung des Erkrankungsprozesses von der Schnecke aufwärts zur Medulla anzunehmen. Das würde der Leydenschen Ansicht entsprechen, welcher die Rückenmarkserkrankung sekundär, nach primärer Erkrankung des peripheren sensiblen Neurons, auffaßte.

Multiple Sklerose. Bei intakter Erregbarkeit des Vestibularis besteht Nystagmus meist horizontal, mit leicht rotatorischer Komponente, auch häufig vertikaler Nystagmus, besonders bei Blick nach oben. Anfallsweise kann, ohne stürmische Symptome, transitorische Oktavusausschaltung (vorübergehende Taubheit und Vestibularisunerregbarkeit) auftreten, mit völliger oder fast völliger Restitution.

Progressive
Paralyse

Progressive Paralyse. Neben degenerativen Veränderungen des N. VIII, die sich intramedullär verfolgen lassen und tabischer Natur sind, sklerotische Gefäßveränderungen mit sekundärer Atrophie des Cortischen Organs.

Polyneuritis

Polyneuritis, vgl. Abschnitte Influenza (S. 88), Rheumatismus (S. 89), Herpes zoster (S. 89), Alkohol (S. 85).

Hysterie

Hysterie. — Bei funktioneller Untersuchung sind die Tonlücken der Hysterischen physiologisch uncharakteristisch gegenüber dem charakteristischen Ausfall der Töne, z. B. bei Labyrintherkrankung. Der Hysterische wird eher Lücken, die eine psychische Note tragen, aufweisen. Bei hohen Graden kommt es zu gewöhnlich halbseitiger, hysterischer Taubheit. Also Ausfall eines psychischen Wertes, ohne plausible physikalisch-physiologische Unterlage. Statisch fällt das Mißverhältnis zwischen den schweren subjektiven Gleichgewichtsstörungen und dem Mangel objektiver Unterlagen auf (Fehlen von Spontannystagmus, keine Beeinflussung der Fallrichtung durch Kopfstellungsänderung). Vgl. auch die psychogenen traumatischen Hörstörungen S. 350.

Neurose
Neur-
asthenie

Neurose. — Neurasthenie. — Im Anschluß an organische Veränderungen bildet sich der organische Herd zurück, tritt mindestens aus dem akuten Reizstadium heraus, während die subjektiven Erscheinungen eher zu- als abnehmen. Oder abnorme Erschöpfbarkeit des Hörnerven, die aber, meines Erachtens, vielleicht gar nicht als gesteigerte Ermüdbarkeit des Hörnerven zu deuten ist, tritt in Erscheinung. Wir wissen speziell vom Hörnerven, daß Ermüdungssymptome auch bei Untersuchung Neurasthenischer, besonders traumatischer Neurasthenien, mittels Stimmgabeln rasch, zuweilen binnen weniger Sekunden, sich ausgleichen. Die Stunden anhaltende neurasthenische Erschöpfung des Hörnerven, z. B. abends, hat vielleicht muskuläre Ursachen. Von den im Muskel sich ansammelnden Ermüdungsstoffen ist es bekannt, daß sie längere Zeit zur Elimination bedürfen. Was für die feine Akkomodationsmuskulatur des Auges gilt, sollte auch für die feinen Binnenmuskeln des Mittelohrs berücksichtigt werden.

Hirn-
tumoren

Hirntumoren. Die für uns in Betracht kommenden Tumoren des Akustikus haben ein vorwiegend fachärztliches Interesse. Langsam sich entwickelnde einseitige VIII-, manchmal auch gleichzeitige VII-Lähmung unter Zunahme von Kopfschmerz und Stauungspapille sind pathognomisch (vgl. auch S. 289).

Ohr-
symptome
bei Gefäßer-
krankungen

C. Ohrsymptome bei Gefäßerkrankungen.

Transitori-
sche Laby-
rinthanämie,
Labyrinth-
migräne

Transitorische Labyrinthanämie. Labyrinthmigräne (s. auch Kapitel: Menièresche Krankheit)[1]). Vorübergehende Konstriktion der kleinsten Labyrinthgefäße führt zur Labyrinthanämie mit subjektiven Geräuschen und Schwindel, zuweilen mit ausgesprochenen Drehschwindelanfällen. Bei Erhebung einer genauen Anamnese wird man entweder Migräneanfälle des Patienten eruieren oder eine hereditäre Belastung

---

[1]) S. 332.

mit Migräne feststellen können. Durch hyperämische Migräneform scheinen weniger Labyrinthsymptome in den Vordergrund zu treten.

Aber auch ohne Migräne können bei Vasomotorikern vorübergehend Zirkulationsstörungen im Labyrinth entstehen, ganz besonders nach Traumen. Oft ist der nach Traumen auftretende Schwindel kein zerebrales, sondern ein labyrinthäres Herdsymptom. *(Vasomotorische Störungen nach Traumen)*

Offenbar reagiert der auf ungenügende Blutzufuhr höchst empfindliche Hörnerv auch auf andere leicht örtliche Zirkulationsstörungen, wie sie bei beginnender Arteriosklerose, bei Mitralstenose, bei Myocarditis vorkommen können. *(Mitralstenose, Myocarditis)*

Dauernde Labyrinthanämie wird in erster Reihe durch Arteriosklerose bedingt, die nach schon lange Zeit vorangegangenen subjektiven Sensationen seitens des Hörnerven schließlich zu anscheinend „plötzlicher" vollständiger Ertaubung der affizierten Seite, zu vollkommener Verstopfung der Arteria auditiva interna führen kann (vgl. auch das im Kapitel: Menièresche Krankheit Gesagte). Ferner sei der Möglichkeit einer Embolie der Arteria auditiva sowie einer septischen Thrombose gedacht (s. unter Scharlachsepsis, Erysipel). *(Dauernde Labyrinthanämie)*

Arteriosklerose. Sowohl transitorisch wie auch dauernd können also die Schädigungen sein, welche die Arteriosklerose setzt. *(Arteriosklerose)*

Schon bei relativ Jugendlichen sind von seiten des inneren Ohrs Symptome gefunden worden, ohne Nachweis einer anderweitigen Ohrerkrankung. Durch genaue interne Untersuchung wurden arteriosklerotische Zeichen gefunden. Da gerade die frühzeitige Arteriosklerose zuweilen besondere toxische Ursachen hat, so wird man nicht entscheiden können, ob die Ohraffektion auf die Arteriosklerose oder auf die zur Arteriosklerose führende, dann gemeinsame Grundkrankheit zu beziehen ist.

Zuerst zeigen sich subjektive Geräusche; gleichzeitig oder kurz nachher eine sich gewöhnlich langsam entwickelnde Abnahme der Hörschärfe. Zu akuten Verschlimmerungen kommt es unter Umständen nach psychischen Traumen oder gesteigerter Zirkulationsbeanspruchung der Kopfregion (körperliche Überanstrengung, Bauchpresse). Ob der Schwindel der Arteriosklerotiker zerebral oder labyrinthär bedingt ist, läßt sich selbst durch eine exakte Untersuchung des Vestibularapparats mit den bisherigen Methoden nicht sicher entscheiden. Stehen Zeichen der zerebralen Gefäßerkrankung im Vordergrunde (Gedächtnisabnahme, Geistesträgheit, Kopfdruck usw.), dann wird man den Ohrerscheinungen nur eine nebensächliche symptomatische Teilstellung im gesamten Krankheitsbilde einräumen dürfen. Differentialdiagnostisch können gleichzeitig arteriosklerotische Veränderungen der Sehnervpapille die Ätiologie des zuweilen uncharakteristischen Ohrenleidens, wie in einem Falle eigener Beobachtung, nahelegen.

D. Ohrsymptome bei Bluterkrankungen.
(Ohrsymptome bei Bluterkrankungen)

Leukämie. Lymphozytenanhäufungen und Blutungen in den Markräumen und verschiedenen Teilen des Felsenbeins, am häufigsten Veränderungen am Nervenapparat, auch retrolabyrinthär, sind charak- *(Leukämie)* teristisch für leukämische Affektionen des Ohrs. Zuweilen ist auch der N. VII beteiligt. Mindestens in ein Drittel aller otologisch untersuchten Leukämiefälle scheint das Ohr mitbeteiligt zu sein. Bei rapide einsetzender Schwerhörigkeit zeigen sich Lymphozyteninfiltrate und Blutextravasate im Mittelohr und Nerventeil, in den wenigen Fällen allmählicher Abnahme der Hörfähigkeit waren nur Lymphozyteninfiltrate nachweisbar. Die klinisch infolge des apoplektiformen Beginns der Erkrankung vermutete Blutung kann wegen des Verdachts einer leukämischen Blutung die erste Veranlassung zu einer Blutuntersuchung geben und eine evtl. bisher nicht erkannte Leukämie aufdecken, der Untersuchung des inneren Ohrs also kann eine gleiche diagnostische Bedeutung zukommen wie der Untersuchung des Augenhintergrundes. Eine gleichzeitig mit apoplektiform einsetzender Schwerhörigkeit auftretende Netzhautblutung, in einem Falle eigner Beobachtung, illustrierte am besten den pathologisch-anatomischen Charakter der akuten Labyrintherkrankung, als einer Labyrinthblutung, in diesem Falle offenbar nicht leukämischen Charakters.

Perniziöse Anämie Perniziöse Anämie. Neben Erkrankungen des inneren Ohrs scheinen hier vorwiegend Blutungen am Schalleitungsapparat aufzutreten.

Das Ohrsymptom im Vordergrunde der allgemeinen Krankheitserscheinungen.

Spezielle Symptomatologie des Ohrs. Der folgenden symptomatologischen Betrachtungsweise der Klinik legen wir nicht Symptomengruppen zugrunde, die zu einem charakteristischen abgegrenzten Krankheitsbilde gehören, sondern vielmehr Gruppensymptome, d. h. Symptome, die ganzen Gruppen von Erkrankungen eigen sind und deren differentielle Bedeutung im Einzelfalle entschieden werden muß.

Dieser primären Stellung des Ohrsymptoms im Gesamtkrankheitsbilde steht die sekundäre Stellung gegenüber, wenn das Ohrsymptom sich als Begleiterscheinung einer Allgemeinerkrankung äußert, wie wir es im vorhergehenden ausführlich besprochen haben. Zuweilen ist die primäre Stellung des Ohrsymptoms nur eine scheinbare; ich erinnere an die durch eine plötzliche Ertaubung vermutete leukämische Blutung als erstes Zeichen einer Leukämie.

Ohrenschmerz **Der Ohrenschmerz.** Das markanteste, wenn auch nicht immer gefährlichste Symptom, welches den Patienten zu einer Ohruntersuchung treibt, ist der Ohrenschmerz. Gleich dem Zahnschmerz meldet sich der Ohrschmerz mit Vorliebe am späten Abend oder in der Nacht, kurz zu einer Zeit, wo ärztliche Hilfe schwer zu erreichen ist. Blaß und matt von einer schlaflosen schmerzerfüllten Nacht bietet daher der Patient dem Arzte gewöhnlich ein ziemlich schwerleidendes Bild dar. Selbst von schmerzresistenten Menschen wird der Ohrschmerz als ein besonders furchtbarer geschildert, oft so empfunden, als ob eine glühende Nadel durch den Kopf gestoßen würde. Jede Erschütterung, jede Kau- oder

Schluckbewegung (Saugen des Kindes!) vermehrt den Schmerz. Solch
stürmischer Beginn der Symptome wird, unterstützt durch die Angabe
des Patienten, daß ein starker Schnupfen oder eine schwere Erkältung
vorangegangen ist, den Arzt in erster Reihe an eine akute Mittelohrentzündung denken lassen. Bei einem derartigen Beginn der Krankheitserscheinungen wird die objektive Untersuchung die Vermutung bestätigen.
Zuweilen mag der Anfänger stutzen, nicht ein der Schwere der Symptome
stets entsprechendes schweres pathologisches Bild bei der Ohrenspiegelung
vorzufinden. Durchaus nicht zeigen die stürmischsten Krankheitserscheinungen die schwersten Befunde, wie wir in der Besprechung der klinischen
Pathologie bereits kennengelernt haben. Eine bei genauem Hinsehen eben
erkennbare Vorwölbung oder gar nur Abplattung des Trommelfells mit
relativ geringer Injektion, aber eigenartig stahlblauer Verfärbung können
gerade in diesem höchst schmerzhaften Initialstadium der wenig in die
Augen springende Befund sein; offenbar setzt die erst allmählich zur
Ausbildung kommende Exsudation mit ihren deutlicheren otosopischen
Zeichen die intensiven Initialschmerzen an dem durch vermehrte Spannung — ohne noch nicht eingetretene schmerzlindernde Exsudation —
höchst empfindlichen Trommelfell zuweilen schon herab.

Man gehe nicht, weil eine intensive Rötung und Vorwölbung des
Trommelfells fehlt, an der Diagnose: akute Mittelohrentzündung vorbei!
Man wird gerade in dem beschriebenen Initialstadium durch eine rechtzeitige Parazentese, durch eine Entspannung des Trommelfells den Patienten sehr rasch von seinen quälenden Schmerzen befreien können.

Nicht immer aber ist es bei dem geschilderten Beginn der Krankheits-
geschichte dem Ungeübten leicht, sich ein objektives Urteil über den
Trommelfellbefund bilden zu können. Ein verengter, mit Detritusmassen
erfüllter Gehörgang behindert den Einblick, das Lumen des eingesetzten
Trichters verstopft sich bei jedem Versuch, den Gehörgang etwas zu entfalten. Eine mühsame kombinierte Säuberung mittels Spritze, Watteträgers und Sonde wird schließlich das Lumen so weit freilegen, daß man
sich ein Urteil über den Entzündungszustand des Trommelfells bilden
kann. Jede auffallende Engigkeit des Gehörgangs wird uns allerdings
einen wertvollen diagnostischen Fingerzeig und nicht nur ein wegen
erschwerter Spiegelung diagnostisches Hindernis liefern, die relative
Schmerzlosigkeit bei der Sondenberührung uns eine primäre Erkrankung
der Gehörgangswand, die gerade im Anfang auf Berührungsdruck recht
empfindlich ist, ausschließen lassen und die Gehörgangsenge als ein
wichtiges Symptom der akuten Mittelohrentzündung zu beachten lehren.

Oft klagen die Ärzte, daß sie in der Praxis dem schönen vorgewölbten
Trommelfelle selten begegnen, das ihnen in Fortbildungskursen als Typus
der akuten Mittelohrentzündung vorgeführt worden ist. Wo sie nach den
Schmerzerscheinungen mit Recht eine akute Mittelohrentzündung annehmen müssen, können sie zu ihrer Enttäuschung zuweilen nur kleine
Teile des Trommelfells exakt einstellen, sie ärgern sich über einen engen,
den Einblick in die Tiefe hindernden Gehörgang und über den leicht

mit Epidermisbrei verstopften Ohrtrichter. Wer aber weiß, daß dieser Befund bis zu einem gewissen Grade charakteristisch ist, wird sich die Mühe einer gründlichen Reinigung des Gehörgangs nicht verdrießen lassen.

Der auf Sondenberührung schmerzhafte Gehörgang braucht nicht primär, im Sinne einer Otitis externa, erkrankt zu sein; sicher kann auch die bei akuter Mittelohrentzündung auftretende kollaterale Gehörgangsschwellung, die gewöhnlich eine diffuse, bis zum Trommelfell reichende trichterförmige oder schon in den äußeren Gehörgangspartien lokalisierte schlitzförmige Verengerung zeigt, mit Schmerzen einhergehen. Ist freilich der Berührungsschmerz der Gehörgangswand nur auf einen Punkt oder eine ganz umschriebene Partie begrenzt, was unschwer mit der Sonde nachweisbar ist, so wird man die Schmerzen in erster Reihe auf eine Otitis externa zu beziehen haben, die ja dann oft sich zu einer Otitis externa furunculosa entwickeln wird.

Ohren-
schmerz
bei Otitis
externa

Also Mittelohr und Gehörgang eines wegen akut einsetzenden heftigen Ohrenschmerzes den Arzt konsultierenden Patienten werden zuvörderst unsere Beachtung verlangen. Einzelheiten über die verschiedenen Formen der dem akuten Mittelohrschmerz zugrunde liegenden Befunde sollen unter dem Kapitel „Akute Mittelohrentzündung" behandelt werden. Nur noch auf einen wichtigen, leider oft übersehenen Befund sei hier hingewiesen. Nicht allzu selten sind Menschen mit Cholesteatom behaftet, das besonders bei indolenten Individuen jahrelang keine wesentlichen Beschwerden verursacht. Die otoskopisch nachweisbare Eigentümlichkeit dieses Prozesses besteht oft darin, daß die Pars tensa, d. h. der größte Teil des Trommelfells frei von wesentlichen Veränderungen ist, während nur am oberen Pol, in der Pars flaccida, eine Fistel vorhanden ist (vgl. Abschnitt Diagnostik S. 125). Man versäume daher nie, den oberen Pol des Trommelfells einer genauen Revision zu unterwerfen. Denn akute Exazerbationen eines Cholesteatoms können recht intensive Ohr- und Kopfschmerzen verursachen, ohne daß die Pars tensa, der bei der Spiegelung vom Arzt gewöhnlich bevorzugte Teil des Trommelfells, einen nennenswerten Krankheitsbefund bietet.

bei
Cholestea-
tom

Zur Unterscheidung des Mittelohr- und Gehörgangschmerzes nehmen wir die Palpation zu Hilfe: ein zwischen Warzenfortsatzspitze und dem Gelenkfortsatz des Unterkiefers parallel der unteren Gehörgangswand ausgeübter Druck ist bei akuter Mittelohrentzündung schmerzhaft, während die Gehörgangsentzündung — beim Erwachsenen — mehr Schmerzen verursacht auf einen an der Gehörgangswand ausgeübten Druck oder Zug. Das mittelohrkranke Kind, besonders der Säugling, macht schon bei Berührung der Ohrmuschel Abwehrbewegungen; die Mutter wird unter Umständen auf eine Ohrerkrankung aufmerksam, weil das Kind beim Anfassen, beim Waschen des Ohrs schreit. Bedenken wir, daß knorpliger Gehörgang und Ohrmuschel — ein knöcherner Gehörgang fehlt ja beim kleinen Kinde! — viel unmittelbarer dem Trommelfell und

Palpatori-
sche Zeichen
bei Ohren-
schmerzen

damit den entzündeten Mittelohrteilen anliegen, so ist die Empfindlichkeit auch der äußeren Ohrteile des Kindes bei Mittelohrentzündung verständlich.

Bei Ausschluß einer Mittelohr- oder Gehörgangsentzündung sehen wir uns nach schmerzerklärenden Gebilden oder Stellen in der unmittelbaren Umgebung des Ohrs um: Lymphdrüsenschwellungen, Schmerzen im Kiefergelenk, Schwellung der Parotis sowie der parotidealen Lymphdrüsen kommen in Frage, ferner charakteristische druckempfindliche Nervenpunkte, einer vor dem Tragus: Nervus auriculotemporalis, einer dicht hinter der Spitze des Warzenfortsatzes: Nervus occipitalis. Ohrenschmerz aus der Umgebung des Ohres

Aber nach negativem Ausfall dieser diagnostischen Explorationen stelle man noch nicht die Verlegenheitsdiagnose auf „nervösen" Ohrschmerz, auf die man erst zurückgreifen darf, wenn kein nach dem Ohr hin ausstrahlender Schmerz vorliegt. Man unterziehe daher Nase, Nasenrachenraum, Rachen und Kehlkopf einer peinlichen Revision. Die übliche Besichtigung des Rachens genügt auf keinen Fall. Einzelheiten lassen sich nur mit Reflektorbeleuchtung feststellen, zumal die für den ausstrahlenden Ohrschmerz in Betracht kommenden Prädilektionsstellen des Rachens. Man betrachte die Seitenstränge, weil die Seitenstrangspharyngitis recht quälende Ohrschmerzen verursachen kann. Daß die Schwellung der Tonsillen, zumal am oberen Pol, zumal wenn eine Peritonsillitis mit im Spiele ist, zu intensiven Ohrschmerzen führen kann, ist bekannt. Ebenso sei auf Ulzera des Rachens und Nasenrachens geachtet; besonders schmerzhaft sind Ulzera am Tubenostium, infolge der bei jedem Schluckakt und bei jeder Phonation in Spannung versetzten Tensor und Levator veli palatini. Ohne genaues Absuchen mit dem Reflektor können leicht Ulzera des Mundbodens übersehen werden. Etwas Alltägliches ist die Otalgia ex carie dentium. Nasenleiden, insbesondere ulzeröse Nasenprozesse, gelegentlich eine Kieferhöhleneiterung lenken den Verdacht auf das Ohr. Endlich kann uns der Kehlkopfspiegel ursächliche Herde zeigen, akute Perichondritiden, tuberkulöse Larynxulzerationen (vgl. Diagnostik S. 130).

Trotz scheinbar sorgsamster Untersuchung, trotz Beleuchtung aller Buchten und Winkel des Rachens usw. ist der Befund negativ. Der Patient erhält die Versicherung, daß nichts nachzuweisen sei. Der suggestive Einfluß der ärztlichen Autorität läßt den Patienten vielleicht in den nächsten Tagen den Schmerz erträglicher erscheinen, der sich aber schließlich immer wieder meldet und den Patienten nochmals zum Arzte führt. Die bloße Besichtigung zeitigt auch jetzt ein negatives Resultat. Nimmt man aber die Palpation zu Hilfe, tastet man die in Betracht kommenden Prädilektionsstellen mit der Sonde ab, ohne auch hiermit zu einem positiven Resultat zu kommen, so vergesse man nicht, daß die so häufigen Tonsillarpfröpfe recht lästige, schneidende oder stechende Ohrschmerzen verursachen können, Tonsillarpfröpfe, die man nicht sehen, auch nicht ohne weiteres mit der Sonde erreichen kann, sondern die man aus den Tiefen der Tonsillenbuchten, besonders der am oberen Pol gelegenen Buchten mit Häkchen herausholen oder mit einem Tonsillenquetscher (Spatel) heraus pressen muß: Mit einem kräftigen Spatel drückt man die Zunge nach unten und preßt mit einem zweiten Spatel die Tonsille aus. Besonders bei einem auf den oberen Teil des vorderen Gaumenbogens ausgeübten Druck wird man oft erstaunliche Mengen Tonsillenpfröpfe entleeren und den Patienten mit einem Schlag von seinen lästigen Ohrbeschwerden befreien können.

Ist nach restloser Anwendung sämtlicher Untersuchungsmethoden kein objektiver Befund zu erheben, so muß man sich mit der Diagnose „nervöser Ohrschmerz" bescheiden.

„Nervöser" Ohrenschmerz

Die Behandlung des Ohrschmerzes fällt mit der Behandlung des eruierten Grundleidens zusammen. Die Therapie des Ohrschmerzes sei prinzipiell eine ursächliche, keine symptomatische! Das so sehr beliebte Karbolglyzerin, dessen Vorteil schon bei der akuten Mittelohrentzündung problematisch ist, sollte nicht wahllos bei jedem Ohrschmerz in den Gehörgang versenkt werden! Diese Art der Behandlung hat vor der bei Laien beliebten Knoblaucheinlage gegen Zahnschmerzen nicht viel voraus! In den meisten Fällen ist die ursächliche Behandlung mit der richtigen Diagnose gegeben. Zuweilen wird schon die Mitteilung der Tatsache, daß keine Mittelohrentzündung vorliegt, daß aber z. B. eine umschriebene, durch Sondenberührung nachweisbare Stelle des Rachens den Ohrschmerz verursacht, auf den Patienten so beruhigend wirken, daß sich eine besondere Behandlung erübrigt.

Ohrenschmerz durch spezifische Ulzera des Pharynx

Zuweilen entdeckt man, anläßlich einer wegen Ohrenschmerzen nachgesuchten Konsultation, eine luische Pharynaffektion, Plaques oder spät sekundäre spezifische Ulzera. Nicht immer ist es dann zweckmäßig, dem Patienten sofort die Diagnose „Lues" zu offenbaren. Der manchmal ahnungslos scheinende Patient kann mehr als unangenehm berührt sein, wenn er den Arzt wegen Ohrenschmerzen aufsucht und, mit der Diagnose Lues beladen, verläßt. In solchen Fällen erscheint es praktisch, experimenti causa, innerlich IK mit Hg zu geben (Kal. jod. 10,0, Hydrargyr. bijod. 0,1, Aqu. dest. ad 200,0 D.-S. dreimal täglich zwei Teelöffel). Man bestellt den Patienten nach einigen Tagen wieder und verspricht ihm, daß mit größter Wahrscheinlichkeit durch Einnehmen der Medizin der vom Hals ausstrahlende Ohrschmerz verschwinden wird. Das nächste Mal wird der von Schmerzen befreite, dem Arzte dankbare Patient hygienischen Belehrungen zugänglicher sein. Jetzt wird der Patient die Eröffnung, daß ein syphilitisches Halsleiden vorliegt, leichter hinnehmen und sich der Notwendigkeit einer gründlichen Kur nicht verschließen. Nur mit Vorsicht werden wir also bisweilen unseren diagnostischen Ergebnissen zu einem praktisch therapeutischen Erfolg verhelfen.

Schwere Laryngititiden, Nasenrachenerkrankungen und Nasenleiden bedürfen spezialärztlicher Hilfe.

Schwerhörigkeit

Schwerhörigkeit. Eigenartigerweise ist Schwerhörigkeit nicht dasjenige Symptom, dessen geringeren Graden große Bedeutung beigelegt wird. An der oft späten Einleitung ärztlicher Behandlung ist aber nicht allein die Indolenz des Patienten gegenüber der Schwerhörigkeit schuld, wenn auch zugegeben werden muß, daß die Integrität des Hörorgans von dem Durchschnitt nicht so hoch geschätzt wird wie ein intaxtes Sehvermögen. Die häufige Einseitigkeit der Schwerhörigkeit, die oft nur langsame Zunahme der Schwerhörigkeit lassen den Patienten geringere Grade kaum bemerken und selbst höhere Grade, solange sie nur einseitig oder vorwiegend einseitig bestehen, mehr als Unbequemlichkeit, nicht aber als ein bedeutsames Krankheitssymptom erscheinen. Wie wenig Wert im allgemeinen geringerer Schwerhörigkeit beigemessen wird, kann der Facharzt ständig erfahren, den Patienten anderer, erfahrungsgemäß mit Schwerhörigkeit einhergehender Symptome wegen aufsuchen. Nach Schwerhörigkeit befragt, gibt der Patient dann oft eine verneinende Antwort und ist zuweilen erstaunt, auf Grund der Untersuchung belehrt zu werden, daß sein Gehör gelitten hat. Allerdings ist auch oft Eitelkeit mit im Spiel: kein Gebrechen wird so gern verheimlicht wie die Schwerhörigkeit, was im Interesse einer rechtzeitigen Therapie bedauerlich ist. Gerade die vom Patienten so gern übersehenen Fälle von Schwerhörigkeit sind die sich schleichend entwickelnden chronischen Prozesse.

Das äußere Ohr kann durch Zeruminal- und Epidermisansammlung sowie durch chronisch entzündliche ekzematöse Prozesse die Ursache einer Schwerhörigkeit sein. Ohne wesentliche Schmerzen zu verursachen, schwellen die Gehörgangswände an und sondern ein Sekret ab, das die schon ohnedies bestehende Neigung der Gehörgangswände zur Verklebung begünstigt. Es entsteht ein eigenartiges dumpfes „taubes" Gefühl. Gerade bei diesen Gehörgangsprozessen kommt der Patient gern mit der Klage, daß er auf dem Ohre „taub" sei, gerade hier wird auch im Laienmunde, wie im lateinischen Namen „Surditas" — synonym für Taubheit und Schwerhörigkeit —, kein Unterschied zwischen Taubheit und Schwerhörigkeit gemacht. In der Tat ist auch dieses dumpfe „Taubheits"gefühl, dem objektiv nur mäßige Grade von Schwerhörigkeit zugrunde zu liegen brauchen, mit die lästigste Form der Schwerhörigkeit.

Die vom Mittelohr bedingten Formen der Schwerhörigkeit können mit und ohne Eiterfluß einhergehen. Oft ist der auf seine Schwerhörigkeit aufmerksam gewordene Patient überrascht, wenn anläßlich der Untersuchung eine alte chronische Mittelohreiterung festgestellt wird. Er kann sich kaum besinnen, daß das Ohr jemals gelaufen sei; vielleicht sei es zeitweise „feucht" gewesen und habe gejuckt. Wird dann gar noch weiterhin Magenschwindel eruiert und einwandfrei als Ohrsymptom erkannt, so zeigt sich, daß die Schwerhörigkeit für die Abwehr drohender Gefahren ein spätes Warnungssignal gewesen ist. Ist also bei den eiterigen Formen der Mittelohrerkrankung die Schwerhörigkeit nicht das schlimmste Symptom des zugrunde liegenden Krankheitsbildes, so ist bei den trockenen Formen (Adhäsivprozesse, Otosklerose) die Schwerhörigkeit das ernster zu nehmende Symptom, aber auch hier wieder das ernstere Symptom nicht das Symptom, das in den Klagen des Patienten im Vordergrunde steht; vielmehr werden quälende Ohrgeräusche vorgebracht, die so stark wären, daß das Gehör darunter leide. Das Ohrensausen wird also als das Primäre empfunden und gleichsam als Ursache der scheinbar nebensächlichen Schwerhörigkeit. „Wäre nicht das schreckliche Sausen, so würde ich ganz gut hören können", so und ähnlich lauten häufige Klagen. Natürlich ist das nur insofern richtig, als die bestehende Schwerhörigkeit bzw. die Hörreste durch das Ohrgeräusch noch mehr beeinträchtigt werden können.

Labyrin-thäre, retro-labyrinthäre Schwer-hörigkeit Die sich labyrinthär oder retrolabyrinthär entwickelnde chronische Schwerhörigkeit wird entweder im Gefolge einer gleichzeitigen Mittelohrerkrankung auftreten und dann dementsprechend bewertet werden (chronische Mittelohreiterung mit Labyrinthbeteiligung, Otosklerose mit Labyrinthbeteiligung usw.) oder allgemeine Ursachen haben, welche die Beurteilung der Schwerhörigkeit über die einer rein örtlichen Erkrankung erheben. (Arteriosklerose, Diabetes, Lues, akute Infektionen mit toxischer Schwerhörigkeit usw.)

Akut ein-setzende Schwer-hörigkeit Die akut einsetzende Schwerhörigkeit wird vom Patienten nicht übersehen und ist anamnestisch gewöhnlich so charakteristisch, daß man aus der Anamnese bereits die Diagnose machen kann. Ist beim Waschen oder Baden die Schwerhörigkeit entstanden, so wird man in erster Linie an eine Gehörgangsverstopfung durch einen vorher schon vorhandenen, aber noch nicht obturierenden, jetzt erst durch Wassereintritt *Aufgequol-lener Zeru-minalpfropf* aufgequollenen Zeruminalpfropf denken müssen. Jedenfalls sieht man hier am besten von einer unnötigen weitläufigen Anamnese ab., Beim Sprung ins Wasser kommt neben der besprochenen Möglichkeit ein traumatisches Moment in Betracht: der schlagartige Druck des Wassers kann zur Zerreißung des Trommelfells und zu einer Labyrintherschütterung führen, die sich erst nach Wochen zurückzubilden braucht.

Schwer-hörigkeit nach Traumen Schwerhörigkeit, die nach Traumen, z. B. Schlag aufs Ohr, auftritt, bedarf einer besonders exakten Untersuchung. Kleine Blutpunkte (Koagel) am Trommelfell deuten auf Risse hin, die evtl. durch den Blutschorf verdeckt sein können. Gern wird der Blutschorf vom Anfänger gefunden, der daneben sitzende Riß aber übersehen. Mit traumatischer akuter Schwerhörigkeit ist, wie schon erwähnt, häufig eine Labyrintherschütterung vergesellschaftet.

Durch Exsudat Sehr charakteristisch ist die vom Mittelohr akut ausgelöste Schwerhörigkeit in Fällen, in denen sich akut ein Exsudat ins Mittelohr ergießt, häufig im Anschluß an starkes Schnaufen oder Niesen bei akutem Schnupfen. Plötzlich legt sich etwas vors Ohr, wie eine Klappe oder in leichten Fällen wie ein Schleier empfunden. Die Intensität des Obturationsgefühls richtet sich oft nach der Konsistenz des Exsudats; dünnflüssige, leicht verschiebliche Exsudate machen weniger Beschwerden — besonders bei bestimmten Kopfhaltungen, bei denen das Exsudat durch Veränderung des Niveauspiegels die zum Hören notwendigen Teile frei läßt — als dickflüssige zähe Exsudate, die den Wänden und den funktionsausübenden Teilen des Mittelohrs hemmend auflagern. Bei einer virulenteren akuten Mittelohrentzündung wird selten die Schwerhörigkeit, sondern der Schmerz die Situation beherrschen. Eher kann schon ein Bluterguß ins Mittel- *Hämato-tympanum* ohr (Hämatotympanum) zu einer akuten Hörverschlechterung, ohne nennenswerte andere Ohrsensationen führen. Im Anschluß an starkes Nasenbluten kann Blut ins Mittelohr hineinlaufen oder durch Schnaufen hineingeschleudert werden. Blauschwarz sieht man dann den Erguß gewöhnlich durch das Trommelfell durchschimmern.

Durch plötzliche Ausschaltung des Hörlabyrinths kann apoplekti- *Menière* form die Schwerhörigkeit einsetzen; wir werden dann immer in erster Linie an das von Menière zuerst beschriebene Krankheitsbild denken, dem meistens eine gleichzeitige Erkrankung des statischen Labyrinths — mit Gleichgewichtsstörungen — eigentümlich ist. Also akute Schwerhörigkeit durch Erkrankung des Labyrinths auf mannigfacher, nicht immer eruierbarer Basis, Arteriosklerose, Anämie oder anders bedingter abnormer Gefäßbeschaffenheit. Manchmal versteckt sich hinter solch einem Menière nur die apoplektiforme Verschlimmerung einer vielleicht schon vorher vorhandenen, unbemerkt gebliebenen Schwerhörigkeit, deren evtl. luische Basis von eminenter therapeutischer Wichtigkeit ist (vgl. Sonderkapitel Menièresche Krankheit), wenn nicht eine latente chronische Mittelohreiterung in das Labyrinth eingebrochen ist.

Kommen die Patienten mit der Anamnese, daß sie des Morgens plötzlich mit einseitiger Taubheit aufgewacht seien und ist anamnestisch keinerlei Schwindel, otoskopisch keinerlei objektive Veränderung festzustellen, so kann die, qua restitutio ad integrum, prognostisch ungünstige akute Labyrinthanämie durch isolierte obturierende Thrombose oder Em- *Thrombose* bolie der Arteria cochlearis vorliegen. Kommt es zu einer akuten *oder Em-* *bolie der* Verstopfung des Hauptastes, der Arteria auditiva interna selbst, *Arteria* *cochlearis* wodurch außer der Arteria cochlearis auch die Arteria vestibularis ausgeschaltet wird, so erhalten wir wiederum das Krankheitsbild des „Menière".

Unter den durch keine anderen Begleitsymptome (Ohrenschmerz, Schwindel) oder durch keine besonders markante Anamnese (Wassereintritt ins Ohr, Trauma) charakterisierten Fällen von Schwerhörigkeit sind die akut einsetzenden am häufigsten exsudative Mittelohrkatarrhe (hypovirulent, daher gewöhnlich schmerzlos), die chronisch sich entwickelnden am häufigsten die zum Typ Otosklerose oder zu den chronischen Adhäsivprozessen gehörigen Erkrankungen. Wie in der klinischen Pathologie ausgeführt wurde, setzen die Adhäsivprozesse nur scheinbar chronisch ein; bei dem Otosklerosetyp belästigen den Patienten oft die Ohrgeräusche mehr als die Schwerhörigkeit.

Die diagnostische Lokalisation der Schwerhörigkeit ergibt sich also zum Teil schon aus den symptomatologisch vermuteten Leiden (Zerumen, exsudativer Mittelohrkatarrh usw.). Zur kurzen Orientierung ist die Frage geeignet, ob Patient besser das Klopfen oder Klingeln höre. Der Ausfall des tiefen Schallphänomens „Klopfen" spricht für eine Erkrankung des Mittelohrs, während schlechtes Hören von Klingelzeichen — hoher Schallcharakter! — bei relativ gutem Hören des Klopfens recht suspekt auf eine Labyrintherkrankung ist.

Ohrgeräusche. Ebenso häufig wie quälend ist das Ohrgeräusch, ebenso *Ohr-* unsicher die Ätiologie des Symptoms wie seine therapeutischen Erfolge. *geräusche*

Definition
des subjek-
tiven Ge-
räuschs

Reine **subjektive** Geräusche sind **nur** solche, denen **keine objektive** Geräuschquelle zugrunde liegt. Geräusche, die z. B. auf eine **Geräuschquelle im Ohr oder in der Nachbarschaft** des Ohres zurückzuführen sind — Aneurysmen, Muskelgeräusche —, sind **keine subjektiven Geräusche**, sondern **tatsächlich außerhalb** des Hörperzeptionsapparats produzierte, also objektive Geräusche, die gewöhnlich als „**entotische**“ bezeichnet und unter Umständen von einem Außenstehenden beobachtet werden können, objektiv wahrnehmbare entotische Geräusche,

Definition
des ento-
tischen Ge-
räuschs

z. B. aneurysmatisches Sausen. Das „**entotische**“ Geräusch ist **also tatsächlich vorhanden** und wird als **adäquater Reiz vom Ohr** als Geräusch aufgenommen. Das **subjektive Geräusch** soll seine **Entstehung keiner objektiven Schallquelle** verdanken, daher soll auch **keine adäquate Reizung des Hörsinnesendorgans**, sondern offenbar eine **unmittelbare molekulare Reizung des Hörnerven** stattfinden — evtl. unter Umgehung des Sinnesendorgans —, indem auf infektiös toxische, chemische, mechanische, zirkulatorische Schädigungen hier eine molekulare Umlagerung der Struktur, eine histologische Veränderung sich entwickelt, welche direkt, ohne Zwischenschaltung einer Schallquelle, subjektive Gebräuche auslöst.

Art der
Geräusche

Die **Art der Geräusche** richtet sich bei den **entotischen** naturgemäß nach der Art der Schallquelle. So z. B. werden von Aneurysmen (Aorten — Karotis — oder zerebralen Aneurysmen) erzeugte Geräusche als pulsierend geschildert und lassen sich in der Regel durch Kompression der Karotis unterdrücken. Im Mittelohr durch Exsudate entstehende Geräusche werden je nach der Konsistenz rasselnd, knisternd, quietschend sein. Von tiefem Klangcharakter wurde ein etwa zwanzigmal täglich auftretendes, einige Minuten andauerndes Geräusch geschildert, das stets mit Blepharospasmus einherging (Fazialisreizung mit Spasmus des Musculus stapedius). Man kann das Geräusch durch schnelles krampfhaftes Zukneifen der Augenlider erzeugen. Eigenartig ist, daß bestimmte Bezeichnungen, wie „Glockenläuten“ bei Otosklerose, häufig von Patienten gewählt werden. Bei den **subjektiven** Geräuschen ist die Entstehung des verschiedenen Charakters der Geräusche schwer zu erklären, außer in den Fällen, wo man eine direkte Reizung differenzierter Teile des **Cortischen Organs** annehmen darf; je nach der Lokalisation der Affektion könnte ein höheres oder tieferes Geräusch resultieren. Bei isolierter Reizung ganz umschriebener Partien können wir schließlich einen tonartigen Charakter annehmen, während die kombinierte Reizung einzelner Toninseln gerade in ihrer Vermengung die **geräuschartige** Schallqualität produzieren soll.

Noch ist aber der Ausdruck: subjektives Geräusch nicht genügend abgegrenzt, weil, wie wir sehen werden, die Einreihung eines Geräusches unter die subjektiven oder entotischen von unserer ätiologischen Auffassung, von unserer Vorstellung abhängt, die wir von der Entstehungsweise des Geräusches haben, weil es in der Tat manchmal strittig bleibt, ob eine objektive Schallquelle anzunehmen ist oder nicht.

Unter den **subjektiven Geräuschen** hätten wir a priori **außer-**

halb des schallperzipierenden Apparates und im schallperzipierenden Apparat bedingte zu unterscheiden.

Außerhalb des schallperzipierenden Apparats kann die Ursache im äußeren Gehörgang oder im Mittelohr gelegen sein; der
Zeruminalpfropf und der Mittelohrkatarrh, besonders seine chronische
Form, sowie die Otosklerose sind häufige Quellen lästigen Ohrensausens.
Die ältere Theorie nimmt an, daß Zeruminalpfröpfe wie Mittelohrleiden
durch Druck auf die Hörknöchelchenkette zu einem gesteigerten intra-
labyrinthären Druck führen, der schließlich ein echtes subjektives
Geräusch auslösen würde, mechanisch bedingt, ohne adäquaten Reiz,
ohne tatsächlich vorhandene Schallquelle. Dieser Erklärung steht aber
das Bedenken entgegen, daß der immerhin doch geringen Drucksteigerung
gegenüber die normalen Ausweichmöglichkeiten des Labyrinthwassers
ausreichen, einmal in beiden Wasserleitungen, dem mit dem Subarachnoidealraum kommunizierenden Aquaeductus cochleae und dem mit dem
Sacculus endolymphaticus kommunizierenden Aquaeductus vestibuli, sodann aber auch in den relativ breiten perineuralen Safträumen. Man kann
besser die durch den Druck im äußeren Gehörgang oder Mittelohr ver-
ursachte Spannung der Hörknöchelchenkette zur Erklärung der subjektiven Geräusche ähnlich verwerten wie zur Erklärung des Weberschen
Versuchs. Wie dort eine normalerweise nicht gehörte Stimmgabel unter
besonderen Umständen — einseitig — gehört wird, so sollten auch normalerweise unhörbare Gefäß- und Muskelgeräusche unter pathologischen
— gebesserten! — Fortleitungsverhältnissen leichter übertragen und wahrgenommen werden. Unter Akzeptierung dieser Erklärung hätten
wir es hier dann aber nicht mit subjektiven, sondern mit entotischen Geräuschen zu tun. Wir werden daher zu dem Resultat
kommen, als sicher echte subjektive Geräusche nur solche anzuerkennen, in denen eine primäre Erkrankung oder Reizung des
Hörnerven feststeht, sei es des Sinnesendorgans, sei es des Ganglien-
apparats oder seines zentralen Verlaufs.

Die Ursache der vom inneren Ohr ausgehenden subjektiven Geräusche
fällt dann mit der Ursache der Erkrankungen des inneren Ohrs bzw. des
Hörnerven zusammen und hat im Abschnitt Ohr und Allgemeinerkrankungen (S. 82 ff.) eine eingehende Behandlung gefunden.

Da über die Entstehung der subjektiven Geräusche, wie wir sahen,
die Ansichten noch geteilt sind, das eine Geräusch, je nach der Deutung,
als subjektiv oder entotisch aufgefaßt werden kann, werden wir auch ein
subjektives Geräusch, das weder nach seiner Entstehungsart sicher feststeht noch in seinen verschiedenen Typen für die eine oder andere Erkrankung ausreichend charakterisiert ist, vorläufig topographisch diagnostisch nur mangelhaft verwerten können.

Wenn wir einen Unterschied zwischen Reiz- und Ausfallsympto-
men des Hörnerven machen wollen, so würden wir die subjektiven Geräusche als Reizerscheinungen, die Schwerhörigkeit als Ausfallssymptom
zu deuten haben. Diese aus didaktischen Gründen brauchbare Trennung
darf aber nicht zu falschen theoretischen Vorstellungen führen, etwa in

dem Sinne, daß wir mit der Vorstellung einer Reizerscheinung pathologisch - anatomische Veränderungen progredienter, akut entzündlicher Art verbinden. Wie am sensiblen Nerven atrophische Veränderungen Reizerscheinungen (Neuralgien) auslösen, so werden wir auch vom atrophierenden Hörnerv Reizerscheinungen erwarten können. Ohrensausen bei absoluter Taubheit ist nichts Ungewöhnliches, dem Patienten oft ein trügerischer Trost, daß der Hörnerv noch nicht „ganz tot" sei. Ja, es gibt Fälle, in denen sich das Ohrklingen auf einzelne Töne erstreckt, deren Perzeption gerade sicher aufgehoben, deren in Betracht kommender Teil des Cortischen Organs also zerstört ist. Nach unseren obigen Ausführungen fällt uns die Erklärung dieses Phänomens nicht schwer, wenn wir eben in diesem subjektiven Geräusch eine Reaktion des Hörnerven auf einen nicht adäquaten Reiz sehen, auf einen Reiz, der also auch nicht am Endorgan, sondern nur im Verlaufe des Nerven einzuwirken braucht. Ähnlich wie die wahrscheinlich im Verlaufe des Nerven, nicht am Sinnesendorgan einsetzende elektrische Reizung, je nach Intensität, bestimmte Töne hervorrufen kann, scheinen auch die feineren histologischen Strukturveränderungen, die wir an anderer Stelle kurz kennengelernt haben (Ohr und Allgemeinerkrankungen S. 85ff.) einwirken zu können. Ja, man könnte sich meines Erachtens geradezu vorstellen, daß jedes „subjektive" Geräusch entotisch ist, wenn man annimmt, daß die histologische Strukturveränderung den Zustand eines Elektrotonus schafft, einer Hyperästhesie des Hörnerven, welche normalerweise nicht wahrnehmbare entotisch bedingte Geräusche auffängt, eine Vorstellung, die den Vorteil einer einheitlichen Auffassung sämtlicher „subjektiven" Geräusche als entotische hätte! Der Effekt der Therapie: Abschwächung der Geräusche durch die Anwendung der Anode, durch elektrische Herabsetzung der Reizbarkeit, zeigt uns, daß mindestens für einen Teil der Fälle jene noch nicht generell gestützte Hypothese nicht ganz unwahrscheinlich ist.

Die wenig aussichtsreiche Behandlung des Ohrgeräusches sei möglichst eine ursächliche. Interne Darreichung von Narkotika sowie örtliche Dämpfung des Ohrgeräusches durch Galvanisierung wird für die Fälle reserviert bleiben, in denen keine organische Ursache, z. B. im Mittelohr, einer besonderen Therapie zugänglich ist.

Als entotisches Phänomen ist auch die sog. Diplacusis echotica aufzufassen, die echoartige Nachempfindung eines soeben schon perzipierten Tones; diese Diplacusis ist in einem Ohre lokalisiert, also eine Diplacusis monauralis. Das bei Labyrinthkranken gelegentlich beobachtete Falschhören wird nur dadurch zu einer Diplacusis, daß das gesunde Ohr richtig hört (Diplacusis biauralis); es handelt sich aber hier, streng genommen, unter Zugrundelegung allein des kranken Ohrs, nicht um eine Diplacusis dysharmonica, sondern mehr um eine Dysacusis harmonica.

Der Ohrenfluß. Wenn wir von Ohrenfluß sprechen, denken wir gewöhnlich an eine eiterige Absonderung aus dem Gehörgang, die an Häufigkeit den serösen und blutigen Absonderungen voransteht. Noch bis vor gar nicht allzu langer Zeit ist der eiterige Ohrenfluß nicht nur in Laienkreisen als ein günstiges Symptom aufgefaßt worden. Kein

Wunder, ist doch das so außerordentlich schmerzhafte Stadium der imperforierten akuten Mittelohrentzündung oft wie mit einem Schlage beseitigt, wenn das Ohr zu laufen beginnt. Daraus wohl in erster Linie entwickelte sich die Irrlehre, daß ein Ohr, solange es eiterig absondere, kaum gefährdet sei. Begegnet man ja selbst heute immer noch hier und da der Vorstellung, daß eine Kontrolle des eiternden Ohrs, zumal bei der akuten Mittelohrentzündung, nicht erforderlich sei. Fehlerhafterweise wird das eiternde Mittelohr einer Abszeßhöhle gleichgestellt, die bei ausreichendem Abfluß keine Komplikationsgefahren in dem Maße in sich birgt wie die aktive Eiterfläche einer entzündlichen, von lebenswichtigen Organen umgebenen Mittelohrschleimhaut. Sahen wir ja auch bei unserer Besprechung der klinischen Pathologie, daß die Abflußbedingungen eines akut entzündlichen Mittelohrs relativ schlecht sein können trotz reichlich sich absondernder Eitermengen. Bei dem eiterigen Ohrenfluß der akuten Mittelohrentzündung vermissen wir selten den sog. pulsierenden Lichtreflex: die infolge entzündlicher Hyperämie gesteigerte Pulswelle des Mittelohrs teilt sich dem das Mittelohr füllenden Eiter mit. Doch ist der pulsierende Lichtreflex durchaus kein sicheres Zeichen einer ausreichend abfließenden Mittelohreiterung; mit der Mittelohrentzündung zusammenhängende Absonderungen des Trommelfells (z. B. geplatzte Blasen), aber auch Flüssigkeitsreste eingeträufelter Medikamente können pulsieren und so aus der Tiefe quellenden Eiter vortäuschen! Im akutesten (Anfangs-) Stadium oder in einem späteren Stadium, wenn breite Schleimhautflächen des Warzenfortsatzes mitergriffen sind, kann der Eiterfluß so reichlich sein, daß er fast ständig aus dem Gehörgang herausrinnt. Nachts bzw. bei Horizontallage und Tiefstellung des Kopfes ist der Eiterfluß gesteigert; selbst wenn tagsüber der Eiterfluß kaum mehr nachweisbar ist, kommt es nachts noch zu einer Benetzung des Kopfkissens. Neben Pulsation und relativer Reichlichkeit hat der frisch abgesonderte Eiter der akuten Mittelohrentzündung in der Regel die Eigenschaft, geruchlos zu sein.

Der Eiter der chronischen Mittelohreiterung hingegen zeigt gewöhnlich keine Pulsation und wird oft sogar in so geringer Menge entleert, daß, wie wir schon im Kapitel „Schwerhörigkeit" sahen, viel weniger die Eiterabsonderung als die Schwerhörigkeit oder begleitende Ohrgeräusche dem Patienten auffallen. Die oft nur unerhebliche Eitermenge bleibt in der Tiefe des Gehörgangs liegen und nimmt durch Zersetzung fötiden Charakter an. Nur aber, wenn der frisch sezernierte Eiter übel riecht, haben wir es mit einer chronischen fötiden Mittelohreiterung zu tun, gewöhnlich dem Ausdruck einer chronischen Mittelohrknocheneiterung bzw. eines Cholesteatoms. Bei der chronischen Mittelohrschleimhauteiterung ist der frisch abgesonderte Eiter nicht fötide und wird zudem im Spülwasser mehr flockige Trübungen machen, während der Knocheneiter gern eine diffus, wenn auch oft nur schwächere Trübung verursacht.

Weniger bedeutsam als der aus dem Mittelohr stammende Eiterfluß ist der vom Gehörgang oder Trommelfell abgesonderte. Furunkulöse

Gehörgangseiterungen sind unschwer durch Schwellung und Schmerzhaftigkeit des Gehörgangs zu erkennen. Nach dem Warzenfortsatz führende Gehörgangsfisteln aber mit hervorquellendem Eiter gehören zu den Ausnahmen, vielmehr sind sezernierende Fisteln durch relativ geringe Eitermengen, die leicht zu Borken antrocknen, nicht also durch Eiterfluß ausgezeichnet. Eine isoliert vom Trommelfell stammende Eiterung (Myringitis) ist nur nach genauester otoskopischer Untersuchung zu diagnostizieren, erst dann, wenn wir auch hier mit Sicherheit eine, wenn auch nur kleine Fistel nach dem Mittelohr (oberer Pol! hintere obere Zirkumferenz des Trommelfells!) ausschließen und die eiternden Partien des Trommelfells (ekzematöse Stellen, Granulationen) nachweisen können.

Zum Teil in naher Beziehung zur eiterigen Form stehen die anderen Formen des Eiterflusses, sind doch der seröse wie der hämorrhagische Ohrenfluß gewöhnlich nur Vorstadien des sich daran anschließenden eiterigen Ohrenflusses. Oft beginnt die akute Mittelohrentzündung mit einer serösen oder wässrig blutigen Absonderung, die erst nach 1—2 Tagen durch eiterige Sekretion abgelöst wird. Bei chronischen (seltener subakuten) Mittelohreiterungen ist der blutige Ausfluß ein Symptom blutender Granulationen, blutender Polypen (vgl. klinische Pathologie S. 56).

Blutiger Ausfluß bei schweren, das Ohr treffenden Traumen ist diagnostisch durch die Anamnese charakterisiert und wird selten zu einem konstanten blutigen Fluß, sondern häufiger zu geringeren Blutungen in der Tiefe des Gehörgangs führen, die dann zu blutigen Krusten eintrocknen. Kommt es zu stärkeren Blutungen aus dem Gehörgang, dann haben größere Traumen, Schädelbasisfrakturen stattgefunden, für die ja neben Nasenbluten das Ohrbluten pathognomisch ist. Charakteristischer fast, aber leichter übersehen ist der nach Schädelbasisfrakturen auftretende seröse Ausfluß (vgl. Kapitel Traumen des Ohrs S. 343).

In diagnostischer Hinsicht kann uns also das Symptom: eiteriger Ohrfluß manchen Anhalt geben, wenn wir uns gewöhnen, regelmäßig Aussehen, Menge und Geruch des Eiters zu prüfen. Als besonders wichtiges Zeichen sei noch erwähnt der aus der Trommelfellöffnung nach Abtupfen sofort wieder hervorquellende Eiter. Bei subakuten Eiterungen, im Anschluß an akute Mittelohreiterungen, ist dieses Phänomen eins der wichtigsten Zeichen einer Mitbeteiligung des Warzenfortsatzes: die von einer großen Schleimhautfläche abgesonderte Eitermenge steht unter Druck und sucht sich schnell eine Straße nach außen; nicht selten ist in diesem Stadium die Mesotympanitis fast geheilt, das Trommelfell kaum mehr geschwollen, so daß der nunmehr vorquellende Eiter ein ganz unzweideutiges Symptom darstellt. Auch andere große, mit der Paukenhöhle kommunizierende Eiterherde — Extraduralabszesse, Hirnabszeß — können sich gelegentlich ebenso äußern. In der Regel wird der Hirnabszeß, eine Komplikation häufiger der chronischen als akuten Mittelohreiterung, mit einer fötiden Eiterabsonderung einhergehen, hier und da sogar mit einer von der Hirnpulsation mitgeteilten Eiterpulsation.

Die Therapie wird im Kapitel Mittelohreiterung (S. 174, 193) besprochen.

Ohrschwindel. In der Regel werden bei Schwindelerscheinungen ursächlich Allgemeinerkrankungen des Zentralnervensystems, Hirnerkrankungen, sehr gern auch Magenerkrankungen angeschuldigt, in letzter Linie oder leider manchmal auch gar nicht wird an das Ohr als Quelle der Krankheit gedacht.

Jeder vom Ohr ausgelöste echte Schwindel ist als ein direktes oder indirektes Ohrlabyrinthsymptom, als eine direkte oder indirekte Schädigung des statischen Labyrinths aufzufassen. Zeruminalschwindel bei gleichzeitiger Labyrinthfistel, also bei außergewöhnlich günstigen Druckfortleitungsverhältnissen und einer, wenn auch nur umschriebenen, Labyrintherkrankung, ist als Labyrinthfistelsymptom, als indirektes echtes Labyrinthsymptom, zu bewerten. Der durch harmlose Gehörgangsverstopfung ausgelöste „Schwindel" ist aber offenbar gewöhnlich gar kein Labyrinthschwindel, sondern ein durch die recht unangenehmen Sensationen des obturierenden Pfropfes (Sausen, dumpfes Taubheitsgefühl) ausgelöster neurotischer Schwindel oder besser ein neurotisches Unbehaglichkeitsgefühl, das vielleicht durch direkte Vagusreizung (Ram. auricularis n. vagi) dem echten, mit Vagusreizung einhergehenden, Drehschwindel verwandte Formen annehmen kann. In der Tatsache, daß direkte Vagusreizung vom Gehörgang als Hustenreflex bekannt ist, findet unsere Vagushypothese eine Stütze.

Bei Mittelohrerkrankungen die Schwindelerscheinungen durch bloße Druckfortleitung zu erklären, liegt nahe, aber ohne zwingende Notwendigkeit, weil jede Mittelohrerkrankung auf das Labyrinth übergreifen kann.

Der Ohrschwindel äußert sich in zwei Formen, 1. dem sog. Drehschwindel, der intensivsten akutesten Form, 2. der leichteren, subakuteren, chronischeren Form, in dem Unvermögen, die richtige Körperhaltung der Umgebung gegenüber zu bewahren, in Unsicherheitsgefühl, in Fallneigung.

Die intensivere Form, der Drehschwindel, ein subjektives Phänomen, ist eine komplexe Erscheinung, eine noch näher zu erörternde Symptomengruppe, die gewöhnlich die Folge einer Reizung des statischen Labyrinths ist, während das Unsicherheitsgefühl, die Fallneigung, in der Regel mehr als eine Ausfallerscheinung des Labyrinths aufzufassen sein wird und nicht nur subjektiv empfunden, sondern auch objektiv nachweisbar ist. Wo subjektiver Drehschwindel besteht, werden wir auch die in diesem Stadium noch stürmische objektive Form des Schwindels, die Fallneigung, nicht vermissen und sie gleichzeitig objektiv nachweisen können, während — im subakuteren Stadium — sehr wohl Fallneigung ohne wesentlichen Drehschwindel vorhanden sein kann. So bleibt oft nach dem das Krankheitsbild im Anfang beherrschenden Drehschwindel, dem allmählich abklingenden Reizsymptom, schließlich die Fallneigung als Ausfallssymptom im Vordergrunde bestehen, bis auch dieses sich zurückbildet. Das Ausfallssymptom kann so gering werden, daß es subjektiv kaum oder gar nicht empfunden wird und objektiv nur nachweisbar ist, wenn man ausdrücklich danach sucht, indem man für den Nachweis des Ausfallssymptoms besonders günstige Untersuchungsbedingungen schafft: Augen- und Fußschluß, Stellung des Patienten bei Augenschluß auf eine ungewohnte Unterlage (federnde Matratze, schiefe Ebene). Zuweilen kann das Ausfallssymptom ganz fehlen, wenn das Reizphänomen: Drehschwindel vorübergehenden Reizfaktoren, z. B. transitorischer Anämie seine Entstehung verdankt und nach Abklingen des transitorischen Reizfaktors zunächst wieder normale Verhältnisse eintreten, wie bei gewissen Formen der Menièreschen Krankheit.

Die allgemein neurologische Erklärung des Ausfallssymptoms, der Fallneigung, ist analog der des Rombergschen Phänomens bei Tabes dorsalis, bei welcher die Tastkontrolle fortfällt, während bei der Erkrankung des statischen Labyrinths in erster Reihe anscheinend unsere räumliche Orientierung gegenüber den drei Ebenen, dann aber auch unser Muskeltonus, die Verwertung unseres Muskelspannungsgefühls, geschädigt sein dürfte.

Schwieriger ist schon die neurologische Bewertung des Drehschwindels[1]). Beigesellt dem Drehschwindel ist das objektiv nachweisbare Phänomen des Nystagmus, was zu der Vermutung führte, daß nicht die Erregung des Vestibularis zum Bewußtsein komme, sondern der durch den Vestibularapparat ausgelöste Reflex des Nystagmus in Beziehung zur Drehungsempfindung stehe. Der Nystagmus nun ist ein reiner Reflex, während wir in dem Drehschwindel geradezu ein höher assoziiertes Phänomen zu erblicken hätten. Nach Huguenin sollten wir im Stirnhirn, dem Zentrum des Selbstbewußtseins und damit auch des räumlichen Stellungsbewußtseins zur Außenwelt ein dem Kleinhirn superponiertes psychisches Zentrum annehmen, „welches vortrefflich darauf eingerichtet ist, modifizierend und korrigierend, den Außenumständen angemessen, in die Tätigkeit des Kleinhirns einzugreifen". Kleinhirn- und Vestibularisfunktion stehen aber in enger Verbindung. Das kinästhetische vestibuläre Erinnerungsbild der multiplen Drehung, das optische des schnellen Abgleitens der Objekte aus dem Gesichtsfelde, dazu das komplizierte Erinnerungsbild der an die Vagusreizung sich knüpfenden Übelkeit, ererbte Eigenschaften und durch vielfache Eindrücke gewonnene Erfahrungen führen zusammen zu dem Syndrom Drehschwindel, einem vielleicht in der Großhirnrinde lokalisierbaren Phänomen. Wie zur Erzeugung einer komplexen Vorstellung, z. B. einer Glocke, das akustische Phänomen des Läutens genügt, um in uns die räumliche Vorstellung sowie alle sonst in Betracht kommenden Teilvorstellungen zu wecken, so genügt auch zur Erzeugung des Gesamtphänomens „Drehschwindel" das Auftauchen einer Teilsensation, z. B. schnelles Abgleiten der Objekte aus dem Gesichtsfelde, um so mehr ein Reiz des Vestibularis selbst, dessen Kern den Augenmuskelkernen und dem Vaguskern (Magensymptome) benachbart liegen. Nur die Reizung des Vestibularis wird ein Überspringen auf die anderen, für den Drehschwindel in Betracht kommenden Hirnnervenkerne bedingen und so den Symptomenkomplex Drehschwindel herbeiführen können; die Lähmung des Vestibularis kann

Die neurologische Bewertung des Drehschwindels

---

[1]) Vgl. auch Anm. S. 38, 40.

als solche **nicht ohne weiteres** eine Reizung in den benachbarten Kernregionen auslösen. Demnach werden wir da, wo wir anamnestisch typische Drehschwindelzeichen feststellen, mehr mit Reizungszuständen des Labyrinths, wo anamnestisch, oft nach bereits abgeklungenem Drehschwindel nur Fallneigung oder gar keine Unsicherheit besteht und diese erst durch besondere Untersuchungsmethoden nachweisbar wird, mehr mit Lähmungszuständen des Labyrinths, mit Ausfallserscheinungen zu rechnen haben.

Doch müssen wir hierbei zweierlei bedenken:

1. Wie beim Nervus cochlearis, so werden auch beim Nervus vestibularis Degenerationsprozesse (z. B. Diabetes), die also schon **objektive** klinische **Ausfallszeichen** verursachen (wie Aufhebung der kalorischen Erregbarkeit), noch **subjektive** klinische **Reizerscheinungen** setzen können. Verursacht ein objektiv gelähmter Cochlearis noch Ohrensausen, so kann offenbar ein objektiv klinisch toter Vestibularis noch subjektiven Schwindel auslösen. Unter Erinnerung an unsere Annahme elektrotonischer Zustände im Hörnerven dürfte mit einer gleichen Möglichkeit auch bei dem Vestibularis zu rechnen sein.

2. Aber selbst in Fällen, in denen subjektiv kaum mehr spontan über Schwindelerscheinungen geklagt wird, kann sich anläßlich unserer Untersuchungen — auf Fallsymptome, bei Augen- und Fußschluß — plötzlich wieder ein gewöhnlich leichteres Drehschwindelgefühl einstellen. Das kann unmöglich von dem gelähmten Vestibularis ausgehen, weil ja die mit der Untersuchung einhergehende gesteigerte Inanspruchnahme der peripheren Gleichgewichtsempfindungsorgane das gelähmte Vestibularisendorgan nicht mittreffen kann, wohl aber das nicht gelähmte der anderen Seite, welches nunmehr vikariierend, hyperkompensierend arbeitet und durch diese hyperkompensierende Reizwelle ein Reizsymptom auszulösen vermag, wenn die zugehörige **Kernregion** sich in einem stets kompensationsbereiten Zustand eines **gesteigerten Tonus** befindet[1]).

Die Intensität des von Erkrankungen des inneren Ohrs ausgelösten **Schwindels** richtet sich nach der **Lokalisation des primären Labyrinthherdes** sowie nach der **Geschwindigkeit im Fortschreiten** des Krankheitsprozesses. Trifft die schleichende Erkrankung den Vestibularis in seinem Verlauf und setzt sie sein Leitungsvermögen so herab, daß das sekundäre Übergreifen auf die empfindlichen Nervenendapparate reaktionslos verläuft, so werden die Schwindelerscheinungen geringfügig sein oder ganz ausbleiben. Deutlich wird der Schwindel nur dann auftreten, wenn der pathologische Reiz bei intaktem Reizfortleitungsvermögen des Nerven die Endorgane des Nervus vestibularis trifft. Aber auch dann ist dem Progredienztempo der Erkrankung für die Entstehung des Schwindels sicher eine große Bedeutung beizulegen. Am mächtigsten wirkt der apoplektiforme Schwindelanfall (vgl. Kapitel **Menièresche Krankheit**).

Die Intensität des Schwindels richtet sich nach der Lokalisation des primären Labyrinthherdes und nach der Geschwindigkeit im Fortschreiten des Krankheitsprozesses

Die Schwierigkeiten in der Deutung des Schwindels, ob es sich um einen reinen Ohrlabyrinthschwindel oder um einen Kleinhirnschwindel oder um eine Kombination beider handelt, können hier nur angedeutet werden. Auf die differentialdiagnostisch wichtigen Ausführungen über Kleinhirnsymptome (klinische Physiologie S. 39), insbesondere über den sog. Zeigeversuch sei hier kurz verwiesen.

Labyrinthschwindel, Kleinhirnschwindel

In den Fehler, Schwindelerscheinungen in erster Linie auf das Ohr zu beziehen und darüber allgemeinere Ursachen zu vergessen, wird der

Schwindel durch Allgemeinerkrankungen

---

[1]) Diese Überlegung trifft natürlich nur für Fälle zu, in denen eine **vollständige einseitige Vestibularislähmung** vorliegt.

praktische Arzt seltener als der Facharzt verfallen. Anämien, Nieren- und Herzerkrankungen, chronische Intoxikationen sind dem Allgemeinpraktiker so geläufige Dinge, so bekannte Ursachen für das Auftreten von Schwindelattacken, daß hier nur, neben den bei diesen Erkrankungen häufigen extralabyrinthär liegenden Schwindelursachen, an die Möglichkeit einer Labyrintherkrankung, eines Labyrinthschwindels gerade durch diese Allgemeinerkrankungen nochmals erinnert sei. Der Nachweis der schon mehrfach genannten objektiven Vestibularsymptome gibt differentialdiagnostisch den Ausschlag, ob extralabyrinthär oder labyrinthär bedingter Ohrschwindel vorliegt. Ebenso braucht das Bild des hysterischen oder neurotischen Schwindels (s. Allgemeinerkrankungen S. 92), der sich gewöhnlich an allgemein somatische oder psychische Insulte anschließt und häufig mit Angstzuständen verbunden ist, hier nur kurz erwähnt zu werden.

Alle Labyrintherkrankungen, die zu Schwerhörigkeit und Ohrensausen führen, können in analoger Weise Ohrschwindel verursachen. Formen ganz unvermittelt auftretenden Ohrschwindels, ohne wesentliche Beteiligung des Hörorgans, können wir ähnlich wie am Hörteil des Labyrinths auffassen, vielleicht als isolierte vasomotorische Störungen der Arteria vestibulaiis, unter Umständen als isolierte Verstopfungen dieses Gefäßes.

Für die Praxis erhebt sich die Frage: Ist der Schwindel ein diagnostisch und prognostisch verwertbares Ohrsymptom? Sobald wir den Schwindel als Labyrinthschwindel identifiziert haben, haben wir naturgemäß ein wichtiges, bei eiterigen Prozessen ernstes Symptom vor uns. Wie erkennen wir den Schwindel als einen labyrinthogenen? Typischer Drehschwindel oder Fallsymptome, verbunden mit Spontannystagmus, sind uns die diagnostischen Wegweiser (vgl. klinische Physiologie). Kommen objektive Labyrinthsymptome hinzu, deren genauere Kenntnis gründliche fachärztliche Erfahrung beanspruche (Fistelsymptom, Abweichen der kalorischen Reaktion von der Norm, typische Änderungen der Fallrichtung oder des Spontannystagmus bei veränderter Kopfstellung), so ist die Diagnose mit Sicherheit zu stellen, zumal wenn auch labyrinthäre Hörsymptome vorhanden sind.

Die Behandlung des Ohrschwindels sei, wie bei den Ohrgeräuschen, nach Möglichkeit eine kausale; wo diese unausführbar ist, treten symptomatische Maßnahmen in ihr Recht.

Fazialislähmung. Ein recht unangenehmer Trabant des Ohrs ist der Nervus facialis. Ohne in wesentlichen funktionellen Beziehungen zum Ohr zu stehen, kommt er lediglich durch die topographische Nachbarschaft leicht zu Schaden. Er liegt dem äußeren Ohr, dem Mittelohr, dem Labyrinth an, er verläuft zusammen mit dem Nervus octavus im inneren Gehörgang, ja, er kann auch noch vor seinem Eintritt in das Felsenbein mit dem Ohr gemeinsam symptomatologisch in die Erscheinung treten. Gegenüber der Ohreiterung, der Schwerhörigkeit, dem Ohrensausen ist die Fazialislähmung ein zuweilen mit unangenehmer Aufdringlichkeit sich dokumentierendes Symptom einer bestehenden Ohrerkrankung;

sie ist nicht so häufig, um mit den bisher besprochenen Ohrsymptomen auf eine Stufe gestellt werden zu können, andererseits aber häufig und vor allem wichtig genug, um als eins der Kardinalohrsymptome abgehandelt zu werden.

Bei Erkrankungen des äußeren Ohrs ist eine Fazialislähmung eine Seltenheit, immerhin z. B. bei Perichondritis, auch bei Othämatom beschrieben. Nicht ganz selten scheint eine Erkrankung des N. VII durch Fortsetzung infiltrativer Prozesse vom äußeren Gehörgang nach dem Foramen stylomastoideum zu sein; selbst konnte ich zwei solcher Fälle beobachten, die nach kürzester Zeit in Heilung übergingen. Die Fazialislähmung bei Herpes zoster oticus ist nicht als Begleitsymptom einer Otitis externa, sondern Otitis interna aufzufassen (vgl. S. 89).

Eine Miterkrankung des Fazialis bei Mittelohrerkrankungen kann eine anatomische oder eine infektiöse Ursache haben. Der Fazialiskanal verläuft zwischen der nach der Paukenköhle vorspringenden Ampulle des horizontalen Bogenganges und dem Vorhofsfenster als Fazialiswulst an der hinteren Wand der Paukenhöhle. Zuweilen hat der Fazialiskanal eine sog. Dehiszenz, so daß der Nerv von der Paukenhöhle gewöhnlich nur durch ein Häutchen getrennt ist. Hier kann natürlich jede Paukenhöhlenentzündung mit Leichtigkeit den Fazialis in Mitleidenschaft ziehen. Doch dürfte in der Regel nicht diese anatomische Defektbildung der Grund für eine tympanogene Fazialislähmung sein, sondern häufiger die Besonderheit der vorliegenden Mittelohrinfektion. Es gibt bestimmte Mittelohrerkrankungen, die mit Vorliebe den Fazialis befallen, vor allem die Tuberkulose des Mittelohrs, dann alle aggressiveren, schneller zu Knocheneinschmelzung führenden Prozesse, voran die Scharlacheiterung. Die bei Lues II auftretende Mittelohrentzündung dürfte weniger als solche zur Fazialislähmung führen als vielmehr wegen einer evtl. gleichzeitig vorhandenen Neuritis VII und VIII, die sich aber gewöhnlich im Konnex mit den Meningen im Porus acusticus internus abspielen. Lenken die durch die Schwere oder Eigenart der Mittelohrinfektion herbeigeführten Fazialislähmungen gewöhnlich unsere Aufmerksamkeit auf das Ohr, so kann bei den durch Dehiszenzen bedingten Lähmungen die ursächliche Mittelohrerkrankung so unerheblich sein, daß sie, ohne besondere otoskopische Untersuchung, sich dem Nachweis entziehen kann. Vielleicht ist manche „rheumatische" Fazialislähmung in Wirklichkeit eine tympanogene und durch Paracentese schneller als durch Elektrisieren zu beseitigen!

Bei jeder eiterigen Labyrintherkrankung ist der Fazialis gefährdet und in der Tat die Fazialislähmung bei Labyrintheiterung ein häufiges Ereignis. Wie die Zweige des Nervus octavus kann auch der Fazialis als Fortleitungsweg der Eiterung nach den Meningen in Frage kommen.

Endlich begegnen wir der Fazialislähmung als Teilerscheinung einer Entzündung der Hirnnerven, einschließlich des Hör- und Gleichgewichtsnerven oder einer Entzündung, die im Porus acusticus internus oder als basale Meningitis vor dem Eintritt in den inneren Gehörgang lokalisiert ist. Hier spielt die eben schon erwähnte Lues eine nicht seltene ursächliche Rolle im sekundären und tertiären Stadium, hierbei aber kommen auch eine Anzahl anderer Allgemeininfektionen in Frage, worüber im Kapitel Ohr und Allgemeinerkrankungen Näheres nachzulesen ist. (Parotitis, Herpes zoster oticus.)

Bei Felsenbeintraumen   Traumen, besonders bei Schädelbasisfrakturen, mit Frakturierung des Felsenbeins können naturgemäß auch den Fazialis betreffen. Im Anschluß an die Freilegung eines Exsudats der hinteren Schädelgrube, wobei ich das Kleinhirn etwas stärker nach hinten abzuheben gezwungen war, sah ich, offenbar durch eine komprimierende Blutung, eine sich nach 8 Wochen zurückbildende Fazialislähmung auftreten, die, wie alle zentralwärts des Ganglion geniculi liegenden VII-Lähmungen, keinerlei Störung der Geschmacksempfindung an den vorderen zwei Dritteln der Zunge zeigte. Die Chordabahn, die in der Paukenhöhle in den Fazialiskanal eintritt und bereits wieder am Ganglion geniculi den Fazialis verläßt, war naturgemäß bei dem retrogangliären Sitz der Affektion verschont geblieben. Bei Tumoren des Akustikus kann der Fazialis schon frühzeitig durch Druck geschädigt sein, andererseits aber auch gelegentlich auffallend lange der Kompressionsschädigung Widerstand leisten.

Operative Heilversuche   Therapeutisch wurde zur Heilung der Fazialislähmung mit mehr oder weniger Glück eine Pfropfung des peripheren Fazialisendes mit dem Hypoglossus oder Akzessorius ausgeführt. Neben dieser radikaleren Methode wurde als Paliativverfahren eine Raffung der Wangenschleimhaut mittels einer Aluminiumbronzedrahtschlinge empfohlen, um das besonders häßliche Herabsinken des Mundwinkels und damit die ganze Mimik zu bessern. Endlich werden Muskelüberpflanzungen angeraten, indem ein Muskellappen z. B. des Musculus frontalis und orbicularis oris der gesunden Seite in die gelähmte Seite eingepflanzt wird. Das störende Herabsinken des unteren Augenlides und der dadurch erschwerte Lidschluß läßt sich durch eine Raffung des unteren Augenlides bessern: Ein Streifen der Faszia lata wird — autoplastisch — subkutan quer durch das untere Augenlid gezogen.

5. Diagnostik und Therapie.

A. Allgemeine Diagnostik.

Allgemeine Diagnostik   Die Diagnostik der Ohrerkrankungen würde einen breiteren Boden in den Kreisen der ärztlichen Praxis gewinnen, wenn nicht technische Klippen den Anfänger zu schnell mutlos werden ließen, dem Medizinstudierenden aber diese für das Examen nebensächliche Materie auch für die Praxis unwesentlich erschiene. Es handelt sich um zwei Hauptschwierigkeiten, nach deren Überwindung der Anfänger sich überhaupt erst in die Diagnostik der Ohrerkrankungen einarbeiten kann. Eine Schwierigkeit besteht in der Lichtfrage, der Notwendigkeit, ähnlich wie beim Augenspiegeln, dessen doch sicher auch nicht einfache Spiegeltechnik — als obligatorisches Staatsexamensfach! — viel besser beherrscht wird, in eine enge Höhle reflektiertes konzentriertes Licht zu werfen und die

Sehachse des beobachtenden Auges durch ein enges Beobachtungsloch hindurch mit der Achse des reflektierten Lichtes zusammenfallen zu lassen. Die zweite Schwierigkeit besteht in der **räumlichen Deutung der Bilder**. Liegt der Reflektor vor dem Auge, so sehen wir bei Benutzung der hellen achsialen Lichtstrahlen nur mit einem Auge. Räumliche Bilder nur mit beiden Augen stereoskopisch wahrzunehmen gewohnt, müssen wir aus den von einem Auge gewonnenen, flächenhaften Bildern uns gleichsam räumliche Bilder konstruieren. Liegt der Reflektor, nach oben geschlagen, vor der Stirn, so sehen wir räumlich, aber nur unter ungünstigeren Lichtreflexionsverhältnissen. **Mit dem Problem des einäugigen räumlichen Sehens hängt die Frage der Tiefenwahrnehmung,** der Tiefenniveaudifferenzschätzung zusammen. Hier kann nur Übung zum Ziele führen, wenn auch gewisse, später zu besprechende Hilfen bei der Untersuchung sehr zustatten kommen können.

Schwierigkeiten der Tiefenschätzung bei einäugigem Sehen

Nun zu der den Anfänger so lebhaft interessierenden Lichtfrage!

Lichtquelle und zu betrachtendes Objekt werden im allgemeinen, dem Arzte gegenüber, annähernd in einer Frontalebene stehen, keinesfalls so, daß das Licht näher als das zu betrachtende Objekt steht, weil dann direkte seitliche Lichtstrahlen die reflektierte Kernbeleuchtung beeinträchtigt. In welchen Abständen soll sich nun Licht, Auge des Arztes und Ohr des Patienten befinden?

Käme das zur Beobachtung verwendete Licht aus der Unendlichkeit, dann würde das Lichtbild im Brennpunkt des Reflektors gesammelt erscheinen, also bei einem Reflektor von etwa 15 cm Brennweite in einer Entfernung von 15 cm. Aus der Unendlichkeit kommende Lichtstrahlen liefert das Tageslicht, also auch das Sonnenlicht; reflektierte Sonnenstrahlen üben im Brennpunkt eine Brennwirkung aus. Man benützt daher sicherheitshalber ein von direkter Sonnenstrahlung freies Tageslicht. Benutzen wir auch nicht das im Brennpunkt gesammelte, sondern bei den aus der Unendlichkeit kommenden Strahlen mehr ein breiteres, jenseits des Brennpunktes liegendes, nur auf Zerstreuungskreisen beruhendes weniger helles Lichtbild, so ist immerhin hierbei die im Bereiche des Brennpunkts liegende Umgebung des beobachteten Objektes durch Verbrennung bedroht. Nicht nur dann, wenn keine künstliche Lichtquelle zur Verfügung steht, sollte das Tageslicht verwendet werden, sondern überhaupt auch sonst aus didaktischen Gründen möglichst oft, weil keine künstliche Lichtquelle, selbst nicht das Auergaslicht, so gut die natürlichen Farben wiedergibt wie das Tageslicht. Der Vorteil der künstlichen, also nicht in der Unendlichkeit liegenden Lichtquelle beruht darauf, daß wir das reflektierte Lichtbild selbst benutzen, das nunmehr nicht konzentriert im Fokus, sondern flächenhaft an einer nach bekannten Gesetzen bestimmbaren Stelle erscheint. Zwischen folgenden beiden Extremen liegen die uns für künstliche Beleuchtung interessierenden Möglichkeiten: Lichtquelle in der Unendlichkeit, Lichtbild im Brennpunkt des Spiegels. Lichtquelle im Brennpunkt, Lichtreflex in der Unendlichkeit. Je näher die Lichtquelle aus der Unendlichkeit heranrückt, um so weiter rückt das Lichtbild aus dem Brennpunkt heraus, um schließlich dann, wenn die Licht-

Physikalisches zur Beleuchtungsfrage

quelle im Brennpunkt steht, den Reflex in die Unendlichkeit zu werfen. **Steht die Lichtquelle in doppelter Brennweite vom Spiegel ab, so wird auch das Lichtbild in doppelte Brennweite reflektiert.** Je mehr sich Lichtquelle oder beobachtetes Objekt von diesem **Optimum: doppelte Brennweite** entfernen, um so mehr werden wir mit Zerstreuungskreisen arbeiten, die uns bei starker Lichtquelle genügen, bei schwacher aber ein mehr oder weniger unzureichendes Licht bieten werden. Ein starker Reflektor, mit kurzer Brennweite, wisd uns also zwingen, mit dem Auge an das Objekt näher heranzugehen. Der Kurzsichtige, der mit umkorrigiertem Auge untersuchen will, wird zweckmäßigerweise stärkere Reflektoren benutzen müssen, um in näheren Abstand hell sehen zu können. Die durchschnittliche Sehdistanz, in der wir zu lesen gewohnt sind und also auch zu untersuchen haben, beträgt 30 cm. Daher sind die im Handel befindlichen Reflektoren von durchschnittlich 15 cm Brennweite (doppelte Brennweite 30 cm) die praktischsten.

Auswahl des Reflektors

Ist die Anordnung Lichtquelle, Auge, Objekt richtig getroffen, so glaubt der Anfänger, den Lichtreflex auch an der gewünschten Stelle festhalten zu können. Doch plötzlich ist das Licht verschwunden. Was ist geschehen? Entweder hat sich das Objekt verrückt, so daß nunmehr die Lichtstrahlen nicht mehr in das enge Rohr Gehörgang einfallen, sondern nur die Umgebung des Ohres beleuchten oder, der Kopf des Untersuchers hat sich be-

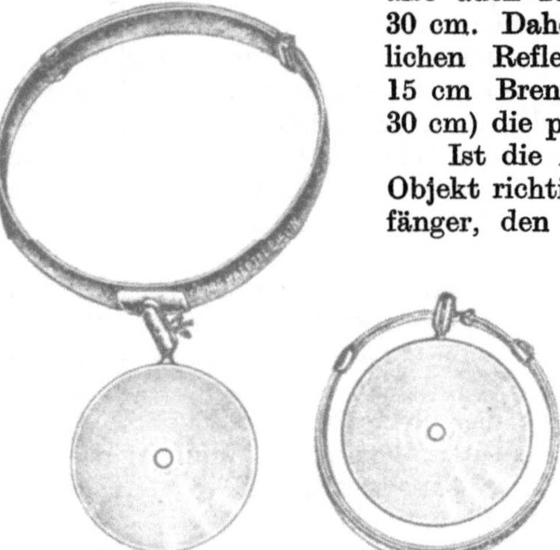

Abb. 85. Reflektor.

Kleine Winke zur Überwindung der Schwierigkeiten in der Ohrspiegeltechnik

wegt, so daß die reflektierten Lichtstrahlen eine Richtungsänderung erhalten. Zur Korrektion gibt der Anfänger nunmehr dem Reflektor eine etwas andere Stellung: dadurch liegt das Auge des Untersuchers nicht mehr hinter dem Guckloch, sondern hinter der undurchsichtigen Reflektorplatte. Nach Herstellung günstiger Lichtreflexverhältnisse bewege der Anfänger nie den eigenen Kopf zur Korrektion, sondern den des Patienten, nicht aber durch Hoch- oder Tiefstellung, **sondern nur durch Drehungen des Patientenkopfes**, um eine horizontale oder vertikale Achse. Keiner der beiden Durchgucke, weder das Gehörgangslumen und damit der Kopf des Patienten noch der Reflektor sollen in toto in der Frontalebene des Arztes verschoben werden, was bei dem Reflektor durch gute Fixierung in den Kugelgelenken mit verhindert wird. Sonst fällt im entscheidenden Moment, in dem die Lichtreflexion gerade gut gerichtet ist, der Reflektor wie ein dunkler Vorhang vor die Szene. Für den Anfänger ist eine peinliche Beobachtung dieser Faktoren von größtem Wert, die ihm über manche Schwierigkeiten hinweghelfen werden. Hat doch der Anfänger fast niemals oder nur bei gewissenhaftester Beobachtung aller Regeln Licht, während der Geübte fast immer Licht bekommt, durch erübten, unbewußten Ausgleich eintretender Beleuchtungsschwierigkeiten. Außerdem ist naturgemäß der Anfänger, der ein Bild zum ersten Male sehen will, auf eine tadellose Beleuchtung angewiesen, während der Geübtere auch bei mangelhafterem Licht schnell grobe Umrisse wieder erkennt, ohne stets auf die genaue Besichtigung aller Einzelheiten angewiesen zu sein. Also der Geübte ist in der Ausnutzung der Lichtquelle gewandter und zudem in den Anforderungen an das Lichtquantum bescheidener; daher auch die großen Schwierigkeiten nur im allerersten Anfang bestehen. Mit zunehmender Übung in der Beleuchtungstechnik und in dem Wiedererkennen der Bilder arbeiten sich zwei die Untersuchungsergebnisse fördernde Momente einander in die Hände, so daß ziemlich bald die Schranke überwunden scheint und nun die größten Schwierigkeiten ausgeschaltet sind.

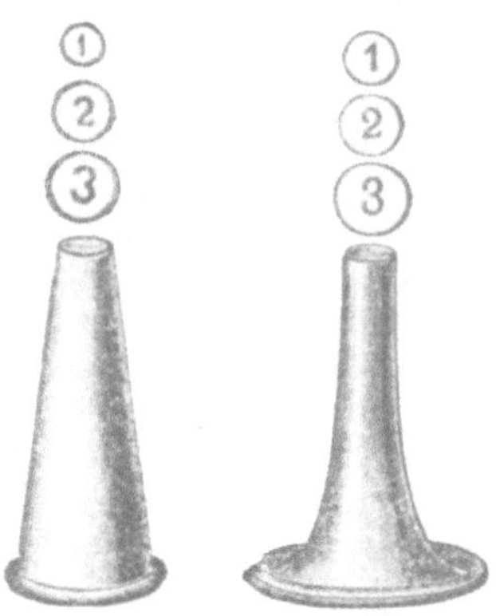
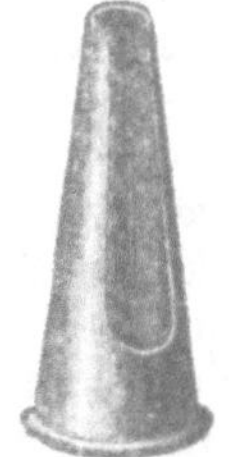

Abb. 36a.	Abb. 36b.	Abb. 36c.
Ohrtrichter nach **Lucae**.	Ohrtrichter nach **Politzer**.	Ohrtrichter nach Vf. mit Rinne zur Furunkelinzision.

Unter der Voraussetzung, daß die Lichtfrage geregelt ist — man gewöhne sich daran, die Lichtquelle links aufzustellen, damit die evt. mit Instrumenten arbeitende rechte Hand nicht dem Reflexgange der Lichtstrahlen im Wege ist—, kommt es nunmehr darauf an, die anderen einer Besichtigung der Tiefe des Gehörgangs entgegenstehenden Hindernisse auszuschalten. Um das reflektierte Licht in die Tiefe werfen zu können, müssen wir den Gehörgang zu einem geraden Rohr machen, haben also die in der Anatomie näher beschriebenen Knickungen durch Zug an der Ohrmuschel nach hinten, oben, außen, zwecks Aufhebung der winkligen Knickungen zwischen knorpligen und knöchernen sowie im knorpligen Gehörgang, zu beseitigen. Zwischen Ring- und Mittelfinger der linken Hand wird die Ohrmuschel der rechten Seite (und vice versa) angezogen. Nunmehr setzt man zur Erweiterung des Gehörgangsostiums mit der rechten Hand einen Ohrtrichter ein, der von dem noch freien Daumen und Zeigefinger der linken Hand übernommen und fixiert wird. Der Ohrtrichter diene lediglich dazu, das Gehörgangsostium zu entfalten und die evtl. dort vorhandenen Härchen beiseitezudrängen. Das fehlerhafte Bestreben des Anfängers, möglichst große Teile des Gehörgangs mit dem Trichter zu entfalten, löst bei dem Patienten Schmerzen aus. Dem Anfänger gibt die Benutzung zu enger Trichter die Möglichkeit, mit dem Instrument eine unzulässige Tiefenwirkung zu erzielen, welche die weiche Hand des

Ausgleichung der Gehörgangsknickungen

Geübten, der unter Benutzung möglichst weiter Trichter nur die oberflächlich gelegenen Teile des Gehörgangs erweitern wird, zu vermeiden
sucht. Zudem: der weite Trichter gestattet ein großes helles Gesichtsfeld
zu überblicken, der enge Trichter hingegen gibt uns nur einen kleinen
mosaikartigen Ausschnitt und läßt uns vielleicht die Hauptsachen verdeckt.
Bei weitem Gehörgang kann man übrigens auch ohne Trichter ein gutes
Trommelfellbild gewinnen. Man gewöhne sich überhaupt daran, zunächst
ohne Trichter mit reflektiertem Licht zu untersuchen, weil einem so viel
weniger Veränderungen, z. B. des Gehörgangs, entgehen können, die durch
einen vorzeitig eingesetzten Trichter zugedeckt werden. Nur der Trichter,
dessen Achse mit der Gehörgangsachse zusammenfällt, verbessert die
Besichtigungsbedingungen für die Tiefe des Gehörgangs. Um obere oder
untere, vordere oder hintere Wand einzustellen, mache man keine Drehbewegungen, durch die der Trichter von der Gehörgangswand abgehebelt
wird, die nun ihrerseits sich vor das Lumen des Trichters vorlegt. Der
richtig, d. h. nur oberflächlich eingeführte Trichter soll in toto aufwärts,
abwärts, vorwärts oder rückwärts verschoben, d. h. leicht an der betreffenden Gehörgangswand angedrückt werden. Nur der falsch, d. h.
zu tief eingeführte Trichter kann, ohne Lumensverlegung, Drehbewegungen
ausführen, die sich allerdings der Patient nicht lange gefallen lassen wird.

Ist es dem Anfänger nunmehr gelungen, die markantesten Einzelheiten des Trommelfells sich einzustellen, so ist er schon recht zufrieden.
Der Geübte wirft wohl auch zuerst einen orientierenden Blick auf das

Trommelfell, unterläßt es aber niemals, prinzipiell den Blick an den
einzelnen Gehörgangswänden entlang in die Tiefe wandern
zu lassen. Einer Otoscopia externa ant., sup., post., inf. läßt er
eine Myringoskopia ant., sup., post., inf. folgen, indem er je nach
Bedarf den Kopf des Patienten dreht (nicht hebt oder senkt!), hingegen
der eingeführten Trichter in toto hebt und senkt, nicht dreht!
Nur so übersieht man nicht die oft gerade an den Wänden des Gehörgangs
und an den Randpartien des Trommelfells bzw. am Übergang vom Trommelfell zum Gehörgang sich abspielenden wichtigen Einzelheiten.

Ohne vorherige Reinigung ist oft eine Besichtigung unmöglich.
Manch „unklares“ Bild, manche Fehldiagnose kommt lediglich daher,
daß vorhandene Verunreinigungen, Eiter nicht beseitigt bzw. nicht als
solche erkannt werden. Schon die Einleitung der Reinigung erfordert
daher ein gewisses diagnostisches Können, weil es eben notwendig ist,
auf den „ersten Blick“ zu erkennen, inwieweit fremde Partikel (Zerumen,
Eiter, Watteteile) der Besichtigung hinderlich sind. Manchmal ist eine
zweckmäßig durchgeführte Reinigung des Gehörgangs schon
der halbe Weg zur Diagnose. Es ist daher auch nichts so falsch, wie
in diagnostischen Kursen lauter gereinigte Gehörgänge, lauter fein säuber-
lich zurechtgemachte Trommelfellbilder dem Hörer zu zeigen, die er in
dieser Pracht später in der Praxis vergebens sucht! Statt dessen hat er
sich in der Praxis mit Zerumen und Eiter abzufinden, mit engen Gehörgängen und unruhig hin und her wackelnden Kindern sich abzuquälen,
vermißt aber in der Regel die durch jahrelange Übung gut einexer-

zierten lebenden Kursphantome, die geduldig stillhaltenden „typischen Fälle".

Das souveräne Instrument zur Reinigung des Gehörgangs ist die (50—60 ccm) Spritze, deren richtiger Gebrauch eine Voraussetzung für den Erfolg bildet. Hartgummispritzen mit konischem Ansatz sind erforderlich, damit bei oberflächlicher Einführung des Spritzenansatzes in den Gehörgang das zurückfließende Wasser Platz zum Abfluß hat. (Über die Reinigung sehr enger Säuglingsgehörgänge s. Kapitel: Ohreiterung des Kindesalters.)

Die Ohr
spritze und
ihr Ge
brauch

Abb. 87. Ohrspritze.

Diesen Anforderungen primitiver Technik wird selbst durch die Einrichtung der Krankenhäuser nicht überall Rechnung getragen. Man kann leider die Erfahrung machen, daß die größten Krankenhäuser, denen spezialistische Abteilungen fehlen, unter ihrem großen Spritzeninstrumentarium nicht einen richtigen Ansatz zur Ohrspülung besitzen, so daß hier eine Beinamputation beinahe eine Lappalie gegenüber der Entfernung eines Ohrenschmalzpfropfs ist. Bei einem das Gehörgangslumen verschließenden Gehörgangsinhalt, z. B. Zerumen, richtet man, wenn vorher keine Eiterung bestand, einen ziemlich kräftigen Wasserstrahl an der oberen Wand entlang. Der Wasserstrahl soll hinter das Zerumen gelangen und es von hinten herauspressen. Hartes Zerumen folgt gewöhnlich nicht ohne weiteres den ersten Spritzenstrahlen und wird vor allem, wenn durch das Spritzen die Exazerbation einer Eiterung zu befürchten steht, vorher aufgeweicht. Bei Eiterborken läßt man zur Erweichung 3—4 mal täglich $^1/_4$ Stunde lang Paraffinum liquidum einträufeln, etwa $^1/_4$ Teelöffel voll. Zerumen weicht man schneller durch offizinellen Wasserstoffsuperoxyd (pur) auf; 4—6 Einträuflungen im Laufe von 1 bis 2 Tagen genügen, um das härteste Zerumen so gut zu erweichen, daß es in breiiger Konsistenz leicht ausgespült werden kann.

Auf
weichung
von Eiter
borken

Manchmal führt die Spritze allein nicht zum Ziel, wenn Zerumen oder Epidermismassen der Gehörgangshaut so fest anliegen, daß sie erst instrumentell mittels starker Sonde (Zaufalscher Hebel) abgehoben werden müssen. Durch so geschaffene Lücken dringt dann das Spülwasser ein und schafft die obturierenden · Massen nach außen. Schon aus der Tatsache,

Instrumen
telle Gehör
gangsreini
gung

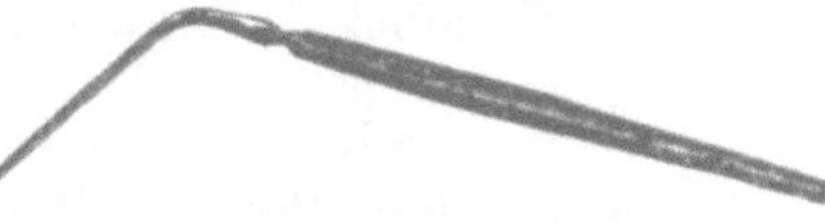

Abb. 88. Zaufalscher Hebel.

daß bisweilen die blinde Gewalt des Wassers nicht zum Ziele führt und die tastende Sonde des Arztes zu Hilfe kommen muß, geht hervor, daß auch bei der Reinigung des Gehörgangs nichts ohne Reflektorbeleuchtung stattfinden darf. Medicus mente prius et oculo agat quam manu armata! In hartnäckigen Fällen — gewöhnlich handelt es sich dann um besondere pathologische Prozesse — muß man Spülung mit Abtupfen des Spülwassers und Sondenlüftung abwechseln, kurz, manchmal eine systematische Miniertätigkeit einleiten, bis es gelingt, durch eine von der Sonde oder dem

Stets Re
flektorbe
leuchtung!

Häkchen (s. Abb.) geschaffene Lücke letzteres zwischen Gehörgangswand und obturierende Masse hindurch einzuführen und unter Umständen den ganzen Pfropf auf einmal herauszuziehen.

Wir lernten die Sonde als ein das Auge unterstützendes Instrument kennen; es wäre grundfalsch, weil wir mit dem Auge so vieles feststellen **Der Gebrauch der Ohrsonde** können, deshalb in der otiatrischen Diagnostik sich auf das Auge allein zu verlassen und die anderen Untersuchungsmethoden zu vernachlässigen.

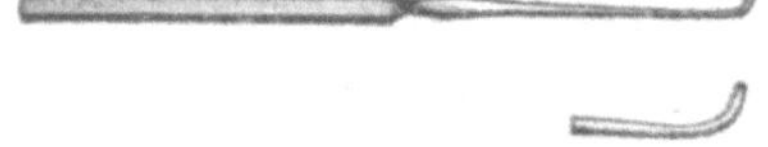

Abb. 39. Ohrhäkchen.   Abb. 40. Ohrsonde nach Starke.

Die Sonde muß den palpierenden Finger ersetzen und uns über die Konsistenz sowie Beweglichkeit pathologischer Teile orientieren. Mit Sonde oder Häkchen kann man z. B. feststellen, ob Vorsprünge der Gehörgangswand weich oder knochenhart, ob kuglige Prominenzen der Unterlage breitbasig aufsitzen oder an einem Stile frei beweglich sind. Mit dem sondierenden Häkchen wird man fistelverdächtige Partien untersuchen und durch vorsichtiges Eingehen in den Fistelgang sich über die Weite der Fistel sowie über die Beschaffenheit der Wände Rechenschaft ablegen können[1]).

Beweglichkeitsprüfungen des Trommelfells mittels Siegleschen Trichters Die Beweglichkeit einzelner Teile oder des ganzen Trommelfells kann man noch durch andere Methoden prüfen. Der Sieglesche Trichter, ein mit einem durchsichtigen Glase außen abgeschlossener Ohrtrichter, von dessen Seitenwand ein Schlauch mit Ballon abzweigt, durch den man die mittels des Trichters abgeschlossene Gehörgangsluft komprimieren oder aspirieren und so die für das beobachtende Auge durch den Trichter sichtbaren Bewegungen des Trommelfells auslösen kann, wird mehr ein Instrument des Facharztes bleiben. Doch genügt es oft, die Beweglichkeit durch den sog. Valsalvaschen Versuch zu beobachten: Forzierte Ausatmung (Pressen) bei geschlossenem Mund und Nase, hierdurch Überdruck im Mittelohr, Auswärtspressen des Trommelfells — positiver Valsalvascher Versuch. Schlucken bei **Valsalvascher Versuch** geschlossenem Mund und Nase, Unterdruck im Mittelohr, Ansaugen und Einwärtsziehung des Trommelfells — negativer Valsalvascher Versuch, Toynbeescher **Toynbeescher Versuch** Versuch. Vorwölbung umschriebener Partien während des positiven Valsalva, die mitunter blasenförmig über die Restpartien des Trommelfells sich vorbuckeln, belehren uns darüber, daß diese Teile abnorm beweglich, abnorm nachgiebig sein müssen, daß hier dünne atrophische Stellen, daß hier Narben vorliegen müssen. Durch schnell hintereinander ausgeführten positiven und negativen Valsalva kann man zuweilen, wie mit dem Siegle-

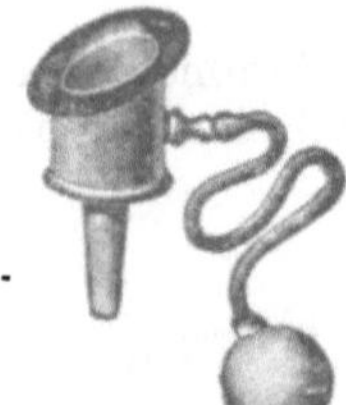

Abb. 41. Sieglescher Trichter.

---

[1]) Immerhin wird oft ein kurzer Blick des geübten Diagnostikers besser „sondieren" als die schlecht geführte Sonde des ungeschickten Anfängers!

schen Trichter, ein Hin- und Herflattern leicht beweglicher Trommelfellpartien hervorrufen. Das normale Trommelfell folgt den Bewegungen im Siegleschen Trichter träger und weniger ausgiebig.

Die Perkussion ist, soweit man von ihr akustische Phänomene verlangt, unfruchtbar, zum mindesten ihre Resultate unsicher und unerheblich, da uns z. B. eine etwaige Dämpfung beim Empyem des Warzenfortsatzes keine besseren und früheren Zeichen gibt als die anderen üblichen Untersuchungsmethoden. Die Perkussion des Warzenfortsatzes aber, zwecks Schmerzprüfung, kann nicht als Perkussionsmethode im eigentlichen Sinne aufgefaßt werden.

Wichtiger sind die Auskultationsergebnisse. Fast alle von der Atmung her uns geläufigen Auskultationsphänomene können wir auch im Ohre wiederfinden, wenn wir die den Atmungsgeräuschen zugrunde liegenden Bedingungen herstellen, d. h. wenn wir durch das Ohr einen Luftstrom durchgehen lassen. Die Lufteintreibung in das Mittelohr erfolgt mittels des Politzerschen Verfahrens oder mittels Kathetrismus, dessen Technik im Abschnitt Therapie besprochen werden soll (S. 132, 133). Bei freier Eustachischer Tube und freiem Mittelohr dringt die durch die Nase nach dem Mittelohr getriebene Luft ungehindert ein und ergibt einen breiten, gleichmäßigen Blasestrom, ohne Nebengeräusche. Zur Auskultation verbindet man das zu untersuchende Ohr des Patienten mit dem eigenen Ohr durch einen Hörschlauch. *(Allgemeines zur Auskultation des Mittelohrs)*

Endlich vernachlässige man nicht, in Fällen von Eiterfluß, die Besichtigung und Untersuchung des Eiters, des Spülwassers, das, in schwarzem Eiterbecken aufgefangen, uns diesen oder jenen Anhalt geben kann. Kleine Schleimflocken werden nicht so ernst zu bewerten sein, wie große Eiterflocken oder diffuse eiterige Trübungen des Spülwassers, in dem man zuweilen Knochensand als Ausdruck einer Knochenerkrankung nachweisen kann, zuweilen Sanguis, kleine Polypen, Gewebspartikel, kleine Schuppen oder gar zwiebelschalenartige Gebilde, die charakteristischen Zeichen des Cholesteatoms. *(Besichtigung des Spülwassers)*

Fötor frisch abgesonderten Eiters spricht für fortschreitende kariöse bzw. cholesteatomatöse Prozesse im Knochen. *(Bewertung des Fötors)*

B. Spezielle Diagnostik.

Spezielle auskultatorische und optische Diagnostik.

Spezielle Auskultation.

Bei normalem Mittelohr stellten wir bereits einen gleichmäßigen, von Nebengeräuschen freien Blasestrom fest. Leiseres mühsames Eindringen der Luft deutet auf Verengerung der Eustachischen Tube, auf akute oder chronische Schwellung hin. Durch starke Verengerung kann es zu einem pfeifenden Geräusch kommen oder sogar der Lufteintritt in das Mittelohr aufgehoben sein: fehlendes Blasegeräusch. Das von einer Tubenenge stammende pfeifende Geräusch klingt ferner liegend als das durch eine enge Trommelfellperforation erzeugte. Differentialdiagnostisch kann uns bei pfeifenden Geräuschen die Wasserprobe unterstützen: der *(Spezielle Auskultation des Mittelohrs)* *(Art der Geräusche)* *(Wasserprobe)* vom Ohr des Patienten ausgehende, unter Wasser geleitete Hörschlauch erzeugt bei Tubenpfeifen und gleichzeitig geschlossenem Trommelfell keine Bewegung im Wasser, während bei Trommelfellperforationen naturgemäß Luftblasen aufsteigen werden. Bei Engen der Tuba Eustachii oder Hindernissen im Mittelohr kommt es auch zu ausgesprochenem saccadiertem Blasegeräusch. Flüssigkeit im Mittelohr ergibt dem Ohre nahe klingende Rasselgeräusche, während in der Tube oder, zum Teil durch falschen Sitz des Katheters, in der Nase entstehende Geräusche dem Ohre ferner klingen und nach Entfernung des Hörschlauchs ebenso gut wie mit Hörschlauch zu hören sind. Je nach Konsistenz, Zähigkeit des Mittelohrexsudats ändert sich der Charakter des Rasselgeräusches; vom feinblasigen oder mittelblasigen heller klingenden Rasselgeräusch bei rein serösen Mittelohrkatarrhen bis zum groben Rasselgeräusch, zuweilen mit quietschenden, knarrenden Beiklängen gibt es allerhand Übergänge. Ist das Mittelohr mit zähem, viskösem, gelatinösen Exsudat reichlich erfüllt, so findet die eindringende Luft kaum Platz zur Entfaltung und vermag das dick klebrige Exsudat nicht aufzuwirbeln, dämpft aber andererseits den eintretenden Luftstrom vollkommen oder fast vollkommen ab: auch hier, wie bei verstopfter Tube, fehlendes Blasegeräusch, nur bei Anwendung besonders starken Luftdrucks (Preßluft von etwa $1/2$ Atmosphäre) kommen einzelne kleine Geräusche hervor.

Gerade der in der Kunst des Auskultierens bewanderte Allgemeinpraktiker kann, wenn er sich mit diesen Phänomenen vertraut macht, manche durch otoskopische Schwierigkeiten bedingte diagnostische Lücke mit Hilfe der Auskultation ausgleichen.

Spezielle optische Diagnostik.

Spezielle Otoskopie.

Spezielle
Otoskopie

Unter Otoskopie haben wir, wie schon ausdrücklich betont, nicht nur die Gewinnung von Trommelfellbildern zu verstehen, sondern die aus der oberen, hinteren, unteren, vorderen Otoskopia externa und Myringoskopie gewonnenen Resultate.

Das
Spiegelbild
des Gehörgangs

Das normale Spiegelbild des Gehörgangs zeigt ein ohne wesentliche Hervorragungen ausgezeichnetes Lumen. Umschriebene, gewöhnlich weiße Vorsprünge des Gehörgangs sind Exostosen oder Hyperostosen, deren knöcherner Charakter durch Schmerzlosigkeit bei Sondierung sicher zu stellen ist. Bei schmerzhaften umschriebenen Vorwölbungen denke man an Furunkel. Krusten oder Eiterreste besonders an der hinteren oberen Wand, lenken den Verdacht auf eine dahinter sitzende Fistel. Glatte oder himbeerartige rote kugelige Gewächse, Polypen, stammen gewöhnlich aus dem Mittelohr. Zerumen, Epidermismassen, Eiter sind an typischer Farbe und Konsistenz zu erkennen.

Das
normale
Trommelfellbild

Das normale Trommelfell zeigt eine trichterförmige Einziehung nach innen und ist von perlmutterähnlichem Glanze. Zuerst springen zwei Gebilde ins Auge, der schräg von vorn oben nach hinten unten verlaufende Hammergriff und der unter dem Hammergriffende, am Umbo, dem am stärksten eingezogenen Teil des Trommelfells sich ansetzende dreieckige Lichtreflex. Oben am Hammergriff der kurze Fortsatz markiert die Grenze zwischen der Pars tensa des Trommelfells und dem nur ganz schmalen Saum, der Pars flaccida Shrapnelli. Der dreieckige Lichtreflex entsteht an derjenigen Stelle des Trommelfells, die nicht schräg, sondern senkrecht verläuft, wo also die auffallenden Lichtstrahlen senkrecht auftreffen und senkrecht reflektiert werden. Wenn durch Narbenbildung und abnorme Lagerung andere Trommelfellpartien senkrecht verlaufen, so ist auch hier die Möglichkeit der Entstehung von Lichtreflexen vorhanden, insofern die Oberflächenbeschaffenheit noch reflektierende Eigenschaften besitzt.

Zur Schilderung der Veränderungen teilt man das Trommelfell in Quadranten ein oder beschreibt Veränderungen, indem man dem Trommelfell die Uhrzifferblatteinteilung zugrunde legt.

Man achte zunächst auf Farbenveränderungen, die umschrieben oder allgemein sein können.

An einem im wesentlichen normal aussehenden Trommelfell können umschriebene dunkle Verfärbungen auftreten: Zerumen von gewöhnlich braunschwarzer Farbe, leicht damit zu verwechseln kleine bis etwa stecknadelkopfgroße Perforationen, die durch die Perforation so wenig Licht durchlassen, daß die dahinter liegende Schleimhautschicht dunkel bis schwarz erscheint. Dunkel bis schwarz sind auch kleine, nicht frische Blutpunkte, deren Diagnose durch die auf vorangegangene Traumen deutende Anamnese erleichtert wird. Bemerkenswert sind kleine, oft dunkle Krusten, gewöhnlich am Übergang vom Trommelfell zum Gehörgang, oben oder hinten sitzend, oft dem Gehörgang selbst angehörend. Fehlerhafterweise werden diese Krusten gern für harmloses Zerumen gehalten, sind aber oft angetrocknetes

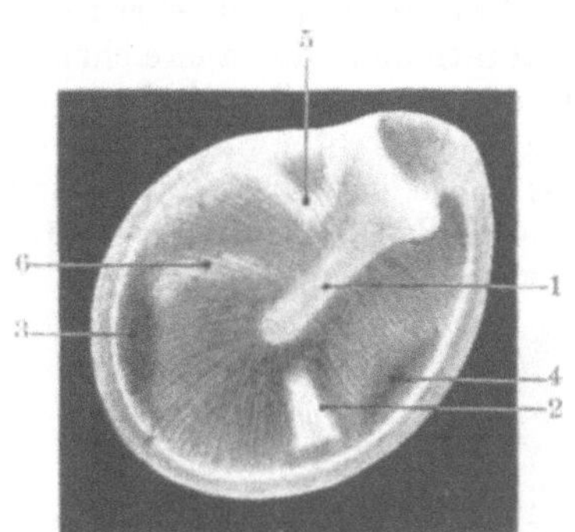

Abb. 42. Stark transparentes normales Trommelfell.
1 = Hammergriff. 2 = Dreieckiger Lichtreflex. 3 = Nische zum runden Fenster. 4 = Tubenostium. 5 = Amboßsteigbügelgelenk. 6 = Chorda tympani.

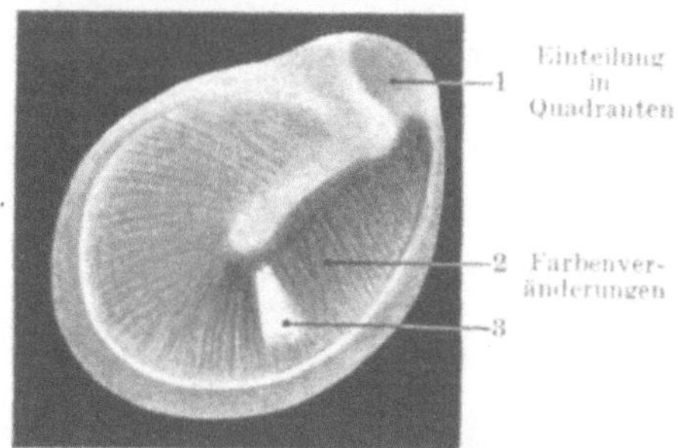

Abb. 43a. Flächenansicht eines Trommelfells normaler Transparenz
1 = Pars flaccida Shrapnelli. 2 = Pars tensa. 3 = Dreieckiger Lichtreflex. Pars flaccida von Pars tensa abgegrenzt durch den kurzen Fortsatz, davor die vordere, dahinter die hintere Hammerfalte.

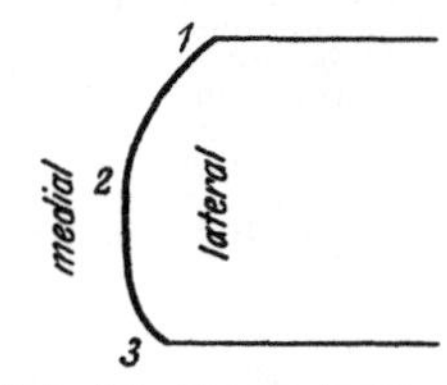

Abb. 43b. Durchschnitt von a (schematisch).
1 = Schräg verlaufende obere Trommelfellpartie. 2 = Senkrecht verlaufender Teil mit dreieckigem Lichtreflex. 3 = Schräg verlaufende untere Trommelfellpartie.

eiteriges Sekret an einer Knochenfistel, die uns in ausgedehntere Knochenherde führen kann.

Umschriebene Rötungen

Von ausgesprochen roter Farbe sind frische Blutungen sowie große Perforationen, die ausreichende Lichtmengen durchlassen, um die dahinter gelegene Schleimhaut des Promontoriums rot durchscheinen zu lassen. Von roter Farbe sind umschriebene Vorwölbungen des Trommelfells sowie polypöse Granulationen, mehr blaßrot die dann auch glasiger aussehenden Schleimhautpolypen (vgl. klinische Pathologie S. 56). Umschriebene Vorwölbungen des Trommelfells und echte Polypen sind zuweilen differentialdiagnostisch schwer zu unterscheiden. In der Regel wird die Unterscheidung Sache des Facharztes bleiben, sollte aber, ihrer prognostischen Wichtigkeit wegen, auch dem Allgemeinpraktiker in den Grundzügen bekannt sein. Umschriebene Vorwölbungen des Trommelfells, gewöhnlich im hinteren oberen oder hinteren unteren Quadranten gelegen, die sich besonders bei einer schon mehrere Wochen bestehenden akuten Mittelohreiterung ausbilden und einen warzenartigen Charakter annehmen — sog. „warzenförmige, zitzenförmige Perforation“ — sind beim Erwachsenen oft der Ausdruck schlechter Abflußverhältnisse, evtl. stark papillärer Wucherungen, wie wir sie als Charakteristikum stark virulenter Prozesse beschrieben haben. Man könnte auch von einer Trommelfellhernie sprechen. Oder durch eine gewöhnlich schon ältere Perforation quillt geschwollene Schleimhaut polypenartig heraus (Schleimhautpolyp), ausgehend von der gegenüberliegenden Promontorialwand oder von der Schleimhautschicht des Trommelfells.

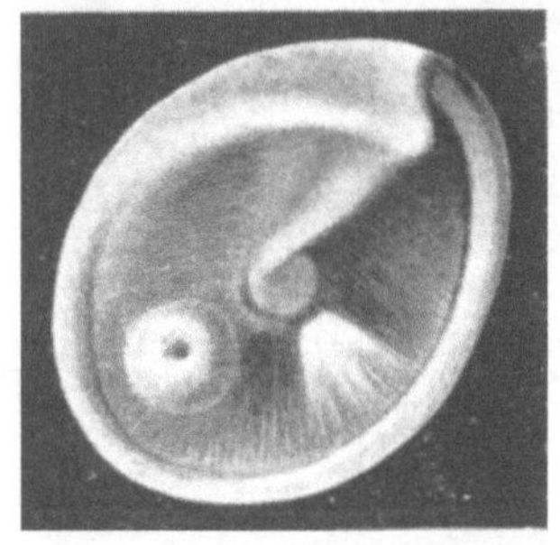

Abb. 44a. Flächenansicht einer warzenförmigen Perforation.

Warzenförmige, zitzenförmige Perforation

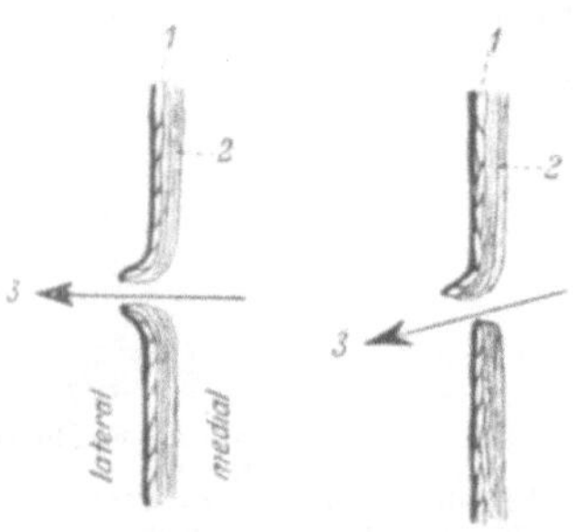

Abb. 44b. Durchschnitt von 44a (schematisch).

1 = Cutisschicht u. Stratum proprium. 2 = Geschwollene warzenartig vorquellende Schleimhaut des Trommelfells. 3 = Eiterausfluß auf der Höhe der Warze.

Abb. 44c. Durchschnitt eines von der Promontorialwand entspringenden prolabierenden Schleimhautprolapses.

1 = Cutis und Stratum proprium. 2 = Schleimhautprolaps. 3 = Eiterausfluß neben dem Prolaps.

Der echte Granulationspolyp

Der echte Granulationspolyp, der typische Vertreter der chronischen Mittelohreiterung, ist durch seine gewöhnlich tiefrote Farbe charakterisiert; es ist zuweilen von polypösen, in der Trommelfellücke herauswachsenden Schleimhautproliferationen der akuten bzw. subakuten Mittelohreiterung auch vom fachärztlich geschulten Auge schwer zu unterscheiden. Bei einer seit Wochen bestehenden Mittelohreiterung mit „Polypenbildung“ sollte die Exzision der Hörknöchelchen, die vermutlich als Quelle der Polypenbildung angenommen wurden, ausgeführt und damit der Frau das durch die Eiterung vorübergehend fast erloschene Gehör dauernd erheblich geschädigt werden: eine gründliche Aufmeißlung des Warzenfortsatzes mit Freilegung des Kuppelraumes, aber unter Erhaltung der Hörknöchelchen, heilte die Eiterung in kurzer Zeit und gab der Frau ein normales Gehör wieder!

Leicht sind umschriebene Gefäßinjektionen zu erkennen, von der Oberwand nach dem Hammergriff verlaufend, evtl. sich netzartig von dort nach der Peripherie verästelnd (vgl. klinische Anatomie S. 11). Gefaß-
injektionen

Mannigfach sind die Übergänge von diffuser milchiger oder sehniger Trübung bis zum umschriebenen weißen (Kalk) Flecken. Milchige,
sehnige
Trubung;
Kalkflecke

Mit hellem Lichtreflex gehen senkrecht stehende Narben einher, evtl. solche, die der medialen Paukenhöhlenwand (Promontorium, Fensternischen) anliegen.

Diffuse Rötungen findet man bei allgemeiner Trommelfellvorwölbung oder auch bei großen Defekten. Nicht allzu selten wird von ungeübter Seite die rot geschwollene Promontorialschleimhaut für ein geschwollenes Trommelfell gehalten. Der Irrtum kann nicht entstehen Diffuse
Rotungen

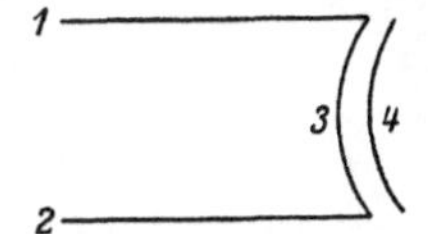

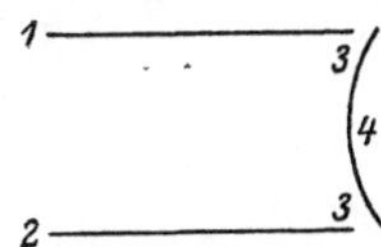

Abb. 45 a. Geschwollenes Trommelfell (schematisch).

1 = Obere Gehórgangswand. 2 = Untere Gehorgangswand. 8 = Vorgewölbtes Trommelfell. 4 = Promontorium.

Abb. 45 b. Geschwollene Promontorialschleimhaut bei Totaldefekt des Trommelfells (schematisch).

1 = Obere Wand. 2 = Untere Wand. 8 = Lucke zwischen oberer Wand bzw. unterer Wand und Promontorium. 4 = Geschwollene im Defekt vorliegende Promontorialschleimhaut.

oder muß dem aufmerksamen Beobachter sofort klar werden, wenn er, wie bereits mehrfach betont, prinzipiell nicht bloß in die Tiefe sieht, sondern den Blick an den Wänden entlang gleiten läßt. Dann wird er unschwer die Lücke zwischen Gehörgangswand (Annulus tympanicus) und Promontorium entdecken (vgl. Skizze); eine anämisierende Einlage (10% Kokain oder Suprarenin pur) wird vollends den Irrtum beseitigen helfen und die nicht ganz selten vorgenommene Parazentese des geschwollenen Promontoriums verhindern.

Diffuse gelbe oder gelbbraune Verfärbungen mit eigenartigem fettigen Glanz sind den serösen bzw. schleimig exsudativen Mittelohrkatarrhen eigentümlich. Oft zeichnet sich die Niveaulinie des Exsudats als scharf konturierte schwarze Linie am Trommelfell ab; leicht verschiebliche Exsudate ändern ihre Niveaulinie mit der Haltungsänderung des Kopfes und stellen den Flüssigkeitsspiegel allmählich immer wieder in der Horizontalen ein. Bisweilen kann man diese Flüssigkeitsverschiebungen deutlich otoskopisch verfolgen. Doch es gibt zahllose Exsudate, welche dieses Phänomen nicht zeigen. Wer mit der Diagnose exsudativer Mittelohrkatarrh das Phänomen der sichtbaren Niveaulinie verbindet, wird recht viele Exsudate übersehen, was auch Gelbbraune
Verfärbung
durch
Mittelohr-
exsudat

Die Niveau-
linie des
Exsudats

Viele Ex-
sudate ohne
sichtbare
Niveau-
linie!

leider geschieht und zu einer allmählich irreparablen Veränderung des Mittelohrs führen kann (vgl. klinische Pathologie S. 52).

Neben diesen Farbenphänomen hat man auf Niveaudifferenzen, wie auch schon hervorgehoben, zu achten, deren Unterscheidung dem mit einem Auge räumlich Sehenden gelingt, bzw. dem, der aus flächenhaften Bildern sich räumliche Vorstellungen konstruieren kann. Eine richtige Tiefenschätzung wird den Geübten davor schützen, die Veränderungen, die noch weiter lateralwärts der Gehörgangswand angehören, nach dem Trommelfell zu verlegen. Aber gerade auch bei Trommelfelldefekten spielt die richtige Tiefenschätzung, wie schon oben in Text und Skizze betont wurde, eine große Rolle. Man wird dann nicht in den Fehler verfallen, Trommelfelldefekte mit vorliegender geschwollener Promontorialschleimhaut für ein geschwollenes Trommelfell zu halten. Zweckmäßigerweise benutzt man hier die parallaktische Verschiebung, die der Rand der 'Perforation gegenüber der darunter liegenden Schleimhaut erfährt.

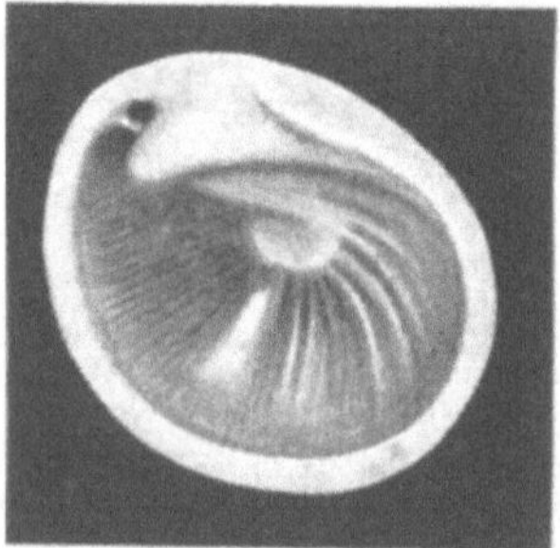

Abb. 46. Stark retrahiertes Trommelfell.

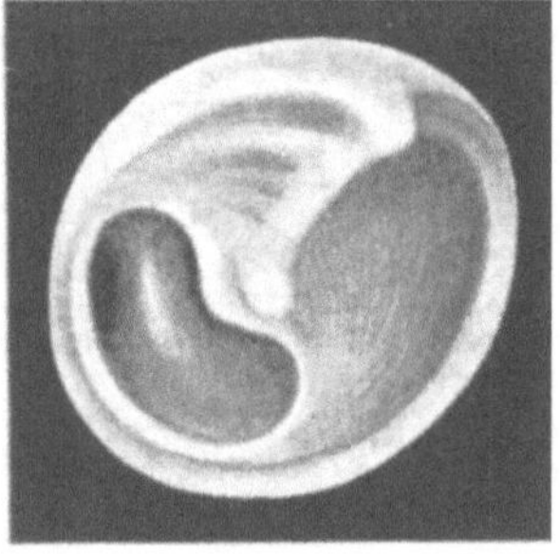

Abb. 47.   Zentrale nierenformige Perforation.

Mit der Niveaudifferenz im Zusammenhang steht auch der Schatten, den z. B. bei einer randständigen Perforation (vgl. Skizzen weiter unten!) der von der Labyrinthwand entfernte Knochenrand der Gehörgangswand auf die Labyrinthwand wirft und der sich um so mehr ändert, je weiter die Fistel, die Lücke zwischen Gehörgangswand und Labyrinthwand klafft.

Als besonders bemerkenswerte Bilder[1]) seien folgende genannt.

Diffuse gelbe oder gelbbraune Verfärbung des Trommelfells mit fettigem Glanz: akut exsudativer Mittelohrkatarrh. Evt. Ansammlung dünnflüssigen Exsudats nur in den unteren Teilen der Paukenhöhle, so daß sich das Exsudat mit einer Exsudatlinie scharf abzeichnet, die bei Kopfdrehungen des Patienten gern ihre horizontale Niveaulinie beizubehalten oder allmählich wieder einzunehmen sucht. Ist die Infektion etwas virulenter, so tritt radiäre Gefäßinjektion ein, das Bild der leichten beginnenden akuten Mittelohrentzündung, über-

---

[1]) Auf den ausgezeichneten Atlas der Trommelfellbilder von Passow sei besonders verwiesen.

gehend in Abplattung und leichte Vorwölbung, sowie Rötung der Membran. Starke Rötung des Trommelfells mit Schwellung und Rötung der anliegenden Gehörgangswand, evtl. mit serösen oder hämorrhagischen Blasen sind die Zeichen stärkerer Infektion. Oft sind die Blasen im Augenblick der Untersuchung schon teilweise geplatzt, so daß die Otoskopie neben starker Entzündung, evtl. auch des durch kollaterales Ödem verengten Gehörgangs, abgestoßene Epithelfetzen und etwas Sekret zeigt, das dann aber nicht aus dem Mittelohr stammt, sondern eben nur aus geplatzten Blasen der Kutisschicht: Bild der stark virulenten akuten Mittelohrentzündung.

Das stark retrahierte Trommelfell. Der Hammer steht mitunter fast horizontal, d. h. derart perspektivisch verkürzt, daß man neben dem perspektivisch verkürzten Griff fast nur den kurzen Fortsatz vorspringen sieht. Vordere und hintere Trommelfellfalte sind gespannt und markieren sich deutlich.

Residuen. Umschriebene getrübte, auf Lufteinblasung sich vorwölbende Partien des Trommelfells (Narben) können sich bei großer Ausdehnung der Promontorialwand anlegen, evtl. mit ihr verwachsen — „adhärente Narben" —, die regellose Lichtreflexe zeigen können. Bei gleichmäßig anliegendem Trommelfell kann die Promontorialwand so gut durchscheinen, daß sie in ihren Einzelheiten (Nische zum runden Fenster,

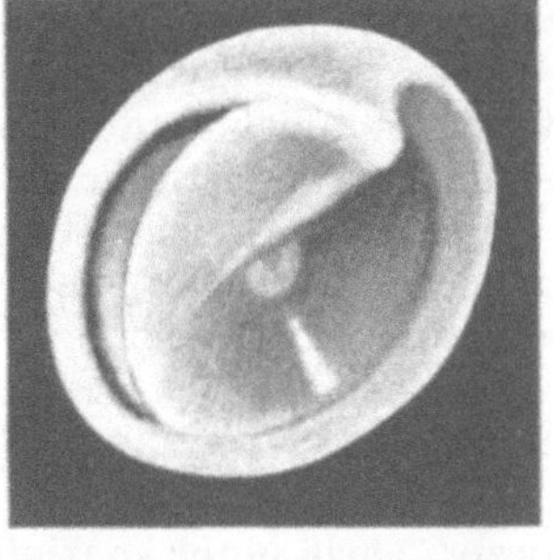

Abb. 48. Randständige Perforation.

Randständiger Trommelfelldefekt sichelformig. Gehorgangsdefekt dunkel durch den Schatten, den die Gehörgangswand auf die gegenuberliegende Labyrinthwand wirft.

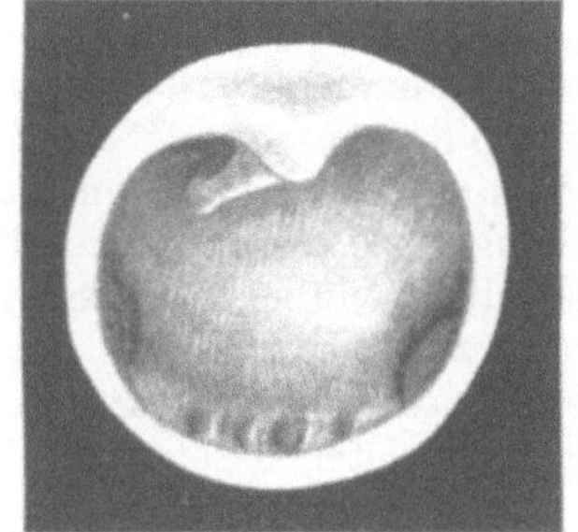

Abb. 49. Totaldefekt mit Hammerrest.

a = Nische zum runden Fenster, b = Tubenostium.

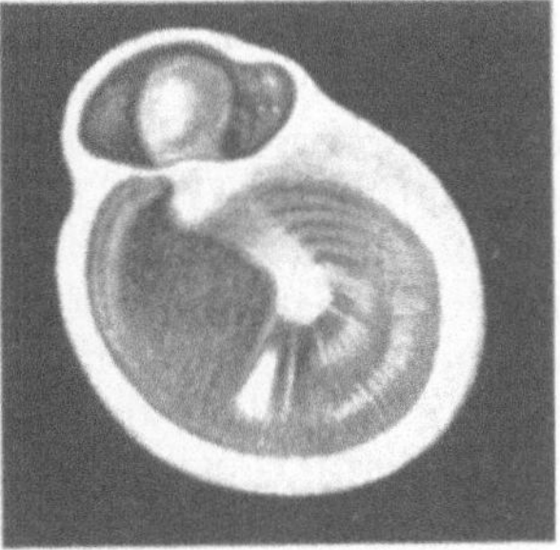

Abb. 50. Fistel am oberen Pol.
Man sieht dann in der Fistel oft Hammerhals und Hammerkopf, falls diese nicht kariös zerstört sind.

Amboßsteigbügelgelenk usw.) genau zu erkennen ist und der Ungeübte einen Totaldefekt vor sich zu haben glaubt. Schon außergewöhnlich transparente Trommelfelle lassen viele Einzelheiten durchscheinen (vgl. Skizze S. 121). Die Differentialdiagnose ergibt sich bei anliegendem, nicht an-

gewachsenen Trommelfell durch Lufteinpressung und Abhebung der anliegenden Membran. Aber auch das angewachsene adhärente Trommelfell
ist von dem Totaldefekt mit epidermisierter Promontorialwand zu unterscheiden, wenn man die Gehörgangswand systematisch bis an den Annulus
tympanicus und dann weiter medialwärts absucht[1]).

Zentrale
Perforation Die „zentrale" Perforation, meistens Zeichen einer Schleimhauteiterung, oft nierenförmig mit manchmel nur schmalem Trommelfellsaum.

Rand-
ständige
Perforation Die „randständige" Perforation, meistens bei Knocheneiterung,
oft mit Totaldefekt des Trommelfells, derart, daß nur noch ein oberer
Rest mit Hammerrudiment vorhanden ist[2]).

Ohrpolyp Der Ohrpolyp: Granulationspolyp körnig oder glatt, tiefer rot,
evt. gestielt, leicht bei Berührung blutend; Schleimhautpolyp mehr
glasig und blasser rot, evt. in einer alten Perforation prolabierend; die
„warzenförmige Perforation" mit besonderen, bereits besprochenen
Charakteristicis (vgl. auch S. 122).

Kurzer Abriß einer speziellen rhinoskopischen und laryngoskopischen Diagnostik.

Rhinoskopia
anterior **Rhinoskopia anterior.** Besichtigung des Naseninnern von vorn mittels
Reflektorbeleuchtung und Nasenspekulums. Oberflächliches Einsetzen

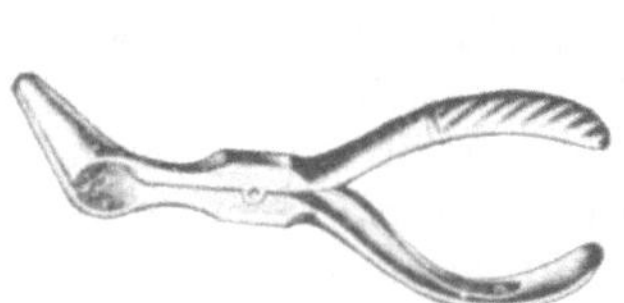

Abb. 51. Nasenspekulum, gerade.

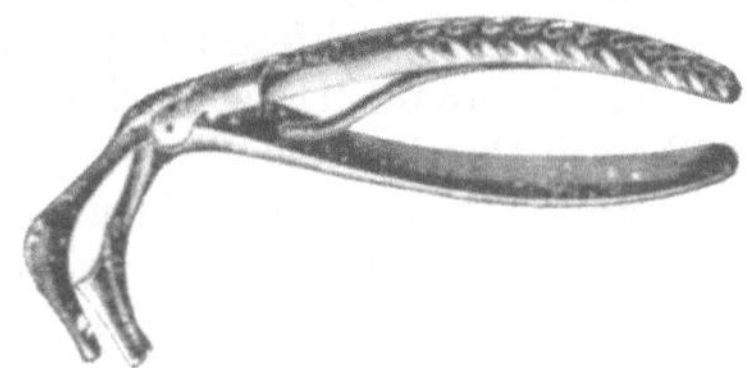

Abb. 52 Nasenspekulum, abgebogen.

Übersicht
krankhafter
Nasenver-
änderungen des Nasenspekulums reicht zur Entfaltung des Nasenostiums aus, zu tiefe
Einführung ist schmerzhaft. Man sieht bei gerader Kopfhaltung des Pa-
tienten die vorderen Partien, bei etwas nach vorn gesenktem Kopf und
weitem, evtl. durch 10% Kokain oder Suprarnin abgeschwollenem Naseninnern die hinteren Nasenteile, bei Nackenbeugung des Kopfes die oberen
Gebilde. Vorn ist der Kopf der unteren Muschel, gegenüber die im Sagittalschnitt nicht mitgetroffene Nasenscheidewand zu sehen. Untere Muschel
oft stark geschwollen, dem Septum anliegend, zumal, wenn letzteres ver-
bogen (Deviatio septi) oder mit vorspringenden Leisten besetzt ist (Crista
septi). Schwellung der unteren Muschel vorübergehend oder dauernd;
vorübergehend bei haufig wechselndem Blutfüllungszustand, schwillt
auf anämisierende Einlagen ab, dauernd bei Hypertrophie der Muschel-
knochen oder -schleimhaut. Vorübergehende Muschelschwellungen lassen
sich evtl. durch Galvanokausis beseitigen: galvanokaustisch gezogene
Furchen führen zu Narbenretraktion und hindern die Muschel, ihren Blut-

---

[1]) Über Trübungen und Kalkflecke S. 123.
[2]) Über die mehrfachen Perforationen des Trommelfells s. Kapitel Tuberkulose
S. 199, 200.

füllungszustand leicht zu ändern. Sonst blutige Verkleinerung der unteren Muschel mittels Konchotoms und Nasenschlinge sowie Nasenschere. Besonders bedeutungsvoll für das Ohr (Mittelohrkatarrh) sind Schwellungen des hinteren Endes der unteren Muschel, die man zuverlässiger durch die noch zu besprechende Rhinoskopia posterior feststellt. Ferner kommen Schwellungen der mittleren Muschel in Betracht. Muschelschwellungen und Nasenpolypen sind oft die Folge von Nasennebenhöhlen- (besonders Kieferhöhlen-) Eiterungen, ohne daß der Eiter bei der Rhinoskopie sofort feststellbar zu sein braucht. Die zur genaueren Diagnose einer Nasennebenhöhleneiterung führenden Methoden (Absaugen des Eiters, Durchleuchtung mit dem Glühlämpchen, Röntgenaufnahme, Probepunk-

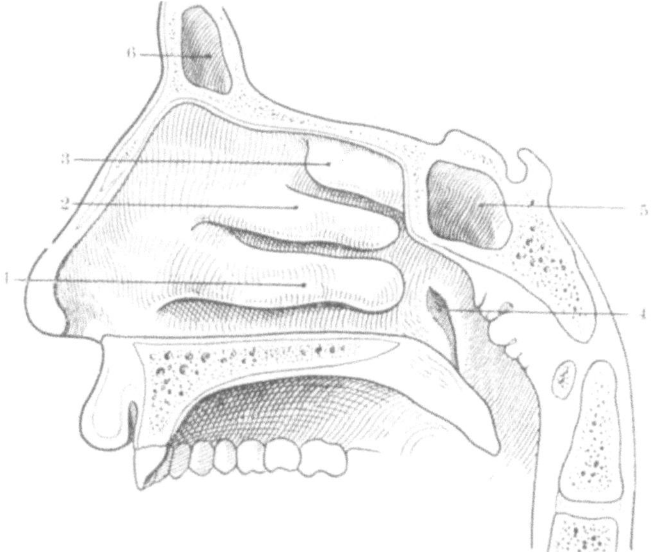

Abb. 53. Sagittalschnitt durch die rechte Nasenhöhle dicht lateral vom Septum narium.

1 = Untere Muschel. 2 = Mittlere Muschel. 3 = Obere Muschel. 4 = Tubenostium. 5 = Keilbeinhöhle. 6 = Stirnhöhle.

tion und Probespülung usw.) haben lediglich rhinologisch fachärztliches Interesse. An der medialen Wand der Nasenhöhle liegt ein sehr häufiges stenosierendes Moment, die verbogene Nasenscheidewand. Oft liegt die Stenose so weit vorn, daß sie durch Einführung des Nasenspekulums schon elastisch abgedrängt wird (vordere Knorpelverbiegung). Man versäume nie, sich über die Geräumigkeit des Naseneingangs dadurch ein Bild zu verschaffen, daß man ohne Spekulum bei aufwärts gerichteter Nasenspitze hineinsieht! Störende Nasendeviationen werden submukös beseitigt.

Rhinoskopia posterior. Herabdrücken der Zunge mittels des in der linken Hand liegenden Spatels. Einführung eines Nasenrachenspiegels, eines kleinen gegen den Griff steiler abgebogenen Kehlkopfspiegels, hinter das Zäpfchen, möglichst ohne die Rachenwände zu berühren. Bei Steïlstellung des Spiegels erblickt man die hinteren Nasenpartien (hinteres Ende der unteren Muschel, mittlere Muschel, auch die dritte obere Muschel) bei flacherer, der Horizontalen angenäherter Haltung sieht man das Rachendach (Rachenmandel), bei etwas seitlicher Richtung des Spiegels stellt man die Tubenostien ein, an denen man z. B. Ulzera, Narbenstenosen (Lues) finden kann, hinter dem Tubenostium die Rosenmüllersche Grube, mit Übergang in die hintere Rachenwand.

Die häufigsten, postrhinoskopisch feststellbaren Veränderungen sind

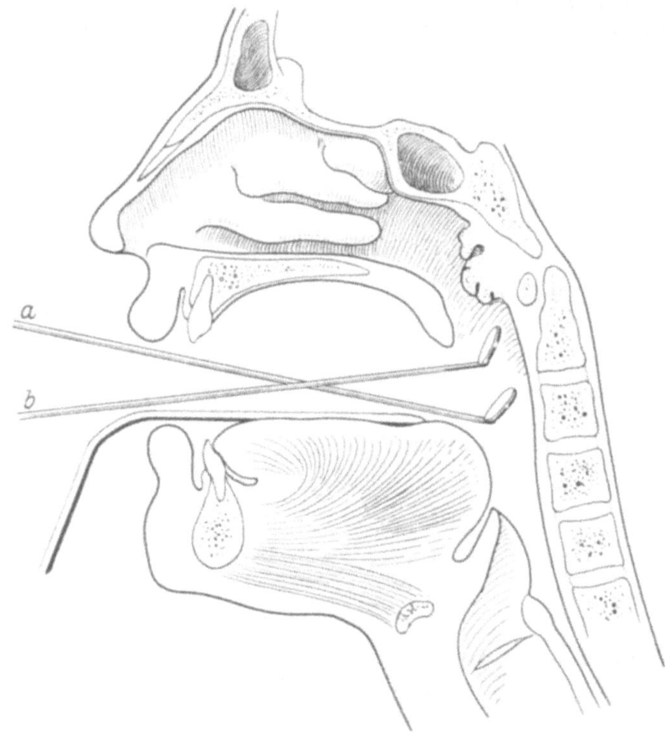

Abb. 54. Situationsbild bei Rhinoskopia posterior.

a = Flachstellung des Spiegelchens. b = Steilstellung.

Rachenmandel (adenoide Vegetationen) die vergrößerte Rachenmandel (adenoide Vegetationen) und hypertrophische hintere Enden der unteren Muschel.

In Fällen erschwerter Postrhinoskopie wird neben den Ergebnissen der Rhinoskopia anterior (der Geübte kann mit dieser häufig deutlich die vergrößerte Rachenmandel von vorn sehen) die Palpation des Nasenrachens zu Hilfe kommen. Stellung rechts neben den Patienten; man umfaßt mit dem linken Arm den Kopf von hinten und stülpt mittels Zeigefingerdruckes auf die linke Wange, die Wangenschleimhaut, um Zubeißen zu verhindern, zwischen die Zahnreihen. Nunmehr geht man mit dem

Palpation des Nasenrachens

rechten Zeigefinger hinter das Zäpfchen und kann sich mit kurzer schonender Palpation über Größe und Konsistenz der im Nasenrachen befindlichen Gebilde orientieren, gewöhnlich der in Betracht kommenden adenoiden Wucherungen.

Oropharyngoskopie. Die Pharyngoskopie, die Untersuchung des Mundrachens, bedarf keiner besonderen Beschreibung der Technik. Bei Reflektorbeleuchtung werden sich alle Veränderungen in der Tiefe des Pharynx deutlicher feststellen lassen als mit der üblichen Methode der Oropharyn-
goskopie

direkten Tageslichtbeleuchtung oder der neben den Arzt gehaltenen künstlichen Lichtquelle.

Das Bild der Tonsillitis und Peritonsillitis ist bekannt. Nicht jede Peritonsillitis abszediert. Bei Ödem der Uvula kommt es in der Regel zu einem tonsillären oder peritonsillären Abszeß. Die so überaus häufigen Mandelpfröpfe und Mandelsteine dürfen nicht übersehen werden. Erst auf Druck auf die Gaumenbogennische kommen die oft erstaunlichen Pfropfmengen zum Vorschein.

Hinter den Gaumenbögen verläuft die gewöhnlich sich kaum markierende Plica salpingopharyngea, deren oft chronische Entzündung — adenoides Gewebe — mit akuten Exazerbationen — „Seitenstrangs"entzündungen — ausstrahlende Ohrschmerzen verursacht (vgl. Kapitel Ohrschmerz S. 97).

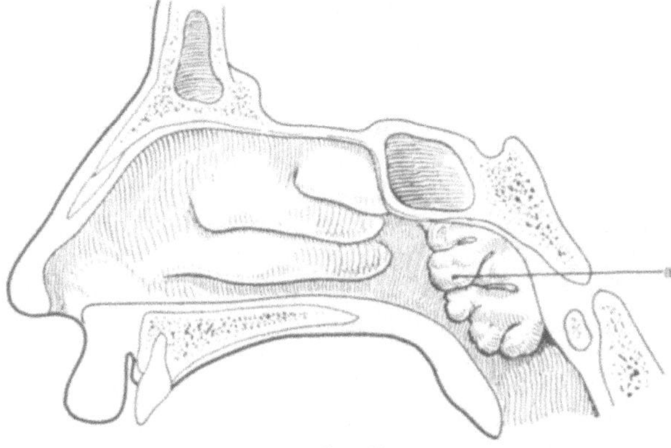

Abb. 55.

a = Rachenmandel („adenoide Vegetationen").

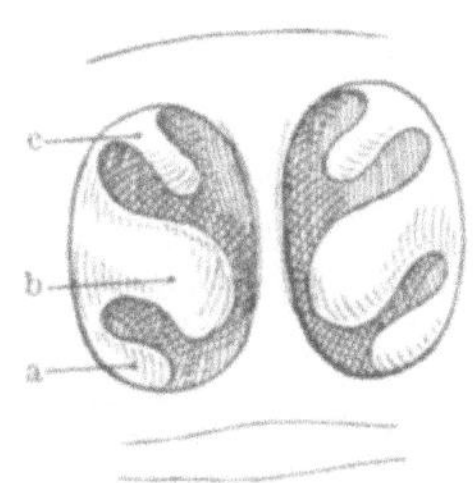

Abb. 56.

a = Untere, b = mittlere, c = obere Muschel im postrhinoskopischen Bilde.

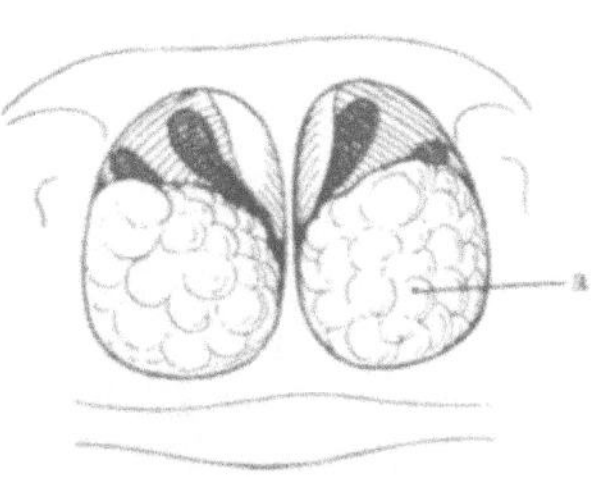

Abb. 57.

a = Papillomatöse hintere Enden der unteren Muscheln (postrhinoskopisch).

Zur Oroskopie gehört die Kontrolle der Zähne, deren Karies auch eine häufige Ursache von Ohrschmerzen ist (Otalgia ex carie dentium).

Eine genaue Besichtigung der Schleimhäute der obersten Luftwege, insbesondere des Rachens, kann uns einen Fingerzeig geben über die Natur des gleichzeitig bestehenden Ohrenleidens. Sekundäre oder tertiäre luische

Veränderungen, tuberkulöse (oft nur histologisch erkennbare!) Granulationen.

Laryngoskopie. Die Technik der Laryngoskopie ist leichter als die der Rhinoskopie posterior. Man halte darauf, daß der Patient aktiv die Zunge weit herausstreckt, wobei eine Zungenabflachung stattfindet, die bei dem passiven Herausgezogenwerden weniger eintritt. Je größer der Spiegel, um so heller und übersichtlicher das Bild. Um die Berührung

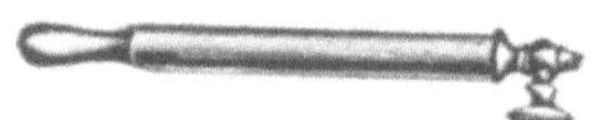

Abb. 58. Kehlkopfspiegelgriff.

Abb. 59. Kehlkopfspiegel (Griff daneben).

der Rachenschleimhaut zu vermeiden, bevorzugt der Anfänger fehlerhafterweise kleine Spiegel, mit denen er weniger sieht. Trotz kleinster Spiegel — die er nicht ruhig genug hält! —, löst aber der Anfänger ein lebhaftes Würgen des Patienten aus, während der große Spiegel des Geübten gewöhnlich reaktionslos vertragen wird. Nach Herausstreckung der Zunge wird also der Spiegel vorsichtig flach, ohne Berührung des Zungengrundes, eingeführt und leicht, aber nicht ängstlich hin und her suchend, an die Uvula angedrückt, wobei das Kehlkopfspiegelbild erscheint.

Für die ohrenärztliche Diagnose kommen laryngoskopische Bilder in der Regel nur in Frage, wenn ein vom Kehlkopf ausstrahlender Ohrenschmerz besteht. Akute Perichondritiden, häufiger noch tuberkulöse Ulzerationen, besonders der Epiglottis, können die Ursache sein. Letztere sind so charakteristisch, daß sie von dem ein normales Kehlkopfspiegelbild kennenden Untersucher nicht übersehen werden können. Das akute

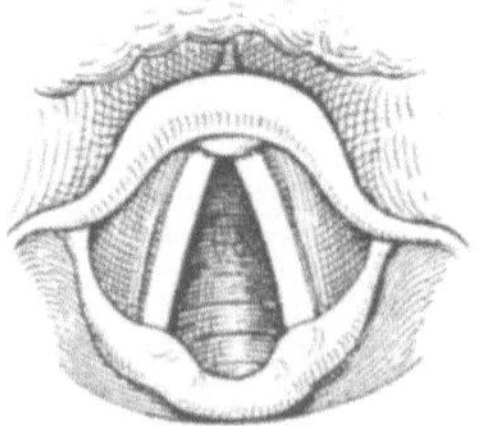

Abb. 60. Normales Kehl-
kopfspiegelbild.

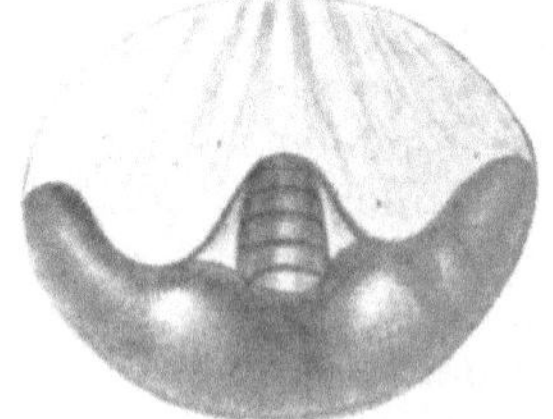

Abb. 61. Larynxödem.

Larynxödem, die akute Perichondritis ist nicht gar zu selten mit Klagen über Ohr- und Halsschmerzen. Otoskopie und Pharyngoskopie ist unzureichend, die Unterlassung der Laryngoskopie ein gefährliches Versäumnis.

Unsere ausführliche Besprechung des Zusammenhangs zwischen Ohr- und Allgemeinerkrankungen läßt es selbstverständlich erscheinen, daß mit den oto-, rhino- und laryngologischen Untersuchungsmethoden die otiatrische Diagnostik nicht erschöpft ist. Man vergesse nie die Berücksichtigung des Gesamtorganismus. Es ist keine Annehmlichkeit, eine otoskopisch begründete Diagnose „ohne Befund" erhoben zu haben und nach kurzer Zeit zu hören, daß ein Apotheker einwandfrei Zucker oder Eiweiß nachgewiesen hat. Man überschätze aber auch nicht objektive örtliche Befunde, die zufällig vorhanden sein können, während die Wirkungen eines gleichzeitig bestehenden Allgemeinleidens im Vordergrunde stehen, z. B. Ohrensausen bei Hysterie, wo eine örtlich hinlenkende — statt therapeutisch notwendig ablenkende — Behandlung falsch ist, z. B. Ohrbeschwerden bei Herzleiden, wo örtliche Polypragmasie für den Patienten unter Umständen mehr Beschwerden als Erleichterung verursacht.

Therapie.

Die im Hause des Patienten geübten therapeutischen Maßnahmen.

Therapie in der Hand des Patienten

Ausspülung mittels Ohrgummiballonspritze, deren Druck ausreichend ist, aber nie eine schädliche Stärke haben kann. Langsames Aufsaugen des Spülwassers, damit nicht die bei der Spülung unangenehmen Luftblasen stören. Lösung blutwarm, zwecks Vermeidung des kalorischen Schwindels (vgl Klin. Phys. S. 37). Bei akuter Eiterung 1% Borwasser (1 Teelöffel auf ½ Liter Wasser) oder Kamillentee, bei chronischer Eiterung keine osmotisch schädlichen Lösungen, also keinen Tee, wohl aber 1% Borwasser oder physiologische Kochsalzlösung.

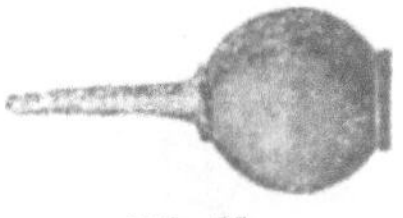

Ausspülungen

Abb. 62.
Ohrgummiballspritze.

Einträuflungen mittels Teelöffels oder Augentropfglases. Zwecks Säuberung mit Wasserstoffsuperoxyd oder besser mit dem Präparat Perhydrol (3,0 : 30,0). Wasserstofflösungen halten sich in der vom Apotheker abgegebenen offizinellen Konzentration nur einige Tage, verlieren dann die Schaumwirkung. Einträuflungen zwecks Austrocknung der Schleimhaut, Schrumpfung von Granulationen mit 3% Boralkohol oder Alkoholglyzerin zu gleichen Teilen.

Einträuflungen

Einlagen mit kleinen Watteröllchen, die z. B. bei Otitis externa mit verdünnter essigsaurer Tonerde, besser mit Ormizet (in gleicher Verdünnung wie die essigsaure Tonerde) befeuchtet werden. Bei engem Gehörgang lasse man die Watte dünn auf einen kleinen Holzstab aufwickeln und diesen Watteträger (evtl. zurechtgeschnittenes Streichholz) einführen.

Einlagen

Austupfen wie Einlagen.

Umschläge. Heiße am besten mit Leinsamenbrei. Leinsamen (besser als Leinsamenmehl) wird mit heißem Wasser zu Brei verrührt und in Säckchen gefüllt. Säckchen feucht warm machen. Falls keine Umschlagsmaschine vorhanden, legt man auf einen Topf mit kochendem Wasser (halbvoll) ein Sieb und läßt in diesem Sieb die Säckchen feucht warm werden. Der Brei bleibt im Säckchen. Alle 10 bis 15 Minuten neuer Umschlag. Eisblase ratsam, wenn heiße Umschläge nicht vertragen werden. Mit wasserdichtem Stoff gut abgeschlossener feuchter Verband ist, wenn er gut warm wird, ein Ersatz für heiße Umschläge. Dieser feuchte Verband bleibt stundenlang liegen.

Umschläge

Blutentziehungen mittels Blutegels vor dem Tragus (vgl. Klin. Anat. S. 12). Evtl. Anritzen der Haut, falls die Egel nicht anbeißen. Gehörgang ausstopfen, damit sie nicht hereingleiten und sich dort festsaugen.

Blutentziehung

Örtliche Schmerzbetäubung durch Einträufeln von 10 proz. Opiumglyzerin (besser als das beliebte 5 proz. Karbolglyzerin).

Örtliche Schmerzbetäubung

Schwitzprozeduren mittels warmer Bäder und anschließender Einpackung; zur Unterstützung: Lindenblütentee, Fliedertee, Aspirin, heiße Wärmekruken.

Schwitzprozeduren

Die durch den Arzt geübten therapeutischen Maßnahmen.

Vom Arzte geübte Therapie

Neben den eben angeführten häuslichen Maßnahmen kommen hauptsächlich folgende in Betracht.

1. Konservative Methoden.

Die Spülungen des Ohrs mittels Ohrspritze sind bereits ausführlich geschildert worden. Ebenfalls zu den konservativen Methoden hat die Ausspülung des Kuppelraums mittels des Paukenröhrchens zu gehören. Wird die Methode nicht praktisch beherrscht, so ist sie ein für den Patienten qualvolles Verfahren, das womöglich in der Hand des ganz Ungeübten nicht einmal unblutig zu bleiben braucht. Von einer Schilderung der Paukenröhrchenspülung wird daher absichtlich abgesehen, die einzig und allein unter Anleitung praktisch zu erlernen und im allge

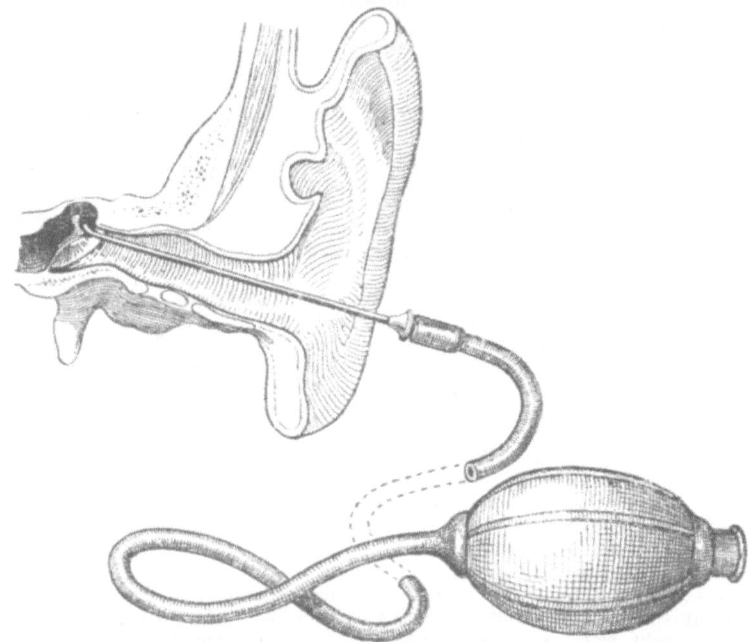

Abb. 63. Darstellung einer Spülung mit dem Paukenröhrchen. Das abgebogene Ende des Paukenröhrchens, durch eine Fistel am oberen Pol eingeführt, richtet den Wasserstrahl nach dem Kuppelraum.

meinen dem Facharzt, auch schon hinsichtlich der Indikation, reserviert bleiben wird.

Politzersches Verfahren[1]). Mittels des Politzerballons wird Luft in das Mittelohr eingepreßt: die Olive wird fest in das Nasenloch der entsprechenden Seite eingedrückt und mit der anderen Hand das andere Nasenloch zugehalten. Nunmehr während Schluckens oder Phonierens

---

[1]) Das ursprünglich von Politzer angegebene Verfahren der Lufteintreibung in das Mittelohr wird mittels der näher zu schildernden Schluckmethode ausgeführt; im allgemeinen scheint sich aber die bequemere, allerdings zuweilen versagende Phonationsmethode mehr eingebürgert zu haben, die, auch trockene Nasendusche genannt, bei Kindern allein in Frage kommt. (Phonation durch Schreien der Kinder!)

(z. B. „Schokolade") Lufteinblasung. Bei der Schluckmethode nimmt der Patient einen kleinen Schluck Wasser in den Mund, den er auf „3" hinunterschluckt. Infolge staunenswerter Ungeschicklichkeit mancher Patienten wird das Tempo „3" oft verpaßt. Man beachte daher für alle Fälle den Hals des Patienten und drücke den Ballon zusammen, sobald der Schluckakt erfolgt. Durch Phonieren oder Schlucken wird die Tube geöffnet sowie durch Hebung des Gaumensegels zusammen mit dem Nasenverschluß der Nasenrachen abgesperrt, so daß die eingepreßte Luft nunmehr nur durch die Tuben entweichen kann. Oft gelingt die Lufteinblasung beim Phonieren nicht, wohl aber beim Schlucken. Auch beim Politzern kann man Mittelohrgeräusche mittels Hörschlauchs auskultieren und so kontrollieren, ob die Luft eindringt. Das Nebengeräusch bei gelungenem Politzerverfahren ist allerdings so unverkennbar, daß es der auskultatorischen oder otoskopischen Kontrolle selten bedürfen wird. Will man genauer auskultieren, so empfiehlt sich die Anwendung eines modifizierten Politzerschen Verfahrens,

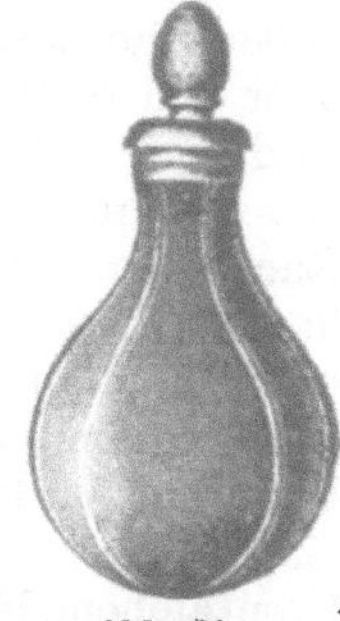

Abb. 64.
Politzerballon.

Auskultation beim Politzerschen Verfahren

bei welchem nicht das Schluck- oder Phonationsgeräusch stört: unter Herstellung der Bedingungen des positiven Valsalvaschen Versuchs (Pressen oder Backenaufblasen bei geschlossener Nase und Mundöffnung) ist das Politzerverfahren auch in der Regel ausführbar. Beim Kinde ergibt sich die Phonationsmethode gewöhnlich von selbst durch das im Augenblick des Einsetzens des Politzerballons erfolgende Schreien.

Der Kathetrismus der Eustachischen Tube ist eine durch keine Beschreibung erlernbare Methode. Von ungeübter Hand ausgeführt, wird der Kathetrismus oft zu einer blutreichen, aber erfolglosen Operation. Auswahl der richtigen Kathetergröße und Katheterschnabelabbiegung, Art der Einführung des Katheters, Überwindung örtlicher Hemmnisse durch Nasenengen lassen sich nur durch größere praktische Übung erlernen. Folgende kurze Anweisungen seien gegeben. Nachdem man sich durch Nasenspiegelung über Weite oder Enge der Nase ein Bild gemacht hat, wird unter Anheben der Nasenspitze der bei weiter Nase stärker abgebogene, dickere, bei enger Nase der entsprechend schlankere Katheter mit dem nach unten gerichteten Schnabel unbedingt in Fühlung mit dem Nasenboden bis an die hintere Rachenwand geführt. Der Katheter soll hineingleiten, sich selbst seinen Weg suchen, nicht gewaltsam hineingestoßen werden. Der Kathetrismus darf keinesfalls zu einer ärztlichen Kraftleistung ausarten! Findet infolge Nasenschwellungen der Katheter nicht mit dem nach unten gerichteten Schnabel seinen Weg, so wird der Schnabel, geleitet durch das vorher gewonnene rhinoskopische Bild, evtl. nach außen oder innen horizontal gestellt, sich seinen Weg suchen, unter Fühlung mit dem Nasenboden diese oder jene kleine, evtl. auch größere Drehung um die Sagittalachse machen. Zuweilen ist

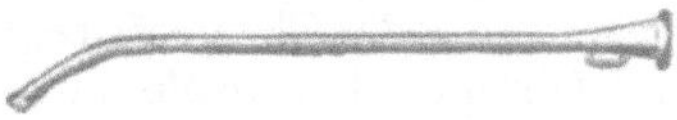

Tubenkathetrismus

Abb. 65. Tubenkatheter.

Tubenwulstmethode

die Erreichung des ersten Zieles, der hinteren Rachenwand, nur möglich, nachdem der Katheter eine Drehung von 180°, ja fast eine Kreistour — „Meistertour" — ausgeführt hat. Die jeweilige Stellung des Schnabels entspricht der Stellung des außen befindlichen Ringes. Nunmehr an die hintere Rachenwand angelangt, soll der Schnabel das Tubenostium finden. Dazu dreht man den abwärts gerichteten Schnabel um mehr als 90° nach außen und läßt ihn aus der jetzt erreichten Rosenmüllerschen Grube über den deutlich fühlbaren Tubenwulst (vgl. S. 14) in das Tubenostium eindringen: Tubenwulstmethode. Oder man wendet die Septummethode an: Drehung des Katheters aus der Grundstellung an der hinteren Rachenwand um 90° nach innen. Nunmehr wird der Katheter ganz wenig in der Sagittalrichtung hervorgezogen, bis der Katheterschnabel den hinteren Septumrand berührt. Jetzt Drehung des Katheters um 180° nach außen, wobei der Schnabel in das Tubenostium hineingleitet. Während der letzten Drehung darf der Katheter weder nach vorn (naseneingangwärts) noch nach hinten abweichen, der Schnabel muß in seiner Frontalebene bleiben. Das erreicht man am besten dadurch, daß man nicht eine Bewegung im Handgelenk ausführt, sondern den Katheter zwischen Zeigefinger und Daumen der linken Hand fixiert und durch Bewegung lediglich zwischen diesen beiden Fingern, bei ruhig liegender Hand, nach außen dreht. Liegt der Katheterschnabel richtig in der Tubenmündung, so läßt er sich nur wenig weiter nach außen drehen, weil er dann am Tubendach anstößt. In den Katheter wird der Konusansatz eines Schlauchs eingesetzt, der den Katheter aus einem Gebläse oder einer Preßluftanlage mit Luft versorgt.

Septummethode

Schleimhautverletzungen durch gewaltsamen Kathetrismus können zu Schleimhaut- und Hautemphysem führen. Klagt der Patient über Stechen, so fühle man, ob etwa am Kieferwinkel eine teigige Schwellung mit Luftknistern nachzuweisen ist. Dann hat in den nächsten Tagen jede weitere Lufteinblasung zu unterbleiben. Allerdings ist ohne vorangegangene Tubenbougierung ein Schleimhautemphysem durch Kathetrismus selten.

Schleimhaut- und Hautemphysem durch Verletzungen

2. Kleinoperative Methoden.

Kleinoperative Methoden

a) Unblutige. Ätzungen mit chemischen Mitteln oder mit Galvanokausis.

Ätzungen

2—20% Argentumlösungen, mittels Watteträgers. Außerdem Argentum oder Chromsäure mittels Ätzmittelträgers (als Ersatz alte Sonde) in Substanz, über der Flamme angeschmolzen: Anschmelzung einer kleinen Argentum- oder Chromsäure„perle". Jede Ätzung bleibe, unter Reflektor- und Ohrspiegelkontrolle, zirkumskript. Vorsicht mit der bei Polypen sehr

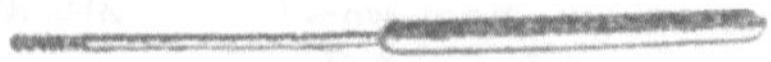

Abb. 66. Watteträger.

wirksamen Chromsäure, die Tiefenwirkung hat: bei Ätzungen an der Labyrinthwand Gefahr einer Labyrinthreizung! Neutralisierung der Chromsäure, die leicht in die Umgebung des Ätzbezirkes fließt, mit 1% Sodalösung mittels Wattetupfers. Am wirksamsten und frei von ungewünschter Tiefenwirkung ist die galvanokaustische Ätzung, mehr noch als die chemischen Ätzungen nur unter guter Betäubung und Beherrschung der kleinen Mittelohrtechnik ratsam.

b) **Blutige. Parazentese.** Bei gut fixiertem Kopf Einstrich oder besser Einschnitt des Trommelfells im hinteren unteren Quadranten, senkrecht zum Hammergriff. Anästhesie durch betäubende Watteeinlagen oft vollkommen, besonders bei stark entzündetem Trommelfell (offenbar durch entzündliche Exsudation gute osmotische Wirkung des aufgelegten Narkotikums). Folgende Lösung: Acid. carbolic., Menthol. Parazentese

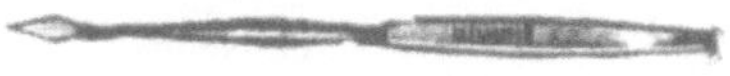

Abb. 67. Parazentesennadel.

aa. 4,0, Alkohol ad. 20,0. Gewöhnlich genügt eine Einträuflung von 3 bis 4 Tropfen, ausreichend zum Bedecken des Trommelfells, 10 Minuten lang, mit zwei sich anschließenden, dem hinteren unteren Quadranten angedrückten Einlagen je 5 Minuten lang. Durch die vorangegangene Einträuflung ist das Andrücken der Watteeinlagen weniger unangenehm. Eine zu reichliche Einträuflung benetzt und ätzt unnötig die Gehörgangswand. Ist die durch Einlagen behandelte Trommelfellpartie weiß geworden, dann ist die Parazentese gewöhnlich absolut schmerzlos. Bei Kindern, welche durch die anästhesierenden Manipulationen nur unruhig werden, unterläßt man sie besser. Nach Parazentese Watte- oder Gazeeinlage.

Furunkelinzision. Inzision von der Basis des Furunkels, in die Furunkelinzision

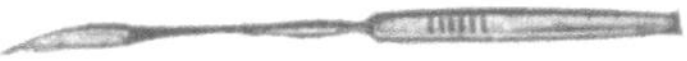

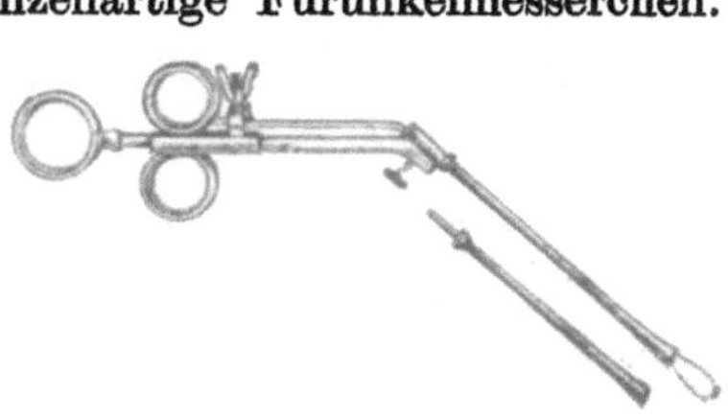

Abb. 68. Furunkelmesserchen.

man schnell einsticht, nach außen, weniger schmerzhaft als der Weg von außen nach innen. Dazu besondere lanzenartige Furunkelmesserchen.

Polypenexzision. Anästhesie mit 10% Kokain, evtl. kurzer Ätherrausch. Man schneide den mit der Schlinge eingefangenen Polypen möglichst nahe der Basis ab, drücke also den Schnürer möglichst der betreffenden Gehörgangswand an, weil sonst leicht der zu knapp gefaßte, glatte Polyp aus der Schlinge herausgleitet oder höchstens sein peripherster Teil entfernt wird. Polypenexzision

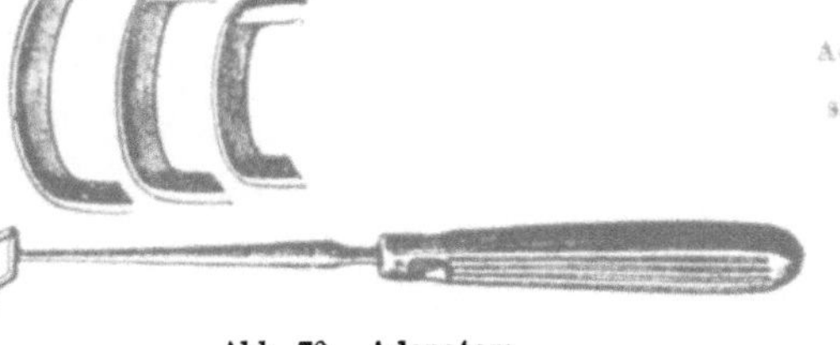

Abb. 69. Ohrpolypenschlinge.

Adenotomie. Tonsillotomie. Adenotomie mittels Kürette, die exakt um den obersten vordersten Teil der Rachenmandel und dann mit Druck, unter Fühlung mit der hinteren Adenotomie Tonsillotomie

Abb. 70. Adenotom.

Rachenwand, abwärts geführt wird. Öffnung des Mundes mittels
Doyen-Jansenschen Mundsperrers. Tonsillotomie vorspringender
Tonsillen mit Tonsillotom, unter Einfangen der Tonsille von unten und

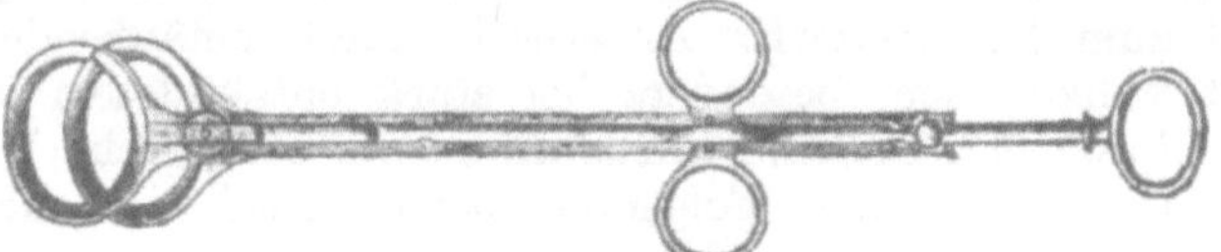

Abb. 71   Tonsillotom.

Andrücken des Tonsillotomringes an die Gaumenbögen, damit die Tonsille möglichst vollständig gefaßt wird. In den Gaumenbögen versteckte
Tonsillen müssen ausgeschält werden: fachärztlicher Eingriff.

II. Ausgewählte Kapitel.

1. Die Erkrankungen des äußeren Gehörgangs.

So notwendig eine eingehende Kenntnis bestimmter fachärztlicher Gebiete für den praktischen Arzt ist, selbst wenn diese zuweilen weniger Objekte seiner Therapie als seiner hausärztlichen Begutachtung werden, so sehr muß der Allgemeinpraktiker eine Region auch therapeutisch beherrschen, weil diese zu den alltäglichen Betätigungsgebieten seines ärztlichen Handelns in der Sprechstunde werden kann, die Region des äußeren Gehörgangs. Nur der prinzipiell bei der Ohruntersuchung mit reflektiertem Lichte arbeitende Arzt wird hier die oft so dankbaren Aufgaben erfüllen und nicht, wie es leider noch geschieht ohne Licht und genaue Augenkontrolle, irreparablen Schaden stiften.

Fast erscheint es überflüssig, den Ceruminalpfropf eingehend zu schildern. Der in den äußeren Teilen des Gehörgangs sich ansammelnde Ceruminalpfropf wird als charakteristisches Hindernis für die Besichtigung der tiefen Teile kaum zu verkennen sein, gleichgültig, ob er eine braune, oft fettig glänzende Farbe besitzt, die dem weicheren Ceruminalpfropf zukommt, oder ob er mehr gelb aussieht, rissig, abschilfernd, wie er dem härteren, gewöhnlich mit mehr abgesonderten Epidermislamellen vermengten Ceruminalpfropf eigentümlich ist. Wir erinnern uns, daß die Ceruminaldrüsen besonders im medialen Teil des knorpligen Gehörgangs und in einem medialwärts spitz zulaufenden dreieckigen Zwickel der oberen knöchernen Gehörgangswand vertreten sind, dort also besonders Cerumenansammlungen anzutreffen sein werden. Die Absonderung im lateralen Teil des knorpligen Gehörgangs, gewöhnlich von blattförmigem, schalenartigem Aussehen, ist keine Ceruminosis, sondern eine überaus häufige Dermatitis desquamativa, oft der Ausdruck von Ekzemneigung, die möglichst zeitig durch 5—20% Schwefelsalben bekämpft werden sollte.

Die Diagnose des lateral liegenden Pfropfes dürfte also kaum verfehlt werden, zumal wenn die typische Anamnese gegeben wird, daß im Anschluß an Waschen oder Baden plötzlich ein Verstopfungsgefühl des Ohrs eingetreten sei. Nun gibt es aber Ceruminalpfröpfe, die sich in der Tiefe des Gehörgangs festsetzen und durch ihre dichte Auflagerung auf dem Trommelfelle ganz besonders lästig werden können. Hier wird manchmal das so harmlose Leiden nicht erkannt, die Farbe des tiefsitzenden, zuweilen flachen Pfropfes läßt sich nicht mit Bestimmtheit differenzieren, die ungleiche Oberfläche verursacht allerlei Lichtreflexe, wie sie auch einem geröteten, mit Blasen besetzten Trommelfelle zugehören können. Treten unter diesen Umständen nur Verstopfungsbeschwerden seitens des Cerumens auf, so wird infolge der typischen Klagen auch der tiefsitzende Ceruminalpfropf nicht übersehen werden. Anders aber, wenn der Träger eines solchen Ceruminalpfropfes an einer akuten Mittelohrentzündung erkrankt: der dem Trommelfell dicht aufsitzende Ceruminalpfropf wird für das dunkel gerötete Trommelfell gehalten und nun die Panazee, das so beliebte 5 proz. Karbolglyzerin den Tiefen des Gehörgangs einverleibt, 1 Tag, 2 Tage. Der Schmerz wird immer heftiger; der otoskopiebeflissene Arzt wundert sich, daß sich an dem Zustand nichts ändert. Wenn ein ohrenärztlicher Beirat dann erst die Entfernung eines Ceruminalpfropfes veranlaßt, um überhaupt ein Trommelfellbild zu gewinnen, ist die Lage peinlich, besonders wenn das chirurgische Temperament des Hausarztes nicht bei den harmloseren Karbolglyzerineinträuflungen stehengeblieben ist, sondern dem Störenfried Cerumen mit der Parazentesennadel zu Leibe gerückt ist.

Entfernung des Ceruminalpfropfes Die Entfernung des Ceruminalpfropfes ist oft die einfachste und lohnendste Aufgabe des praktischen Arztes. Mit wenig Spritzen warmen Wassers kommt der Pfropf entweder in einzelnen Teilen oder als Gesamtkonvolut in imponierender Größe zum Vorschein und löst den Dank des über die Größe des entfernten Pfropfes ebenso überraschten wie befriedigten Patienten aus, der nun wie mit einem Schlage von wirklich höchst lästigen Beschwerden befreit ist. Manchmal erfordert aber die Härte des Ceruminalpfropfes und dessen Adhärenz an den Gehörgangswänden viel Geduld und viel Wasser. Harte Ceruminalpfröpfe, deren Konsistenz schon durch ihr Aussehen oft zu vermuten und durch die Sondenberührung ohne weiteres festzustellen ist, werden zweckmäßigerweise vor der Ausspülung erst aufgeweicht, wenn nicht eine sofortige Entfernung, dann aber unter Zuhilfenahme von Häkchen (s. S. 118) und Reflektorbeleuchtung erwünscht ist. 5—6 Einträuflungen des offizinellen Hydrogenium peroxydatum (pur) machen den Pfropf gewöhnlich spülreif. Bei der Spülung muß man das Wasser hinter den Pfropf dirigieren. Man setze also die Spritze so an, daß das Wasser am ehesten zwischen Gehörgangswand und Pfropf eindringen kann. In Anbetracht der Durchschnittsform des Gehörgangs, die eine etwa aufrechte Ellipse darstellt, wird oben und unten eine Lücke am ehesten zu erwarten sein. Man führt gewöhnlich die Spritze mit konusförmigem Ansatz — olivenförmige Ansätze versperren das Gehörgangslumen und sind unbrauchbar! — an der oberen Gehörgangswand 1 cm tief ein und spritzt mit ausreichendem Druck, dessen Dosierung Übungssache ist. Solange der Pfropf noch tief sitzt, muß der Druck stärker sein, sobald sich der Pfropf aber der Oberfläche nähert (Kontrolle mit Reflektorbeleuchtung!), hat der Druck nachzulassen, weil dann gewöhnlich der Zwischenraum zwischen Cerumen und Gehörgangswand schon breiter geworden ist und die Anwendung eines

Die trockene Entfernung bei Verdacht auf Trommelfellperforation stärkeren Flüssigkeitsdruckes fast unabgeschwächt in die Tiefe wirkend sehr unangenehm, ja schmerzhaft empfunden werden kann.

Für den Geübten ist es oft das einfachste, zwischen Gehörgangswand und Ceruminalpfropf mit dem Häkchen einzugehen, derart, daß zu-

nächst die abgebogene Partie des Häkchens der Gehörgangswand flach
anliegt und erst in der Tiefe nach dem Ceruminalpfropf hin gedreht wird.
Nicht selten gelingt es nunmehr, mit dem in den Ceruminalpfropf ein-
gebohrten Häkchen den Pfropf aus dem Gehörgang, wie einen Korken
aus einem Flaschenhals, in toto herauszuziehen. Diese Methode der
Wahl wird dann zur Pflichtmethode, wenn in der Anamnese frühere
Mittelohreiterungen angegeben werden und ein persistentes Trommelfelloch mit großer Wahrscheinlichkeit anzunehmen ist. Hier könnte
leicht eine energische Spülung eine alte, zur Ruhe gekommene Eiterung
wieder zum Aufflackern bringen. Die Pinzette ist ein zum mindesten
für ungeübte Hände ungeeignetes Instrument, wie auch noch bei der
Fremdkörperentfernung erwähnt werden wird.

Neben diesen echten Ceruminalpfröpfen, deren wesentlicher Bestand-
teil Ceruminaldrüsensekret ist, gibt es Pfröpfe, die zum großen Teil oder
überhaupt nur aus Epidermisteilen zusammengesetzt sind: sog. Epi- Epidermis-
dermispfröpfe, die an ihrem weißlichen Aussehen, an ihrer zäh kle- pfröpfe
brigen Konsistenz zu erkennen sind. Diese echten Epidermispfröpfe sind
nicht anders wie die Ceruminalpfröpfe zu behandeln, wenn auch bei ihrer
Entfernung die instrumentelle Unterstützung öfters herangezogen werden
muß, weil besonders die äußersten Lamellen der Gehörgangshaut oft
recht fest ansitzen. Stößt man bei seinen Bemühungen, den Epidermispfropf von der Gehörgangswand abzulösen, auf größere Schwierigkeiten,
zeigt es sich, daß selbst bei sachgemäßer schonender Anwendung des
Instrumentes leicht Blutungen eintreten, so sollte man schon stutzig
werden. Sicher kommt es auch bei vorsichtiger Abtrennung echter Epidermispfröpfe zu Gehörgangsblutungen, immerhin denke man aber
daran, daß vielleicht nicht ein unkomplizierter Epidermispfropf vorliegt,
sondern der Epidermispfropf nur die in den Gehörgang vorgeschobene Epidermis-
Schicht eines aus dem Mittelohr durch eine Fistel in den Gehörgang pfropf durch
herauswachsenden Cholesteatoms ist. In solchen Fällen, die ja Cholestea-
meistens einer restlosen Entfernung der Epidermismassen im Wege tom
stehen, träufele man kein Wasserstoffsuperoxyd ein; denn das aus dem
H_2O_2 sich abspaltende H_2O dringt dann durch die Fistel in das Mittelrohr
(Kuppelraum oder Antrum) ein und kann durch Quellung des Cholesteatoms Schmerzen verursachen. Hier verwendet man besser Paraffinum Entfernung
liquidum 2 Tage lang 3—4stündlich $^1/_4$ Teelöffel oder Glyzerinspiritus dieser
zu gleichen Teilen. Letzterer hat den Vorteil, neben der Aufweichung, Pfröpfe
das Cholesteatom evtl. zur Schrumpfung zu bringen, was besonders dann
angezeigt ist, wenn der Patient außer dem Verstopfungsgefühl bereits
gleichzeitig Kopfschmerzen hat. Nach der Säuberung und gründlichen
Austrocknung des Ohrs lasse man einige Stunden etwas Watte tragen,
welche die nunmehr starke Schallempfindung abzudämpfen den Zweck hat.

Die Therapie des nicht im Gehörgang entstehenden, sondern von
außen eindringenden Fremdkörpers sei zunächst prinzipiell die- Entfernung
selbe wie beim Gehörgangspfropf. So sehr dem Gehörgangspfropf von Fremd-
gegenüber die Spritze als souveränes Mittel anerkannt ist, so sehr ist körpern
die Neigung vorhanden, eingedrungene Fremdkörper prinzipiell mit einem

Instrument anzugehen. Eigenartigerweise wird der erfahrene Ohrenarzt eher bei einem Ceruminalpfropf als bei einem Fremdkörper zum Instrument greifen. Auf dem Gebiet der in den Gehörgang eingedrungenen Fremdkörper wird viel Unheil angerichtet lediglich dadurch, daß es oft so reizvoll erscheint, einen schon bei auffallendem Tageslicht im Gehörgang zutage tretenden Fremdkörper zu fassen und nach außen zu befördern. Der Erfolg solcher Augenblicksmaßnahmen besteht gewöhnlich darin, daß der Fremdkörper nicht nach außen kommt, sondern in die Tiefe gestoßen wird. Das nachrückende Instrument muß nunmehr schon in Bezirke vordringen, die sich bei auffallendem Tageslicht nicht mehr übersehen lassen. Das Instrument, das sich von dem in dieser Region wenig verläßlichen Gefühl leiten läßt, arbeitet im Dunklen und stiftet Unheil. Zu spät wird vielleicht jetzt der Reflektor zur Hand genommen und nunmehr weiter mit einem unzweckmäßigen Instrument an dem inzwischen unruhig gewordenen Kinde und von dem inzwischen nervös gewordenen Arzte operiert. Die Gehörgangswändc sind gereizt, es fängt zu bluten an. Ein letzter Versuch soll noch gemacht werden, der vielleicht besser unterblieben wäre, wenn durch ihn erst das Trommelfell durchstoßen und der Fremdkörper in das Mittelohr eingedrungen ist!

Bei jedem Fremdkörperfall des Gehörgangs mache man es sich zur Regel, stets 1. Reflektorbeleuchtung anzuwenden, stets 2. nur an gut fixiertem Kopf und Körper zu hantieren, wenn nötig also unter Narkose, 3. stets nur Instrumente anzuwenden, die von innen nach außen durch Zug wirken, nicht aber solche, die den Fremdkörper bei Berührung in die Tiefe stoßen oder beim Zusammenpressen von Branchen in die Tiefe abgleiten lassen (Pinzette oder Zängelchen). Zuerst aber soll die Entfernung jedes Fremdkörpers durch Spülung versucht werden!

Handelt es sich um leicht quellbare Körper (Bohnen, Erbsen), dann läßt man zuerst, zwecks Schrumpfung, Spiritus einträufeln. Führt die Spülung nicht zum Ziele, z. B. bei den so gern von Kindern in den Gehörgang hineinpraktizierten Glasperlen, klemmt sich der Körper am Isthmus zwischen knorpligen und knöchernen Gehörgang ein, dann tritt die instrumentelle Entfernung unter den oben angeführten drei Kautelen in ihre Rechte. Nur selten wird es dann mißlingen, den Fremdkörper aus seiner Einkeilung zu befreien und herauszuziehen. Ist an dem Mißlingen nur eine akute Schwellung schuld, als Folge unzweckmäßiger Extraktionsversuche, dann warte man ruhig einige Tage den Rückgang der entzündlichen Reaktion ab, nach deren Abklingen die Extraktion von neuem versucht werden soll. Ist auch dann kein Erfolg beschieden, so kommt in diesen seltenen Fällen die Ablösung der Ohrmuschel und des knorpligen Gehörgangs dicht hinter der Insertion der Muschel in Frage. Schiebt man Haut und Periost, nach Durchtrennung, nach vorn ab, so erreicht man sofort die Ansatzstelle des knorpligen am knöchernen und damit die Öffnung des knöchernen Gehörgangs, natürlich noch außerhalb des Gehörgangsschlauchs. Da hier gewöhnlich der Fremdkörper eingekeilt sitzt, gestattet nunmehr eine senkrechte Inzision des Gehörgangsschlauchs den Fremdkörper zu entwickeln.

Die ganz seltenen schweren Fremdkörperfälle, die als Folge wenig glücklicher ärztlicher Betätigung dem Mittelohr nahe gerückt sind, verlangen unter Umständen eine teilweise Abmeißlung der knöchernen Gehörgangswand, um dann evtl. den dicht am bereits perforierten Trommelfell liegenden Fremdkörper, unten in einer Nische zwischen Trommelfell und Gehörgangswand, im Recessus inferior meatus externi, zu erreichen.

Leider müssen immer wieder von Zeit zu Zeit Fälle publiziert werden, die, als Opfer kunstwidriger Extraktionsversuche, an Fremdkörpermittelohrentzündung und konsekutiver Meningitis zugrunde gegangen sind. Kunstwidrige Extraktionsversuche

Noch eines bleibe nicht unerwähnt: „Fremdkörperfälle" ohne Fremdkörper! Das Kind behauptet, sich etwas ins Ohr gesteckt zu haben oder die überängstliche Mutter glaubt, es beobachtet zu haben. Die Inspektion ergibt, wie so häufig, einen durch Cerumen und Epidermis nicht recht übersichtlichen Gehörgang. Spülung unter Reflektorbeleuchtung mit nachfolgender Besichtigung sämtlicher Teile des Gehörgangs wird die falsche Annahme sofort feststellen, die vorzeitig angewandte blinde Sonde oder Pinzette aber aus einem fremdkörperfreien Ohr einen Fremdkörperfall insofern machen, als die typischen Folgen unzweckmäßiger Extraktionsversuche eintreten würden.

Bedenkt man, in welch relativ geschützter Lage die Gehörgangswände und deren Hautüberzug sich befinden, so nimmt es eigentlich wunder, daß eine Entzündung dieser Teile nichts Außergewöhnliches darstellt. Hauptsächlich drei ätiologische örtliche Faktoren werden wir ins Auge fassen müssen, die zu dieser Prädisposition des äußeren Gehörgangs führen: 1. die Nachbarschaft der behaarten Kopfhaut, 2. die Nachbarschaft des Mittelohrs und 3. die eigentümlichen Bedingungen des äußeren Gehörgangs im ersten Kindesalter.

Ad 1. Nichts ist so häufig wie die gewönlich mit reichlicher Schuppenbildung einhergehende Seborrhoea capitis, auf deren Entfernung oft ebensoviel Sorgfalt wie unzweckmäßige Mittel verwendet werden. An einem seborrhoischen Ekzem beteiligt sich gern die Gehörgangshaut, oft in ganz leichter Form, die sich in nur zeitweise auftretendem Juckreiz zu äußern braucht. Die Abstoßung kleiner Hautpartikelchen gibt zusammen mit dem Juckreiz die Veranlassung zu einer mehr oder weniger energischen Bearbeitung der Gehörgangswände. Eine Zeitlang hält die Haut diesen Insulten stand, schließlich aber antwortet sie auf die Kratzeffekte des Ohrlöffelchens oder kokkenreichen Fingernagels, auf die ständige Einreibung der in loco befindlichen und frisch deponierten Hautbakterien mit einer entzündlichen Reaktion, in der Regel mit Furunkelbildung, dem Resultate eines mit einem wissenschaftlich einwandfreien Hautimpfungsversuch analogen Vorgangs. Otitis externa durch Seborrhoea capitis

Gewiß werden zahlreiche Furunkelerkrankungen des äußeren Gehörgangs auch ohne seborrhoisches Ekzem entstehen, auch die Gelegenheitsursache der mechanischen Einreibung wird nicht immer nachweisbar sein. Doch lohnt es sich fraglos, insbesondere bei hartnäckigen oder häufig rezidivierenden Gehörgangsfurunkulosen, denen keine Allgemeinerkrankung zugrunde liegt (Diabetes), der Seborrhoe sein Augenmerk zuzulenken, ohne deren gründliche Behandlung eine Vermeidung der Furunkelrezidive oft auf Schwierigkeiten stößt.

Ad 2. In der Nachbarschaft des Mittelohrs haben wir eine zweite Ursache der Entzündungen des äußeren Gehörgangs zu suchen. Der äußere Gehörgang ist das natürliche Drainrohr für den bei Mittelohreiterung aus dem Mittelohr abfließenden Eiter. Häufige Säuberung des Gehörgangs wird bei reichlicher Absonderung, besonders des Nachts, kaum ein längeres Haften des Eiters auf der Gehörgangshaut vermeiden helfen. Gleichwohl kommt es nur in einem Teil der Fälle zur Otitis externa, besonders zur Furunkelbildung. Gerade im Beginn der akuten Mittelohreiterung sehen wir eine Mitbeteiligung der äußeren Gehörgangs h a u t selten, häufiger dann, wenn die Eiterung schon 1—2 Wochen besteht. Zuweilen heilt eine über Wochen sich hinziehende unkomplizierte akute Mittelohreiterung unter der hinzutretenden und auch ihrerseits zurückgehenden Otitis externa ab, so daß man den Eindruck gewinnt, als heile die akute Mittelohreiterung unter Bildung einer kollateralen Gehörgangsentzündung aus. Die Spätbeteiligung der Gehörgangshaut an den Mittelohreiterungen dürfte bakteriologisch begründet sein. Anfangs haben wir es bei den akuten Mittelohreiterungen in der Regel mit Monoinfektionen zu tun aus der Gruppe der Streptokokken, erst allmählich tritt eine Mischinfektion mit den Furunkel erzeugenden Staphylokokken ein, deren Überwucherung, deren Virulenzsteigerung dann die Gehörgangshaut infiziert.

Ad 3. Eine Sonderstellung für die Beurteilung der Ätiologie der Otitis externa nimmt der Gehörgang des Neugeborenen und Säuglings ein infolge der außergewöhnlichen Enge, leichten Aufquellbarkeit der zarten Haut durch Reste von Amnionwasser und durch das in den Gehörgang eindringende Badewasser sowie infolge der in der ersten Zeit nach der Geburt den Gehörgang fast vollkommen verstopfenden Vernix caseosa. Tritt dann noch als weitere Schädigung der Austrocknungsversuch der sorgsamen Mutter nach dem Baden hinzu, so kann es uns nicht wundernehmen, daß eine Otitis externa des Neugeborenen nicht zu den Seltenheiten gehört. Kommt es zur Furunkelbildung, so wird sie beim Kinde gewöhnlich viel ergiebiger als beim Erwachsenen sein; während bei diesem der unbehandelte Furunkel viele Tage brauchen kann, bis er aus dem äußerst schmerzhaften Stadium gespannter Infiltration heraustritt und bis die Abstoßung des Pfropfes erfolgt, sehen wir beim Kinde schon oft nach wenigen Tagen eine richtige Abszedierung des Furunkels mit Entleerung reichlich rahmigen Eiters.

Im Abschnitt der klinischen Pathologie (S. 42) haben wir die U n t e r schiede zwischen O t i t i s e x t e r n a f u r u n c u l o s a und O t i t i s e x t e r n a d i f f u s a auseinandergesetzt und haben auch auf die anatomische Grundlage der zur Furunkelbildung prädisponierenden Stellen des Gehörgangs mehrfach aufmerksam gemacht (S. 6). Der klinischen Beobachtung

wird es zuweilen schwer, die Grenze zwischen Otitis externa ecce- Otitis externa eccematosa, diffusa, furunculosa
matosa, Otitis externa diffusa und furunculosa scharf zu ziehen,
weil oft sich aus der eccematosa eine diffusa, aus der diffusa eine furunculosa entwickelt und andererseits die furunculosa in eine diffusa und
schließlich in die Otitis externa eccematosa ausklingt. Die Trennung der
einzelnen Arten in jedem Falle pedantisch durchzuführen, hieße den
klinischen Tatsachen nicht Rechnung tragen. Im Beginn braucht sich
die Furunkelbildung optisch so wenig zu markieren, daß sie selbst dem
geübtesten Auge entgehen kann. Nur die Sondenberührung wird in dem
allgemein geschwollenen Hautgewebe vielleicht eine umschriebene, besonders schmerzhafte Stelle auffinden können. Man ist also mit der
Diagnose des beginnenden Furunkels auf die Exaktheit der Angaben des
Patienten angewiesen. Bei Feststellung einer Otitis externa hält man
klugerweise die Möglichkeit einer Furunkelbildung offen; dem Wider-
spruch in der Auskunft des Arztes, der an dem einen Tage eine „ganz
gewöhnliche" Gehörgangsreizung findet und am nächsten oder übernächsten Tage schon die Inzision eines Furunkels dringend vorschlägt,
bringt der Patient wenig wissenschaftliches Verständnis entgegen.

Die subjektiven Symptome der Otitis externa sind je nach Subjektive Symptome der Otitis externa
dem Grade der Entzündung: verschieden starke Schmerzen, die bei
manchen Furunkulosen oder den das Trommelfell mit ergreifenden
diffusen Externen heftig werden und naturgemäß an den durch die
Trommelfellentzündung mit hervorgerufenem Mittelohrschmerz erinnern
können. Reine Ekzeme sind in der Regel nicht oder wenig schmerzhaft,
aber, besonders nässende, im höchsten Maße lästig und können den Träger
des Leidens ganz nervös machen. Die Gehörgangswände liegen gewöhnlich dicht aufeinander und verkleben leicht, was zu einem unangenehmen
dumpfen Gefühl führt; mit einem leisen Knall lösen sich die Gehörgangswände für einen Augenblick, um dann wieder zu verkleben und den dumpfen Druck von neuem zu erzeugen.

Die Diagnose entzündlicher Affektionen des äußeren Gehörgangs Diagnose der Otitis externa
ergibt sich aus der Inspektion und Palpation. Der Gehörgang ist zu-
geschwollen, bei den ausgesprochen furunkulösen Formen oft gerade im
äußersten Teil so hochgradig, daß das Lumen schlitzförmig verengt ist
und die Entfaltung mittels des Trichters außerordentliche Schmerzen
verursacht. Bei dem Vorhandensein des diffusen Entzündungstyps wird
gewöhnlich der Eingang nicht so verengt, hingegen die Tiefe intensiver
gerötet und konzentrisch verengt sein, unter Beteiligung des Haut-
überzugs des Trommelfells. Infolge Infektion der Lymphdrüsen entstehen oft recht erhebliche Schwellungen in der Umgebung des Ohrs,
auf dem Warzenfortsatz, hinter dem Kieferwinkel sowie besonders
beim Kinde in den der Parotis aufgelagerten Lymphdrüsen, deren
Infiltration nicht mit einer Parotitis verwechselt werden darf. Gerade
die Anschwellung der präaurikulären Drüsen im ersten Kindesalter hat
eine besondere anatomische Ursache, die durch extrauterine Knochen-
wachstumsvorgänge bedingte Ossifikationslücke an der vorderen Gehörgangswand.

Für die palpatorische Diagnose werden wir die Sonde verwenden, die aber weniger über Konsistenz und Resistenz als über besondere schmerzhafte Punkte Aufschluß geben soll.

Die Behandlung des Gehörgangsfurunkels oder besser der Gehörgangsfurunkulose — selten bleibt es bei einem Furunkel — sowie der Otitis externa diffusa muß den besonderen anatomischen Bedingungen gerecht werden. Neben der Beseitigung des Schmerzes und der Heilung der entzündlichen Infiltration hat die Therapie die Aufgabe, dem Umsichgreifen der Furunkel vorzubeugen. Desinfizierende Maßnahmen zusammen mit solchen, welche die Decke der Furunkel erweichen und deren Entleerung beschleunigen, stehen im Vordergrunde der Therapie, soweit wir nicht zur Inzision schreiten, die aber bei den Gehörgangsfurunkeln ebensowenig wie bei den anderen Hautfurunkeln als suprema lex anzusehen ist.

Leicht entzündliche Formen, von mehr ekzematösem Charakter, werden am besten durch eine mehrere Tage hintereinander täglich zu wechselnde Salbeneinlage oder mit mehrmals täglich wiederholter Einpulverung mit Salizylstreupulver behandelt. Zwecks Salbeneinlage wird ein schmaler, am besten 1—2 cm breiter, gesäumter Gazestreifen mit Salbe bestrichen und unter Reflektorbeleuchtung mit einer feinen, aber nicht spitzen Pinzette so tief eingeführt, daß die entzündete Haut überall von Salbe bedeckt ist. 2 proz. Salizylvaseline verrichtet die besten Dienste. Mit 5 proz. Ichthyolvaseline oder Betupfen mit Thigenol (pur.) kann man die Neigung zu Furunkelbildung oft wirksam bekämpfen.

Bei starker diffuser Entzündung kann auch für 1 Tag ein Versuch mit Salbe gemacht werden, an dessen Stelle evtl. feuchte Tamponade treten muß. Man durchtränkt die Einlagestreifen mit 1 proz. Borlösung und läßt den Patienten zu Hause $^1/_2$—1 stündlich die im Ohr bleibende Gaze anfeuchten.

Wird eine Furunkelbildung offenbar, so gibt es zwei Wege: einen isolierten Furunkel, dessen Erhebung über die Umgebung deutlich ist, spalte man, womit man oft dem Patienten die Schmerzen momentan nimmt und die Infektion zum Rückgang bringt. Multiple Furunkel aber, zumal ohne deutliche Abgrenzung gegen die Umgebung, verschone man zunächst mit dem Messer. Bei geringen Schmerzen und geringer Allgemeininfiltration werden Einlagen mit Borwassergaze, unter fleißiger häuslicher Anfeuchtung, genügen, um entweder die Furunkelbildung zum Rückgang oder die Haut zur Erweichung und die Furunkel zur Entleerung zu bringen. Bei starken Schmerzen und starker Infiltration werden mildere feuchte Maßnahmen nicht zum Ziele führen. Hier verordne man, alle 3—4 Stunden ein mit 5 proz. Karbolalkohol befeuchtetes Watteröllchen $^1/_2$ Stunde lang in den Gehörgang einzuführen. Oft haben diese Einlagen eine schnell schmerzstillende, die Haut durch Anätzung macerierende Wirkung; nach kurzer Zeit entleert sich schon oft durch die erweichte Gehörgangshaut das Furunkelnest. Zur Heilung neigende Furunkelhaut verträgt gut eine Pinselung mit Jodtinktur; neben intensiver Desinfektion kommt die Schälung der Gehörgangshaut zustatten.

Bei allen Gehörgangsinfiltraten lasse man fleißig heiße Umschläge machen. Die aktive Hyperämie trägt fraglos zur Beschleunigung der Erweichung wesentlich bei und bringt andererseits, wenn keine Neigung zur Erweichung besteht, die Entzündung durch Anregung der bakteriziden Tätigkeit, ohne Eiterbildung, zum Rückgang.

Noch ein Wort zur Inzision der Furunkel! Der umschriebene, gut abgegrenzte Furunkel kann mit dem Furunkelmesserchen inzidiert werden (vgl. Therapie S. 135). Multiple oder tiefe Furunkel, die der geschilderten konservativen Therapie nicht weichen, erfordern unter Umständen eine tiefe Spaltung mit zweckmäßigerweise angeschlossener Auskratzung mittels scharfen Löffels, ein Eingriff, der selbstverständlich nur im Ätherrausch vorzunehmen ist. Gerade bei den tiefen Furunkeln führt der scharfe Löffel am schnellsten zum Ziele.

Inzision der Furunkel

Zur Prophylaxe der Otitis externa furunculosa kann man die mehr beliebten als wirksamen Hefekuren verordnen. Wichtig ist es, den ekzematösen Gehörgangsprozessen beizukommen. Schwefelsalben, 5—20%, über Nacht 1—2 Wochen in den Gehörgang mittels Gazestreifens eingeführt oder Unguentum Wilkinson mehrere Tage hintereinander $\frac{1}{2}$ bis 1 Stunde, mit darauf ausgeführter Entfernung alles Salbenüberschusses, zeitigen oft gute Resultate, zumal wenn man gleichzeitig eine Seborrhoea capitis mit einem zweckmäßigen Haarwasser beeinflußt.

Zur Prophylaxe der Furunkel

Rp.: Sublimat 0,5; β-Naphthol, Resorzin, Acid. salicyl., Ol. ricini aa 4,0; Tinct. cantharid. 0,2; Bals. peruv. 1,0; Spirit. vin. ad 300,0; D. S. über Nacht den Haarboden bei geöffnetem Haar mit einer Bürste einreiben.

In Fällen sehr hartnäckiger Gehörgangsekzeme, die besonders mit starker Absonderung einhergehen, ist nach Reinigung die Anwendung Tumenolöls (pur) empfehlenswert, das man 2—3mal wöchentlich mittels Watteträgers auf die erkrankten Wände aufträgt. Zur Unterstützung sind, von sachverständiger Seite richtig dosierte, Röntgenbestrahlungen des Gehörgangs von Nutzen.

2. Die katarrhalischen Erkrankungen des Mittelohrs.

Die infektiöse Mittelohrerkrankung tritt als Katarrh, Entzündung, Eiterung in die Erscheinung. Die Eiterung ist eine Steigerung der Entzündung und die Entzündung eine Steigerung des Katarrhs. Der Mittelohrkatarrh und die Mittelohrentzündung verlaufen ohne Perforation des Trommelfells. Die eiterige Mittelohrentzündung führt in der Regel zur Perforation. Die Prozesse sind diffus im Mittelohr ausgedehnt oder umschrieben in den einzelnen Abschnitten. Die umschriebene Form kommt beim Katarrh häufiger vor als bei der Entzündung oder gar bei der Eiterung. Diese infektiösen Mittelohrvorgänge treten akut bzw. subakut oder chronisch auf. Daraus ergeben sich folgende Mittelohrvorgänge: Akuter und chronischer Mittelohrkatarrh, akute Mittelohrentzündung, akute und chronische Mittelohreiterung. Der umschriebene Charakter des Leidens, sei es nun Katarrh, Entzündung oder Eiterung, ist selten. Bei dem akuten und chronischen Katarrh ist die Tube oft wesentlich, bisweilen allein beteiligt, bei der Eiterung seltener. Der Tubenabszeß im späteren Verlaufe der akuten Media stellt eine höchst seltene, qual- und gefahrvolle, schwer erkennbare Komplikation dar. Häufig werden die Abschnitte des Mittelohrs nacheinander befallen, das Antrum und die Zellen des Warzenfortsatzes relativ am wenigsten, bleiben zuweilen ganz frei. Diese Mittelohrvorgänge finden ihren Eingang meist durch die Tube, von Erkrankungen der Nase oder des Nasenrachenraums aus, oder allgemeiner gesagt, der oberen Luftwege. Hier lokalisieren sich viele Infektionen, vor allem die sog. akuten Infektionskrankheiten: Masern, Scharlach, ferner Influenza, Streptokokkeninfektionen usw. Die Mittelohrentzündungen in ihrem Gefolge werden sekundäre genannt, einerlei, ob sie durch spezifische oder Mischinfektion entstanden sind; die ohne spezifische Infektion, d. h. die gewöhnlich durch Schnupfen entstandenen Mittelohrentzündungen werden als genuine bezeichnet, wenngleich Schnupfen auch eine Infektionskrankheit ist. Die durch Lues, Tuberkulose bedingten Otitiden sind spezifische Erkrankungen, bei denen das Spezifische im Vordergrunde steht, auch im Falle der Mischinfektion. Die Mittelohrentzündungen nach den akuten Infektionskrankheiten sind vielfach auch spezifische Erkrankungen, bei denen aber die Mischinfektion klinisch mehr zum Ausdruck kommt. Die genuinen verlaufen gleichmäßiger, milder, rascher. Die spezifischen verlaufen typisch, spezifisch; die sekundären stürmischer und verderblicher; die sekundären und die spezifischen mit größeren Organ- und Funktionsschädigungen. Organerkrankungen mit Schädigung der Körperwiderstandskraft wie Diabetes, Nephritis beeinflussen in sichtbarer und bedrohlicher Weise den Verlauf der Mittelohreiterung.

Sehr viel seltener erfolgt die Infektion vom äußeren Gehörgange aus, z. B. bei vorhandenen Perforationen oder anläßlich von Verletzungen; bei Erysipel.

Ein dritter Infektionsweg ist ebenfalls selten, das ist die Übertragung vom Blute aus, die hämatogene bei Infektionskrankheiten. Obwohl sich viele Infektionskrankheiten auch im Blute entwickeln, ist die sekundäre Mittelohrentzündung selten eine hämatogen-spezifische.

Bei Influenza ist eine spezifische Infektion häufig nicht nachweisbar; bei Scharlach und Masern ist der spezifische Erreger zur Zeit noch unbekannt, eine spezifische Infektion in den leichten Fällen der Media vielleicht überhaupt nicht vorhanden oder in der nachfolgenden Streptokokkenüberschwemmung zugrunde gegangen. Klinisch bilden Scharlach-, Masernotitiden aber in einer großen Mehrzahl das Bild spezifischer Erkrankungen mit zum Teil scharf gezeichneten Verlaufsformen. Vgl. Abschnitt Propädeutik, S. 77. Zweckmäßig werden die Mittelohrentzündungen und Eiterungen im Gefolge von Allgemeininfektionen bei diesen Allgemeinerkrankungen speziell erörtert. Wir verweisen ferner auf die Abschnitte Tuberkulose und Syphilis.

Der akute Mittelohrkatarrh.

Er unterscheidet sich klinisch scharf von der akuten Mittelohrentzündung und ist im Gegensatz zu dieser nicht selten auf die Tube be-

schränkt. Er wird durch akuten Schnupfen, akute Erkrankungen des
Nasenrachenraumes, des Tubenostiums, durch akute Verlegung der Nasenatmung hervorgerufen; auch durch akute und chronische Infektions-
erkrankungen (Masern, Influenza, Typhus, Lues, Tuberkulose). Gewöhnlich ist er doppelseitig.

Akuter Tubenkatarrh. Er stellt das erste Stadium des akuten Mittel- Akuter
Tuben-
katarrh
ohrkatarrhs dar und kommt bisweilen zur Abheilung, bevor die Pauken-
höhle befallen ist. Die pathologisch-anatomische Unterlage besteht in
katarrhalischer Schwellung und Rötung der Schleimhaut, fortgeleitet aus
Nasenrachenraum und Nase. Der abgesonderte Schleim verlegt den
Tubenkanal noch mehr. Auch im Ostium pharyngeum ist die Schleimhaut geschwollen, gerötet statt der gelblichweißen Farbe und mit schleimigem Sekret bedeckt.

Die Beschwerden bestehen in Verlegtheit des Ohrs (Klappe vorm Krankheits-
zeichen
Ohr), in halbseitigem Kopfdruck, Ohrensausen und zunehmender Schwerhörigkeit. Zur Eingenommenheit des Kopfes kann sich Schwindelgefühl
gesellen und das unbehagliche Gefühl sich bis zur Arbeitsunfähigkeit
steigern. Das Sausen ist dumpf, tief, beständig, pulsierend.

Die otoskopische Untersuchung läßt anfangs Veränderungen am
Trommelfell und in der Paukenhöhle vermissen. Damit ist bei akut-
katarrhalischer Erkrankung von Nase, Nasenrachenraum usw. die Dia-
gnose des Tubenkatarrhs bereits so gut wie gesichert. Bei längerem
Bestehen ist das Trommelfell von feuchtem Glanze, etwas dunkel in der
Farbe durch Verdickung der Schleimhaut, der Lichtreflex verschwunden.
Leichte Einwärtsziehnng beginnt sich zu entwickeln, die Hörstörung für
Sprache ist vielfach im Anfange nicht so schwer, als es dem Gefühl des
Unbehagens entspricht. Sie steigert sich aber meistens rasch, selbst bis
zu sehr hohem Grade. Die Hörstörung für Stimmgabel zeigt sich im
Sinne einer Schalleitungserkrankung. Der Webersche Versuch fällt nach
dem kranken Ohr aus, die tiefe Gabel ist bei Luftleitung mehr oder we-
niger stark verkürzt. Die postrhinoskopische Spieglung und der Nachweis
der katarrhalischen Tubenaffektion (entferntere katarrhalische Geräusche,
Tubenverstopfung) durch den Katheter sichert die Diagnose. Der Widerstand in der Tube ist häufig so groß, daß die Lufteinblasung nach dem
Politzerschen Verfahren nicht gelingt. Auch beim Einblasen mit dem
Katheter hat man häufig eine sehr starke Druckquelle notwendig, um
den Widerstand zu überwinden. Der Luftstrom dringt nicht ununter-
brochen in die Paukenhöhle und verursacht fernes Rasseln. Nach der
Lufteinblasung sind die Beschwerden sofort verschwunden, und die
Hörverbesserung ist eine überraschende.

Behandlung. Die Beseitigung der Ursachen ist die wichtigste Auf- Behandlung
gabe, die aber leider, so bei starkem Schnupfen nicht immer leicht zu
erfüllen ist. Zur schnelleren Abheilung des Schnupfens, von Gaumen-
und Rachenmandelentzündungen ist die Behandlung mit Wärme geeignet.
Einatmen von Dämpfen sind zweckmäßig. Die wenigstens zeitweise
Aufhebung oder Verringerung der Nasenverstopfung durch geeignete
Mittel ist ebenfalls förderlich. Das geschieht mit Hilfe von Kokain-

lösungen (5—10% zum Pinseln, $^1/_2$—2% zum Zerstäuben) oder Kokain in Verbindung mit Suprarenin, wirksamer Adrenalin (1 : 10 zum Pinseln, 1 : 20—30 zum Zerstäuben, am besten in Verbindung mit Kokain) oder durch Einführungen von Mentholöl (2—10%) mehrfach des Tages. Auch Nasenbäder sind manchmal zweckmäßig, aber nur mit der größten Vorsicht zu verwenden. Die Ursachen eines in die Länge gezogenen Schnupfens in Gestalt von Rachen-, Gaumenmandelvergrößerung, Nasenpolypen, Nebenhöhlenaffektionen, Fremdkörpern müssen natürlich beseitigt werden.

Luftein-
blasung

Zur raschen Behebung der Ohrenbeschwerden sind Lufteinblasungen von unfehlbarer Wirksamkeit, entweder nach dem Politzerschen Verfahren oder mit dem Katheter oder am wirksamsten mit beiden Methoden. Selten genügt eine einmalige Lufteinblasung; in der Regel werden sie mehrfach wiederholt werden müssen.

Diffuser
akuter
Mittelohr-
katarrh

Diffuser akuter Mittelohrkatarrh. Bei längerem Bestehen des Tubenkatarrhs, in der Regel aber von vornherein erkrankt auch die Paukenhöhle katarrhalisch. Das ist die Regel bei den akuten Infektionskrankheiten, ebenso bei den chronischen: Lues, Tuberkulose. Bei der offenbar sehr seltenen hämatogenen Infektion kommt die Erkrankung in der Paukenhöhle und Antrum zum Ausbruch. Eine sehr seltene Ursache für den akuten Paukenhöhlenkatarrh geben entzündliche Affektionen des Gehörgangs ab, wie z. B. Furunkel oder diffuse, entzündliche Otitis externa.

Die Beschwerden sind dieselben wie beim Tubenkatarrh, in der Regel gesteigert.

Erschei-
nungen am
Trommelfell

Im Befunde treten die Erscheinungen am Trommelfell und in der Paukenhöhle in den Vordergrund. Das Aussehen des Trommelfells verändert sich durch die katarrhalische Schwellung und Injektion der Schleimhaut und durch die Ansammlung von serösem, schleimigen Exsudate in der Paukenhöhle. Das Trommelfell wird dunkler, bekommt einen stärkeren feuchten Glanz, einen leicht rötlichen Unterton. Es wird stärker eingezogen. Vielfach sammelt sich ein seröses, bisweilen wasserklares, öfter bernsteingelbes, nicht selten stärker hämorrhagisches, seröses Exsudat in der Paukenhöhle an. Bei Eigenfarbe gibt es sich durch die durchscheinende Verfärbung zu erkennen, die leicht gelblich, rötlich, flaschengrün ist. Ist nicht die ganze Fläche des Trommelfells mit dem Exsudat bedeckt, so erkennen wir auch die Begrenzungslinien des Exsudats,

Exsudat-
linie

haarfeine dunkle Linien wie aufliegende feine Härchen von geradem, horizontalem, selten vertikalem, häufiger leicht gewelltem Verlaufe oder nach oben bzw. vorne oder hinten konkav geformt. Die Exsudatlinien zeigen in der Regel nach unten noch eine zweite Kontur, welche die Eigenfarbe des Exsudats intensiver zur Schau bringt als gelbliche, rötliche, grünliche Linie. Bisweilen ändert die Linie unter unseren Augen bei Bewegungen des Kopfes, beim Schlucken ihre Lage. In der Regel finden sich zwei Linien, die am Umbo unter einem spitzen oder stumpfen Winkel zusammenfließen. Leicht übersehen werden diese Linien, wenn sie ganz hoch unter dem oberen Rande des Trommelfells sich finden oder ganz am unteren vorderen Trommelfellrande. Nach der

Lufteinblasung verändert sie sich. Infolge des Heraustretens des Trommelfells wird das Lumen der Paukenhöhle größer, das Exsudatniveau sinkt, und die Linie kommt tiefer zu stehen; verschwindet auch manchmal vollständig, weil das Exsudat in den Untertrommelfellraum versinkt. Oder an Stelle der Exsudatlinien treten Exsudatbläschen, kleine runde, bisweilen dicht und zahllos aneinander gereihte Kreise mit undeutlichen Konturen. Voraussetzung für das Erscheinen der Exsudatlinien und Exsudatbläschen, ebenso auch für das Durchscheinen der Exsudatfarbe ist ein dünnes, durchscheinendes Trommelfell. Je größer die Durchsichtigkeit, desto leichter ist auch die direkte Diagnose des Exsudats. Freilich die Schulung des Auges ist auch nicht zu unterschätzen, besonders wo sinnfällige Exsudatlinie vermißt wird.

Wenn das Exsudat in der Paukenhöhle nicht bis ans Trommelfell reicht, so läßt es sich otoskopisch überhaupt nicht oder nur nach der Lufteinblasung erkennen.

Das zweite Hauptphänomen beim akuten Katarrh ist die Einwärtsziehung des Trommelfells. Beim längeren Bestehen des Mittelohrkatarrhs erscheint die Einwärtsziehung in sehr hohem Grade mit allen charakteristischen Erscheinungen (stark vorspringender kurzer Fortsatz, perspektivisch verkürzter Hammergriff, ausgeprägte hintere Falte, Knickungslinie des Trommelfells am Promontorium, eingesunkene Shrapnellsche Membran, veränderter langgezogener, verlagerter, gespaltener Lichtreflex, wenn er überhaupt vorhanden ist; durchgepreßte Amboßstapediussehnenfigur). Bei einem stark eingezogenen und genügend transparenten Trommelfell scheint die katarrhalisch geschwollene und gerötete Schleimhaut am Promontorium gewöhnlich deutlich gelbrötlich durch. Bei längerer Dauer der Tubenunwegsamkeit versagt der ventilierende Tubenmechanismus vollständig. Die Luft in der Paukenhöhle wird resorbiert, das Trommelfell sinkt immer mehr ein und zeigt die hochgradige Form der Einziehung. Völlige Anfüllung der Pauke mit Exsudat wirkt in demselben Sinne. Derartige Trommelfellbilder sind nach verhältnismäßig kurzer Dauer des Mittelohrkatarrhs schon gut ausgebildet und für die Diagnose außerordentlich bezeichnend. Die Hörstörungen sind dann in der Regel sehr schwer.

Abgesehen vom otoskopischen Bilde wird das Exsudat noch zur Erkenntnis gebracht in erster Linie durch die Auskultation bei der Lufteinblasung mit dem Politzerschen Verfahren oder besser mit dem Katheter. Nach einigem Widerstande, den der Luftstrom in den engen Mittelohrräumen findet, werden nahe katarrhalische Geräusche gehört. (Großblasiges Rasseln, Knisterrasseln, Knarren.)

Nach der Lufteinblasung muß das Trommelfell auf seine Veränderungen wieder untersucht werden (Vorlagerung, Vorwölbung, Exsudatlinien, -bläschen, intensivere Exsudatfärbung).

Auf die Anwesenheit von Exsudat führen bisweilen bereits die Angaben der Patienten hin, ein Kluckern im Ohr zu verspüren, ein Blasenspringen, ein Brodeln beim Schneuzen, beim Husten und besser zu hören bei gewissen Bewegungen des Kopfes.

Bei undurchsichtigem Trommelfell beruht die Diagnose auf dem Resultate bei der Auskultation während der Lufteinblasung, der erheblichen Besserung des Hörvermögens danach, auf den Angaben des Patienten über Kluckern, Brodeln, Blasenspringen, wechselndes Gehör bei verschiedener Kopfhaltung; schließlich auf dem Vorhandensein von Schnupfen, Rachenkatarrhen oder andern Vorgängen im Nasenrachenraum.

Wenn die Übung für die Einführung des Katheters fehlt, muß das Ersatzverfahren mit dem Politzerballon an dessen Stelle treten. Aber auch bei dem Politzerverfahren muß der Arzt den Hörschlauch verwenden und mit ihm kontrollieren, ob überhaupt Luft eindringt, ob sie kontinuierlich eindringt, frei oder dabei Geräusche macht, Rasselgeräusche. Leider ist vielfach bei Tuben- und Paukenhöhlenverschluß der Widerstand im Mittelohr so groß, daß die Luft beim Politzerschen Verfahren, selbst beim Katheter, nicht eindringt. Die Verwendung des Hörschlauchs gibt davon Kenntnis und verhütet beim Versagen des Politzerschen Verfahrens diagnostische Irrungen. Ohne die Verwendung des Hörschlauchs würde beim Versagen des Politzerschen Verfahrens oder selbst des Katheterismus aus dem Ausbleiben einer Gehörsverbesserung noch viel leichter die Fehldiagnose von Sklerose oder nervöser Schwerhörigkeit gemacht werden, als sie sowieso schon gemacht wird. Wo der Blick für das Exsudat noch nicht geschärft, wo das Trommelfell undurchsichtig und von alters her verdickt und infolgedessen nicht mehr schmiegsam ist, wird dieser diagnostische Irrtum (der nächstgelegene) am häufigsten begangen.

Je akuter der Mittelohrkatarrh ist, um so dünnflüssiger wird das Sekret sein. In den frischesten Fällen ist es dünnflüssig, serös; indessen treffen wir doch auch auf schleimiges Exsudat bei ganz frischen Prozessen und sogar auf zähschleimiges bei ziemlich frischen. Ist infolge starken Einsinkens des Trommelfells die Pauke eng und völlig mit Exsudat gefüllt, die Tube durch Schleim und Schwellung verlegt, so versagt die Kraft unserer Lufteinblasungen und überwindet die Widerstände nicht. Selbst der Erfahrene kann dann im Zweifel sein, ob der Katheter richtig eingeführt war. Nach der Parazentese dringt die Luft aber leicht durch. Sobald ein zähschleimiges Exsudat vorliegt, vergrößern sich die diagnostischen Schwierigkeiten. Bei Veränderungen der Kopflage kommt es nicht zu Veränderungen des Hörvermögens. Bei Lufteinblasungen wird das Exsudat häufig nicht von der Stelle bewegt. Wir hören kein Rasseln, wenn auch das geübte Ohr an dem etwas eigenartigen, knarrenden Auskultationsgeräusch Verdacht auf zähes Exsudat schöpfen wird. Wir sehen schließlich nach der Lufteinblasung keine belangreiche Veränderung des Trommelfellbilds. Selbst die Hörverbesserung bleibt aus oder ist geringfügig.

Injektion und Schwellung des Trommelfells beschränken sich meist nur auf dessen Schleimhautschicht und sind gewöhnlich gering.

Die Aussichten auf rasche Beseitigung der Beschwerden, des Gehörverlustes und auf einen raschen Heilverlauf überhaupt sind günstig; desto günstiger, je rascher die Grundkrankheit (der Schnupfen, Nasenrachenkatarrh, Nasenverstopfung, Lues) verschwindet. Bei einem Schnupfen, der sich in die Länge zieht, ist oft durch konsequente örtliche Behandlung keine Heilung zu erzielen. Auch ein zähschleimiges Exsudat trotzt oft allen Bemühungen und verhindert Dauererfolge in der Gehörverbesserung; der tuberkulöse Katarrh ist schwer heilbar und kehrt meist zurück.

Behandlung. Die Behandlung des Grundleidens muß in erster Linie einsetzen und so rasch wie möglich gefördert werden. Die spezielle Behandlung des Mittelohrkatarrhs besteht in Lufteinblasung: mit dem Politzerschen Verfahren bei doppelseitiger Erkrankung; bei genügender Übung und bei Wegsamkeit der Nase mit dem Katheter; bei Kindern in dem Ersatzverfahren dieser beiden Methoden, nämlich in der sog. trockenen Nasendouche (Einblasung beim Weinen, beim Sprechen [Kaffeeküche]). Wenn der Prozeß sich in die Länge zieht, so ist die Anwendung von Wärme in Gestalt von heißen Umschlägen am Tage, Prießnitz in der Nacht, von Bähungen empfehlenswert. Die Lufteinblasungen müssen in der ersten Woche häufig, ja täglich ausgeführt werden, um rasche Besserung zu erzielen. Gelingt das Politzersche Verfahren nicht und fehlt die Übung zur Einführung des Katheters, so muß der Patient fachärztlicher Behandlung überwiesen werden. Bei zähem Exsudate wird Jodkali in mittleren Dosen (3,0 täglich) empfohlen.

Wenn Polypen oder Schwellungen die Nase unwegsam machen, so müssen sie beseitigt werden. Dasselbe ist der Fall mit der vergrößerten Rachenmandel, der häufigsten Ursache des akuten und chronischen Mittelohrkatarrhs.

Syphilis ist vielleicht die nächsthäufige Ursache, direkt wie indirekt. Direkt als syphilitische Manifestation des sekundären Stadiums; indirekt durch spezifische Veränderungen (Gumma, Infiltrate, Ulzerationen in Nase, am Tubenostium oder Umgebung, an Rachen- und Gaumenmandeln). Die antisyphilitische Behandlung bringt Heilung. Siehe Näheres im Kapitel Syphilis des Gehörorgans S. 215.

Der Mittelohrkatarrh ist häufig tuberkulös. Siehe darüber im Kapitel Tuberkulose des Ohrs S. 196 und Propädeutik S. 78.

Gelingt es nach etwa 8 tägiger Behandlung nicht, eine Verminderung des Exsudats herbeizuführen, so ist die Entleerung durch Parazentese angezeigt. Die Lufteinblasung unmittelbar nach der Parazentese bedingt eine gewisse Ansteckungsgefahr, besonders bei gereiztem Trommelfelle. Wenn man Ansteckung befürchtet oder sicher vermeiden will, unterlasse man die Einblasung bis zum nächsten Tage oder begnüge sich mit der Aspiration durch den zusammengedrückten Politzerballon. Bei zähschleimigem Exsudat muß man sie sofort vornehmen, da der Schnitt sonst wieder verklebt.

Bisweilen werden wir durch die nicht vorausgesehene Hartnäckigkeit des Leidens trotz sachgemäßer Behandlung unangenehm enttäuscht. Es ist deswegen ein Gebot der Vorsicht, sich von vornherein über die Behandlungsdauer nicht durch bestimmte Zeitangaben festzulegen. Sobald wir in der Lage sind, das Exsudat als ein zähflüssiges zu erkennen, so müssen wir auf eine längere Dauer der Behandlung gefaßt sein; ebenso bei dem Katarrh der Tuberkulösen, den wir, selbst wenn er als akut entstandener im ersten Stadium in unsere Behandlung kommt, als chronischen betrachten und behandeln müssen; denn dieser Katarrh weist stets einen ausgesprochen chronischen Verlauf auf. Wir werden ihn bei der Tuberkulose besprechen. Vgl. auch die unten stehenden Ausführungen über die Behandlung des chronischen exsudativen Mittelohrkatarrhs.

Chronischer exsudativer Mittelohrkatarrh.

Chronisch exsudativer Mittelohr-katarrh durch dauernde Schleim-hautver-änderung

Besonders im kindlichen Alter treten nicht selten nach der Abheilung eines akuten Mittelohrkatarrhs Rückfälle auf. Sei es, daß die ursächlichen Veränderungen in Nase, Nasenrachenraum, Rachen weiterwirken; sei es, daß nach deren Entfernung bereits andere krankhafte, schwer rückbildungsfähige Veränderungen im gesamten Schleimhautzuge der obersten Luftwege eingetreten sind, welche fortdauernd bis in die Tube hinein fortwirken und normale Schleimhautverhältnisse zunächst in der Tube, weiterhin auch in der Paukenhöhle nicht wieder entstehen lassen. Auch allgemeine

Durch All-gemein-leiden (Nieren, Stauungs-zustände, Diabetes)

Organveränderungen (in den Nieren, Stauungszustände, Diabetes), persönliche Allgemeinanlage haben bei Erwachsenen erhebliche ursächliche Bedeutung. Die Schleimhaut bleibt in der Paukenhöhle katarrhalisch geschwollen, die beständig mit Exsudat gefüllt ist. Dabei sind krankhafte Veränderungen in Nase, Nasenrachenraum, am Tubenostium nicht nachzuweisen. Nach der langsam abgeheilten akuten Mittelohrentzündung tritt ebenfalls eine vollständige Rückbildung der Organe im Mittelohr zum physiologisch Normalen nicht immer wieder ein. Vor allem bleibt eine starke Erschlaffung des Trommelfells zurück, und die Verlagerung des Hammers nach innen findet ihren Ausgleich nicht wieder. Das sind die äußerlich sichtbaren Veränderungen bei der otoskopischen Untersuchung. Ihnen sind — bald früher, bald später — Veränderungen in der Pauke beigesellt, wie wir sie unter dem Bilde des Adhäsivprozesses (Klinische Pathologie, S. 52) kennengelernt haben. Die Verwachsungen sind oft erst nach der Lufteinblasung erkennbar. Diese Veränderungen bleiben bestehen auch nach schließlich völlig abgeheiltem Paukenhöhlen- und Tubenkatarrh als dauernde Überbleibsel. Schwere Gehörschädigungen sind häufig damit verbunden.

Der chronische exsudative Mittelohrkatarrh ist in der Regel, wenn nicht ausschließlich, auf Tube und Paukenhöhle ausgedehnt. Die Schleimhautveränderungen sind ausgesprochener, gröber. Die Schleimhaut ist derbe, verdickt und hat, wenn sie nach breiter (galvanokaustischer) Parazentese übersichtlich wird, ein granulie-

Das Sekret ist oft sehr zähe und führt zu diagnosti-schen Irr-tümern

rendes Aussehen von stark roter Farbe. Das Sekret kann dünnflüssig sein, ist aber häufig von außerordentlich zäher Beschaffenheit, zäh geballt wie Sputum. Der Tubenkanal ist aus diesem Grunde recht verlegt, schwer durchgängig. Wenn man nicht über eine starke Druckluftquelle verfügt, dringt beim Politzern oder beim Katheterisieren die Luft überhaupt nicht durch. Das Exsudat ist so zähe, daß es von der Druckluft nur äußerst schwer in Bewegung gesetzt wird. Das Trommelfell ist in der Regel erheblich getrübt, wenig oder gar nicht durchsichtig. Alle diese Verhältnisse sind einer richtigen Diagnose wenig förderlich; deswegen werden diese Zustände oft verkannt und als Sklerose, Neuritis cochlearis behandelt. Die Feststellung der Hörschärfe vor und nach der Lufteinblasung mit Flüstersprache, vor der Lufteinblasung auch mit den Stimmgabeln ist nötig. Bei der Stimmgabelprüfung ergibt sich eine Einschränkung der unteren Tongrenze. Da es sich sehr häufig um ältere Personen handelt, so ist auch eine Einschränkung der oberen Tongrenze nicht selten auf Grund von senilen oder präsenilen Veränderungen, die mit dem Mittelohrkatarrh nichts zut un haben, wenn auch für chronische Mittelohradhäsivprozesse charakteristische Labyrinthbeteiligungen vorkommen. Genaues Augenmerk ist darauf zu richten, ob die Luft wirklich und in genügender Stärke

durch die Tube eingedrungen ist, ferner ob und welche katarrhalischen Geräusche
bei der Auskultation festzustellen sind. Wenn auch nicht immer bei der ersten
Untersuchung, so doch bei der zweiten oder dritten ist meist mit Sicherheit bei
der Aufwendung der nötigen Sorgfalt eine genaue Diagnose zu stellen und die Anwesenheit von Exsudat zu erkennen.

Behandlung. Befinden sich noch Veränderungen im Nasenrachen- Behandlung
raum, wie vergrößerte Rachenmandeln, Nasenrachenpolypen usw., so
müssen sie entfernt werden. Besteht eine Verlegung der Nasenhälfte
durch Polypen, Schwellung, Verbiegung der Nasenscheidewand, so müssen
diese Hindernisse beseitigt werden. Bei dünnflüssigem Exsudat tritt
danach allein nicht selten eine rasche Heilung ein. Bisweilen gelingt es,
als Ursache des chronischen Mittelohrkatarrhs narbige Stenose im Bereich des Tubenostiums, Tumoren des Nasenrachenraums (Fibrome,
Sarkome, Karzinome) festzustellen. Spezifische Geschwüre kommen am
Ostium pharyngeum und Umgebung vor: Infiltrate, Gummen in Nase
haben verderblichen Einfluß. Diese Infiltrate in falscher Würdigung der
Objekte als Schwellung nur nicht galvanokaustisch brennen! Bisweilen
hängen Polypen aus der Nase in den Nasenrachenraum hinein. Sie
müssen entfernt werden. Bei malignen Tumoren und narbigen Tuben-
stenosen sind wir meist machtlos. Nur selten kann man mit Bougie und
Katheter Besserung erzielen. Wenn die Schleimhautveränderungen im
Mittelohr chronisch geworden sind, so ist nach Entfernung der Tumoren
im Nasenrachenraume, nach Wiederherstellung einer freien Nasenatmung
keine sofortige Heilung oder Freibleiben von Rückfällen zu erwarten, und
wenn die Tubenveränderungen die Tubendurchgängigkeit aufheben wie
bei Narbenstenose, so ist eine Dauerheilung auf konservativem Wege
oder überhaupt unmöglich. Klimatische Einwirkungen, Veränderungen
der Konstitution (Entfettung, Behebung von Stauung) bringen oft überraschende Heilungen.

Die Behandlung wird mit Lufteinblasungen begonnen, die am besten Luftein-
eine Zeitlang täglich ausgeführt werden. Sobald sich herausstellt, daß blasungen
mittels
das Exsudat sich nicht erheblich vermindert, muß die Entleerung durch Druckluft.
Parazentese angestrebt werden, und wenn festgestellt wird, daß das
Exsudat ein zähschleimiges ist, so ist die Parazentese mit dem Galvanokauter zur Anlegung einer größeren Öffnung von längerer Dauer erforderlich. Diese Feststellung kann großen Schwierigkeiten begegnen.
Ein ausgesprochen zähschleimiges Exsudat läßt sich durch ein enges
Loch und ohne einen Luftstrom von erheblicher Stärke (1—1$\frac{1}{2}$ Atmo-
sphären Druck) überhaupt nicht aus der Paukenhöhle herausschleudern.
Trotz der Anwesenheit eines zähen und dicken Exsudatballens kann deshalb der Eindruck einer trockenen Paukenhöhle hervorgerufen werden.
Durch Anlegen einer großen Perforation gelingt es bisweilen, das Ohr in
kurzer Zeit, meist erst nach langer Behandlung und häufiger Wiederholung
der galvanischen Parazentese trockenzulegen. Man sieht die Schleimhaut,
die geschwollen, gekörnt, gerötet ist, bald abblassen, und trotzdem wird
man häufig des Lohnes deswegen nicht froh, weil bald nach Verschluß
des Trommelfells Exsudat sich wieder zu bilden anfängt bei Zunahme
der Schleimhautschwellung. Der Exsudatansammlung muß man vor-

zubeugen suchen, und die Perforation frühzeitig aufs neue anlegen. Diese Behandlung stellt an Patienten und Arzt außergewöhnliche Ansprüche an Geduld, und bei dem Arzt auch an fachärztliche Erfahrung, ohne daß der Erfolg die Anstrengungen genügend belohnt.

Die Behandlung dieses Leidens gehört in die Hände des Ohrenarztes, der vielfach allein imstande ist, die richtige Diagnose zu stellen, und die Verantwortung für die lange und oft undankbare Behandlung zu tragen.

Zuweilen kommt die Notwendigkeit einer Dauerperforation des Trommelfells in Betracht

Gar nicht so selten ist die Schwerhörigkeit bereits nach einigen Sitzungen im wesentlichen beseitigt, aber es wäre falsch mit der annähernden Wiederherstellung des Gehörs die Behandlung abzubrechen. In kurzer Zeit würde das Gehör wieder nachlassen. Die Behandlung kann erst beendet werden mit der Beseitigung des Exsudats oder mit dem Nachweis, daß die Beseitigung unmöglich ist. Ein letzter Versuch, besonders in den Fällen mit unheilbarer Stenose der Tube würde die Anlegung einer Dauerperforation sein. Leider geht die Lösung dieser Aufgabe vielfach über unsere Kräfte. In verzweifelten Fällen wäre der Versuch zu machen, durch Abtragen des Limbus mit Meißel oder Fräse eine Dauerperforation zu erzielen. Virtuosität in der Anwendung des Katheters, das Verfügen über einen starken Luftdruck, Beherrschen der feineren Operationsmethoden am Trommelfell und in der Paukenhöhle, Beherrschen der aseptischen Methode zur Vermeidung von Eiterungen sind unerläßliche Notwendigkeiten bei der Behandlung dieses schweren Leidens. Einführung von Bougie in die Tube, Einführung verschiedener Dämpfe (Salmiak usw.) mit Hilfe des Tubenkatheters sind Sache des Facharztes. Es sind übrigens Methoden, die dem Patienten kaum je einen Nutzen schaffen.

Wenn bei starker Einwärtsziehung des Trommelfells die Auskultation während der Lufteinblasung durch den Katheter auch bei mehreren Behandlungstagen stets freien Luftstrom ergibt, frei von allen katarrhalischen Geräuschen, so handelt es sich nicht mehr um Katarrh, sondern um die Überbleibsel eines früheren Katarrhs. Bei transparentem Trommelfell scheint alsdann auch die Paukenschleimhaut und ganz besonders das Promontorium weißlich durch, ohne jede Spur einer Injektion.

Exsudativer Mittelohrkatarrh der Tuberkulösen

Einen ausgesprochen chronischen Verlauf sehen wir beim exsudativen Mittelohrkatarrh der Tuberkulösen. Wahrscheinlich ist das Leiden ebenfalls ein tuberkulöses, wenigstens in der Regel. Beim ersten Auftreten unterscheidet sich der spezifische Mittelohrkatarrh kaum von dem genuinen. Wohl finden wir eine stärkere Injektion der Paukenhöhlenschleimhaut, auch die Schwellung ist ausgesprochener, während die Epidermisschicht des Trommelfells unbeteiligt ist. Das Trommelfell büßt durch diese Veränderung seine Durchsichtigkeit stark ein. Es weist bald eine starke Einwärtsziehung auf. Die Gehörstörung wird eine erhebliche. Bei der Lufteinblasung konstatieren wir reichliche, nahe, feuchte Rasselgeräusche. Nach einer systematisch fortgesetzten Behandlung mit Lufteinblasungen, mit Wärmebehandlung, Bähungen des Ohres wird eine Besserung des Gehörs, der Beschwerden, eine Verminderung der Geräusche erzielt; aber die Besserung ist in der Regel nicht von langer Dauer. Bei den Fällen meiner Beobachtung war die Erkrankung einseitig. Wenn durch diese Behandlung eine Besserung erzielt wird, so ist eine Parazentese unnötig. Ich sehe aus Furcht, den Prozeß durch Reizung zu verschlimmern, von ihr, wenn irgend möglich, ab (vgl. Tuberkulose, S. 199). Ebenso wie bei der tuberkulösen Mittelohreiterung soll man in erster Linie den

Kräftezustand heben durch kräftige Ernährung, vor allen Dingen durch gute Luft, Klimawechsel und womöglich Anstaltsbehandlung. Siehe geschlossene und offene Form der Mittelohrtuberkulose, S. 79, 80.

3. Die akute eiterige Mittelohrentzündung.

Die akute Mittelohrentzündung ist ausnahmsweise in ausgesprochen leichten Fällen, die ohne Perforation verlaufen, im klinischen, bisweilen sogar im otoskopischen Bilde nur eine mäßige Steigerung des akuten exsudativen Mittelohrkatarrhs. Die Beschwerden, auch die Gehörsverminderung können sogar geringer sein. Sonst zeigt sie aber ein anderes Krankheitsbild, das der akuten eiterigen Mittelohrentzündung, deren Exsudat im ersten Stadium vorwiegend serös ist und gewöhnlich rasch schleimig-eiterig wird. Genuine akut eiterige Mittelohrentzündung

Die akute eiterige Media muß nicht immer Abfluß in den Gehörgang haben. Wenn der Durchbruch des Trommelfells auch die Regel ist, so kann in den leichten Fällen die Heilung ohne dessen Durchlöcherung eintreten, und in schweren Fällen der Durchbruch ausnahmsweise lange ausbleiben. Für gewöhnlich bricht das Trommelfell früh durch, nicht selten schon in den ersten Stunden, noch im serösen Stadium.

Die akute Media entsteht fast ausschließlich auf dem Wege durch die Tube, in unmittelbarer Fortsetzung der Vorgänge in der Schleimhaut des Nasenrachenraums, der Nase, des Rachens, vielfach im Anschluß an akute Infektionskrankheiten mit Beteiligung der oberen Luftwege. Sie entwickelt sich bisweilen aus einem akuten Mittelohrkatarrh, seltener durch Hinzutreten einer neuen Infektion aus einem chronischen, z. B. gelegentlich der Behandlung mit dem Katheter. Die gewöhnlichen Ursachen sind der akute Schnupfen, die akute Entzündung der Rachenmandel, der Gaumenmandeln, Schleimhautentzündungen nach Operationen in Rachen und Nase, insonderheit nach Operationen der Rachenmandel, Nasentamponade, Galvanokaustik, Polypenoperationen, Extraktionen der hinteren Muschelenden, Operationen am Septum, an Kieferhöhlenempyemen oder im Anschluß an Traumen. Gelegentlich sieht man sie entstehen nach Pinselungen des Nasenrachenraums, nach Nasenspülungen. Bei Entzündungen in den oberen Luftwegen wird die Mittelohrentzündung oft durch Erbrechen, Husten, Schneuzen hervorgerufen. Die Entstehung durch den äußeren Gehörgang tritt sehr zurück im Vergleich zum Tubenwege. Sie entsteht nach äußeren Verletzungen, vor allen Dingen nach Baden bei alter Trommelfellperforation oder Ruptur (Kopfsprung). Die tubar, besonders von Schnupfen entwickelte Media ist somit eigentlich eine sekundäre Erkrankung und nur die durch den äußeren Gehörgang entstandene eine primäre. Allgemein wird aber die Media nach den sog. akuten Infektionskrankheiten als sekundäre bezeichnet im Gegensatze zu der genuinen, nicht auf der Basis einer Infektionskrankheit entstandenen. Entstehungsursachen per tubam

Enstehung durch den äußeren Gehörgang

Die hämatogene Entstehungsart ist selten und unsicher hinsichtlich der ätiologischen Diagnose. Hämatogene Entstehung

Sie ist bei gewissen Infektionskrankheiten beobachtet, so bei Typhus, Tuberkulose, bei Mumps, Pyämie.

In einem Falle von Pyämie konnte nach etwa 10wöchiger Pyämiedauer der metastatische hämatogene Charakter klinisch so gut wie einwandfrei erschlossen werden (Kobrak). Im Anschluß an andere Metastasen (ohne Nasen- oder Nasenrachenraumentzündung) beobachteten wir tagelang verlegtes Ohr und Schwerhörigkeit ohne jeden nachweisbaren otoskopischen Befund. Schließlich binnen 24 Stunden kommen schmerzhafte Röte und Vorwölbung mit Absonderung eines von vornherein dickrahmigen Eiters, der schon nach wenigen Tagen versiegte.

Befunderhebung. Die Besichtigung beginnt ohne Spekulum. Bei weitem Gehörgang ist das Trommelfell leicht sichtbar. Der äußere Gehörgang wird auf Risse, Ekzem, Furunkel, Ohrenschmalz, Schwellung, Eiter, Epithelanhäufung untersucht. Anhäufungen von mazeriertem Epithel werden durch vorsichtiges Ausspülen mit blutwarmem Wasser am schonendsten und besten entfernt. Der Warzenfortsatz wird besichtigt und befühlt, ebenso vorsorglich das Kiefergelenk; auch Unterohr- und Halsgegend auf Drüsenschwellung. Die Einführung des Spekulums macht die tieferen Teile des Gehörgangs mit dem Trommelfell übersichtlicher oder erst gut sichtbar. Man stelle zunächst das Trommelfell ein, indem man mit dem Auge an der vorderen Gehörgangswand entlang in die Tiefe gleitet. Die Einstellung ist oft mit Schwierigkeiten verknüpft, da durch die Schwellung des Trommelfells die Hammerzeichnung und die Umrisse des Trommelfells undeutlich oder verschwunden sind, wenn es auch durch die rote Farbe sich gut abhebt.

Die akute Mittelohrentzündung leichteren Grades.

Die Hauptklagen bei der akuten Mittelohreiterung: Ohrenschmerzen, Sausen, Völle, Schwerhörigkeit sind bei ihr nur gering oder mäßig, nur ausnahmsweise für einige Stunden stark, entwickelt. Am Warzenfortsatz kommt es vielleicht zu einem Gefühl der Spannung oder leichtem Schmerz. Die Ohrenschmerzen werden etwas gesteigert bei Husten, Schneuzen, Schlucken; Fieber besteht meist nur bei Kindern und ist gering. Einseitige Erkrankungen machen sich auch bei größeren Kindern gewöhnlich nicht durch auffallende Schwerhörigkeit bemerkbar.

Das Wesentliche ist Rötung und Schwellung des Trommelfells. Zum Ohrenfluß kommt es nicht immer. In den leichten Fällen ist der Hammer noch erkennbar und erleichtert das Zurechtfinden. Die Rötung kann sich auf den Hammer und den dahinter- und darüberliegenden Trommelfellabschnitt beschränken, oder gleichmäßig hellrot über das Trommelfell verbreitet sein. (In schwereren Fällen dehnt sie sich auch auf die hintere obere Gehörgangswand aus.)

Bei Säuglingen bzw. kleinen Kindern, mit dem noch unentwickelten knöchernen Gehörgang ist jede Berührung der Ohrmuschel schmerzhaft. Das ist wichtig, da sie noch nicht klagen können. Gegen das Waschen sträuben sie sich unter schmerzhaftem Gesichtverziehen. Das könnte auch durch Furunkel hervorgerufen werden, aber Furunkel ist im frühe-

sten Kindesalter selten, und durch die umschriebene Anschwellung mit
dem Pfropf nekrotischen Gewebes an der Spitze meist leicht erkennbar.
Die kleinen Kinder sind fieberhaft, unruhig und viel mit dem Finger am
Ohr, haben wenig Eßlust, häufig Durchfall, magern ab.

Diagnose und Verlauf. Die otoskopische Diagnose der Mittelohrent- Diagnose
zündung ist im allgemeinen leicht, da die Voraussetzungen, nämlich die und Verlauf
Rötung und die Schwellung des Trommelfells bei richtiger Einstellung unverkennbar, aber doch nicht so stark sind, um durch Verwaschung der
Konturen und Trommelfellgrenzen erhebliche Schwierigkeiten im Erkennen
und Deuten zu machen. Die leichteren Fälle der akuten Mittelohrentzündung kommen meistens gar nicht zum Laufen oder gar zur Eiterung und
bleiben im serösen Stadium der Entzündung stecken. Bisweilen zeigt sich
ein oder mehrere Tage ein seröser, bernsteingelber Ausfluß, dann schließt
sich die fast unsichtbare Perforation wieder; das Trommelfell blaßt und
schwillt ab; Schmerzen bestanden nur kurze Zeit und geringfügig; das
Gehör kehrt rasch wieder. Sausen fehlt gewöhnlich. Für einige Tage kann
die Absonderung auch schleimig-eiterigen Charakter annehmen.

Die leichtere Form der akuten Mittelohrentzündung kann aus dem
serösen Stadium auch in das eiterige übergehen, ohne zur Perforation zu
führen und ohne die Frage einer künstlichen Perforation überhaupt nahe-
zulegen. Die Eiterabsonderung ist eine sehr geringe, der Eiter ist wenig infektiös, wird unter dem Einfluß von Wärme oder ganz von selbst gut zum
Aufsaugen gebracht und tritt somit klinisch gar nicht in die Erscheinung.

Leichtes Fieber, Ohrenschmerzen, charakteristische Rötung und Abgrenzung
Schwellung des ganzen Trommelfells oder dessen hinterer Hälfte mit nur akut exsu-
geringer Beteiligung der angrenzenden Gehörgangswand unterscheiden Mittelohr-
diesen Prozeß trotz verhältnismäßiger Geringfügigkeit seiner Erschei- katarrh
nungen otoskopisch und klinisch gut von dem akuten exsudativen
Mittelohrkatarrh. Diese leichte Media verläuft rasch zur Heilung, im
Endstadium oft als seröser Katarrh. Nur selten steigert sie sich zur
schweren Form der eiterigen Media.

Behandlung. Die Behandlung besteht in Verordnung von Ruhe, von Behandlung
Prießnitzschen Umschlägen. Sobald das Trommelfell abgeblaßt und
noch Gehörsverminderung, Völle, Sausen vorhanden ist, werden Lufteinblasungen vorgenommen, bei Erwachsenen mit Katheter, bei doppelseitiger Erkrankung mit Politzers Verfahren, bei Kindern mit der sog.
trockenen Nasendouche. Vor allem ist die Entfernung der vergrößerten
Rachenmandel, beider Gaumenmandeln, Beseitigung der Nasenverstopfung
angezeigt.

Die schwerere Form der akuten eiterigen Mittelohrentzündung.

Würdigung einiger hauptsächlicher Krankeitszeichen.

Diagnostische Bedeutung von Schmerzen und Fieber. Über Schmerzen
und Fieber sei hier noch einmal das in anderen Kapiteln Gesagte zusammen-
gefaßt unter Würdigung der diagnostischen Bedeutung für die Media und
ihre Komplikationen.

Schmerzen   Die akute eiterige Mittelohrentzündung setzt meist mit erheblichen Schmerzen ein; bei Kindern brechen sie häufig nachts aus. Sie treten auf als Ohrenschmerzen und ausstrahlende: nach den Zähnen, Augen, Stirn, Scheitel, Hinterkopf, in der ganzen Kopfhälfte. Sie steigern sich nachts, können am Morgen ganz aufhören und sind vor dem Durchbruch oder bei Verhaltung im Warzenfortsatz bisweilen außerordentlich groß. Sie sind bohrend, stechend, reißend, klopfend. Bei Säuglingen und kleinen Kindern äußert sich der Schmerz durch Weinen, durch Unruhe, durch Abwehrbewegungen bei Waschen und jeder Berührung der Muschel. Die Hände greifen viel nach dem kranken Ohre.

      Die Kopfschmerzen gehen vom Warzenfortsatz aus. Bei Wiederansteigen der Schmerzen hat der Eiterabfluß eine Störung erfahren, häufig durch Verkleben der Perforation, nicht selten durch Eiterverhaltung *Fehlen des* in Antrum, Warzenzellen oder Tube. Hinwiederum kann bei sehr schwe- *Ohr-* *schmerzes* ren Mittelohreiterungen jeder Schmerz fehlen; es sind vor allem die Scharlacheiterungen, die tuberkulösen und die syphilitischen. Wo nicht in einer Benommenheit die Ursache zu suchen ist, liegt sie in Nervenlähmung innerhalb der Paukenhöhle. Bei alter Perforation sind die Schmerzen viel geringer.

      Die Schmerzen spielen, abgesehen von der Störung des Wohlbefindens, deswegen eine wichtige Rolle, weil sie im Beginn der Erkrankung die Veranlassung zur Vornahme der Parazentese, und im späteren Verlauf als Kopfschmerzen zur Eröffnung des Warzenfortsatzes eine wichtige Anzeige abgeben, bisweilen schon für sich allein. Erst nach der Warzeneröffnung können im allgemeinen Kopfschmerzen für endokranielle Herde in Anspruch genommen werden. Schmerzen am Warzenfortsatz — spontan oder auf Druck — sind häufig von Anbeginn und in erheblicher Stärke vorhanden, nicht selten verbunden mit Anschwellung. Schmerzhafte Drüsen finden sich in der Unterkieferwarzengrube und am Halse abwärts. *Mangel an* Mangel an Eßlust, belegte Zunge, Gefühl großer Abgeschlagenheit vervoll- *Eßlust* ständigen das Bild der schweren Erkrankung, die unter Frösteln oder Frost mit beträchtlichem Fieber von 39—40° und mehr, besonders bei Kindern, *Darm-* eingesetzt hat. Bei kleinen Kindern, besonders Säuglingen, sind erheb- *störungen* *bei Kindern* liche Darmstörungen verbunden. Neben den Schmerzen kann die Schwer- *Schwer-* hörigkeit hochgradig, das Sausen sehr quälend sein. *hörigkeit,* *Sausen*

Fieber   **Fieber.** Bei den eiterigen Mittelohrentzündungen der Kinder ist das Fieber recht hoch, 39—40°, wird aber auch bei Erwachsenen in der Regel bei schwerer Entzündung nicht vermißt. Es setzt mit Frost oder Frösteln ein und erreicht bei den schweren Entzündungen vielfach noch höhere Grade, auch bei Erwachsenen 41 und selbst mehr. Mit dem Durchbruch des Trommelfells und freiem Eiterabfluß schwindet es bisweilen sofort, in der Regel sinkt es innerhalb von einigen Tagen zur normalen Temperatur herab. Wenn die Entzündung am Trommelfell zu geringfügig für das Fieber ist oder die Parazentese sich ganz ohne Einfluß zeigt, so denke man an zentrale pneumonische Herde. Ein neues Ansteigen der Temperatur ist zurückzuführen auf Eiterverhaltung in der Paukenhöhle oder auf Ausbreitung auf bisher nicht befallene Räume, in der Regel auf den

Warzenfortsatz, das Labyrinth oder auf andere Komplikationen. Wiederholte Schüttelfröste, pyämische Schwankungen weisen auf Sinusthrombose, kontinuierliches Fieber auf Meningitis hin. Bei kleinen Kindern wird das Fieber von großer Unruhe begleitet, auch von Apathie und selbst von einem gewissen Grade von Somnolenz. Diesen Erscheinungen liegt, eine durch besondere anatomische Verhältnisse bedingte, kollaterale, umschriebene seröse Beteiligung der Hirnhäute zugrunde (vgl. Ohreiterung im Kindesalter, S. 292) oder eine allgemeine Intoxikation. Naeh Eintritt von freiem Abfluß tritt sofort Abhilfe ein. Die Zunge ist stark belegt und reinigt sich erst nach Fieberabfall, bei freiem Eiterabfluß. Die dem kranken Ohr entsprechende Zungenhälfte bleibt meist länger belegt. Bei Verschlimmerung wird auch die Zunge wieder stärker belegt. Im Beginn der Erkrankung gibt das Fieber die Anzeige für die Parazentese; im späteren Verlaufe ist es ein wichtiges, manchmal das einzige Symptom von einer schweren eiterigen Komplikation im Warzenfortsatze oder im Schädelinnern (Sinusthrombose, Meningitis) und zeigt die Notwendigkeit der Warzenoperation an. Eine gut geführte Temperaturkurve mit täglich mehrmaligen Messungen gehört daher zu den Hauptbedingungen einer einwandfreien klinischen Beobachtung nicht glatt verlaufender Otitiden. Für gewöhnlich verläuft die unkomplizierte Warzeneiterung weiterhin bei Erwachsenen ohne Fieber.

In den schwersten Fällen finden sich bisweilen mit hohem Fieber von 40—41° von vornherein Schwindel, Gleichgewichtsstörungen, auch Nystagmus, meist zur gesunden Seite infolge von Infektion oder Reizung des Labyrinths (Interna serosa, haemorrhagica, purulenta).

Am **Trommelfell** können wir zumeist den Grad der **Veränderungen** in der Paukenhöhle mit einiger Sicherheit ablesen. Schwere entzündliche Veränderungen am Trommelfell lassen den Rückschluß auf ebensolche Veränderungen in der Paukenhöhle zu. Je schwerer der Entzündungsvorgang ist, desto intensiver ist die Rötung. Aus dem Hellrot geht sie in das Dunkel-, ja Schwarzrot über. Je intensiver die Rötung ist, um so stärker ist im allgemeinen auch die Schwellung des Trommelfells. Die Umrisse des Trommelfells und des Hammers verschwinden. Eine stark angeschwollene, anscheinend sehr verkleinerte intensiv- bis schwarzrote Trommelfellfläche ohne eine Spur der bekannten Trommelfellzeichnung schließt in der Regel den allseitig verengten Gehörgang ab. Die Schwellung ist hinten oben in der Regel am stärksten. Das ist bedingt durch die starke Schleimhautschwellung in dem hinteren oberen Paukenabschnitt. Nicht selten ist der hintere untere Trommelfellabschnitt am stärksten vorgewölbt, bei durchbrechendem Exsudat. In den schwersten Fällen ist die Trommelfelloberfläche unregelmäßig gewulstet.

Hindernisse in der Beurteilung des Trommelfells. Häufig setzt sich die Schwellung (vom Trommelfell) auf die Gehörgangswände fort, bald gleichmäßig und konzentrisch, vielfach auch nur auf die hintere obere, die in so hohem Grade anschwellen und sich senken kann, daß der Gehör gang bis zu einem Schlitz verengt wird. Dann ist der Überblick über das Trommelfell außerordentlich erschwert, bei kleinen Kindern sogar unmöglich. Bei ihnen ist schon die Ohröffnung häufig sehr verschwollen, die bei Erwachsenen meistens frei bleibt.

Über die Schwierigkeiten bei Säuglingen und kleinen Kindern siehe Kapitel Ohreiterung des Kindesalters, S. 291.

Schwierigkeiten bei Kindern

Zu der Verengerung des Gehörgangs und dem Verlust der Trommelfellumrisse durch die gleichmäßige Schwellung kommen noch andere erschwerende Momente. Die äußere Epidermislage des Trommelfells stößt sich oft in Schuppenlamellen oder insgesamt ab, bleibt aber auf dem entzündeten Trommelfell wie Mehlstaub oder in dicker weißgrauer Schicht liegen, bisweilen wie verfilzt (Scharlach, Influenza) und ist infolgedessen schwer durch Ausspülen oder instrumentell abzuheben. Unter diesem dicken Polster gequollener Epithellamellen kann sich die schwerste Rötung verbergen. So ist es oft bei der Scharlachotitis.

Fest anhaftende abgestoßene Epidermis oder Blasen verwischen das Bild

In anderen Fällen wird die oberste Epithelschicht am Trommelfell durch seröses oder hämorrhagisches Exsudat in Bläschenform abgehoben, bullöse Form (Influenza). Die Bläschen sind stecknadelkopfgroß und größer, können auch das ganze Trommelfell verdecken und von den Gehörgangswänden ausgehen. Man kann den Eindruck einer sackartig vorgewölbten Narbe haben. Mit Anstechen dieser Bläschen würde natürlich die Paukenhöhle nicht geöffnet sein. Wenn sie platzen, ergießt sich je nach der Größe mehr oder weniger seröse oder hämorrhagische Flüssigkeit in den Gehörgang. Diese Absonderung kann mehrere Stunden und länger anhalten und den Irrtum erzeugen, das Trommelfell sei durchbrochen. Bei seröser und hämorrhagischer Absonderung in geringer Menge im Beginn einer Otitis denke man immer an diesen Vorgang und versäume nicht, die Notwendigkeit einer Parazentese zu erwägen.

Solche besonderen Verhältnisse erschweren nicht nur die Indikationsstellung, sondern auch die Parazentese selbst in nicht zu verkennender Weise und bedingen leider für den Mindergeübten manchen Mißerfolg durch Ausführung an falscher Stelle, im Bereiche der Gehörgangswand.

Die akute Mittelohrentzündung tritt bisweilen in der Form einer ausgesprochen hämorrhagischen auf. Zahlreiche hämorrhagische Bläschen bedecken das Trommelfell. Die Absonderung ist tagelang stark blutig verfärbt. Die Entzündung sieht recht bösartig aus (bullöse Form). Diese Formen, eine Eigenart der Influenzaotitis, nehmen oft einen unerwartet günstigen Verlauf, bisweilen aber auch einen sehr schweren, und gerade sie sind es, die früh schon zu einer serösen oder hämorrhagischen Interna führen mit ihren quälenden Vestibularerscheinungen. Wenn große Bläschen das Trommelfell verdecken, muß man sie erst anstechen, um ein Urteil über das Trommelfell selber zu gewinnen. Erweist sich nach deren Zusammenfallen die Parazentese notwendig, so muß sie gleich angeschlossen werden.

Hämorrhagische Form der akuten Mittelohrentzündung

Der Verlauf der schweren Mittelohrentzündung. Entweder gleich nach dem Einsetzen oder nach einigen Tagen geht das seröse Stadium in das eiterige über. Nicht selten erfolgt schon nach einigen Stunden, noch im serösen Stadium, der Durchbruch. Ein von früher her verdicktes Trommelfell oder die stark geschwollene Schleimhautschicht setzen dem

Verlauf der schweren akuten Mittelohrentzündung

Spontandurchbruch lange Widerstand entgegen. In anderen Fällen gibt das Trommelfell früh dem Druck der starkgeschwollenen Schleimhaut in der Paukenhöhle oder der Eiteransammlung nach, wölbt sich im hinteren unteren Quadranten vor, verfärbt sich an dieser Stelle gelbweiß, infolge von durchscheinendem Eiter oder weil infolge Schwund vom Stratum mucosum und fibrosum nur noch das Stratum cutaneum erhalten ist. Diese Fälle mit drohendem Durchbruch fordern anscheinend am meisten zur Parazentese auf, sind aber in Wahrheit nicht so dringend, da der Durchbruch sicher in kurzem erfolgen wird. Viel dringender ist die Parazentese in Fällen mit schwerer diffuser Schwellung und Rötung des Trommelfells.

Aber neben und abgesehen von diesen Trommelfellveränderungen spielen in der Erörterung über die Notwendigkeit der Parazentese einige andere Erscheinungen eine höchst wichtige Rolle. Das sind: Das Fieber, die Intensität der Ohrenschmerzen, das Verhalten des Warzenfortsatzes, eine kollaterale Schwellung und Verengerung des Gehörgangs, des Labyrinths, der Hirnhäute, schließlich das Allgemeinbefinden. Im späteren Verlaufe gibt auch das Fortbestehen einer schweren und unveränderlichen Gehöreinbuße Anlaß zur Vornahme der Parazentese. Siehe S. 177.

Sehr häufig, um nicht zu sagen in der Regel bricht ein vorher nicht verdicktes Trommelfell bereits früh spontan durch. Die Perforation erscheint klein. Die Perforationsränder legen sich infolge der Trommelfellschwellung aneinander und machen die Perforation außer im Moment des Durchtretens von Eiter fast unsichtbar. Wenn die Perforation von vornherein deutlich als Loch erkennbar ist, so handelt es sich entweder um eine alte Perforation oder um einen Vorgang, der mit Neigung zu Gewebeeinschmelzung verbunden ist, z. B. um eine spezifische Affektion, wie Tuberkulose, oder um Scharlach, schwere Masernotitis.

Die Perforation sitzt gewöhnlich hinten unten, zentral oder oben vorn, sehr selten in der Shrapnellschen Membran; im Beginn auch selten hinten oben.

Es steht also fest, im Beginn einer Media ist jede Perforation groß genug, liegt auch im allgemeinen an richtiger Stelle. Dagegen begegnet die Frage nach dem Vorhandensein einer Perforation unter Umständen größter Schwierigkeit.

Wenn man nach dem Reinigen des Trommelfells während einer Viertel- oder halben Stunde öftere Besichtigungen vornimmt, so erkennt man an dem Austreten des Eiters die Perforation und deren Sitz. Die Perforationsstelle ist gewöhnlich etwas vorgewölbt und zeigt leicht graue Tönung.

Die Sonde ist entbehrlich. Je geringer die Erfahrung und je ungeübter das Auge ist, desto mehr pflegt die Sonde in Verwendung zu sein.

Im allgemeinen ist die Anwesenheit von Eiter im Gehörgange ein sicheres Zeichen einer Perforation. Indessen die Perforation könnte sich gerade wieder geschlossen haben oder der Eiter kann auch aus einer Fistel in der hinteren oberen Gehörgangswand stammen. Schließlich könnte seröse Flüssigkeit, wie wir gesehen haben, von der erodierten Trommelfell-oberfläche herrühren.

Der pulsierende Lichtreflex ist kein sicheres Zeichen einer Trommelfellperforation　Der pulsierende Lichtreflex ist keineswegs ein sicheres Zeichen einer vorhandenen Perforation. Jedes Flüssigkeitströpfchen auf einem entzündlich geschwollenen Trommelfell zeigt pulsierenden Lichtreflex, auch der Tropfen Karbolglyzerin oder warmes Öl, mit dem unnötigerweise noch vielfach die akuten Mittelohrentzündungen im Beginn behandelt werden, auch der restierende Tropfen vom Spritzwasser oder die Flüssigkeit von der erodierten Trommelfelloberfläche.

Feststellung des Sitzes der Perforation mittels Valsalvaschen Versuchs　Mit Hilfe des Valsalvaschen Versuches ist die Perforation ebenfalls zu erkennen. Mit zusammengepreßten Lippen und zugehaltener Nase läßt man den Patienten ausschnauben. Bei wegsamer Tube wird Eiter oder auch nur Luft durch die Perforation herausgetrieben. Indessen am besten unterläßt man diesen Versuch, der aufs neue Infektionsmaterial aus dem Nasenrachenraum in das Mittelohr verschleppen kann. Bei katarrhalisch verschwollener Tube versagt er vollends.

Beschaffenheit des Sekrets in den verschiedenen Stadien der akuten Media　Die anfangs seröse Absonderung wird nach einigen Tagen dicker, von ausgesprochen schleimig-eitriger Beschaffenheit. Bei schweren entzündlichen Vorgängen ist die Absonderung von vornherein eine außerordentlich reichliche, 2—3 Wochen lang. Auf der Höhe der Entzündung wird der Eiter dickballig. Rein eiteriges Aussehen, frei von Schleim, lenkt die Aufmerksamkeit auf den Warzenfortsatz. In der 3.—4. Woche nimmt der Eiter an Menge ab, wird wieder dünnflüssiger und versiegt schließlich, nicht selten plötzlich, nach reichlicher Absonderung noch am Tage vorher. Im allgemeinen hört in 3—5 Wochen die Eiterung auf.

In dem dickflüssigen Zustande und bei sehr reichlicher Produktion kann die Öffnung im Trommelfell leicht zu klein sein und Verhaltung bewirken. Dann muß sie vergrößert werden.

Diagnostische Merkmale des Eiters　Der Geübte kann am Eiter viel erkennen. Aus einer außergewöhnlich reichlichen Eiterung von ungewöhnlich langer Dauer, etwa 3—6 Wochen, aus der rein eiterigen Beschaffenheit (milchiges Aussehen des Spritzwassers), aus wiederholtem raschen Wechsel zwischen starker und geringer Eitermenge läßt sich eine Komplikation erkennen, die zumeist im Antrum und Warzenteil zu suchen ist, selten in der Tube.

Die Schwellung im Trommelfell und in der Paukenhöhle bewegt sich im allgemeinen in gleicher Kurve mit der Eitermenge. Je größer und dicker die Eiterproduktion ist, um so stärker geschwollen erscheint das Trommelfell. Diese schweren Erscheinungen herrschen durch die 2. und 3. Woche vor.

Polypenbildung　In dem Stadium der stärksten Schwellung wird nicht selten die Schleimhaut aus dem Paukeninnern durch die Perforation als Granulom herausgedrängt (Polyp). Das Granulom kann beträchtliche Größe erreichen, das Trommelfell verdecken und eine Behinderung des Abflusses bewirken.

Ebenfalls im Stadium der höchsten Schwellung wird der hintere obere Trommelfellabschnitt, gegen den sich der stärkste Druck aus der Paukenhöhle richtet, wulstförmig oder halbkugelig vorgetrieben, warzenförmiger

Prolaps, oft an oder nahe der Spitze perforiert. Wenn die Oberfläche ero- *Warzen-*
diert ist, kann diese Vorwölbung den Eindruck eines Polypen machen. *förmige* *Perforation*
Der Versuch, diesen angeblichen Polypen mit der Schlinge zu extrahieren,
scheitert, da sie abgleitet.

Bei abnehmendem Ohrenlaufen geht die Schwellung im Trommelfell
zurück, und damit wird zu gleicher Zeit die Öffnung größer. Dieser Vergrößerung folgt bald die Verkleinerung der Öffnung und der schließliche
Schluß zugleich mit dem Versiegen des Ohrenlaufens; bei leichteren
Fällen innerhalb von 3 Wochen, bei schwereren innerhalb von 4—5 oder
6 Wochen.

In den späteren Stadien der Mittelohreiterung, etwa nach der 4. bis
6. Woche, kann trotz sehr reichlicher Eiterabsonderung die Trommelfellschwellung mäßig sein, da der Eiter einem Warzenabszeß entstammt
und die Paukenentzündung vielfach abgelaufen ist.

Bemerkungen über Perforationen. Große Perforationen auf der Höhe *Besonder-*
der Mittelohrentzündung, scharfrandige Perforationen oder mehrfache *heiten der* *Perfora-*
gehören nicht in das Bild der genuinen eiterigen Mittelohrentzündung. *tionen*
Die scharfrandigen und mehrfachen Perforationen, die aussehen wie mit
einem Locheisen geschlagen, sind tuberkuloseverdächtig, und die großen
Perforationen stammen von Scharlach- oder Masernotitiden, Tuberkulose
oder sind alte Perforationen von früheren Mittelohreiterungen.

Sehr selten und eigentlich nur bei sekundären Mittelohrentzündungen
bleibt ein großer Trommelfelldefekt zurück. Bei der genuinen Media ist
sehr häufig die Ausheilung eine so vollständige, daß zunächst am Trommelfell weder Trübung noch Narbe erkennbar ist. Erst lange Zeit nach
erfolgter Heilung entwickelt sich vielfach Trübung und deutlichere Zeichnung der Narbe. Noch später zeigen sich Kalkablagerungen. Dagegen
bleibt recht häufig eine Einwärtsziehung des Trommelfells zurück, und
eine weitere Folge dieser Einwärtsziehung sind Verwachsungen zwischen
Trommelfell und Promontorium. Deswegen ist es zweckmäßig, wenn
nicht grundsätzlich, so doch in den Fällen mit zurückgebliebener Retrak-
tion des Trommelfells nach der Abheilung einige Male Lufteinblasungen
vorzunehmen. Nach langdauernder Eiterung wird die Narbe deutlicher,
Einwärtsziehung, Verwachsung, Gehörstörung ausgeprägter.

Der normale Verlauf der Mittelohreiterung, das Aufhören der Ab- *Fortdauer*
sonderung und die rechtzeitige Zurückführung der entzündeten zu nor- *der Eiter-* *absonde-*
malen Geweben wird vielfach verhindert durch Komplikationen, die vor- *rung durch* *Tubenkom-*
zugsweise die Tube und den Warzenteil betreffen. Bei ungebührlich *plikationen*
langer Fortdauer der Eiterabsonderung achte man in erster Linie auf
den Nasenrachenraum und entferne die etwa vorhandene vergrößerte
Rachenmandel. Es ist erstaunlich, mit welcher Schnelligkeit selbst reichliche Eiterflüsse innerhalb weniger Tage nach der Rachenmandeloperation
verschwinden.

Außerordentlich selten ist der Tubenabszeß, der durch heftige halb- *Tuben-*
seitige Kopfschmerzen und sehr reichliche Eiterabsonderung ausgezeichnet *abszeß*
ist. Der Eiter hat den Charakter von reinem Abszeßeiter oder ist sehr
dickballig und fließt von vorne oben aus der Pauke nach. Sobald die

Diagnose gestellt ist, muß die gründliche Freilegung des Herdes in der Tube baldigst nachfolgen, eine technisch bisweilen nicht ganz leichte Aufgabe.

Die häufigste Veranlassung zur Fortdauer des Eiterflusses ist in einer Erkrankung von Antrum und Warzenteil gegeben, die, wenn andere Symptome dieser Komplikation fehlen, eine verborgene genannt werden mag. Siehe darüber weiter unten die zusammenfassende Darstellung, S. 164 ff.

Eine dritte Ursache für die Fortdauer der Eiterabsonderung in geringerer Menge ist in kariösen und nekrotischen Vorgängen an den Paukenhöhlenwänden gegeben, wie sie sich bei schwerer und besonderer Infektion, z. B. Scharlach, Tuberkulose, und bei geringerer Widerstandskraft des Organs, auch bei recht verspätetem Durchbruch des Trommelfells einstellen. Alsdann kann man in der Paukenhöhle stärker granulierendes Gewebe von derberer Konsistenz nachweisen. Die Behandlung dieser Paukenkaries und -nekrose ist langwierig und strebt die Beseitigung dieser Granulationen mit Ätzmitteln (Höllenstein, Chromsäure, an Sonde geschmolzen) an. Hiermit berühren wir bereits das Gebiet der chronischen Mittelohreiterung bzw. der Ursachen, die ein Chronischwerden des akuten Prozesses veranlassen.

Die Eiterung im Antrum und Warzenteil stellt so die häufigste Ursache für die Verlängerung der Mittelohreiterung dar. Sie läßt auch die zum Teil recht quälenden Beschwerden nicht zur Ruhe kommen, ist die häufigste Ursache heftiger, einseitiger Kopf-, Stirn-, Scheitel-, Hinterhauptschmerzen, von Kopfdruck, und bildet außerdem den Übergang zu den tödlichen Komplikationen: extraduraler Abszeß, Pachymeningitis interna, Sinusthrombose, Hirnabszeß, Meningitis, Labyrintheiterung. Je länger die Eiterung im Warzenteil besteht, um so größer werden die Zerstörungen, und desto tiefer dringt die Ostitis in die Spongiosa der Pyramide. Um dem vorzubeugen, ist eine frühzeitige Diagnose der Warzeneiterung und die rechtzeitige Aufmeißelung von größter Wichtigkeit.

Der Retropharyngealabszeß ist keine häufige Komplikation, bei Kindern häufiger als bei Erwachsenen. Er kommt durch Vereiterung der retropharyngealen Drüsen, durch Fortleitung der Infektion aus dem Mittelohr in den Lymphbahnen zustande.

Warzenfortsatz: Entzündung, Mastoiditis.

Der Warzenfortsatz zeigt sich nicht selten gleich nach Beginn der Mittelohrentzündung ergriffen. Das äußert sich durch spontane Schmerzen, durch Druckschmerzen entweder an der Spitze des Warzenfortsatzes oder an dessen Basis, nicht selten auch durch eine frühzeitige Schwellung am Muschelansatz (Verschwinden der Furche), an der Basis oder an der Spitze. Diese Erscheinungen sind im Beginn durch seröse, oft nur leicht entzündliche Vorgänge in den Warzenzellen (Schwellung, seröser Erguß) hervorgerufen und verschwinden nach Eintritt von freiem Abfluß durch das Trommelfelloch von selbst oder mit Hilfe von heißen Umschlägen. Die Prognose dieser Komplikation im Beginn der Mittelohrentzündung ist günstig, und spontane Rückbildung ist die Regel nach Vornahme der Parazentese, außer wenn es sich um eine Otitis mit schwersten, bedrohlichsten Symptomen, mit hohem, tagelang andauerndem Fieber, heftigsten Schmerzen und schweren Allgemeinerscheinungen handelt. Bei diesen schwer virulenten Vorgängen schließt sich an den frühen einfachen entzündlichen Vorgang im Warzenfortsatz häufig Eiterbildung an und nötigt in der Regel bald zur Aufmeißelung. Gewöhnlich setzt die Warzenbeteiligung erst im weiteren Verlaufe der Media, nach der 2., 3. oder 4. Woche ein. Dies ist selten ein Zeichen jetzt erst einsetzender frischer und einfacher Entzündung, vielmehr gewöhnlich ein Zeichen von eiteriger Entzündung, eines Empyems im Antrum oder in den Warzenzellen. Je später die Zeichen der Warzenentzündung sich einstellen, desto sicherer sprechen sie für eiterige Mastoiditis.

Warzenbeteiligung gewöhnlich erst nach der 2. bis 4. Woche der akuten Media

Erneuern sich die entzündlichen Erscheinungen am Warzenfortsatz, nachdem sie im Beginn der Media schon einmal abgeklungen waren, so liegt ebenfalls ein Empyem oder eine eiterige Entzündung vor. Während also die Warzenentzündung im ersten Beginn der Media im allgemeinen eine gute Prognose zuläßt, so ist ein späteres oder erneutes Auftreten erheblich ungünstiger zu beurteilen. Es ist ein Beweis für die Neigung zur Ausbreitung, meistens für die bereits erfolgte Ausbreitung der eiterigen Media auf den Warzenfortsatz.

Die Periostitis hat oft einen schwer phlegmonösen Charakter. Die Anschwellung kann sehr groß werden, die Muschel stark nach vorne abgedrängt sein. Die Haut drückt sich teigig ein, ohne daß eine Spur von subperiostalem Eiter vorhanden zu sein braucht. Bisweilen fehlt sogar jeder eiterige Vorgang im Warzenfortsatz.

Warzenfortsatzperiostitis

Der oft sehr bösartige Verlauf bei Diabetes verlangt sorgfältigste fachärztliche Beobachtung.

Die Schwellung hat öfter ein bedrohlicheres Aussehen als ihr in der Tat zukommt. Unter heißen Umschlägen geht die Erscheinung nicht selten innerhalb weniger Tage zurück. Sie ist also keineswegs immer als Zeichen einer Eiterung am oder im Knochen anzusehen und noch weniger als strikte Aufforderung zur sofortigen Aufmeißelung. In der Regel ist die phlegmonöse Anschwellung freilich mit subperiostalem Eiterherd verbunden und nicht selten mit Knochenfistel. Nur ausnahmsweise geht auch ein solcher Befund spontane Rückbildung ein. Der subperiostale Abszeß kann hoch an der Schuppe hinaufsteigen und über die Muschel gegen die Schläfe vordringen. Statt am Planum mastoideum kann der Durchbruch auch über und vor dem Gehörgang erfolgen und eine Phlegmone in der Schläfe herbeiführen. Viel seltener als Knochenfisteln sind Nekrosen, die besonders bei Influenza, Scharlach, Masern, Tuberkulose oberflächlich oder mehr zentral entstehen.

Subperiostaler Abszeß

Ausbruch an der medialen Warzenfläche (Bezoldsche Form) ist recht selten. Derbe und tiefe Halsinfiltrate, Caput obstipum sind die Folge.

Nicht zu verwechseln ist die Periostitis mit kleinen Lymphdrüsenschwellungen am Warzenfortsatz, die mehr an dessen unterem Teil sich vorfinden, aber keinen diagnostischen Wert für eiterige oder entzündliche Warzenerkrankung haben. Mehr diagnostischen Wert beanspruchen Drüsenvereiterungen unter dem Warzenfortsatz.

Bezoldsche Mastoiditis; Caput opstipum

Ebenso wichtig wie die Periostitis an der äußeren Oberfläche, ist sie an dessen Vorderwand; das ist die hintere obere Gehörgangswand. Freilich ist diese Erscheinung im Gehörgang weniger offensichtlich. Die Schwellung und Senkung der hinteren oberen Gehörgangswand ist als Zeichen der Warzenerkrankung äußerst wichtig: im mittleren und äußeren

Periostitis der hinteren oberen Gehörgangswand

Abschnitt ist sie charakteristisch für die Erkrankung der Warzenzellen, in seinem medialen Abschnitt für die Antrumerkrankung. Sie gibt die Kunde dieser Erkrankung unter gewissen anatomischen Verhältnissen — bei sklerotischem Warzenfortsatz — rascher als irgendein anderes Zeichen. Denn diese Knochenwand ist zugleich des Antrums laterale Wand, eine Knochenspange von nur 1 oder 2 mm Dicke, während das Antrum von der äußeren Warzenfläche durch mehrere Zentimeter harten Knochen getrennt ist.

Fistelbildung kommt an der hinteren oberen Gehörgangswand im allgemeinen nur nach langwierigem Verlaufe vor, gewöhnlich nicht vor der 4.—5. Woche und an der hinteren unteren nur bei entsprechender Anordnung der Warzenzellen. Allein daraufhin kann und muß man sich zur Aufmeißelung verstehen. Nur ganz selten kommt hier Spontanheilung zustande. Verwechselung mit Furunkel ist leicht zu vermeiden infolge der reichlichen Eiterabsonderung aus der Fistel, evtl. auch durch Sondenuntersuchung. Es fehlt der nekrotische Pfropf, die derbe Randinfiltration. Subperiostaler Abszeß ist hier noch viel seltener.

Die Eiterung bei Abszeß im Antrum und Warzenteil gibt sich bisweilen nur durch einen so reichlichen Eiterfluß zu erkennen, wie er überhaupt um die Zeit und in der Menge oder bei einer unkomplizierten akuten Mittelohreiterung nicht vorkommt; also eine übergroße Eitermenge die ständig aus dem Ohr tropft, oder eine sehr reichliche Eiterung in der 3., 4. oder 5. Woche, oder eine Eiterung überhaupt in nicht unbeträchtlicher Menge noch nach der 6. Woche. Außer der ungewöhnlichen Menge zeichnet sich der Eiter oft durch eine rein oder vorwiegend eiterige, schleimfreie Beschaffenheit aus. Man sieht bei hinreichend großen Perforationen den Eiter von hinten oben nachfließen. Bei Eiterverhaltung oder bei großer Abszeßbildung im Warzenteil bestehen oft heftige, des Nachts ansteigende Kopfschmerzen. Bisweilen ist das das einzige Symptom und von solcher Bedeutung, daß darauf die Anzeige zur Vornahme der Aufmeißelung sich stützen kann und muß. In anderen Fällen macht sich bereits die zerebrale Komplikation geltend, bevor noch vom Warzenteil entzündliche Vorgänge in die Erscheinung getreten sind. Damit ist natürlich eine sehr begründete Anzeige zur Operation gegeben.

Die Pauken- und Warzeneiterung können ganz entgegengesetzte Entwicklung nehmen: Die Paukeneiterung kommt zur Heilung, meist bleibt freilich Schleimhautschwellung bestehen, und die Warzeneiterung schreitet fort zum Abszeß.

Besonders bei Streptococcus mucosus kommt die späte Entwicklung des Warzenabszesses zur Beobachtung. Dem Kundigen freilich ist die unveränderliche Schwerhörigkeit, die fortdauernde Schwellung von Trommelfell und Paukenschleimhaut eine Warnung. Patient und Arzt glauben indes meist schon alles in Ordnung. Das Ohr ist seit 2 Monaten taub. Zur Beseitigung des Kopfdruckes und zur Behebung der Schwerhörigkeit wird Patient ins Bad geschickt. Da tritt völlig überraschend der Warzenabszeß in Erscheinung.

Soweit diese eben besprochenen entzündlichen Phänomene die eiterige Entzündung im Warzenteil nachweisen, bilden sie zugleich die Grundlage für die Anzeige zur Operation. Wir erinnern hier nochmals an die besondere Wichtigkeit der Schwellung der hinteren oberen Gehörgangswand. Bei starker Ausbildung kennzeichnet sie das Empyem im Warzenfortsatz (Zellen oder Antrum) mit Sicherheit und muß unter Umständen für sich allein eine vollgültige Grundlage für die Anzeige zur Warzeneröffnung abgeben, ebenso wie der starke Eiterfluß oder die einseitigen. Kopfschmerzen in der gekennzeichneten Weise. *[Randnotiz: Schwellung der hinteren oberen Gehörgangswand zeigt oft allein die Notwendigkeit einer Operation an]*

Auch das Fieber für sich allein kann unter Umständen den Beweis der eiterigen Mastoiditis abgeben. Bei unkomplizierter Mittelohreiterung mit freiem Abfluß besteht kein Fieber, abgesehen von den ersten Tagen; bei der Mastoiditis der Erwachsenen freilich in der Regel auch nicht, und Fieber ist dann schon das Zeichen einer tieferen und schwereren Komplikation. *[Randnotiz: Fieber kann fehlen]*

Durchleuchtung. Bei stärkerer Schwellung des Endothels oder größerer Granulations- oder Abszeßbildung im Warzeninnern nach Einschmelzung von Knochen wird die Durchleuchtbarkeit des Knochens erheblich vermindert oder aufgehoben. Man prüft die Transparenz im Dunkelzimmer durch eine nach außen verdunkelte kleine elektrische Birne, die auf den Warzenfortsatz gesetzt, den Gehörgang durchleuchtet oder, in den Gehörgang eingeführt, nach der äußeren Warzenfläche zu den Lichtschein abgibt. *[Randnotiz: Durchleuchtung]*

Ein Vergleich mit der gesunden anderen Seite ist erforderlich. Wir setzen im allgemeinen Symmetrie beider Seiten voraus und kommen deshalb bei einseitiger Verdunkelung zur Diagnose schwerer Veränderung im Warzenteil. Wenn beide Seiten dunkel sind bei einseitiger Media, so können wir Sklerose des Knochens annehmen. Wir möchten gleich hier feststellen, daß wir bei positivem Ausfall des Versuches zwar eine Erkrankung des Warzeninnern erkennen, aber nicht feststellen können, ob diese Erkrankung rückbildungsfähig oder für die Operation reif ist.

Röntgenuntersuchung. Die diagnostisch immerhin unsichere Durchleuchtung findet durch das Röntgenverfahen eine wesentliche Ergänzung, sowohl bei der Untersuchung mit dem Schirme wie auch mit Hilfe der photographischen Platte. Bei der Aufnahme von vorn nach hinten hat man beide Warzenfortsätze im transversalen Durchmesser auf der Platte und kann sie miteinander vergleichen. Bei der Aufnahme von der Seite bekommt man sehr gute Bilder vom Sagittaldurchmesser; aber man muß zum Vergleiche zwei Aufnahmen machen. Die Zeichnung der Hohlräume erscheint im erkrankten Warzenfortsatz verschleiert, verwaschen oder gänzlich aufgehoben. Auch das Röntgenbild gibt nur sehr selten eine Entscheidung über die Rückbildungsfähigkeit der Erkrankung oder über die Notwendigkeit der operativen Eröffnung. Auf den Seitenaufnahmen erkennt man auch die Lage des Sinus sehr gut. Das ist für den Operateur recht angenehm. *[Randnotiz: Röntgenuntersuchung]*

Eine eiterige Mastoiditis kann bei geringer Virulenz und ohne Einschmelzung von Knochensubstanz spontan ausheilen. Dieser Heilverlauf ist aber anscheinend selten und fällt deshalb für die Operationsanzeigen nicht in die Wagschale.

Ein selteneres Zeichen der Warzenentzündung ist der Schiefhals (Torticollis). In den Fällen meiner Beobachtung lag öfter einfache Entzündung zugrunde mit rascher Rückbildung nach Entleerung durch Parazentese. Caput obstipum findet sich auch bei Durchbrüchen der medialen Warzenfläche (Bezoldsche Form) oder an der Spitze. Die Muskelkontraktur kann also durch einfache Periostitis wie auch durch Senkungsabszeß entstehen. *[Randnotiz: Torticollis ohne und mit Bezoldscher Mastoiditis]*

Von den Zeichen benachbarter Organe. In und an den Wänden der Mittelohrräume und in deren nächster Nachbarschaft liegen wichtige Organe. Durch Übergreifen der Entzündung auf diese Organe werden schwere Komplikationen hervorgerufen. *[Randnotiz: Mitbeteiligung der Nachbarorgane]*

Fazialis In der Wand des Mittelohrs verläuft vom Knie abwärts der Nervus facialis. In seinem unteren Verlaufe tritt er in den Bereich des Warzenteils. Der Fazialiskanal zeigt öfter Lücken (Dehiszenzen), in denen das Neurilemm frei im Mittelohr liegt. Die Fazialislähmung ist deshalb nicht selten. Sie ist von der Paukenentzündung im Beginn der Media direkt verursacht. Reichen die Warzenzellen an den Facialis heran, so kann eine Mastoiditis die Ursache sein; das ist im weiteren Verlauf der Media: etwa von der 2. Woche an. Bei späterem Auftreten von Facialislähmung ist eine größere Zerstörung im Warzenfortsatz (Empyem) die Ursache (Diabetes, Labyrinth Influenza). Bei Scharlacheiterung kann Sequestrierung an der Labyrinthwand oder im Bereiche des Processus mastoidens die Ursache abgeben. Die mediale Wand der Paukenhöhle wird von der Schnecke, einem Teile des Vorhofs und dem Bogengange (horiz. und ob.) begrenzt, die mediale Wand des Antrums vom horizontalen Bogengange, die der Tube von der Schneckenspitze. In der ganzen Ausdehnung wird also das Mittelohr an der medialen Wand vom Labyrinth begrenzt. In jedem Stadium kann die Media auf das Labyrinth übergreifen, auf das akustische, das statische oder das ganze Labyrinth. Die Beteiligung äußert sich im Auftreten der charakteristischen Vestibularsymptome: Schwindel, Gleichgewichtsstörung, Nystagmus, gewöhnlich zur gesunden Seite, Verminderung oder Verlust der Vestibularreflexe und der nicht so sinnfälligen Schnecken-(Schwerhörigkeit, bzw.) Taubheit. Zugrunde liegt stets eine sehr schwere Mittelohrentzündung, von größter Virulenz. Influenza, Scharlach, Tuberkulose überwiegen dabei. Der Übergang erfolgt im Frühstadium meist durch die Fenster. Das Resultat ist zunächst öfter seröse Interna. Aus der serösen kann sich eiterige Interna entwickeln; sie ist durch höheren Grad der eben genannten Labyrinthphänomene und Verlust der Labyrinthreflexe ausgezeichnet.

Dura der Über die obere Wand von Paukenhöhle und Antrum spannt sich
mittleren die Dura der mittleren Schädelgrube, an der hinteren Fläche von Antrum
Schädel-
grube und Warzenteil die Kleinhirndura mit dem Saccus endolymphaticus und
Kleinhirn- dem Sinus transversus, der sich oft fingerdick in die Warze einpreßt.
dura mit Über die hintere Felsenbeinkante zieht in einiger Entfernung der Abdu-
Saccus
endolym- zens, und in dessen Nähe lagert das Ganglion Gasseri. Nahe der unteren
phaticus Fläche der Paukenhöhle verlaufen aus der Fossa jugularis der 9., 10. und
Abduzens, 11. Hirnnerv. Diese Nerven geraten freilich bei der akuten Media sehr
Ganglion
Gasseri selten in Mitleidenschaft. Infolge der nahen Nachbarschaft der vorher genannten Organe sind aber eine Reihe von Komplikationen häufig: extraduraler und perisinöser Abszeß, Sinusthrombose, seröse, eiterige Meningitis; Abduzensparese (direkt durch extraduralen Abszeß oder indirekt durch Meningitis veranlaßt), Trigeminusneuralgien.

Über die Komplikation der Pachymeningitis externa, interna, eiterige Meningitis, Hirnabszeß, über deren Diagnose, operative Indikation und Prognose wird in besonderen Kapiteln später abgehandelt (S. 241 ff.).

Der jugendliche Organismus ist einer Beeinflussung der Hirnhäute durch das Tegmen tympani bei schwerer akuter Mittelohrentzündung zugänglicher und leichter ausgesetzt als der Erwachsene (siehe darüber

Ohreiterung im Kindesalter). Wir sehen daher bei Kindern mit behindertem Sekretabfluß häufiger Zeichen einer toxischen serösen Meningitis in Gestalt von Benommenheit, Pulsverlangsamung oder -erhöhung, Erbrechen, Unruhe, sogar mit Delirien, Abduzenslähmung. Bei freiem Sekretabfluß geht dieser meningeale Reizzustand häufig rasch vorüber, kann aber zur eiterigen Entzündung fortschreiten.

Die sekundäre eiterige Mittelohrentzündung nach Infektionskrankheiten.

„Sekundäre" akute Mittelohreiterung nach Infektionskrankheiten

Von dem bisher besprochenen Krankheitsbilde der genuinen akuten eiterigen Mittelohrentzündung weicht in manchen Zügen die sekundäre Media ab, wie sie nach akuten oder chronischen Infektionskrankheiten entsteht. Die Erreger bei dieser sekundären Media sind auch meist Streptokokken, vielleicht in selteneren Fällen die spezifischen Mikroben der betreffenden Grundkrankheit, oder Mischinfektion liegt vor. Die Mittelohreiterung wird in ihrem Verlauf vielfach deutlich spezifisch gefärbt. Influenza, Scharlach, Diphtherie, Masern, Pneumonie, Typhus sind solche Infektionskrankheiten, welche der sekundären Media einen von der gewöhnlichen Form der Media oft abweichenden Stempel aufdrücken. Vgl. zu den folgenden Ausführungen auch Kapitel Ohr- und Allgemeinerkrankungen, S. 76 ff.

Influenzaotitis ist eine sehr häufige Komplikation der Influenza. Sie tritt oft außerordentlich stürmisch auf, mit hohem Fieber, Frost, sehr großen Schmerzen, in ausgesprochen hämorrhagischer Form, mit frühzeitiger Warzenbeteiligung. Das Trommelfell ist sehr blutreich, mehr als bei den gewöhnlichen Entzündungen; oft mit hämorrhagischen Bläschen, ebenso die anlagernde Gehörgangswand. Der Ohrenfluß ist tagelang hämorrhagisch gefärbt; auch ohne hämorrhagische Bläschen. Bei diesem hämorrhagischen Charakter ist man auf einen schweren Verlauf gefaßt. Er ist auch meistens recht schwer. Doch werden wir gerade hier nicht selten durch günstigen Verlauf überrascht. Schwere Neuralgien im Bereiche der gleichseitigen Kopfhälfte bilden oft ein hervorstechendes Merkmal, offenbar infolge von Neuritis des Plexus tympanicus. Auch Sausen oder allgemeiner gesagt, subjektive Gehörsempfindungen treten in recht quälender Weise auf. Die Hörstörung ist recht schwer und bleibt leider häufig dauernd, ebenso wie das Sausen. Die Ursache ist in einer Neuritis cochlearis gegeben. Auf den Vestibularapparat greift die Entzündung bisweilen gleich im Beginn über, auf dem Wege der Fenster; ohne Perforation als induzierte seröse, hämorrhagische, selten gleich von vornherein eiterige Interna. Hier liegt die Gefahr der Meningitis nahe. Ich verlor eine Frau in 8 Tagen bei schwerster Infektion unter hohem Fieber.

Influenzaotitis

Hämorrhagischer Charakter

Neuritis cochlearis

Mitbeteiligung des Vestibularapparates, Gefahr der Meningitis

Der Warzenfortsatz wird sehr häufig und oft gleich zu Beginn befallen. Auch hier trägt die Entzündung vielfach einen sehr ausgesprochen hämorrhagischen Charakter. Die Hohlräume sind mit blutiger Flüssigkeit erfüllt. Große eiterige Einschmelzungen bilden sich rasch aus, in manchen Epidemien nicht selten mit ausgedehnten Nekrosen und Sequesterbildung.

Auch Warzenfortsatzbeteiligung oft ausgesprochen hämorrhagisch

Operationen am Warzenfortsatz sind verhältnismäßig häufig, häufiger und ausgedehnter als bei der genuinen Mittelohreiterung.

Die Influenzaotitis ist also vielfach ausgezeichnet durch stürmischen Verlauf, hämorrhagischen Charakter und führt oft zu Vereiterung des Warzenfortsatzes, zu entzündlicher und eiteriger Interna und Meningitis. Toxische Neuritis des N. VIII oder eines seiner zwei Äste, bes. des cochlearis, ist nicht selten zu verzeichnen und nicht mit Labyrinthitis zu verwechseln.

Masern-otitis

Masern. Bei Masern tritt häufig eine Mittelohrentzündung auf, meist von mildem Verlaufe. Sie erscheint gleich mit dem Exanthem oder erst im späteren Verlaufe der Masern. Körner erwähnt eine spezifische, ganz leicht und symptomenlos verlaufende Media, die im Prodromalstadium bereits erscheint.

Die Masernotitis verläuft aber auch nicht selten recht schwer, führt dann zu ausgedehntem Zerfall des Trommelfells, zu großen Zerstörungen im Warzenfortsatz, auch mit Sequesterbildung, und zeigt selbst nach gründlicher Operation oft nur geringe Neigung zur Heilung. Nicht selten wird aus der akuten eine chronische Mittelohreiterung.

Typhus
Puerperal-fieber

Die akute Media nach **Typhus** verläuft im allgemeinen günstig und tritt milde auf. Ähnlich ist es mit dem **Puerperalfieber,** bei dem wir indes mehrfach Facialislähmung sahen. Unabhängig von einer Media tritt bei beiden Erkrankungen häufig Neuritis cochlearis mit Schwerhörigkeit und Sausen auf.

Diphtherie
Variola
Zerebro-spinal-meningitis

Das bei Masern und Puerperalfieber Gesagte trifft auch bei **Diph-therie** und bei **Variola** zu. Bei der **Zerebrospinalmeningitis** ist akute Media wiederholt beobachtet worden, einige Male mit dem Meningo-coccus intracellularis (Weichselbaum), infolge von tubarer Infektion; sehr selten fortgeleitet von einer meningogenen Interna; sie ist dann sehr leichter Natur.

Aktinomy-kose

Aktinomykose ist mehrfach unter dem Bilde der Media mit Warzen-eiterung festgestellt. Sie erfordert ein energisches chirurgisches Eingreifen.

Scharlach

Scharlach. Die akute eiterige Mittelohrentzündung ist bei Scharlach eine sehr häufige Komplikation und entwickelt sich oft zu den schwersten Formen. Das Leiden ist meist doppelseitig. Die leichter verlaufenden Fälle entstehen im Stadium der Abschuppung und weisen keine Besonder-heiten auf. Die bösartigen Formen begleiten das Stadium des Exanthems, die Höhe der Scharlachentwicklung. Der Genius epidemicus beherrscht den Ablauf der Erkrankung. Die Media in ihrer schweren Form bricht mit hohem Fieber und großer Schwerhörigkeit aus. Das Fieber ist von größter diagnostischer Wichtigkeit; es tritt entweder wieder auf, wenn das Scharlachfieber bereits gefallen war oder es bleibt außergewöhnlich lange hoch. Es kann starke Remissionen aufweisen. Nach dem Trommel-felldurchbruch sehen wir die Temperatur oft noch tage-, ja wochenlang hoch. Das Fieber ist dann zumeist durch Drüsenanschwellung am Halse, submaxillare, zervikale, begründet oder durch Erkrankung des Warzen-fortsatzes.

Die Schmerzen sind häufiger gering als groß und fehlen bisweilen ganz, offenbar infolge frühzeitiger schwerster Schädigung des Plexus tympanicus und der sensiblen Nerven in der Paukenhöhle. Auch der Fazialis wird häufig gelähmt, am häufigsten abgesehen von der Tuberkulose. Die Lähmung ist meist schwer und bildet sich nicht so leicht zurück, erst nach mehreren Wochen bis Monaten. Die Schwerhörigkeit nimmt rasch zu und grenzt vielfach an Taubheit. Ertaubung ist nicht selten, dann freilich oft das Zeichen einer komplizierenden Interna oder Neuritis cochlearis. *Schmerzlosigkeit bei Schädigung der sensiblen Nerven. Fazialislähmung*

Die entzündlichen Erscheinungen am Trommelfell und in der Paukenhöhle sind häufiger als bei irgendeiner anderen Erkrankung von der allerschwersten Art. Wir sehen enorme Schwellungen und Wulstungen am Trommelfell in Verbindung mit Verschwellung und Verengerung des Gehörgangs. Zapfenförmige Auswüchse schießen auf. Das Epithel geht verloren. Die Wulstungen werden gangränös. Ein sulziger pseudomembranöser Belag verfilzt sich mit der Trommelfellunterlage. Infolge reichlicher Abschuppung bedeckt das Epithel in dicken Lagern das Trommelfell, oft nur teilweise abgestoßen, zum Teil noch fest auflagernd und in den Spalten und Nischen fest verfilzt, dessen Röte völlig verdeckend. Durch Spülungen gelingt die Entfernung dieser auflagernden Epithelmassen nicht, durch Tupfen oder mit Hilfe der Häkchensonde nur mühsam und nicht ohne Blutung. Derartige Bilder haben vielfach zu dem Glauben an diphtherische Membranen Veranlassung gegeben. *Charakteristische Trommelfellbefunde*

Genaue Befunderhebung bei den schweren Trommelfellentzündungen ist sehr schwierig, sowohl bezüglich der Grenzen und Lage des Trommelfells wie bezüglich des Vorhandenseins von Perforation, von Granulationen.

Von den wunden Partien des Trommelfells und der Gehörgangswände, zwischen den Epithelanhäufungen hindurch ergießt sich hämorrhagische Flüssigkeit. Infolge dieses meist nur geringen Ergusses — auch pulsierender Lichtreflex ist vorhanden — wird häufig das Vorhandensein einer Perforation angenommen. Das ist verhängnisvoll; denn die wirklich notwendige Hinzuziehung eines Ohrenarztes wird unterlassen, und die Eröffnung des Trommelfells unterbleibt, bis manchmal erst nach einigen Tagen der Spontandurchbruch eintritt. Oft nachdem die Entzündung schon gefährliche Bahnen eingeschlagen, der Gewebstod weit um sich gegriffen hat und die Membranen der Labyrinthfenster schwer in Mitleidenschaft gezogen, aufgelockert, in der Ernährung geschädigt, stellenweise abgestorben, von Bakterien durchwandert, infiltriert, auch perforiert worden sind. *Vortäuschung eines perforierten Trommelfells verhängnisvoll!*

Eine frühzeitige Entlastung der Paukenhöhle durch ausgiebige Parazentese läßt die enorme Ausbreitung und Verschlechterung der Entzündung in vielen Fällen vermeiden, leider keineswegs in allen. Selbst bei frühzeitiger Parazentese kann man einen raschen, selbst vollständigen Zerfall des Trommelfells in der Regel bei der bösartigen Infektion nicht verhüten. Oft schmilzt es dahin, ohne daß man dessen gewahr wird. Die starke granulöse Wulstung der Schleimhaut an der Labyrinthwand drängt sich unbemerkt an die Stelle des hinschmelzenden Trommelfells. *Frühzeitige Parazentese verbessert die Prognose, ohne einen schlechten Verlauf verhüten zu können*

In den schwersten Fällen beherrscht die Neigung zur Gewebsnekrose das Bild. Das Trommelfell schmilzt ein, häufig ganz rapide, die Bänder der Gehörknöchelchen werden nekrotisch, die Gehörknöchelchen selber abgestoßen: Amboß, Hammer, sogar Steigbügel. Starke Wulstung der Paukenschleimhaut und Zerfall des Trommelfells geht manchmal nebeneinander her. Dessen Zerfall wird leicht übersehen. Die Labyrinthwand wird nekrotisch. Im Warzenfortsatz können die Nekrosen großen Umfang annehmen; vor allem in der Kortikalis am Planum, an der hinteren Gehörgangswand; auch im Innern zeigen sie sich. Durch die Fenster greift die Entzündung oft auf das Labyrinth über. Taubheit (öfters dauernde) ist nicht selten die Folge, glücklicherweise nicht immer auf beiden Ohren dauernd. Bisweilen kehrt auf einem oder beiden Ohren etwas Gehör wieder. In solchen Fällen mag häufiger toxische Neuritis cochlearis oder interna als Labyrintheiterung vorgelegen haben. Die Labyrintheiterung führt vielfach zu seröser und eiteriger Meningitis. Auch ohne Einschaltung des Labyrinths, durch direkte Übertragung aus Mittelohr oder Warzenfortsatz entstehen die zerebralen Komplikationen.

Der Warzenfortsatz wird oft bereits in den ersten Tagen befallen. Die Hohlräume füllen sich mit sulzig geschwollenem, auch mißfarbigem Gewebe. Nekrose der Knochensepta bildet sich oft erstaunlich rasch, nach wenigen Tagen schon, heraus. Die einzelnen Knochenräume enthalten nur dünnen Eiter bei kahlen Wänden. Zentrale oder periphere Sequester entwickeln sich sehr häufig, vorzugsweise auch am horizontalen Bogengange. Die laterale Oberfläche des Warzenfortsatzes kann sich teilweise oder im ganzen auch in Verbindung mit der hinteren Gehörgangswand als Sequester abstoßen. Die Natur vermag so das ideale Resultat einer Radikaloperation herbeizuführen, ganz wie bei Cholesteatom.

Der Warzenfortsatz schmilzt häufig eiterig ein zu einem großen Abszesse mit mächtigen Granulationen. In der Kortikalis bildet sich siebartige Durchlöcherung.

Die Periostitis an der äußeren Warzenfläche ist ein häufiges Vorkommnis, ebenso an der vorderen Warzenfläche, d. h. der hinteren Gehörgangswand. Druckempfindlichkeit entwickelt sich; der Warzenfortsatz schwillt an; die Muschel steht ab und hängt, da die Schwellung auch dicht über die Muschel hinwegzieht. Entweder handelt es sich nur um phlegmonöse Schwellung oder um subperiostalen Abszeß, mit oder ohne Fistelbildung im Knochen.

Extraduraler Abszeß, besonders in der hinteren Schädelgrube, Sinusthrombose, seröse, später eiterige Meningitis sind häufige Komplikationen. Auch die Labyrintherkrankungen sind häufig: zunächst induzierte seröse Interna, im Anschluß an Knochenerweichung in der Labyrinthkapsel, sowie im Anschluß an die Sequestrierung im horizontalen Bogengang, ferner durch Auflockerung und Durchsetzung der Fenstermembranen mit Bakterien. Bisweilen verbindet sich zirkumskripte eiterige Interna mit der diffusen serösen. Nicht selten ist von vornherein diffuse eiterige Interna nach Einbruch durch die Fenster. Aus der Interna entsteht eine hochgradige Schwerhörigkeit oder Ertaubung, die sich im Falle von seröser Interna wieder bessern kann.

Den Hörstörungen liegt aber nicht immer eine Interna zugrunde; nicht selten ist, wie schon erwähnt, toxische Neuritis acustica die Ursache. Die Gehörstörungen bleiben meist sehr erheblich. Die Trommelfellöcher schließen sich häufig nicht wieder.

Behandlung. Bei allen Scharlachotitiden ist ausgiebige Parazentese frühzeitig angebracht. Sobald die Zeichen der Mastoiditis sich einstellen, entschließe man sich rasch zur Warzenoperation, rascher als bei der genuinen Mittelohreiterung, weil der Zerfall im Warzenfortsatz viel rapider vor sich geht und weil in der Regel durch frühzeitiges Eingreifen viel zu retten ist. Die schweren und ausgedehnten Knochennekrosen, wie sie besonders bei Scharlach und Diphtherie vorkommen, kann man dadurch vermeiden. Im Interesse einer raschen Heilung ist häufig die Radikaloperation vorzuziehen. Dadurch wird eine wesentliche Abkürzung des Heilungsprozesses oder die Heilung überhaupt erst erreicht, evtl. erhalte man Trommelfell und Gehörknöchelchen, um eine möglichst gute Wiederherstellung des Gehörs zu ermöglichen, die nicht immer ausgeschlossen ist. Doch eignet sich gerade die Scharlacheiterung nicht besonders für diese sog. konservative Radikaloperation[1]).

Die Behandlung der akuten Scharlachotitis ist eine recht verantwortungsvolle. Die Erhaltung der Organfunktion und des Lebens hängt oft an einem dünnen Faden, am raschen Entschluß und sicherem Auftreten.

Vom Streptokokkenserum habe ich noch keine günstige Einwirkung gesehen.

Die Eiterung wird nicht selten chronisch, selbst nach der sorgfältigsten Radikaloperation. Die Labyrinthwand überhäutet sich nicht, bleibt rot, geschwollen, feucht. Die Absonderung ist oft nur gering, dünn, wenig eiterig, ändert sich aber im Laufe der Jahre nur wenig, abgesehen von periodischem Wechsel zwischen etwas stärkerer und geringerer Menge.

Prognose der akuten eiterigen Mittelohrentzündung. Wir müssen zwischen der genuinen und der sekundären Media unterscheiden. Die Prognose der genuinen eiterigen Media ist auch in ihren schwereren Formen im allgemeinen günstig, sowohl für Wiederherstellung der Funktion wie Ausheilung der Eiterung ohne Warzenoperation oder rascher Heilung nach dieser. Freilich kann sich ausnahmsweise auch tötliche Meningitis oder Sinusthrombose nach geringfügiger, der spontanen Rückbildung fähiger Warzenentzündung ohne Operationsindikation entwickeln. Bei der sekundären Media ist die Prognose nicht ganz so günstig, selbst bei frühzeitiger Parazentese, vor allem nicht bei Scharlach. In einem verhältnismäßig geringen Prozentsatz endet die genuine Media mit einer eiterigen Entzündung des Warzenfortsatzes, die, an sich keine lebensgefährliche Komplikation, durch Fortleitung aber auf das Labyrinth, die Hirnhäute, deren Blutleiter, sowie auf das Gehirn selber tödliche Komplikationen vermittelt. Bei der sekundären Scharlachmedia ist die Mastoiditis häufiger und gefährlicher. Eine frühzeitige Parazentese und eine rechtzeitige — bei der sekundären auch im allgemeinen eine frühzei-

Behandlung der Scharlachotitis

Rechtzeitige Parazentese und Warzeneröffnung notwendig

Prognose der akuten Mittelohreiterung ist bei der genuinen Form günstiger als bei der sekundären

---

[1]) Von mir 1893 auf der 2. Sitzung der Deutsch. ot. Ges. Frankfurt a. M. angegeben und von Dr. H e a t h - London 1906 neu erfunden.

tige — Aufmeißelung verbessert die Prognose. Auch in den verzweifeltsten Fällen nach Scharlach, Diphtherie lehne man die Warzenoperation nicht so leicht ab. Leider ist es selbst durch sehr frühzeitige Parazentese, besonders bei schweren sekundären Eiterungen nicht immer möglich, die Warzeneiterung zu vermeiden. Aber auch ohne Warzeneiterung, direkt aus der Paukenhöhle, kann die Mittelohreiterung zu tödlichen Komplikationen führen: durch das Tegmen tympani, durch den Nervus facialis. Leider stehen wir diesem Vorgange, der bei Kindern häufiger als bei Erwachsenen beobachtet wird, machtlos gegenüber. Stark virulente Infektion, mangelnde Widerstandskraft des Organs und des Individuums, ungünstige lokale Verhältnisse im Kuppelraum und am Tegmen tympani sind die maßgebenden Momente für diesen Vorgang. Die Infektion kann bei ausnahmsweise schwerer sekundärer Media fast gleichzeitig mit der Paukeninfektion auf das Labyrinth und in rascher Folge von wenigen Stunden von da auf die Hirnhäute übergreifen. Bei diesem Infektionswege gelingt es freilich durch rasches Eröffnen des Labyrinths bisweilen, den Ausbruch der eiterigen Meningitis noch zu verhüten. Wir sahen diese rapide Fortleitung der Infektion im Labyrinth bei der Influenzaotitis. Bei Kindern mit meningitischen Symptomen ist die Prognose nicht gleich ungünstig zu stellen. Das kollaterale umschriebene Ödem der Meningen, die seröse oder toxische Meningitis wird bisweilen durch die Parazentese sofort behoben (klinisches Zeichen „Meningismus").

Behandlung. Die Behandlung hat für die Beseitigung der Beschwerden und Heilungshindernisse zu sorgen und Zustände herbeizuführen, welche die Heilung beschleunigen. Sie hat zu überwachen, ob das Leiden zur Heilung schreitet, sich ausdehnt oder chronisch zu werden beginnt, ob Komplikationen drohen oder bereits eingetreten sind, und welcher Art sie sind. Die Behandlung ist bei normalem Verlaufe vielfach mehr beobachtend als handelnd. Vielgeschäftigkeit ist nirgends überflüssiger und schädlicher als hier. Dazu gehört zu frühes und regelmäßiges Lufteinblasen, wohl gar schon im Hochstadium der Entzündung, unnötiges Sondieren, Ätzen, überflüssiges Arbeiten mit Parazentesennadel und Schlinge.

Von größter Wichtigkeit sind die stets wiederkehrenden Fragen: Ist eine Perforation vorhanden, ist sie groß genug und günstig gelegen?

Ist die Perforation nachgewiesen, so braucht man über die andere Frage, ob das Loch groß genug sei oder nicht, im Beginn einer Media sich den Kopf nicht zu zerbrechen. Da im Beginn die eiterige Absonderung dünnflüssig und mehr serös ist, bzw. solange sie es ist, gewinnt das Sekret bei dem starken intratympanalen Drucke sicherlich aus jeder Perforation genügenden Abfluß. Weil das Loch nicht klafft, muß es also keineswegs für den Sekretabfluß ungenügend sein. Wenn aber im weiteren Verlauf der Eiter dickballig oder, wenn auch nicht gerade dickballig, so doch überreichlich abgesondert wird, so muß das Loch klaffen; oder es ist nicht groß genug und muß vergrößert werden. Dagegen ist es nicht als Zeichen einer zu engen Öffnung anzusehen, wenn sie auf einer stark vorgewölbten Kuppe im hinteren oberen Abschnitt sitzt. Solche Kuppe ist nur der Ausdruck einer starken Drucksteigerung in diesem Teile der Paukenhöhle und weit häufiger durch Schleimhautschwellung als durch große Eitermengen hervorgerufen, die Ursache der kuppenförmigen Vorwölbung daher, die Schleimhautschwellung, kaum durch eine Erweiterung der Trommelfellöffnung zu beheben.

Wesentlich wird die Behandlung beeinflußt durch Schmerzen, Fieber, Schwindel.

Behandlung der Schmerzen. Eine Hauptaufgabe ist Beseitigung und Linderung der Schmerzen, deren Sitz in erster Zeit und zunächst in Pauke, Warzenfortsatz, Tube oder in Gehörgangskomplikationen zu suchen ist. Risse, Furunkel im Gehörgange, müssen erwogen werden. Parazentese und heiße Umschläge sind die besten Linderungs- und Heilmittel, sowohl der spontanen Schmerzen wie der Druckempfindlichkeit am Warzenfortsatz. Die Stauung nach Bier hat sich am Ohr nicht sehr bewährt, wohl aber die Hyperämie durch heiße Umschläge. Liegt die Indikation zur Parazentese noch nicht vor, so sind sie zunächst zu empfehlen (Breiumschläge, künstliche Kataplasmen, in der Nacht Prießnitz), auch versuchsweise für kurze Zeit bei Verhaltung im Warzenfortsatz und bei offenem Trommelfell. Die Verwendung intensiver Wärme ist eins der besten schmerzstillenden Mittel, mag es sich nun um Entzündung im Gehörgang (Furunkel), um einfache Media, um Entzündung im Warzenfortsatz handeln. Nur ausnahmsweise wird sie nicht vertragen; dann kann man für kurze Zeit Eis versuchen, welches aber als direkter Heilfaktor ausscheidet. Durch Hyperämie, unter dem Einfluß intensiver Wärme, werden die entzündlichen Produkte aufgesaugt; die entzündliche Schwellung geht zurück, der Sekretabfluß stellt sich wieder her, die Verhaltung wird behoben. Bleibt die Besserung danach aus, so ist Parazentese erforderlich.

Ist aber Parazentese angezeigt, so soll sie nicht aufgeschoben und im zweifelhaften Falle lieber gemacht als unterlassen werden. In keinem Falle wird ein Schaden mit ihr angerichtet, speziell nie für das Gehör. Im Gegenteil, eine frühe Parazentese schont das Gehör. Wenn bei der Scharlachotitis nach der Parazentese Trommelfellzerfall eintritt, so ist das keine Folge des Trommelfellschnittes, sondern eine Scharlacheigentümlichkeit.

Besteht Verhaltung wegen zu kleiner Öffnung, so muß diese vergrößert werden. Wird die Trommelfellöffnung durch einen Polyp (Granulom) verlegt, so wird der Polyp mit der Schlinge entfernt, ist er dafür zu klein, so wird er mit dem Galvanokauter beseitigt oder mit Ätzmitteln (Lapis, Chromsäure) zum Schrumpfen gebracht, freilich mit der Aussicht eines leicht eintretenden Rezidivs, weil, wie oben besprochen, die Ursache der Trommelfellpolypen, die Schwellung der Mittelohrschleimhaut häufig länger bestehen bleibt.

Bleiben unter dieser sachgemäßen Behandlung Schmerzen bestehen oder steigern sie sich, so liegt eine Verhaltung vor, die in erster Linie im Antrum oder bei Mastoiditis in den Warzenzellen zu suchen ist, in selteneren Fällen in der Tube. Auch in endokraniellen Komplikationen kann die Ursache gelegen sein (extraduraler Abszeß in der hinteren oder mitt-

Schmerzen durch Komplikationen im Warzenfortsatz oder in den Schädelhöhlen bedürfen der Operation

leren Schädelgrube, seröse, eiterige Meningitis, Hirnabszeß). Diese Komplikationen im Antrum, Warzenfortsatz, Schädelinnerem, Tube sind auch die Ursache für die Unwirksamkeit der bisherigen Behandlung gegen die ausstrahlenden Schmerzen im Hinterkopf, Scheitel, Stirn, hinter den Augen, in der gleichseitigen Kopfhälfte. Die entsprechenden operativen Maßnahmen müssen dann unverzüglich durch einen Facharzt eingeleitet werden. Zunächst kommt die Aufmeißelung in Frage, evtl. mit Eröffnung der hinteren bzw. mittleren Schädelgrube. Die Bekämpfung der entzündlichen Warzenbeteiligung mit Blutegel, Jodanstrich, spanischer Fliege ist allgemein aufgegeben.

Behandlung des Fiebers

Behandlung des Fiebers. Fieber ist nicht immer von der Mittelohrentzündung allein oder hauptsächlich verursacht, sondern auch abhängig von der Grundkrankheit oder einem begleitenden Leiden, so z. B. von einem ausgedehnten Katarrh in den oberen Luftwegen, von pneumonischen Herden. Bei Kindern ist öfter das hohe Fieber nicht mit der leichten Mittelohrentzündung zu vereinigen, einige Tage später stellen sich pneumonische Herde als Ursache heraus.

Nicht im Ohr liegende Fieberquellen sind zu bedenken

Charakteristisches Ohrfieber durch Pneumococcus, Streptococcus

Immerhin zeigt auch die akute Mittelohrentzündung selbst ausgeprägte Fieberbewegungen, besonders bei Kindern; nicht selten Kurven von zyklischem Verlaufe, ähnlich der Pneumonie z. B. bei Pneumococcus; von schleichendem, remittierendem Charakter bei Streptococcus longus; auch von pyämischer Eigenart (bei Masern-, Scharlachotitis). Vgl. Klinische Pathologie, S. 75.

Das beste Fiebermittel im Beginn bei nicht durchlöchertem Trommelfell ist die Parazentese. Das Fieber fällt danach freilich nicht immer sofort ab. Der Abfall erfolgt öfter langsam innerhalb mehrerer Tage. Wenn eine Verhaltung in der Paukenhöhle ausgeschlossen ist, so liegt die Ursache des Fiebers in Entzündungsvorgängen des Warzenfortsatzes bzw. tiefer im Schädelinnern (extraduraler Abszeß, Sinusthrombose, Meningitis). Schwere Entzündungsvorgänge im zelligen, breit angelegten Warzenfortsatz, diffuse eiterige Entzündung, selten Abszeßbildung, eine Art Osteomyelitis bedingen begreiflicherweise höheres und besonders bei Kindern hohes Fieber. Mit den nötigen Eingriffen ist dann schleunigst von sachverständiger fachärztlicher Seite vorzugehen. Die Mastoiditis der Erwachsenen verursacht gewöhnlich kein Fieber und selten hohes Fieber.

Behandlung bei Schwindel

Behandlung bei Schwindel. In seltenen Fällen wird die Media gleich im Beginn von Schwindel begleitet, vorzugsweise bei Influenza. Häufiger tritt er erst später hinzu. Mit dem Schwindel ist Nystagmus zur gesunden Seite verbunden, der ihn als labyrinthären kennzeichnet (Interna vestibularis serosa, purulenta). Im ersten Beginn und letzten Ausklingen kann der Nystagmus fehlen. Die Labyrinthreizung (Interna vestibularis serosa) ist direkte Folge der Paukenhöhlenentzündung und in der Regel einer Verhaltung. Durch die rotatorische, thermische, akustische und Hörprüfung, auch auf Taubheit, ist die Art der Labyrintherkrankung festzustellen, ob serös oder eiterig, diffus oder umschrieben, im Vestibular- oder Cochlearapparat). Zugleich ist die Untersuchung auf die Hirnhäute auszudehnen, um auch die beginnende Meningitis nicht zu übersehen[1]).

Die Parazentese oder Erweiterung einer zu engen Öffnung ist unter allen Umständen zunächst angezeigt. Daran ändert die Tatsache nichts, daß in seltenen Fällen auch ohne Verhaltung in der Paukenhöhle sich die Entzündung durch die Fenster auf das Labyrinth fortpflanzt, vor allem bei Influenza, Scharlach und Tuberkulose. Im späteren Verlaufe der Media ist dieser Übergang der Entzündung aus der Paukenhöhle ohne Retention schon häufiger. Noch häufiger aber ist die Ursache alsdann in einer Verhaltung im Antrum zu suchen oder im Schädelinnern, meist in der Gegend des Saccus endolymphaticus. Der Übergang erfolgt durch die Bogengänge: durch den horizontalen vom Antrum aus, durch den vertikalen von der hinteren Schädelgrube aus. Über die dann nötigen Eingriffe (Aufmeißelung, Radikaloperation, mit und ohne Eröffnung der hinteren Schädelgrube, Labyrinthoperation) hat der hinzugezogene Facharzt zu entscheiden. Die Eingriffe sind oft dringlich.

Indikation für Parazentese. Wenn wir auch wissen, daß der früh-zeitige spontane oder künstliche Durchbruch des Trommelfells nicht immer das Fortschreiten des entzündlichen Prozesses aus der Paukenhöhle auf die Nachbarschaft verhüten kann, so lehrt uns doch andererseits tägliche Erfahrung den gewöhnlich außerordentlich günstigen Einfluß dieses Eingriffs auf die weitere Entwickelung der Media, vor allen Dingen auf einige der schwerwiegendsten Symptome, so der Schmerzen, des Fiebers, des Schwindels. Nicht ausnahmslos, wahllos, in jedem Falle soll man die Parazentese machen, sondern nur mit guter Begründung. Die Anzeige zu diesem Eingriff liegt vor:

Indikation
für Para-
zentese bei
akuter
Mittelohr-
entzündung

1. Bei schweren entzündlichen Veränderungen des Trommelfells; die hämorrhagischen Formen an sich sind nicht immer und ohne weiteres als solche Zeichen anzusehen;
2. bei starken Schmerzen;
3. bei ausgesprochener Temperatursteigerung;
4. bei Nystagmus, Erbrechen und Schwindel, den Zeichen von Labyrinthreizung;
5. bei entzündlicher Beteiligung des Warzenfortsatzes, sich äußernd
   a) in spontanen Schmerzen, in Druck- und Klopfschmerzen, in periostaler Schwellung am Warzenfortsatz;
   b) in periostaler Schwellung der hinteren oberen Gehörgangswand;
   c) in Torticollis;
   d) in ungewöhnlich langer Verzögerung der Wiederherstellung des Gehörs und in auffallend verzögertem Abschwellen und Abblassen des Trommelfells;
6. bei Benommenheit, Zeichen meningitischer Reizung,
7. bei erheblicher Verschlechterung des Gehörs und Zunahme der Trommelfellschwellung nach Schluß einer Perforation.

Zu d bemerken wir, daß dann in der Regel eine schwere, aber schlei

---

[1]) Näheres lies bei Labyrinthentzündung S. 226, bei Klin. Pathol. S. 69,

chende (latente) Erkrankung im Antrum und Warzenteil vorhanden ist und bald die Aufmeißelung erfordern wird.

Die Anzeigen für die Parazentese entnehmen wir also teils aus dem Zustande der Paukenentzündung, teils aus Anzeichen von dem Fortschreiten der Entzündung auf die Nachbarorgane und Nebenräume.

Technik der Parazentese **Technik der Parazentese.** Die erste künstliche Öffnung wird ausnahmslos mit Parazentesennadel oder -messer gemacht. Das Instrument ist knie-, bajonettförmig oder gerade. Im Beginn ist es nicht nötig, die schonende und rasche Ausführung dieses kleinen Eingriffs dem Bestreben nach möglichst großer Öffnung unterzuordnen. Der beste Ort ist der hintere untere Trommelfellabschnitt, der schlechteste der hintere obere. Hier liegt die Möglichkeit der Amboßsteigbügelverletzung vor.

Reinigung des Operationsterrains, Muschel und Gehörgang, ist nach Möglichkeit, aber recht schonend auszuführen, mit Hilfe von Ausspülung, Abwaschen und, wo die Verhältnisse des Gehörgangs und die Empfindlichkeit des Kranken es zulassen, durch behutsames Abtupfen mit Alkohol und Äther. Nach der Parazentese wird Gaze locker in den Gehörgang eingeführt oder nur auf die Ohröffnung und Muschel gelegt und mit Hartmannscher Binde (dreieckige Klappe) befestigt.

Lokale Betäubung Man kann den kleinen Eingriff in leichter Narkose ausführen. Man erzielt aber auch eine lokale Betäubung von guter Wirkung durch eine 10proz. Kokain-Adrenalinlösung in Spiritus und Anilinöl zu gleichen Teilen oder durch folgende Mischung: Acid. carbolic. liquefact., Menthol, Cocain mur., Adrenalin (1:1000) aa 1,5, Spiritus (70%) 2,0 (bei Kindern schwächer, nur 0,5 Acid. carb.). Einige Tropfen dieser Lösung werden mit Wattebausch auf das Trommelfell gebracht und erzeugen nach $^1/_4$ Stunde Gefühllosigkeit und starke Weißfärbung. Man verwende hiervon bei Kindern und bei wenig geschwollenem Trommelfell eine schwächere Lösung, nur die Hälfte oder $^1/_3$ Karbolsäure, sonst können große Gewebszerstörungen eintreten. Statt Adrenalin kann man Supravenin nehmen. Auch Acid. carbol liquef., Menthol aa 2,0, Spirit. 10,0 ist wirksam. Wenn bei starkem Schwellungszustand des Trommelfelles im weiteren Verlaufe die Perforation sich als zu eng erweist, so ziehe ich zur Vergrößerung den *Galvano-kaustische Parazentese* Galvanokauter vor. Dabei ist Vorsicht geboten, um die Gehörgangswände nicht zu verletzen! Das galvanokaustische Loch klafft mehr, bleibt länger offen. Ein Vorteil ist die Zerstörung von entzündlich erweiterten Blutgefäßen und geschwollener Mukosa. Lokale Entschmerzung ist nötig und leicht mit den oben angegebenen Lösungen zu erzielen. Bei Paukenverhaltung tritt nach der galvanokaustischen Durchlöcherung ein völliger Wandel ein. Die Eiterung läßt sofort nach, das Trommelfell schwillt ab, der Kopf wird freier. Wenn die Ursache der überreichlichen Eiterung in einer Erkrankung des Warzenfortsatzes oder der Tube gegeben ist, so bleibt dieser Wandel aus.

Spülungen **Spülungen.** Für den Eiterabfluß stellt der Gehörgang ein Abflußrohr dar. Da der Gehörgang leicht gewunden bis geknickt ist und gerade am unteren Rande des Trommelfells seine tiefste, abschüssigste Stelle hat, so ist der Eiterabfluß kein vollständiger. Der zurückgebliebene Eiter würde sich zersetzen und die Gehörgangswände reizen. Mazerierte Epithelien bilden an den Gehörgangswänden oft Auflagerungen. Eine Reinigung ist deshalb erforderlich. Das schonendste Verfahren, Eiter und Epithelmassen fortzuschaffen, ist die Ausspülung mit blutwarmem Wasser. Man nimmt abgekochtes Wasser und gibt ihm einen Zusatz von Kochsalz, Borsäure, H_2O_2. Es handelt sich für gewöhnlich nur um eine Berieselung des Gehörgangs. Wegen der starken Schwellung des Trommelfells und der dadurch bedingten Kleinheit des Lochs und bei dem starken intratympanalen Druck dringt auf der Höhe der Entzündung nichts in die Paukenhöhle; das geschieht erst im Stadium der Abschwellung.

Im Beginn der Mittelohreiterung und überhaupt, so lange der Eiter dünnflüssig, mehr serös als eiterig ist, sind Spülungen unnötig. Direkt nach der Parazentese vermeiden wir sie ebenfalls. Je nach der Menge und Dicke des Eiters spritzt man 1—3 mal aus im Tage. Es gibt keine schonendere Art, den Eiter fortzuschaffen, den Gehörgang zu reinigen und das Trommelfell frei zu machen. Auf diese Weise schützt man den Gehörgang auch am besten vor Reizungen und Infektionen, vor Ekzem, Furunkel. Die Ausspülungen lassen sich selbst furchtsame Kinder bald gern gefallen, vorausgesetzt, daß nicht durch unnötiges Austupfen mehr oder minder gewaltsamer Art nachher dem Kinde wieder Schmerzen bereitet werden. Nach dem Ausspritzen trocknen wir das Ohr aus, wenn irgend möglich nur mit dem Tuch auf der Fingerspitze bei Neigung des Kopfes zur Schulter, evtl. noch mit feinem Wattetupfer.

Die Bezoldsche Schule verwendet alsdann mit Vorliebe Einblasungen von Borsäurepulver, sieht darin ein unfehlbares Mittel gegen Fötor, für beschleunigte Heilung. Sofern der Pulverbehandlung die Luftdouche vorangehen soll, sehen wir die Behandlung als nicht empfehlenswert, im übrigen weder als schädlich noch als besonders nützlich an. Borsäure-
trocken-
behandlung

Nach dem Ausspülen kann man sich über das Aussehen des Trommelfells, der Perforation, der Gehörgangswände in der Tiefe, über die Art, wie der Eiter nachfließt, Rechenschaft geben. Der Eiter im Spritzwasser zeigt uns durch seine dünnschleimige, zähballige oder ganz schleimfreie Beschaffenheit, ob er von Schleimhaut, Granulationen, Knochenwunden stammt. Jede unnötige Manipulation am Gehörgang und Trommelfell vermeide man. Man kann einen kleinen Gaze- oder Wattebausch gegen die Ohröffnung legen, der zweckmäßig mit einer leicht antiseptischen Lösung, wie essigsaure Tonerde, Borsäure angefeuchtet wird, um Verklebung mit den Gehörgangswänden und Ekzem zu vermeiden, oder man führt einen schmalen, kurzen Gazestreifen locker ein. Wir haben öfter unglaublich lange Streifen fest eingepreßt gefunden. Damit schadet man freilich, statt zu nützen, erschwert den Abfluß, statt ihn zu befördern. Lockere
Gazeein-
lagen, keine
feste Tam-
ponade in
den Gehör-
gang!

Bei Entzündung des Gehörgangs mit beträchtlicher Verengerung, vor allem bei Furunkel, muß man die Spülung aussetzen, da es unmöglich ist, den Gehörgang wirksam zu berieseln. Man beschränkt sich alsdann auf vorsichtiges Austupfen und auf die Anfüllung der Concha mit einem kleinen feuchten Watte- oder Gazebäuschchen, auf Einträufelungen Verhalten
bei Gehör-
gangsent-
zündung (siehe unten), bei Schmerzen auf die Anwendung von feuchtwarmen oder heißen Umschlägen.

Bei der akuten Mittelohreiterung wird man mit den Spülungen nur selten eine Berieselung der Paukenhöhle beabsichtigen und erreichen, nämlich nur bei großen Trommelfellöchern.

Trockenbehandlung. Vielfach werden die Ausspülungen des Gehörgangs grundsätzlich verworfen, als falsch angesehen und an ihre Stelle die trockene Behandlung gesetzt mit Austupfen. Diese Meinung ist zweifellos eine irrige. Sie ist erwachsen aus der Beobachtung von Schäden bei den gewaltsamen Spritzmethoden mit Klysopomp zum Durchspülen der Paukenhöhle, sei es vom eröffneten Antrum, sei es von der Tube aus. Diese Gewaltmethode ist vor langen Jahren an einzelnen Kliniken recht energisch ausgeübt worden.

Wenn man in der beschriebenen Weise behandelt und vorsorglich Verletzungen des Gehörgangs vermeidet, so wird die Komplikation der Gehörgangsentzündung, sei es diffuser, sei es umschriebener, ekzematöser, furunkulöser, phlegmonöser Art, auf ein geringes Maß herabgedrückt.

Einträufe-
lungen

Einträufelungen. Bei der Behandlung der akuten Media sind Einträufelungen im allgemeinen ohne Nutzen. Sie beeinflussen die Media weder vor der Perforation, indem sie die Entzündung etwa an der Entwickelung verhindern, noch nachher; denn sie dringen gar nicht durch die Perforation in die Paukenhöhle oder nur bei Anwendung starker Kompression auf den Gehörgang und auch dann nur in geringfügiger Menge. Ist im späteren Verlauf das Loch im Trommelfell durch ·Abschwellung größer geworden, so ist eine Einwirkung möglich, doch dringen auch dann nur Tropfen ein und finden ein undankbares Feld für ihre Wirksamkeit, denn wenn der Eiterfluß nicht in der üblichen Weise abnimmt, so sind in der Regel Komplikationen im Antrum und im Warzenteil oder in der Tube die Ursache; diese Komplikationen entziehen sich aber jeder Einwirkung der Tropfen. Sehr viel seltener leisten derbe Granulationen, kariöse Prozesse in der Paukenhöhle selber der Abheilung Widerstand. Das sind dann schon Übergänge zur chronischen Mittelohreiterung. Auch auf diese Vorgänge wirken Einträufelungen bei noch kleiner Perforation in recht unbefriedigender Weise ein. Am meisten gebraucht sind Einträufelungen von Hydrogenium peroxydatum, Liqu. alum. acet. 3—5% oder von Höllensteinlösungen, $\frac{1}{2}$—1%. Von energischerer Wirkung

Ätzungen

sind Ätzungen, Pinselungen mit Argent. nitr., Chromsäure in Substanz (Neutralisieren durch Sodaspülung) oder in 1—5% Lösung.

Eintraufe-
lungen bei
Gehör-
gangsent-
zündung

Dagegen ist die Einträufelung angezeigt bei Komplikationen von seiten des Gehörgangs: Ekzem, Furunkulose. Man verwendet ebenfalls das Hydrogenium peroxydat. oder Liquor alum. acet. Bei Verwendung von essigsaurer Tonerde muß man den Übelstand des weißen Niederschlags in Kauf nehmen, der sich im Gehörgang und auf dem Trommelfell ansammelt und von Zeit zu Zeit durch Ausspülungen fortgeschafft werden muß. Am meisten imponiert den Kranken das schäumende Wasserstoffsuperoxyd. Beim nässenden Ekzem erweist sich die essigsaure Tonerde sehr heilsam, ebenso Einführung und häufiger Wechsel von schmalen Gazetampons mit recht viel Talkum bestreut.

Der Furunkel erfordert bisweilen die Inzision, wird sonst aber durch heiße Umschläge sowohl bezüglich der Schmerzen wie auch bezüglich des Heilverlaufs günstig beeinflußt.

Wenn die akute Mittelohreiterung in die chronische überzugehen droht, wenn also die Perforation größer ist, wenn derbere Granulationen oder derbe geschwollene Schleimhaut in der Paukenhöhle sich vorfindet, so sieht man bisweilen von der Borsäurepulverbehandlung Nutzen, auch von Einträufelungen, die ätzend und schrumpfend wirken wie bei der chronischen Mittelohreiterung (Glyzerin und Spiritus, Boralkohol) oder noch mehr von Pinselungen mit stärkerer Höllensteinlösung (5 proz.); Chromsäurelösung.

4. Chronische Mittelohreiterung.

Bei chronischen Eiterungen fehlen die Zeichen der akuten Entzündung; Dauerperforation besteht. Diese Zeichen spielen sich am Trommelfell am klarsten für die Untersuchung ab. Akute Nachschübe können freilich auch Rötung des Trommelfells für kürzere Zeit bewirken. Manche Eiterungen bestehen jahre- oder jahrzehnte-, manche monatelang. Da sie sich zumeist aus der akuten Mittelohreiterung entwickeln, so ist die zeitliche Abgrenzung der chronischen gegen die akute nicht immer leicht. Man ist berechtigt, die Eiterung chronisch zu nennen, wenn sie länger besteht, als wie die akute Mittelohreiterung im weitesten Umfange und mit Rücksicht auf die Verlängerung durch akute Komplikationen zur Heilung gebraucht. Eine akute, auf die Paukenhöhle begrenzte schwerere Eiterung heilt in etwa 1—2 Monaten oder dauert nur wenig länger. Eine Eiterung können wir chronisch nennen, wenn sie 3—4 Monate besteht und noch keine Neigung zur Heilung aufweist. Dagegen müssen wir sie noch zu den akuten rechnen, selbst nach 4—5 monatlichem Bestande, wenn die Ursache der Eiterung in einer akuten Komplikation, in einem Abszesse im Warzenfortsatze, in der Tube, in der mittleren oder hinteren Schädelgrube gegeben ist.

Die chronische Mittelohreiterung stammt in der Regel aus der Kindheit. Von den Ursachen, welche die akute zur chronischen werden lassen, nennen wir einige: 1. gesteigerte Virulenz und die Spezifität der Erreger, also die Virulenz, z. B. bei Influenza, Masern, Scharlach, und die besondere Art der Infektion, z. B. bei Tuberkulose, Lues, Scharlach, Diphtherie. Vgl. Klinische Pathologie: relative Virulenz und S. 54. 2. Die verminderte Widerstandskraft des Organs und des Individuums infolge von Organ- und Konstitutionserkrankungen, wie Diabetes, Nephritis. 3. Fehlende oder ungenügende Behandlung, sei es des Ohrenleidens, sei es der ursächlichen Momente, z. B. des Nasenrachenraums.

Die chronischen Mittelohreiterungen durch spezifische Erreger, Tuberkulose und Lues beginnen oft mit dem Bilde der akuten oder subakuten Media und werden gesondert besprochen. Die Verschiedenheit der Virulenz ist am bekanntesten bei den akuten Infektionskrankheiten, besonders beim Scharlach, aber auch bei Masern, Influenza, auch bei Tuberkulose; sie hängt unter anderem ab von dem Charakter der Epidemie (genius epid.), vom Stadium der Krankheit, in welchem das Ohr infiziert wird, z. B. bei Masern, Scharlach und Diphtherie. Bei diesen Erkrankungen ebenso wie bei der Influenza verbindet sich häufig gesteigerte Virulenz der Infektion mit der verminderten Widerstandskraft.

Pathologische Veränderungen. Die Schleimhaut ist hyperämisch, selten ödematös geschwollen wie bei der akuten Media, meist mehr kleinzellig infiltriert, granulierend, derb und verdickt. Die Oberfläche ist öfters gewuchert, die Epitheldecke teilweise abgestoßen, das Flimmerepithel durch Plattenepithel ersetzt. Infolge von Epidermiseinwanderung aus dem Gehörgange bekommt das Epithel auch einen epidermoidalen Charakter; besonders an der Labyrinthwand bei angewachsenem Hammergriff oder Perforationsrand, im Kuppelraum bei randständiger Perforation an oberem Rande.

Die Schleimhaut hat vielfach das Aussehen von Granulationsgewebe. Granulationsgewebe füllt wohl auch die ganze Paukenhöhle aus. Einzelne Granulome können über das Trommelfell hinauswachsen, breitbasig oder an dünnem, langem Stiele aus kleinem Trommelfelloch zu größeren Granulomen (Polypen) auswachsen, selbst den ganzen Gehörgang ausfüllen und zum Gehörgang heraushängen. Große Granulome bewirken bei enger Perforation Eiterverhaltung. An anderen Stellen können sich Bindegewebszüge und sehniges Bindegewebe mit nachfolgenden Kalkablagerungen bilden. Die Gehörknöchelchen sind in dem granulös geschwollenen Gewebe oft eingebettet. Sie werden angenagt, kariös, bisweilen gänzlich zerstört. Bald fehlt der Hammergriff, bald der -kopf. Häufig ist der lange Amboßschenkel zerstört oder der kurze, oder auch der Körper mit der Gelenkfläche. Nach der Zerstörung des langen Amboßschenkels ist der Steigbügel isoliert. Bisweilen ist nur die Steigbügelplatte erhalten.

In anderen Fällen geht durch Geschwürbildung, Gewebzerfall und Gewebstod die Mukosa stellenweise oder flächenhaft zugrunde; die kahlen Knochenwände liegen frei, die Knöchelchen sind losgelöst, werden ausgestoßen (Scharlach, seltener Masern, vor allem Tuberkulose).

Endlich kann es zu Nekrose, zu Sequestrierung kommen, besonders bei Tuberkulose, Scharlach-, seltener Masernotitis. Die Sequester entstammen den Paukenwänden (Margo tympanicus, dem Promontorium, der Schnecke, dem Bogengangsapparat, dem Gehörgang, besonders der hinteren oberen Wand, dem Warzenfortsatz, wo sie zentral oder oberflächlich an der Kortikalis sitzen). Die Sequester sind in der Pauke in der Regel nur klein, können sonst großen Umfang erreichen, den größten Teil des Labyrinths und große Abschnitte vom Warzenfortsatz umfassen. Das Promontorium ist ein häufiger Sitz von Karies und dann mit einer granulierenden, bisweilen auch roten, feucht glänzenden, glatten Schleimhautschicht überzogen, bei Sequesterbildung ist es von reichlichen Granulationen bedeckt.

In seltenen Fällen ist die Schleimhaut von schmierig-grauweißer Farbe. Diese Veränderung scheint der Tuberkulose eigentümlich und rührt von festlagernden Fibrinplatten her.

Das otoskopische Bild. Wenn Eiter, Borken, Epithel- oder Choleste- atommassen den Überblick verhindern, so werden sie durch Spülen entfernt. Das Trommelfellbild ist mannigfach. Das Trommelfell ist verdickt, sehnig, milchig getrübt, von schmutzig-grauweißer, grauroter Farbe, auch wohl gewulstet. Wenn die Eiterung im Antrum ihren Sitz hat, so kann die Verdickung eine sehr geringe sein und ebenso wie die Hyperämie fehlen. Die Substanzverluste des Trommelfells sind in Größe und Lage ganz verschieden. In den seltensten Fällen ist die Perforation ganz klein, wie ein Stecknadelstich. In der Regel ist sie größer, aber stets scharf umrandet; rund, oval, nieren-, herzförmig; zentral, intermediar oder randständig gelegen. Nicht selten ist das Trommelfell ganz zerstört. In der Regel besteht noch ein schmaler Saum am Annulus tendineus. Bei Knochenerkrankung, besonders bei tuberkulösen Prozessen, bei Scharlach ist auch dieser zerstört und selbst der Knochenrand (randständige Perforation). Ein geringfügiger und dann meist stark verdickter Rest hält sich am längsten unmittelbar um den kurzen Fortsatz herum. Der Hammergriff ragt isoliert in die Pauke, meist stark einwärts gezogen, der Labyrinthwand aufliegend, Diese Verwachsung führt zur Epidermisierung der Labyrinthwand. Der lange Amboßschenkel mit der Stapediussehne ist frei sichtbar. Bisweilen ist nicht nur der Hammer, sondern auch der Amboß und Steigbügel nicht mehr vorhanden. Nach schweren Scharlacheiterungen, bei Tuberkulose werden die Gehörknöchelchen vorzugsweise ausgestoßen. Verkalkungen in den Trommelfellresten sind häufig.

Die randständigen Löcher sitzen besonders am hinteren und oberen Abschnitte. Ihnen kommt große Bedeutung für die Diagnose der Erkrankungen im Kuppelraum und Warzenteil zu. Recht häufig findet sich die Perforation in der Shrapnellschen Membran; sie ist oft klein und wird leicht übersehen, kann aber auf Kosten der lateralen Kuppelwand sich erheblich vergrößern und durch Schwund der sog. Pars ossea den ganzen Kuppelraum samt Gehörknöchelchen freilegen. Die Perforation in der Shrapnellschen Membran ist isoliert oder findet sich zusammen mit größerem oder kleinerem Loche im eigentlichen Trommelfell. Alsdann ist von Wichtigkeit, festzustellen, aus welcher Perforation vorwiegend der Eiter fließt.

Selbst durch kleinere Perforationen werden Granulationen in der Pauke erkennbar. Bei Zerstörung des Trommelfells und gleichmäßig geröteter und geschwollener Promontoriumswand darf man nicht in den Fehler verfallen, diese für das entzündete Trommelfell selbst anzusehen. Aus den Trommelfellöchern wachsen öfter Granulationen von Stecknadelkopf- bis Bohnengröße, gelegentlich bis zum Ohrloch, heraus.

Warzenfortsatz. Bei Mastoiditis sind die Veränderungen im Antrum und in den Warzenzellen in der Regel größer als in der Paukenhöhle. Aus dem Antrum quellen die Granulationen in den hinteren Paukenraum und in den Gehörgang hinein, immer wieder nachwachsend nach der Entfernung mit Schlinge. Bei Retention und bei erweiterter Höhle findet sich rahmiger Eiter im Antrum. Bisweilen lagern weißgraue, dünne Epidermislamellen in Schleimhautfalten (Cholesteatom). Bei starker Granulationsentwicklung wird der horizontale Bogengang eröffnet, oder die Kuppe stößt sich als Sequester ab. Die Warzenzellen nehmen meist wesentlichen Anteil an der Antrumerkrankung, sind im Beginn mit serös hämorrhagischer, später mit eiteriger Flüssigkeit erfüllt. Die seröse Flüssigkeit glitzert und schillert bisweilen lebhaft silbern und goldig, wie wenn Jodoform darin suspendiert wäre, infolge des Gehalts an Cholestearinkristallen. Wenn diese sehr reichlich der Flüssigkeit beigemengt sind, hat sie einen öligen Charakter. Mit Cholesteatom hat diese Erscheinung nichts zu tun. In der Regel ist die Flüssigkeit von trüber, seröser, eiteriger Beschaffenheit. Die Auskleidung der Hohlräume ist bisweilen nur hyperämisch und leicht verdickt, bisweilen sehr stark sulzig geschwollen oder vom Aussehen des Granulationsgewebes, sehr selten ausgesprochen hämorrhagisch, meist die Hohlräume vollständig ausfüllend. Bei schwerer Infektion findet sich nur dünner Eiter. Die dünnen Knochensepta werden leicht zerstört, aufgesaugt. Größere Hohlräume bilden sich, die Eiter, Granulationen, auch wohl Sequester einschließen. Bei Scharlach, bei Tuberkulose kommen am häufigsten Nekrosen vor und in größter Ausdehnung. Auch bei zersetztem Cholesteatom sind sie häufig. Nicht selten ist der Warzenfortsatz in eine einzige große Höhle umgewandelt, nach außen bisweilen nur vom Periost, oben von der Dura bedeckt. Öfters kommt es zur Fistelbildung in der Kortikalis oder der hinteren Gehörgangswand, zum Durchbruch in die hintere oder mittlere Schädelgrube und zu Eiteransammlungen zwischen Dura und Knochen (extraduraler Abszeß, perisinöser Abszeß). Durchbruch in das Labyrinth durch den horizontalen Bogengang ist selten, außer bei Cholesteatom, Tuberkulose, Scharlach. Der Eiter wird bei freiem Abfluß und beim Vorherrschen von Granulationen in dem Maße, wie er entsteht, in die Pauke abgedrängt. Deshalb zeigt sich bei der Operation häufig das Antrum frei von Eiter, selbst die Warzenzellen. Selten ist der spongiöse Warzenfortsatz von kleinsten Eiterpünktchen durchsetzt (osteomyelitische Form). Bei schwer septischen Vorgängen ist der Eiter äußerst fötide, von grünlicher Farbe, mit Gasblasen vermischt, der ganze Knochen stark verfärbt, nicht selten samt der anlagernden Dura.

Der Warzenfortsatz verliert häufig unter dem Einflusse der chronischen Eiterung seinen zelligen Bau, sklerosiert infolge von Knochenneubildung schließlich zu soliden, elfenbeinhartem Knochen bei Erwachsenen, auch schon bei Kindern. Das Antrum verkleinert sich unter dem Einfluß dieser Prozesse öfter erheblich, bis zu Reiskorngröße. Dieser Vorgang ist bei geringer, freier Antrumeiterung und geringer Schleimhautschwellung eine Art von Heilungsvorgang, bei Fällen mit starker Schleimhautschwellung, starkem und behindertem Eiterabfluß ein ungünstiges Ereignis, das den Durchbruch in das Schädelinnere und Labyrinth begünstigt. Bisweilen sind einige Hohlräume im Warzenfortsatz erhalten, oft sehr weit entfernt vom Antrum, meist ausgekleidet mit einer granulös geschwollenen Membran, erfüllt mit leicht getrübter Flüssigkeit, seltener mit Eiter.

In einem anderen Zusammenhange erscheinen freilich diese Verhältnisse durch Wittmaacks Lehre von der Pneumatisationshemmung.

Durch Pneumatisationshemmung in den ersten (zwei) Lebensjahren im Anschluß an zunächst nicht bakterielle Entzündungsvorgänge der Mittelohrschleimhaut wird der kindliche Warzentypus erhalten und wird der spongiöse und kompakte Knochenaufbau des Warzenteils veranlaßt. Die teils hyperplastischen teils atrophischen Schleimhautveränderungen auf Grund dieser kindlichen Mittelohreiterungen soll die Entwicklung akuter und chronischer Mittelohreiterungen begünstigen. Ch'eatle lehrt Ähnliches.

Eine ganz hervorragende Rolle spielt bei der Erkrankung des Kuppelraums das Cholesteatom, das S. 190 im Zusammenhang dargestellt ist.

Die krankhaften Veränderungen erstrecken sich keineswegs immer gleichmäßig durch das ganze Mittelohr, etwa ähnlich dem Befunde bei der akuten Eiterung, sondern vielfach sind nur einzelne Abschnitte erkrankt, bisweilen auch die nur partiell, so die Paukenhöhle oder ihr vorderer Abschnitt an der Tube. Isoliert kann der Kuppelraum erkrankt sein, ebenso das Antrum oder Kuppelraum mit Antrum.

Weitere Zeichen der chronischen Mastoiditis, deren Würdigung für Diagnose und Indikation zur Operation. Die otoskopische Untersuchung läßt noch Veränderungen am Gehörgang erkennen, die für Diagnose von Antrum und Warzenerkrankung ausschlaggebende Bedeutung haben. Eine beträchtliche Senkung der hinteren oberen Gehörgangswand nahe dem Trommelfell weist auf eine schwere Erkrankung im Antrum hin, Granulationsansammlung oder Empyem. Eine erhebliche Senkung der hinteren oberen Gehörgangswand mehr lateral beweist als Periostitis, öfter sogar mit subperiostalem Abszesse, eine schwere Erkrankung in den Warzenzellen. Senkung der hinteren oberen Gehörgangswand

Bekannter von der akuten Media her und offensichtlicher sind die Veränderungen an der äußeren Fläche des Warzenfortsatzes; Druck- oder Klopfempfindlichkeit; Auftreibung der Kortikalis, Phlegmone, subperiostaler Abszeß, Fistelbildung. Subperiostaler Abszeß

Beim subperiostalen Abszeß ist auf eine differentialdiagnostische Schwierigkeit hinzuweisen, die sich in seltenen Fällen bei abszediertem Gehörgangsfurunkel mit schwerer Mastoidperiostitis einstellt. Die Periostitis kann sich an der Warzenbasis und über der Muschel zu ausgedehnter Phlegmone und Abszeß entwickeln wie bei Cholesteatom und eine schwere Knocheneiterung vortäuschen. Wegen des Gehörgangsverschlusses ist otoskopisch keine Trommelfellkontrolle möglich und das Gehör sehr vermindert. Eine Inzision des Furunkels an der hinteren Gehörgangswand stellt in 24 Stunden die Diagnose richtig. Aus dem Furunkel entleert sich dicker Eiter, und am nächsten Tage ist alles abgeschwollen. Differentialdiagnose zwischen subperiostalem Abszeß und Gehörgangsfurunkel

Schließlich kommt es noch zu Durchbrüchen an der medialen Fläche und zu Abszessen an der Schädelbasis (unterhalb des Gehörgangs). Diese Eiteransammlungen veranlassen eine Steifheit und Behinderung bei den Bewegungen des Kopfes, leichtem Grad von Caput obstipum, Schwellung am Halse, sind Ursache von Retropharyngealabszeß. Caput obstipum, Retropharyngealabszeß

Wenn mehrere dieser Symptome zusammenkommen, Veränderungen an der äußeren Warzenfläche oder an der hinteren oberen Gehörgangswand, zusammen mit bezeichnenden Erscheinungen im Eiterabfluß oder

Eiteraussehen, so ist die Diagnose der Warzen- oder der Antrumerkrankung sichergestellt.

Einige Erscheinungen sind für sich allein völlig eindeutig für Erkenntnis der Mastoiditis. Man kann oder muß unter Umständen auf ein einziges Symptom die Diagnose und sogar die Indikation zur Operation aufbauen. Solche Erscheinungen sind: Die wochenlang unverändert starke Eiterung, starker dauernder Fötor, heftiger einseitiger Kopfschmerz, nachts bis zur Unerträglichkeit sich steigernd, starke Vortreibung der hinteren oder hinteren oberen Gehörgangswand, die phlegmonösen Erscheinungen an der äußeren Fläche des Warzenfortsatzes, hohes Fieber, die Zeichen einer endokraniellen Komplikation oder eines Labyrintheinbruchs.

Antrumeiterung. Wenn durch Warzensklerose eine erhebliche Verkleinerung des Antrums stattgefunden hat derart, daß wir es nur als Anhängsel des Kuppelraums ansehen können, so sprechen wir nur von Kuppeleiterung. Die unkomplizierte Antrumeiterung repräsentiert sich als chronischer Schleimhautkatarrh oder als ein Empyem mit Granulationsbildung. Im ersten Falle haben wir einen gleichmäßigen, dünnschleimigen Eiterfluß ohne Geruch von hinten oben her oder aus einer Perforation in der Shrapnellschen Membran. Die Absonderung ist nur mäßig, immerhin stärker als sie aus dem Kuppelraum allein beobachtet wird. Dieser chronische Eiterfluß besteht jahrelang ohne irgendwelche Beschwerden. Der Warzenfortsatz ist in der Regel sklerosiert, infolgedessen bei der Durchleuchtung dunkel, und die Röntgenphotographie deckt als Ursache der Verdunkelung die Warzenverknöcherung auf. Hier droht keinerlei Gefahr. Die Schleimhaut ist nur mäßig geschwollen, im Zeichen eines einfachen, leichteren Katarrhs. Ein operativer Eingriff kommt nicht in Frage.

Bei der zweiten Form ist das Antrum vergrößert, mit Eiter und Granulationen angefüllt. Der Eiterabfluß ist nicht von derselben Gleichmäßigkeit wie bei der ersten Form, er wechselt in der Menge, ist dickballig, zähschleimig, oder auch mehr von rein eiterigem Charakter, bis zur Schleimfreiheit. Der Eiter ist oft infolge Zersetzung fötide. Der Kranke ist nicht beschwerdefrei, klagt über Druck oder Schmerzen hinter dem Ohre, um das Ohr herum, in der betreffenden Kopfhälfte. Hier ist die Antrumeröffnung angezeigt.

Polypen. Polypenpolster im hinteren oberen Paukenabschnitt stammt vielfach aus dem Antrum oder findet von dort den Anreiz zum Wuchern und zum Vordringen in den Gehörgang. Nach der Extraktion erreichen die Granulome rasch die frühere Größe wieder. Man achte bei solchem Befunde auf Fistelsymptom und Labyrinthzeichen, da die Granulationen öfter den horizontalen Bogengang zerstören oder vom Bogengangssequester ausgehen. Auch Fazialislähmung ist öfter die Folge der starken Granulationsentwicklung.

Ob noch eine Komplikation mit Warzenzelleneiterung vorliegt, dafür ist die Röntgenphotographie von großer Bedeutung. Der Eiterfluß ist beim Vorliegen von Warzenzelleneiterung stärker; öfter ist Klopfempfindlichkeit am Warzenfortsatz vorhanden, auch bei fehlender spontaner oder Druckempfindlichkeit. Über die Veränderungen an der hinteren oberen Gehörgangswand und an der äußeren Warzenfläche haben wir bereits gesprochen.

Bei der Eiterverhaltung und Abszeßbildung im Antrum und bei der Beteiligung der Warzenzellen besteht die Neigung zum Fortschreiten und zum Übergreifen auf benachbarte Knochenwände. Deswegen ist die Eröffnung der kranken Höhlen erforderlich, die bei Verknöcherung des Warzenfortsatzes vom Gehörgange aus vorgenommen werden kann nach Stacke, beim Vorhandensein von Warzenzelleneiterung als Radikaloperation von außen gemacht wird.

Symptome. Die chronische Mittelohreiterung macht bisweilen überhaupt keine Erscheinungen. Selbst die Eiterung kann sich der Wahrnehmung des Kranken entziehen, teils, weil sie so geringfügig ist, teils weil die Absonderung für Ohrenschmalz gehalten wird. Sie kann wochenlang völlig verborgen sein. Sie kann sogar für einige Zeit völlig aufhören, während ein von ihr verursachter Krankheitszustand, das Cholesteatom, im Kuppelraum langsam aber unaufhörlich und völlig symtomenlos sich ausdehnt. Sonst ist Ohrenlaufen das konstante und bisweilen einzige Symptom, in verschiedenster Stärke, oft von üblem Geruche. Cholesteatom macht sich bisweilen nur durch Abstoßen von Epithelplättchen, -lamellen oder -schichten bemerkbar; bisweilen fehlt auch das längere Zeit hindurch. In der Regel besteht Schwerhörigkeit, bisweilen Ertaubung, häufig Sausen. Ohrenschmerzen sind in der Regel nur bei akuten Verschlimmerungen vorhanden. Kopfschmerzen, Schwindel sind als Zeichen von Komplikationen von besonderer Wichtigkeit. Schon Granulationsgewebe, Cholesteatomansammlungen im Kuppelraum verursachen öfter dumpfen Druck in der Umgebung des Ohrs oder im Kopf. Wenn Schwindel besteht, so ist meist das Labyrinth beteiligt, sei es von der Pauke, sei es vom Antrum aus, selten von einem hinteren tiefen extraduralen Abszesse aus. Darüber siehe mehr bei Labyrinthentzündung.

Bei Kopfschmerzen handelt es sich in der Regel um Antrumerkrankung (Eiterretention, Druck durch Granulationsanhäufung) oder um Abszeß in den Warzenzellen, in der Tube (selten!) oder um schwerere zerebrale Komplikationen (extraduraler Abszeß, Sinusthrombose sowie eiterige Meningitis, Hirnabszeß).

Im folgenden Kapitel werden die Krankheitserscheinungen unter Würdigung ihres diagnostischen Wertes besprochen.

Diagnose. Sie ist im allgemeinen leicht, soweit es sich um den Begriff der chronischen Eiterung handelt, aber nicht selten schwierig, sobald die Lokalisation bestimmt werden soll: ob Pauken-, Kuppelraum-, Tuben-, Antrum-, Warzeneiterung.

Anamnese, otoskopische Untersuchung, Beschaffenheit des Eiters entscheiden gewöhnlich rasch die Frage, ob akute oder chronische Eiterung vorliegt. Das seit langer Zeit bestehende Ohrenlaufen, der otoskopische Befund (Fehlen der akuten entzündlichen Erscheinungen am Trommelfell, die scharfrandigen und meist größeren Perforationen, die randständige und die Perforation in Shrapnellscher Membran zum Kuppelraum, die fibröse Verdickung des Trommelfells, die derben Granulationen in der Paukenhöhle), das Aussehen des Eiters (meist geringe Menge, zähschleimige oder schleimfreie Beschaffenheit, Cholesteatombeimengung, übler Geruch), eine umschriebene statt einer diffusen Paukeneiterung stellen die Diagnose der chronischen Media sicher. Gelegentlich kann eine Erkrankung des Gehörgangs, wie chronisches nässendes Ekzem, eine Mittelohreiterung vortäuschen, und umgekehrt kann Ekzem vorgetäuscht werden bei verborgener, kleiner, randständiger Perforation, besonders in Shrapnellscher Membran. Durch sorgfältige Reinigung des Gehörgangs, genaue Besichtigung des Trommelfells, Feststellung der Perforation durch Lufteinblasung oder mit Häkchensonde wird die Diagnose in der Regel beim ersten Blick geklärt.

Den Umfang der Mittelohreiterung festzustellen, ist der nächste Punkt von Wichtigkeit. Sind alle Räume des Mittelohrs beteiligt samt den Warzenzellen? Oder handelt es sich nur um eine Eiterung aus den oberen Räumen, Kuppelraum und Antrum? Ist die Eiterung auf die Paukenhöhle beschränkt? Hat sie ihren Sitz nur in deren oberem Abschnitt, dem Kuppelraum? Oder nur in dem daruntergelegenen, der lateral im wesentlichen vom Trommelfell begrenzt wird? Oder handelt es sich gar nur um eine Absonderung aus dem Kellerraum der Paukenhöhle? Liegt die tubare Form der Eiterung vor? Handelt es sich um Schleimhaut- oder Knocheneiter?

Die Beantwortung dieser Fragen kann auf Schwierigkeiten stoßen, besonders bei enger und ungünstig gelegener Perforation, dagegen bei weiter Perforation sich ohne weiteres durch die Besichtigung ergeben, zunächst auf Grund des Eiterabflusses. Für die Prognose und für die Behandlung ist die Beantwortung dieser Fragen von entscheidender Wichtigkeit. Wir setzen eine hinreichende Übersichtlichkeit der Paukenhöhle bei den nachfolgenden Erörterungen voraus.

Eiter: Abfluß, Beschaffenheit. Aus einem sehr großen Trommelfellverlust können wir den Rückschluß auf eine schwere Infektion bei der Entstehung der Mittelohreiterung machen (Scharlach, Diphtherie, Masern, Tuberkulose) oder auf verminderte Organwiderstandskraft (durch Diabetes, Nephritis). Wir wissen, daß diese bösartigen Vorgänge meist zu ausgedehntem Gewebszerfall und Knochenerkrankungen (Karies, Nekrose) führen. Aus der randständigen Perforation ersehen wir auch die Zerstörung des Limbus cartilagineus. Eine geringe, gleichmäßig in der Paukenhöhle verteilte, schleimige, nicht übelriechende Absonderung in geringer und gleichmäßiger Menge spricht für Paukenhöhleneiterung ohne Retention und ohne erhebliche Beteiligung des Knochens. Die Schleimhaut an der Labyrinthwand ist feucht, gerötet, mehr oder weniger geschwollen. Ähnliche Schwellung von mehr granulösem Charakter findet sich im hinteren unteren Paukenraum oder nahe der Tube. Fließt der Eiter von oben nach, so ist der Kuppelraum beteiligt; sehen wir den Eiter nur von oben in geringer Menge abfließen, bei trockener, gut überhäuteter Schleimhaut am Promontorium, so handelt es sich um isolierte Kuppeleiterung. Die Kuppeleiterung wird schärfer charakterisiert bei Eiterabfluß durch Perforation in der Shrapnellschen Membran (oberer Pol). Besteht dabei ein übler Geruch von einiger Intensität, so ist die Epidermis aus dem Gehörgang in den Kuppelraum eingewandert, also ein Cholesteatom vorhanden: Der Eiter ist dann dick, schmierig, enthält Epithellamellen. Fließt der Eiter gleichmäßig, von schleimigem Charakter, in geringer Menge, ohne Fötor von hinten oben ab, so stammt er aus Kuppelraum und kleinerem Antrum, ohne stärkere Granulationsentwicklung (Schleimhauteiterung). Beim Fehlen vom Amboß ist diese Annahme noch mehr begründet. Erscheint ein vorwiegend schleimiges Sekret von vorne, so kann man an die tubare Form denken. Die Untersuchung des Nasenrachenraums deckt dann krankhafte Veränderungen auf, vergrößerte Rachenmandeln, Ulzerationen an der Tube. Die Untersuchung der Tube mit dem Katheter gibt weitere Anhaltspunkte für eine Tubenerkrankung durch Heraustreiben von Eiter. Die Entfernung der Rachenmandel oder anderer Tumoren ist angezeigt; Geschwüre müssen geheilt werden. Die kranke Tube muß durch Lufteinblasungen mit dem Katheter, evtl. (selten) durch Bougieren oder Ausspülen mit dem Katheter behandelt werden. Auf diese Weise wird es meist gelingen, die tubare Form der Mittelohreiterung zur Heilung zu bringen.

Ein etwas stärkerer Eiterabfluß von hinten oben, in der Menge wechselnd, von leichtem Geruch, spricht für eine Eiterverhaltung, die durch ein erweitertes Antrum bedingt sein kann; in der Menge deutlich wechselnder Eiterfluß bei tagelanger Trockenheit oder eine sehr reichliche eiterige Absonderung für Erkrankung der Warzenzellen.

Eine Analyse des Eiters gibt uns also manche wichtige Merkmale zur Beurteilung des Zustandes in den nicht übersichtlichen Teilen des Mittelohrs. Bei der chronischen Mittelohreiterung liefert die Paukenhöhle, abgesehen von seltenen Ausnahmen, nur eine verhältnismäßig geringe Menge Eiter. Bei einer starken Eiterung von langer Dauer ist die Erkrankung der Nebenräume sicher, in erster Linie des Warzenfortsatzes, zum mindesten eines erweiterten Antrums. Ein Abszeß in der Tube ist sehr selten. Handelt es sich ferner um schleimfreien Eiter, so entstammt er einem größeren Abszeß und Granulationsherde, wie er sich nur im Warzenfortsatz, sehr selten in der Tube entwickeln kann. Hämorrhagischer Eiter hat leicht blutende Granulationen zur Voraussetzung, deren Sitz wiederum im Warzenfortsatz mit einiger Sicherheit anzunehmen ist. Der Eiter aus der Paukenhöhle ist entweder von vornherein geruchlos oder wird rasch geruchlos nach regelmäßiger Reinigung des Ohrs durch Spülungen. Bleibt der Geruch, so ist die Ursache Eiterretention und -zersetzung, Sequester oder Cholesteatom. Zu Retention und Zersetzung führt ein vergrößertes Antrum ohne freien Abfluß, meist auch Beteiligung der Warzenzellen. Sequester und Cholesteatom in Zersetzung verbreiten sehr häßlichen Geruch.

Trommelfellöffnung, Sitz, Aussehen. Wenn die Trommelfellöffnung nicht groß genug ist, einen Überblick über die Paukenhöhle zu gestatten, so gibt uns Lage und Beschaffenheit der Perforation nicht selten guten Aufschluß über die Herkunft des Eiters. Befindet sich die Perforation vorne oben, so dürfen wir Verdacht auf tubare Herkunft oder Beeinflussung hegen. Die eiternde Perforation in der Shrapnellschen Membran beweist Kuppelraumerkrankung, und zwar zunächst im lateralen Abschnitt zwischen Gehörknöchelchen und äußerer Wand, und wenn der Eiterabfluß stärker ist, Antrumerkrankung. Aus der mehr nach vorn oder hinten verschobenen Lagerung der Fistel einen Rückschluß auf Karies an Hammer oder Amboß zu nehmen, ist unsicher. Diese Karies ist für die Eiterung auch weniger von Bedeutung und selbst die Folge starker Granulationsentwicklung, als deren Symptom aus der Fistel wachsende Granulome anzusehen sind. Die randständige Perforation hinten oben beweist die Herkunft des Eiters aus dem Antrum. Dasselbe besagt uns eine intermediäre Perforation in der Gegend des langen Amboßschenkels.

Indes die Deutung der Eiterherkunft aus der Lage der Perforation ist nicht immer zuverlässig. Die Perforation am oberen Pol (Shrapnellsche Membran) führt in erster Linie den Eiter aus dem Kuppelraum heraus, in zweiter Linie aus Antrum und Warzenzellen, in seltenen Fällen auch aus der Paukenhöhle, wenn das verdickte Trommelfell (Pars tensa) dem Durchbruch Widerstand geleistet hat.

Chronische Scharlacheiterung.

Scharlach und besonders Scharlachdiphtherie führen zu den bösartigsten Ohrenerkrankungen, zu schweren Zerstörungen an den Weichteilen und am Knochen, zu hochgradigen Hörstörungen, hoher Mortalität und zeigen geringe Neigung zur Ausheilung.

5—10% aller Ohrenerkrankungen, 12—28% aller Mittelohreiterungen rühren nach Bürkner und Haug von Scharlach her. Bürkner zufolge fand sich das Gehörorgan nach Scharlach in 68% in Mitleidenschaft gezogen.

Der Beginn geht meist in die frühe Kindheit zurück, wo sich aus der akuten die chronische Mittelohreiterung entwickelt hat. Wir knüpfen an das früher Gesagte an.

Die Trommelfelle sind gewöhnlich ausgedehnt zerstört, häufig sind weder Trommelfell noch Gehörknöchelchen mehr vorhanden. Die Absonderung kann auf die Labyrinthwand der Paukenhöhle beschränkt sein und ist alsdann gering. Häufiger ist das Antrum und der Warzenfortsatz beteiligt. Alsdann riecht der Eiter gewöhnlich. Bei den alten Scharlacheiterungen stoßen sich öfter kleine Schneckensequester

aus. Auch Fazialislähmung wird häufiger beobachtet. Nach dem Ausstoßen der kleinen Sequester kommen bisweilen die Eiterungen zur Ausheilung. Gerade bei den alten Scharlacheiterungen wächst vielfach die Epidermis vom Gehörgange in die Paukenhöhle hinein und veranlaßt

Cholesteatombildung. Das Gehör ist meistens schwer geschädigt. Bisweilen gelingt eine Gehörverbesserung mit dem sog. künstlichen Trommelfell. Taubheit ist nicht selten.

Cholesteatom.

Die Epidermis aus dem Gehörgange wächst bei chronischen Eiterungen häufig in das Mittelohr hinein, mit Vorliebe durch die Perforation am oberen Pol oder durch randständige Perforation, auch durch Gehörgangsfisteln, seltener vom Trommelfell durch zentrale Perforation oder längs des Hammergriffs auf das Promontorium. Dieses Hineinwachsen kann einen Akt der Ausheilung darstellen. Das Mittelohr wird trocken und von einer widerstandsfähigen Membran überzogen, wenn der darunterliegende Knochen gesund ist. So endet die Eiterung, besonders bei Verlust der Gehörknöchelchen und beim Fehlen von Taschen in frei zugängigen kleinen Höhlen; doch das ist selten. Gewöhnlich besteht die Eiterung weiter, wird aber in ihrem Charakter geändert, und zwar im ungünstigen Sinne. Vom Kuppelraum wandert die Epidermis in die übrigen mehr oder weniger verschlossenen Mittelohrräume; sie wird durch die Eiterung zusammen mit kariösen Knochenprozessen in einem Reizzustand erhalten, der sich in einem Desquamativprozeß äußert. Dieser Desquamativprozeß führt in geschlossenen oder nicht genügend frei liegenden Räumen zu langsam wachsenden Ansammlungen von abgestoßenen Epidermislamellen. Diese Epidermisanhäufungen können sich zersetzen, zu einem Brei zerfallen und die Quelle eines üblen Geruchs von großer Intensität werden. Dadurch bilden sie eine neue Reizquelle, welche die Ursache von einem Granulationswall um das Cholesteatom, von Abszeßbildung, von Karies und Nekrose am Knochen abgibt. Oder es sammelt sich Epidermislager auf Epidermislager. Es kommt zu richtigen Geschwülsten von zwiebelartig geschichteten Epidermislamellen, welche immer weiter wachsend durch Druck den Knochen zum Schwunde bringen, den ganzen Warzenfortsatz aushöhlen und aus dem Kuppelraume und Antrum nach Zerstörung der lateralen Wand in den Gehörgang, an der medialen Wand in den oberen Bogengang und vom Antrum aus in den horizontalen Bogengang, schließlich in den Vorhof selbst durchbrechen können. Bisweilen quellen die Epithellager auf, dann kommt es zu den heftigsten Beschwerden und zu rascher Knochenzerstörung, zu rapiden Labyrintheinbrüchen. Während die Durchbrüche in das Labyrinth sich durch Schwindel gleich im Beginn anzuzeigen pflegen, erfolgt die Zerstörung des Tegmen tympani, der Durchbruch in die mittlere Schädelgrube häufig symptomenlos. Dadurch gewinnt dieser an sich im Beginn so geringfügige Prozeß der Epidermiseinwanderung, -ausbreitung und -ansammlung im Kuppelraum leicht eine sehr verhängnisvolle Tragweite.

Knochen-
zerstörung

Wir nennen den Prozeß kurz Cholesteatom, obwohl wir wissen, daß das wahre Cholesteatom eine reine Neubildung ist, und daß hier ein Pseudocholesteatom vorliegt. Diese Mischung von schmierigem, arg fötidem Cholesteatombrei und Eiter hat abgesehen von der usurierenden Wirkung jedes Cholesteatoms auf den Knochen auch sonst schwer schädigende Einwirkungen auf die Gewebe, phlegmonöse und nekrotische Vorgänge, Sequesterbildung, besonders am horizontalen Bogengange, zur Folge. Daher kommt es zu großen extraduralen Abszessen oder zu Verklebung zwischen krankem Knochen und Dura und zum Eindringen von Bakterien in die Hirnsubstanz selber. So entsteht vom Kuppelraum eine zunächst zirkumskripte und dann diffuse Pachy- und Leptomeningitis

Gefahr des
Labyrinth-
einbruchs,
des Durch-
bruchs nach
den
Schädel-
höhlen und der Hirnabszeß im Schläfenlappen. Dieselben Vorgänge spielen sich beim Durchbruch in die hintere Schädelgrube ab, führen zum Kleinhirnabszeß und zur Sinusthrombose.

Das Cholesteatom macht sich bemerkbar durch Epithelschüppchen oder -lamellen oder -brei im Gehörgang, im Spritzwasser und häufig durch den intensiven Geruch zersetzter Epidermislager. Man sieht die Epithellamellen auch aus der Perforation ragen und kann sie mit Häkchen aus dem Mittelohr holen. Während das Cholesteatom durch die knochenzerstörende Wirkung nach der einen Richtung hin zu den schweren Komplikationen im Labyrinth und im Schädelinnern führt, leitet es die Spontanheilung ein, wenn durch Druckusur oder Nekrose der innere Abschnitt der hinteren und hinteren oberen Gehörgangswand zerstört und so eine breite Freilegung des Kuppelraums, des Antrums oder beider erzielt wird. Aus diesen breiten Öffnungen stoßen die Cholesteatommassen sich aus dem Mittelohr in den Gehörgang ab, bisweilen in unglaublichen Mengen und in stark gequollenem Zustande.

Ein außerordentlich qualvoller Zustand wird hervorgerufen, wenn die Cholesteatommassen den ganzen Gehörgang ausfüllen und in einen akuten Schwellungszustand geraten sind. Unter dem Drucke der aufgequollenen Massen geht die Gehörgangsepidermis zugrunde, selbst der Knochen kann absterben und sequestrieren. Differentialdiagnostische Schwierigkeiten liegen bei diesem Befunde vor, denn erst nach der Entfernung der Massen aus dem Gehörgang ist man in der Lage, zu erkennen, ob nur Dermatitis desquamativa des Gehörgangs vorliegt. Hier heißt es, so rasch wie möglich und doch auch so schonend wie möglich, den Gehörgang zu säubern. Ohne instrumentelle Beihilfe ist das nicht möglich. Mit Häkchen, mit kleinem Doppellöffel, mit feiner Häkchenschraube werden die Massen so weit wie möglich entfernt und wieder durch Einträufeln von Glyzerin und Spiritus zum Schrumpfen gebracht, und am nächsten Tage wieder durch Ausspülen oder instrumentell aufs neue entfernt. Das Cholesteatom des Kuppelraums wird durch Ausspülen mit dem Paukenröhrchen behandelt (vgl. S. 132.)

Neben den Ausspülungen werden Einträufelungen von Glyzerin und Spiritus zweckmäßig angewendet und nach dem Austrocknen Einblasungen von Borsäurepulver mit trockenem Paukenröhrchen. Wenn ein Gehörgangsdefekt zum Antrum besteht, so kann man vom Gehörgang aus mit Häkchen sehr ausgedehnte Cholesteatome des Antrums entfernen und schließlich mit Hilfe von den erwähnten Spülungen zur Heilung bringen. Die Eiterung und der Desquamativprozeß kommen zum Stillstand, die Granulationen schrumpfen, der Epidermisüberzug bekommt ein gesundes Aussehen, und das Ohr ist von seiner Eiterung geheilt, manchmal dauernd, vielfach, besonders bei nur ungenügender Freilegung, nur bis zum nächsten Rezidiv nach einigen Wochen, Monaten oder Jahren.

Das Schrecknisvolle an dem Cholesteatom ist die häufig völlig symptomenlose Zerstörung des Knochens und Einleitung von schweren Komplikationen. Glücklicherweise verbindet sich mit dem Wachsen des Cholesteatoms nicht selten ein heftiger Kopfschmerz, besonders dann, wenn das Cholesteatom zur Granulations- und Abszeßbildung Anlaß gegeben hat. Infolge des gestörten Abflusses kann sich schwere Eiterverhaltung entwickeln. Wenn sich dazu noch die bereits erwähnte Aufquellung gesellt, so ist die Grundlage für ein sehr schweres Krankheitsbild gegeben.

Prognose. Für die Prognose ist es wichtig, die chronische Mittelohreiterung in Pauken-, Kuppelraum-, Antrum- und Warzeneiterung zu zerlegen, evtl. auch noch in Tubeneiterung. Die Prognose der Paukeneiterung ist günstig. Zwar ist unter gewissen Voraussetzungen ein Übergreifen auf das Labyrinth möglich, doch kommt es im allgemeinen, außer bei spezifischen Infektionen, in erster Linie Tuberkulose, auch Scharlach, Influenza, nicht vor. Während die Prognose für das Leben als günstig zu bezeichnen ist, so ist sie für die Ausheilung des Leidens zuweilen zweifelhaft. Die Lokalisation an der Labyrinthwand macht öfter alle unsere Bestrebungen auf Heilung erfolglos.

Prognose
der chronischen
Mittelohreiterung
abhängig
von Sitz
und Art der
Eiterung

Die Kuppeleiterung ist bezüglich des Lebens nicht immer günstig zu beurteilen. Durch das oft papierdünne Tegmen tympani dringt ein schwerer infektiöser Vorgang leicht in die mittlere Schädelgrube. Eiterige Meningitis und Hirnabszeß sind häufige Komplikationen, besonders bei Cholesteatom. Durch sachgemäße, oft chirurgische Behandlung mit Entfernung der Gehörknöchelchen, evtl. auch der lateralen Kuppelwand ist die Ausheilung der Eiterung im allgemeinen zu erzielen.

Gefährdung
der mittleren Schädelgrube
vom erkrankten
Kuppelraum her

Die Beurteilung der Antrumeiterung ist zweifelhaft. Entscheidend für die Prognose ist die Frage: Besteht einfacher Schleimhautkatarrh oder Eiterverhaltung mit Granulationsbildung und üblem Geruch oder schon Komplikation mit Warzenzelleneiterung. Die erste gibt eine günstige Voraussage. Die beiden anderen ergeben eine ungünstige und verlangen die Eröffnung durch die Radikaloperation.

Sobald das Cholesteatom über den Kuppelraum hinausgewachsen ist, ist es immer in der Prognose zweifelhaft, auch bei symptomenlosem Verlaufe. Es erfordert meist Operation (radikal), außer bei weiter Verbindung mit dem Gehörgang. Es kann plötzlich ins Stadium der Aufquellung geraten und schwere Zustände unter rascher Zerstörung am Knochen hervorrufen. Bei septischer Zersetzung ist die Prognose des Cholesteatoms recht ungünstig.

Bei sichergestellter Warzeneiterung ist die Prognose ungünstig, weil Ausbreitung zu erwarten ist. Die Richtung der Ausbreitung hängt von der Anordnung der Zellen und der Dicke des umschließenden Knochens ab. Häufiger geht sie direkt nach außen zum Planum, besonders bei Kindern; ebenfalls häufig — bei pneumatischem Warzenfortsatz — nach außen unten zur Spitze oder nach hinten in die hintere Schädelgrube. Der Durchbruch in die mittlere Schädelgrube und in das Labyrinth ist bei Sklerose häufiger. Die Prognose nach der Operation ist günstig.

Behandlung. Die erste Aufgabe ist die mechanische Reinigung von Gehörgang, Paukenhöhle, evtl. auch Kuppelraum, Antrum, Tube, soweit es möglich ist. Ein zweiter Gesichtspunkt betrifft die medikamentöse Beeinflussung der kranken Schleimhaut; ein dritter die Beseitigung von

Behandlung
der chronischen
Mittelohreiterung

Hindernissen in der Heilung, von schädigenden Momenten; ein vierter die Verhütung von Komplikationen und deren Gefahren, ein fünfter die Besserung von Hörstörungen und Ohrensausen.

Reinigung Die einzig zweckmäßige Reinigung ist im allgemeinen durch Ausspülen zu erzielen. Wir erstreben im Gegensatz zu der akuten Mittelohreiterung hier die Fortschwemmung des Eiters auch aus der Paukenhöhle, evtl. auch aus ihren Nebenräumen an. Das Spritzwasser muß blutwarm sein, 39° Celsius, nicht wärmer oder kälter. Sonst bewirkt es durch Reizung des Labyrinths Kälte- oder Hitzeschwindel. Man verwendet abgekochtes Wasser, physiologische Kochsalzlösung, 2—4 proz. Borsäurelösung, bei fötidem Eiter Formalin, 2—4 Tropfen auf $^1/_4$ l Wasser, 30—120 ccm, und trocknet nach dem Ausspülen sorgfältig aus. Je nach der Beschaffenheit des Eiters spritzt man 1—2—3 mal des Tages. Antiseptische oder sonstige arzneiliche Einwirkungen kann man vom Spritzwasser wegen der dünnen Lösung und der flüchtigen Berührung nicht viel erwarten. Wollen wir medikamentöse Einwirkungen erzielen, so müssen wir uns der Einträufelungen bedienen. Die Nebenräume der Paukenhöhle lassen sich vom Gehörgang aus im allgemeinen nicht ohne weiteres ausspülen. Es müßte denn die laterale Kuppel- oder Antrumwand, Hammer und Amboß zerstört sein. Bei hinreichend großer Perforation in der Shrapnellschen Membran machen wir die direkte Kuppelausspülung mit dem (Hartmannschen) Paukenröhrchen. Dazu muß das Wasser etwas wärmer sein (40—41° Celsius). Bei Zerstörung des Amboß läßt sich auch das Antrum mit dem Paukenröhrchen ausspülen. Nach sorgfältigem Austrocknen mit Wattebäuschchchen können wir mit Hilfe von Pulvereinblasungen, evtl. auch durch Pinseln mit Lösungen, Medika- eine medikamentöse Wirkung anstreben und erzielen. Im allgemeinen mentöse Behandlung wird zum Einblasen pulverisierte Borsäure verwendet [1]). In den Kuppelraum und in das Antrum wird sie mit trockenem Paukenröhrchen eingeblasen. Aus dem Kuppelraum quellende Granulationen zerstören wir mit Chromsäure, mit Vorliebe aber mit dem Galvanokauter bis in den Kuppelraum hinein. Dabei tritt freilich leicht Wärmeschwindel auf. Wenn es nicht gelingt, mit den Ausspülungen Borken und Krusten zu entfernen, so kann man sie durch Einträufeln einer 3 proz. Lösung von Wasserstoffsuperoxyd zur Auflockerung bringen. Schrumpfend wirkt man auch auf geschwollene Schleimhaut durch Einträufelungen von Ätzungen Spiritus, 3 proz. Borspiritus, Glyzerin und Spiritus aa. Will man stärker ätzen, so macht man Pinselungen mit 1—10 proz. Höllensteinlösung, mit Chromsäurelösung, und wünscht man noch stärker zu ätzen, so ätzt man mit Höllenstein in Substanz, mit Chromsäure an Sonde angeschmolzen. Nach Höllenstein und Chromsäureverwendung spült man mit Kochsalzlösung nach. Stärker vorragende Granulationen, Granulome, Polypen werden mit der Schlinge oder mit einem kneifenden Instrumente ab-

---

¹) Oft gelingt es, den Ausfluß eines Ohres, der schon lange Zeit mit Spülungen behandelt war, wenn keine wesentlichen Heilungshindernisse der Paukenhöhle vorliegen, mit wenigen Pulvereinblasungen, nach Aussetzen der Spülung, zum Versiegen zu bringen.

getragen (Doppelkurette). Bei stark geschwollener Schleimhaut kann man durch eine enge Trommelfellöffnung nicht genügend einwirken. Einer energischen und wirksamen arzneilichen Einwirkung muß die Erweiterung der Perforation vorausgehen: mit dem Galvanokauter (oder mit dem Messer). Ausspülungen durch die Tube und Lufteinblasungen mit dem Katheter sind geeignete Verfahren, um Eiter aus der Tube zu entfernen. Bei der tubaren Form der chronischen Mittelohreiterung ist die Entfernung der Rachenmandel und anderer Geschwülste, überhaupt die Behandlung des Nasenrachenraums, auch der Nase, von großer Wichtigkeit. *Tubenkatheterismus*

Tubenspülung

Das Gehör wird bei Heilung von der Eiterung bisweilen schlechter. Nach dem Ausspülen tritt oft Besserhören ein. Gerade solche Fälle sind für die Anwendung des sog. künstlichen Trommelfells zur Verbesserung des Gehörs geeignet. Bei jeder hochgradigen Schwerhörigkeit mit erhaltener Perforation soll man es wenigstens versuchen. Über die Technik der Anwendung lies Kapitel Behandlung der unheilbaren Schwerhörigkeit, S. 305. *Behandlung der Schwerhörigkeit*

Gegen das Sausen hilft bisweilen Brom; Validol. In der Regel sind wir machtlos.

Wenn die soeben erörterte Behandlung nicht zur Heilung führt, so ist die operative Freilegung der Mittelohrräume zu erwägen und oft nötig. Bei Empyem, Warzenzelleneiterung ist die Radikaloperation erforderlich, nicht nur zur Heilung, sondern auch um den drohenden Komplikationen zuvorzukommen, da die Eiterung zur Ausbreitung neigt. Dasselbe gilt vom Cholesteatom, sobald es nicht bereits durch eine breite Öffnung in der hinteren oberen Gehörgangswand der Behandlung zugängig ist. Beim Cholesteatom ist an Stelle der Radikaloperation häufig die Stackesche Operation am Platze, so bei kleinerem Antrum und Warzensklerose. Die Ausführung der Radikaloperation endet im allgemeinen mit der Entfernung von Hammer und Amboß, die häufig krank sind. Bei gutem Gehör wird das Hörvermögen dadurch in der Regel erheblich verschlechtert. Die Erhaltung des Hörvermögens, die Beseitigung der chronischen Eiterung, vor allem auch Heilung des Cholesteatoms, läßt sich nicht selten erreichen durch die sog. konservative Radikaloperation, d. h. die radikale Freilegung sämtlicher Mittelohrräume mit Erhaltung der Gehörknöchelchen und des Trommelfells. Diese Operation habe ich im Jahre 1893 angegeben. Sie ist technisch beträchtlich schwieriger als die gewöhnliche Radikaloperation. *Operative Behandlung*

Radikaloperation

Konservative Radikaloperation

Sobald ein Empyem im Antrum oder in den Warzenzellen vorliegt oder der Verdacht darauf besteht, wird der Facharzt über die Operation zu entscheiden haben, ebenso über die Frage, ob überhaupt zur Heilung der chronischen Mittelohreiterung die Radikaloperation nötig ist.

Bösartige Tumoren. Bisweilen verbirgt sich unter dem Bilde einer geringfügigen, meist chronischen Mittelohreiterung eine bösartige Neubildung. Am häufigsten ist Kankroid; auch Adenom, Karzinom, Sarkom werden beobachtet. Das klinische Bild ist meist recht scharf: Derbe, tiefrote, bei Berührung leicht blutende Granulationsmassen von leicht körniger Oberfläche füllen die Paukenhöhle aus und drängen sich in den Gehörgang hinein. Sie sitzen den Wänden des Gehörgangs oft fest *Bösartige Tumoren* auf, bald der vorderen, bald mehr der hinteren. Wenn sie der vorderen aufsitzen, sind die Bewegungen des Unterkiefers nicht selten behindert. Ziehende und ausstrahlende Schmerzen sind in der Regel in mäßigem Grade vorhanden. Beim Übergang auf das Labyrinth ist das Gehör vernichtet und die Funktion des Vestibularapparats aufgehoben. Die spontanen Vestibularerscheinungen sind meistens nur gering. Die Eiterung hält sich gewöhnlich in mäßigen Grenzen und ist übelriechend. Bei Kankroid sind in der Regel die regionären Drüsen lange Zeit hindurch unbeteiligt.

Die Frühdiagnose ist von größter Wichtigkeit. Besonders beim Kankroid ist die Prognose beim frühzeitigen Eingreifen keineswegs ungünstig. Das scharfe klinische Bild ermöglicht aber in vielen Fällen recht frühzeitig die Diagnose, die durch den histologischen Befund außerdem leicht sichergestellt werden kann. Die Operation ist freilich meistens recht umfangreich, da die Tumormassen rasch über die Grenzen des Gehörgangs, der Paukenhöhle, des Warzenfortsatzes hinauswachsen auf die Weichteile vor und unter dem Gehörgang, in die Tube, ins Labyrinth, auf die Dura, auf den Bulbus jugularis. Häufiger gelingt die Diagnose erst bei der Warzenoperation, durch den Befund der stark blutenden Narben, der körnigen, tiefroten oder auch grauroten bröckligen Granulationsmassen; bisweilen auch erst im Laufe der Nachbehandlung.

Zeitige Zuziehung des Facharztes ist hier dringend zu empfehlen. Ein frühzeitiges energisches Eingreifen ist öfter imstande, Heilung herbeizuführen. Beim Sarkom, in der Regel auch bei Karzinom, ist die Prognose ungünstig.

5. Die spezifischen Ohrenentzündungen.

I. Die tuberkulöse Media.

Die akute tuberkulöse Mittelohrentzündung[1]).

Die tuberkulöse Mittelohrentzündung ist in jeder Form ein chronisch verlaufendes Leiden. Die Besprechung scheint daher hier am unrichtigen Platze. Aber vielfach setzt sie akut ein, scheinbar, jedenfalls klinisch akut als Mischinfektion; in manchen Statistiken bis zu 20% der tuberkulösen Fälle und ebenso oft doppelseitig. Sie ist auch keineswegs immer gleich als tuberkulös zu erkennen. In der Regel liegt bei den Eiterungen eine Mischinfektion vor. Diese sekundäre Infektion mit Eiterkokken (Staphylo-, Streptokokken) ist vielfach die Ursache des akuten Einsetzens und Offenbarwerdens einer bisher verborgenen tuberkulösen Mittelohrerkrankung. Im weiteren Verlaufe kann es nach Wochen zur Aufmeißelung kommen, ohne daß der tuberkulöse Charakter bis dahin erkannt und selbst bei der Operation sicher erkennbar wäre, oder daß der chronische Verlauf sich bereits manifestiert hätte. Wir können deshalb von der Besprechung

---

[1]) Siehe auch das Kapitel Tuberkulose im Abschnitt Ohr- und Allgemeinerkrankungen, S. 78.

der akut einsetzenden, in der ersten Zeit der Beobachtung vielfach nicht gleich als tuberkulös erkennbaren Fälle hier nicht absehen. Bei manifester Tuberkulose in anderen Organen (Lunge, Nase) wird man sich vorsichtigerweise die Frage nach dem spezifischen Charakter des Ohrenleidens öfter vorzulegen haben. Genuine akute Mittelohrentzündung bei Tuberkulösen ist freilich nichts Seltenes.

Der tuberkulösen, akut einsetzenden Mittelohrentzündung kommt eine erhebliche Bedeutung für die Praxis zu. Sie ist keine seltene Affektion und im frühen Kindesalter sogar eine häufige; überhaupt vorzugsweise eine Erkrankung des jugendlichen und mittleren Alters, Säuglinge eingeschlossen. Sie schädigt sowohl pathologisch-anatomisch, wie auch funktionell das Organ gewaltig, wie — außer Scharlach — kein anderes Leiden. Eine frühzeitige Diagnose kann viel retten und ist bei Beherrschung der Untersuchungsmethoden auch vielfach möglich. Bei dem häufigen Versagen oder der Umständlichkeit derjenigen Untersuchungsarten, welche den unumstößlichen Nachweis der spezifischen Erkrankung durch den Bazillenbefund erbringen, ist von großer Bedeutung, zu wissen, daß das otoskopische Bild und der klinische Verlauf schon im frühesten Stadium nicht selten eine sichere Diagnose ermöglichen. Ich war wiederholt in der Lage, schon nach der ersten oder zweiten Ohruntersuchung den Hausarzt auf das Vorhandensein einer tuberkulösen Erkrankung hinzuweisen.

Die tuberkulöse Ohrenentzündung ist sehr selten primär, begleitet meist Lungenleiden. Sie kann schon in einem sehr frühen Stadium der tuberkulösen Lungenerkrankung eintreten, zu einer Zeit, wo die Lungenaffektion noch nicht nachgewiesen und schwer nachweisbar ist.

Der Tuberkelbazillus ist die Ursache und der charakteristische Tuberkel in Hirsekorngröße von epitheloiden Zellen, mit Anhäufung von Riesenzellen und mit Neigung zu Verkäsung und Zerfall ist die pathologisch-anatomische Grundlage der spezifischen Veränderungen im Mittelohr. Diese spezifischen Veränderungen werden oft verdeckt durch Mischinfektion.

Die Überleitung auf das Mittelohr geschieht fast ausschließlich durch die Tube. Die Schleimhaut wird zunächst befallen. Die hämatogene Infektion spielt nur eine untergeordnete Rolle. Sie ist indessen zweifellos; wenn auch die sogenannte primär ossale Form der Erkrankung keineswegs immer auf hämatogener Infektion beruht.

Gemäß den pathologisch-anatomischen Veränderungen sind vier Gruppen aufgestellt: die lupöse, infiltrierende, fungöse und die nekrotisierende. Die Trennung ist nicht immer scharf; es gibt Übergänge und Mischformen. Die schmerzlose Entwicklung ist bei allen vorherrschend, doch fehlen die Schmerzen nicht in allen Fällen, besonders nicht bei den proliferierenden. Wir erinnern uns da an Fälle mit sehr großen Ohrenschmerzen. Sie befanden sich im Stadium weit fortgeschrittener Lungentuberkulose.

Die lupöse Form tritt in Schüben auf, mit oft langen Intervallen. Bei der infiltrierenden Form ist die Sekretion gering, die Paukenschleimhaut in ausgesprochenem Schwellungszustande, am wenigsten oft die des Trommelfells, mit subepithelialen Tuberkeln besetzt. Trommelfellveränderungen von Belang können sogar fehlen. Fazialislähmung ist bei beiden nicht selten, die Schwerhörigkeit hochgradig. Die fungöse Form ist eine Steigerung der vorigen, häufig im Kindesalter, führt hier — sonst reaktionslos — schon früh zu schweren Störungen im Warzenfortsatz mit Durchbrüchen durch die Kortikalis, während die Veränderungen in der Pauke und am Trommelfell sehr viel geringer sind (sog. primär ossale Form). Bei einem bisher anscheinend gesunden Kinde ist plötzlich der Warzenabszeß da. Beim Erwachsenen erscheinen die proliferierenden Vorgänge im ganzen Mittelohr und sind meist mit stärkerer, häufig selbst überreichlicher Eiterung verbunden. Die nekrotisierende Form ist häufig und führt ebenso wie die fungöse viel zu Knochenerkrankung. Sie kann recht charakteristische Krankheitsbilder entwickeln, nicht zum wenigsten infolge des reaktionslosen Zerfalls des Trommelfells. Die reaktionslose Einschmelzung der Gewebe, insbesondere auch des Knochens ist etwas der Tuberkulose Eigentümliches. Die nekrotisierende Form kann ebenso wie die fungöse Form Sequester bilden, unter mächtiger Granulationsentwicklung. So verbindet sich die nekrotisierende Form scheinbar mit proliferierenden Vorgängen. Das Wesentliche der tuberkulösen Entzündung ist Verkäsung und Zerfall.

Die Krankheitsbilder lassen sich nach ihrem klinischen Verlauf und nach dem otoskopischen Bilde in eine leichte und eine schwere Form scheiden und die leichten: in die katarrhalischen ohne Perforation und in die leicht eiterigen mit Perforation.

Der akute tuberkulöse Mittelohrkatarrh (ohne Perforation).

Die leichten Fälle, vorwiegend die lupösen, verlaufen an der Grenze zwischen katarrhalischen und entzündlichen Vorgängen ohne Perforation, unter dem Bilde eines intensiven, oft akut einsetzenden und stets in die Länge ziehenden Katarrhes. Sie werden als tuberkulöse erst erkennbar — abgesehen vom Bazillennachweis — durch ihren langwierigen und eigenartigen Verlauf mit vorübergehender Besserung, anscheinender Heilung, Nachschüben.

Mit Klagen über Sausen, Gehörverminderung, Gefühl von verstopftem Ohr kommen die Patienten zu uns. Das Trommelfell ist etwas stärker gerötet als bei den genuinen Katarrhen und meistens an der Schleimhautschicht erheblich geschwollen. Beim Katheterisieren sind nahe Rasselgeräusche in reichlicher Menge zu hören. Wegen der Trommelfellschwellung gelingt der otoskopische Nachweis von Exsudat nicht immer oder befriedigend.

Verdächtig für die tuberkulöse Natur ist neben der tuberkulösen Lungenerkrankung und der Neigung zu Rachenkatarrhen, oder allgemeiner zu Katarrhen der oberen Luftwege, die nahezu unveränderliche intensive Rötung und Schwellung an der Schleimhautschicht des Trommelfells, das Freisein von Schmerzen, aber das Gefühl großer Belästigung durch Verlegtheit des Ohrs, Sausen und Schwerhörigkeit. Die Affektion ist meistens einseitig. Die rasche Besserung dieser Beschwerden nach wenigen Behandlungen und der Befund bei Otoskopie sprechen nicht für eine große

Exsudatmenge. Der geringe Einfluß unserer Behandlung auf die Trommelfellschwellung und -rötung; die schnelle Rückkehr der Beschwerden
nach Aussetzen der lokalen und klimatischen Behandlung verstärken
den Verdacht der Tuberkulose und erheben ihn schließlich klinisch zur
Sicherheit, bei Lungentuberkulose.

Behandlung. Die Behandlung soll milde sein, nach Möglichkeit alle *Behandlung der leichten Form*
Reizungen vermeiden. Je reiner der tuberkulöse Charakter des Ohren-
leidens ist, desto weniger vermögen wir durch örtliche therapeutische
Maßnahmen zu heilen. Die Behandlung ist zunächst eine symptomatische,
vor allem aber eine klimatische und eine Frage der Überernährung.
Lufteinblasungen nach Politzers Verfahren oder mit Katheter, 2—4 mal
wöchentlich, längere Zeit fortgesetzt, sind geeignet, das Gehör zu bessern,
das Gefühl von Druck und von Verstopftheit im Ohr zu beseitigen, das
Exsudat zu verringern. Die Applikation von feuchter Wärme in Gestalt
von Prießnitzschen Umschlägen oder von Bähungen ist zur Behebung
der Beschwerden zeitweise empfehlenswert. Durch kräftige Ernährung,
durch Verbesserung der äußeren Lebensbedingungen, Aufenthalt an der
See, im Gebirge, viel Sonnenlicht, sind wir in der Lage, auf alle tuberkulösen Vorgänge im Körper einzuwirken. Der Parazentese enthalten *Keine Parazentese*
wir uns in diesen Fällen mit Vorbedacht, um nicht eine offene Tuberkulose
und eine Mischinfektion herbeizuführen, zumal schon nach mehreren
Behandlungen von größeren Exsudatmengen nicht mehr die Rede ist.
Wenn wir dieser Form der Media den rein tuberkulösen Charakter durch
konservatives Verfahren wahren können, so scheint uns das vorteilhafter,
als wenn wir durch nicht streng angezeigte operative Maßnahmen Gefahr
laufen, eine Mischinfektion zu erzeugen. Zu solchen Maßnahmen rechne
ich bei diesen Fällen mit dem klinischen Bilde des subakuten exsudativen
Katarrhs die Parazentese.

Der weitere Verlauf ist dadurch ausgezeichnet, daß das Trommelfell
ein normales Aussehen so leicht nicht wiedergewinnt. Die Rötung und
die Schwellung der Schleimhautschicht bleibt sehr lange bestehen und
verschwindet vielfach überhaupt nicht mehr ganz. Nach der anfäng-
lichen Besserung durch die Behandlung treten gewöhnlich rasch wieder
Nachschübe auf. Das Exsudat nimmt wieder zu, die Rasselgeräusche
vermehren sich wieder, das Druckgefühl wird größer, ebenso die Trom-
melfellrötung und -schwellung. Es gelingt durch lokale Behandlung nicht,
eine vollständige und dauernde Heilung herbeizuführen. Der einzige Weg
für die Ausheilung scheint mir die klimatische und Ernährungsbehandlung.

Die leichte akute tuberkulöse Mittelohreiterung.

Die leichteren bis mittelschweren Fälle sind vielfach ausgezeichnet *Leichte Form der Mittelohr-tuberku-*
durch schmerzloses Einsetzen und schleichendes Fortschreiten. Das *lose: leichte*
Trommelfell weist eine glatte Oberfläche auf mit schönem Glanze, von *akute tuberkulöse*
hellroter Farbe, mäßiger Injektion und Schwellung vorwiegend der *Mittelohr-eiterung*
Schleimhautschicht. Plötzlich sehen wir eine kleine scharfrandige Perforation entstehen und sich rasch von Tag zu Tag vergrößern, bei geringer Absonderung. Nicht selten bricht in einem anderen Quadranten

Entstehung
mehrfacher
Trommel-
fellper-
forationen ebenso unvermutet und plötzlich ein zweites, drittes, selbst viertes Loch auf, bisweilen an der Stelle eines hirsekorngroßen, durchscheinenden, gelben Fleckes (Tuberkel).

Sie wachsen zusammen zu einem großen Loche, nicht selten unter vollständigem Verlust des Trommelfells. Zerfallene Tuberkeln verursachen diese Perforationen und den fortschreitenden Trommelfellzerfall. Die Absonderung ist gering, oft leicht übelriechend, nur zeitweise reichlicher und serös; die Schleimhautschwellung nicht erheblich, meist frei von Granulationen; die Hörstörung gewöhnlich sehr beträchtlich und oft noch gesteigert durch quälendes Sausen.

Behandlung
der leichten
tuberku-
lösen
Mittelohr-
eiterung **Behandlung.** Wenn der Patient in der Großstadt bleibt, seinem Berufe nachgeht, seine Lebensweise nicht ändert, so ist an Besserung nicht zu denken. Das Leiden verschlechtert sich noch weiterhin. Die lokale Behandlung besteht im Reinigen des Ohrs, mit Spülungen besser als mit Trockenaustupfen. Aber das ist von untergeordneter Bedeutung für die Heilung. Sehr viel wichtiger ist Änderung der Lebensweise und Verbesserung der Lebensbedingungen. Hinaus aufs Land, in die frische Luft, in die Berge, an die See, viel Aufenthalt im Sonnenschein, direkte Allgemein-
behandlung energische Sonnenbestrahlung des Krankheitsherds, daneben kräftige Ernährung. Darauf muß das Hauptgewicht gelegt werden.

Es ist erstaunlich, welchen Umschlag man bereits nach 4—6 Wochen im Verhalten des Ohrenleidens feststellen kann. Die Sekretion verringert sich sehr bis zur scheinbaren oder völligen Trockenheit. Der Zerfall der Trommelfellsubstanz hat aufgehört, das Trommelfell ist abgeschwollen und abgeblaßt, ebenso die Paukenschleimhaut. Das Gehör bessert sich nicht selten. Nur das Sausen bleibt meist unverändert und das Trommelfell ersetzt sich nicht wieder. Leider tritt nach Rückkehr in die alten Verhältnisse gewöhnlich ein Rückfall ein, in Gestalt geringer, leicht übelriechender Absonderung. Die Schleimhaut schwillt und rötet sich wieder etwas, nimmt ein leicht granulierendes Aussehen an.

Diese milde Form der akuten tuberkulösen Mittelohreiterung ist durch ihr schmerzloses Einsetzen, durch die mäßige Schleimhautschwellung am Trommelfell, durch dessen rasch fortschreitendes, reaktionsloses Einschmelzen, vielfach von mehreren Stellen aus, mit scharf ausgeschnittenen Löchern von Anfang an bei nur geringer Absonderung, aber starker Hörstörung, bisweilen durch Tuberkelzeichnung, schon nach wenigen Untersuchungen mit Sicherheit als eine tuberkulöse festzustellen. Im Eiter finden sich auch meist Tuberkelbazillen. Sie entsteht vorzugsweise bei wenig entwickelter Lungentuberkulose, bei schwächlichem Körperbau. Bei einer jungen Patientin, deren Schwester schwer tuberkulös war, wurde trotz mehrfachem Hinweis auf die tuberkulöse Natur des Ohrenleidens an den Lungen nichts gefunden.

Schwere
Form der
Mittelohr-
tuberkulose **Verlauf der schwereren Form der tuberkulösen Mittelohreiterung.**

Die schwere Form kann ganz unter dem klinischen Bilde einer schweren genuinen akuten Mittelohreiterung einsetzen und zunächst verlaufen, ohne Verdacht zu erwecken. Der schmerzlose Beginn ist zwar die Regel und erweckt Verdacht; doch stellen sich bisweilen auch außerordentlich heftige Schmerzen ein unter starker Granulationsbildung bei der fungösen Form: Gewöhnlich besteht fortgeschrittene Lungentuberkulose. Das Trommelfell erscheint stark geschwollen, gewulstet. Dem Grade der Entzündung entsprechend — nicht wie bei der leichteren Form anscheinend unmotiviert — bricht oft frühzeitig das Trommelfell durch, eine reichliche und ständig zunehmende, immer schleimfreiere Eitermenge fließt ab. Schmerzen strahlen in die Kopfhälfte und in die benachbarten Organe wie bei der genuinen Media aus. Die Schwerhörigkeit ist hochgradig. Die starke und granulöse Wulstung der Paukenschleimhaut verbirgt den raschen Zerfall des Trommelfells. Die Granulationen in der Paukenhöhle zeigen bisweilen einen weißgrauen Belag infolge von Fibrinoidbildung. Der Knochen am Promontorium wird frühzeitig kariös, auch nekrotisch. Die Sonde stößt auf entblößten Knochen. Der Knochen an der Trommelfellumrandung, an der Labyrinthwand schmilzt ein. Fazialislähmung gesellt sich häufig hinzu. Die Entzündung hat inzwischen auf den Warzenfortsatz übergegriffen.

Der Eiter wird profus, schleimfrei, übelriechend, jauchig, besonders bei Sequesterbildung und Warzenkomplikationen.

Im weiteren Verlauf schwinden die Granulationen in der Paukenhöhle. Der nackte Knochen tritt zutage. Die Eiterung wird geringer. Die Zerstörung des Trommelfells zeigt sich nun unverhüllt. Die Knöchelchen werden nicht selten abgestoßen, auch kleine Sequester aus der Pauke, der Schnecke. Das Gehör ist meist vernichtet. Die Fazialislähmung geht vielfach nicht mehr zurück. Diese schwere Form ist eine Begleiterscheinung vorgeschrittener Lungentuberkulose und großer körperlicher Erschöpfung.

Das sind einige scharf geprägte Züge aus dem vielgestaltigen Krankheitsbilde der tuberkulösen Erkrankung, die unter der Form der akuten Media einsetzt und in die chronische Eiterung übergeht.

Die Gehörstörung ist immer eine sehr erhebliche, größer als in der milderen Form, wie es den feststellbaren Veränderungen im otoskopischen Bilde entspricht und darüber hinaus, denn das Labyrinth wird häufig von der Tuberkulose oder Mischinfektion — umschrieben oder diffus, toxisch, serös oder eiterig — befallen. Wenn auch bei günstigem Verlauf die Schwerhörigkeit sich fast regelmäßig etwas bessert, so bleibt doch immerhin die Gehöreinbuße eine große, und Taubheit ist nicht selten.

Warzenkomplikation. Bei der Neigung der Tuberkulose zur Ausbreitung auf den Knochen ist die Beteiligung des Warzenfortsatzes eine überaus häufige, sowohl im frühen Kindesalter wie beim Erwachsenen; bei der akuten wie bei der chronischen Form. Die Erkrankung im Warzenfortsatz entwickelt sich schleichend und hat deswegen bei der Eröffnung meist große Ausdehnung angenommen. Freilich vergehen darüber 3—4 Monate und mehr.

Er ist umfangreich eingeschmolzen, oft zu einer großen Höhle umgewandelt, die voller Granulationen steckt, vielfach untermischt mit kleineren oder größeren Sequestern. Die Kortikalis ist oft durchbrochen, auch als Sequesterschale abgestoßen, bisweilen zusammen mit der hinteren Gehörgangswand. Das Periost ist häufig durch Granulationen und Eiter weithin abgehoben. Oder die Sequester sitzen im Innern. Die Labyrinthwand ist häufig in geringerer oder größerer Ausdehnung nekrotisch, im Zustande der Sequestrierung. Besonders bei Kindern finden sich die Sequester häufig und in großer Ausdehnung. Nicht selten sind käsige Massen, welche die Granulationen durchsetzten oder größere Teile des Hohlraums bzw. den ganzen Hohlraum anfüllen. Sie dürfen nicht verwechselt werden mit Cholesteatombrei. Bei Fällen sehr weit vorgeschrittener Lungentuberkulose und körperlicher Entkräftung nimmt der Einschmelzungsvorgang an der Labyrinthwand große Ausdehnung an. Oder er setzt auch wohl erst nach der Operation ein, und man ist Zeuge der täglich fortschreitenden Einschmelzung.

Besonders im Jahre 1891 zur Zeit der Tuberkulininjektionen sah ich öfter als jemals vorher oder nachher sehr rapiden Knochenschwund nach den operativen Eingriffen.

Um die Sequester herum kann es zu großen Eiter- und Jaucheherden im Warzeninnern kommen mit überreichlichem, fötidem Ohrenlaufen. Aus dem gesamten Operationsbefunde, insonderheit bei Sequester, ergibt sich oft ein wichtiger Hinweis auf die tuberkulöse Natur. Aus dem Heilverlaufe nach der Operation gewinnt man wiederum Hinweise; sei es, daß überhaupt keine Granulationen aufschießen, die Knochenwände kahl bleiben und nekrotisch werden; sei es, daß eine Übermenge von Granulationen sprossen, die Höhle verlegen, immer wieder nachwachsen, ohne eine in Monaten erkennbare Neigung zur Verheilung, aber mit solcher zur Sequesterbildung.

Fieberhafte Zustände werden bei einer schweren eiterigen Warzenerkrankung und besonders bei Kindern unterhalten.

Im frühen Kindesalter ist die tuberkulöse Mittelohreiterung unter dem Bilde der akuten Media häufig. Hier überwiegt die fungöse Form, bei der die Paukenhöhlenentzündung symptomlos verläuft und plötzlich ein Abszeß am Warzenfortsatz auf die schwere Ohrenerkrankung hinweist. Der Warzenfortsatz ist oft in großem Umfange zerstört, mächtige Lager von Granulationen füllen ihn aus, mit oder ohne Sequester. Das Trommelfell ist häufig nicht perforiert oder hat sich nach geringer Absonderung geschlossen; es ist verdickt, von schmutzig dunkel grauroter Farbe. Die Schleimhaut der Paukenhöhle ist stark granulös geschwollen, gerötet. Auch in diesem Bilde ist die Fazialislähmung häufig.

Scheinbar primäre Warzenfortsatzerkrankung

Über die Diagnose der Mastoiditis findet sich das Nötige in dem Kapitel Mastoiditis bei der akuten Mittelohreiterung S. 166. Der tuberkulöse Charakter offenbart sich aus dem Gesamtbilde (dem schleichenden Auftreten, den Sequestern, den käsigen Massen, der Granulationsentwicklung). Freilich ist der Befund der Warzenoperation häufig ohne überzeugende Hinweise. Erst die histologische Untersuchung der Granulationen offenbart vielfach die Tuberkulose.

Otitis interna bei Mittelohrtuberkulose ist selbst tuberkulös oder durch Mischinfektion hervorgerufen oder toxisch bedingt

Bei großer Gehöreinbuße, einem Gehör dicht am Ohr, ist an ein Übergreifen der Entzündung auf die Schnecke zu denken. Der Verdacht wird zur Sicherheit erhoben, wenn eine erhebliche Einengung der unteren Tongrenze mit dem Verlust des Gehörs für a^1 (Herzog) vorliegt und vestibulare Zeichen hinzutreten.

Die Interna kann tuberkulöser, entzündlicher (toxischer, seröser, eiteriger) Art oder beides sein. Die entzündliche, eiterige Form überwiegt. Die Beteiligung des Labyrinths ist häufig, nach manchen Autoren in $1/3$ der Fälle. Über die seröse und eiterige Interna ist S. 223 nachzulesen.

Die Interna ist in der Regel anfänglich eine diffuse seröse, anschließend an eine umschriebene eiterige oder tuberkulöse, oft infolge Durchwanderung der Bakterien oder Diffusion der Toxine durch die, wenn auch gewebsbeschädigten, aber nicht perforierten Fenstermembranen entstanden (induzierte Form). Der Übergang auf den Vestibularabschnitt ist durch das Hinzutreten der Vestibularzeichen (Schwindel, Gleichgewichtsstörungen, Nystagmus zur gesunden Seite) von meist nur geringer Ausbildung gekennzeichnet, die Erkrankung der Schnecke durch Taubheit. In dem Maße, wie die seröse Interna sich zurückbildet, kehrt Gehör wieder; es verschwindet umgekehrt völlig und dauernd mit fortschreitender eiteriger oder tuberkulöser Interna, unter Steigerung der vestibularen Zeichen. Gerade bei der tuberkulösen Media verbindet sich merkwürdigerweise bereits mit dem serösen Stadium der Interna eine frühzeitige Atrophie im nervösen Endapparate, vor allen Dingen der Schnecke. Sausen, Klopfen, Pochen kann oft recht quälend und von Dauer sein.

Die Zeichen der Erkrankung des kochlearen oder vestibularen Abschnitts sind aber gerade bei Tuberkulose bisweilen nicht auf das Labyrinth, sondern auf den Nervus octavus zu beziehen, auf toxische Neuritis. Daran ist vor allem zu denken bei Intaktheit des vestibularen Abschnitts, bei doppelseitiger Schwerhörigkeit und starken subjektiven Geräuschen. Verkürzung der Knochenleitung, Einengung der oberen Tongrenze sind für die Neuritis von Belang, bei der die untere Tongrenze aber auch nicht selten in die Höhe gerückt ist. Vestibularneuritis scheint seltener zu sein.

Die tuberkulöse Interna befällt allmählich das ganze Labyrinth auf demselben Wege wie die eiterige und ist oft mit einer entzündlichen eiterigen kombiniert. Die charakteristischen Vestibularzeichen sind bei der tuberkulösen Form nicht so scharf ausgeprägt wie bei den eiterigen Formen. Der Verlauf ist oft latent, führt aber schließlich, wenn nicht Stillstand und Ausheilung eintritt, ebenso zu einem funktionellen Ausfall wie die eiterige Interna. Neigung zu Spontanheilung ist vorhanden. Trotz dieser Neigung bleibt die tuberkulöse oder eiterige Interna in jedem Falle eine ernste Komplikation wegen des drohenden Übergangs auf die Hirnhäute.

In den schwersten Fällen schmilzt die ganze Labyrinthwand ein; Paukenhöhle und Labyrinth sind eine einzige Höhle. Sogar von dieser Höhlung sah ich die mediale knöcherne Wand, d. i. die mediale Labyrinth- oder innere Gehörgangswand, in größerer Ausdehnung eingeschmolzen.

Nächstdem sind die Erkrankungen der Hirnhäute am häufigsten. Die eiterigen Erkrankungen überwiegen freilich gegenüber den tuberkulösen bei der Pachymeningitis externa, interna und bei der Leptomeningitis. Tuberkulöse Hirnabszesse sind sehr selten. Extrem selten entwickelt sich vom Sinus aus eine Miliartuberkulose. Sehr selten kommt es zu einer Arrosion der Karotis oder der Jugularis und zu einer tödlichen Blutung.

Hirntuberkeln sind der Otitis bisweilen vergesellschaftet.

Der ursächliche Zusammenhang zwischen Otitis und tuberkulösem Hirnleiden ist selten sicher aufgedeckt. Vgl. hierzu Ohr- und Allgemeinerkrankungen S. 81.

Diagnose. Von entscheidender Bedeutung ist: bezeichnendes otoskopisches Bild, Nachweis von Tuberkelbazillen, histologischer Befund von Tuberkeln mit charakteristischen Riesenzellen, Verkäsung; Mastoiditis mit Sequesterbildung; Vorhandensein von Lungentuberkulose. Der möglichst frühe, einwandsfreie Nachweis der spezifischen Erkrankung ist von außerordentlicher Wichtigkeit. Das geschieht am sichersten durch Feststellung der Tuberkelbazillen oder der Tuberkeln. Leider ist beides nicht immer erreichbar und nur bei offener Mittelohrtuberkulose anzustreben.

Die bakteriologische Untersuchung des Sekrets fällt oft negativ aus. Durch die Impfung auf Meerschweinchen wird sehr viel häufiger ein positiver Nachweis erzielt, doch dieses Verfahren ist umständlich und zeitraubend. Bisweilen sind Gewebsstückchen für die histologische Untersuchung verfügbar: Granulome, abgeknipstes Trommelfellgewebe selber, bei Aufmeißelung gewonnenes Granulationsgewebe oder Knochenstückchen. Granulationen aus der Pauke werden bei negativem Befunde mehrfach untersucht, in Zwischenräumen. Bei der bakteriologischen Untersuchung des Ohreiters sind Verwechselungen mit anderen säurefesten Bakterien (Smegmabazillen) zu vermeiden. Die Kutanreaktion nach Pirquet ist bedeutungslos. Die lokale Reaktion nach subkutanen Tuberkulininjektionen kann wertvolle Aufschlüsse geben. Dieser Nachweis ist aber meist sehr schwierig. Auch auf die Muchschen Granula soll man im bazillenfreien Ohreiter achten. Das Verhalten der Proteolyse ist schließlich noch zu erwähnen. Das Fehlen der Dellenbildung auf der Serumplatte soll für Tuberkulose sprechen, da reiner tuberkulöser Eiter nur Lymphozyten enthalte, die im Gegensatze zu den Leukozyten kein Ferment entwickeln. Die Zuverlässigkeit dieses Nachweises ist noch nicht erprobt.

Zum Glück lassen das Trommelfellbild oder der klinische Verlauf insgesamt (das schleichende, schmerzlose Einsetzen und der rasche Zerfall), auch der Operationsbefund vielfach, über den tuberkulösen Charakter keinen Zweifel. Das bei dem mäßigen Grade der Trommelfellentzündung unerwartete Auftreten der meist mehrfachen Perforationen und deren Aussehen „wie mit dem Locheisen geschlagen" kennzeichnen die tuberkulöse Natur recht frühzeitig.

Prognose. Die Prognose ist für die leichten Fälle gut, für die schweren nicht günstig, wenn schon auch hier Heilungen eintreten. Sie hängt völlig vom Stande des Lungenleidens ab. Die Prognose ist in dreifacher Beziehung ungünstig, bezüglich der Funktion, die meistens vernichtet wird, bezüglich des tuberkulösen und eiterigen Stadiums, das bei den schweren Fällen in der Mehrzahl nicht zur Heilung gelangt, auch nicht nach eingreifenden Warzenoperationen, und schließlich bezüglich des Lebens, das durch die direkten otitischen Komplikationen immerhin in einer Minderzahl ernstlich bedroht wird. Über die Länge des Heilverlaufs soll man sich niemals optimistischen Erwartungen hingeben.

Behandlung. Bei der eiterigen Form mit Perforation, der offenen Tuberkulose, treten einige andere Gesichtspunkte auf als bei der nicht perforierten. Den Eiter fortzuschaffen, dienen die gleichen Methoden, die wir bei der genuinen Mittelohreiterung empfohlen haben. Eine Verhaltung wegen verlegter oder zu enger Trommelfellperforation kommt kaum je in Frage, selbst dann meist nicht, wenn Granulome (Polypen) das Trommelfell überragen. Aber wir entfernen gleichwohl diese Granulome mit der Schlinge. Bei der fungösen Form mit starker Granulationsbildung in der Paukenhöhle halten wir eine Zerstörung dieser Granulationen mit den verschiedenen Ätzmitteln nicht für geboten. Dagegen müssen wir Labyrinth und Warzenfortsatz im Auge halten.

Die Warzenerkrankungen sind von denselben Gesichtspunkten aus zu beurteilen wie bei der genuinen Mittelohreiterung. Der vereiterte Warzenfortsatz muß operiert werden nach den allgemein gültigen Indikationen, die auf S. 165, 166[1]) nachzulesen sind. Wir müssen aber dessen

---

[1]) Vgl. auch S. 186 und 195.

eingedenk sein, daß bei dem symptomlosen Verlauf der tuberkulösen
Warzenerkrankungen die Zerstörungen im Knochen im allgemeinen größer
sind, als die sichtbaren Zeichen erwarten lassen, und daß bei großem
Kräfteverfall an die Operation sich ausgedehnter Gewebszerfall, also eine
Ausdehnung der örtlichen Tuberkulose, anschließen kann.

Bei nahe bevorstehender Auflösung infolge vorgeschrittener Lungentuberkulose wird man die Indikation zum Eingriff einschränken, schärfer
fassen und nur in dringendsten Fällen operieren. Bei überreicher Absonderung und heftigen Schmerzen nützen wir auch dem Kranken mit
schwerer Phthise durch die Operation mehr als mit deren Ablehnung.

Unser Verhalten bei Labyrinthkomplikationen hängt im wesent- Verhalten
bei Laby-
rinthkom-
plikationen
lichen von der Intensität der Labyrinthsymptome und vom Grade der
Labyrintherregbarkeit ab. Auch der Zustand des Mittelohrs und Warzenfortsatzes ist bestimmend, selbstverständlich auch der Lungenbefund
und der allgemeine Kräftezustand. Bei leichterem Verlaufe gelten dieselben Anzeigen wie sonst bei der Interna. Bei fortgeschrittener Lungentuberkulose steht nur bei intensiven Labyrinthzeichen die Labyrinthoperation in Frage. Die Eröffnung des kranken Warzenfortsatzes bzw. die
Radikaloperation wird durch Labyrinthzeichen dringender gemacht.

Bei den zerebralen eiterigen Komplikationen gelten dieselben Indikationen wie bei den entsprechenden Folgezuständen nach der genuinen
eiterigen Media.

Die Nachbehandlung zieht sich nach Operationen unendlich in die
Länge. Vielfach tritt schließlich nach Jahr und Tag Heilung ein; oft erst
durch klimatische Kuren, Aufenthalt an der See, Sonnenbestrahlung.
Auch Lebertran, Überernährung begünstigen den Heilverlauf wesentlich.

Aufs dringendste ist zu raten, auch bei operierten Fällen diese wohl-
tätigen Hilfsmittel ausgedehnt anzuwenden. Vom Gebrauch von Jodoform bei der tuberkulösen Mittelohreiterung haben wir keine wesentlichen
Vorteile gesehen, häufiger aber den Nachteil hartnäckiger Ekzeme.

Tuberkulin- und Röntgenbehandlung hat sich bisher nicht als erfolgreich bewiesen. Von der Saugbehandlung (wöchentlich 2—3 Sitzungen)
behauptet es Muck.

Chronische tuberkulöse Mittelohreiterung.

Chronische
tuberkulöse
Mittelohr-
eiterung
Im Gegensatz zu der bisher besprochenen tuberkulösen Mittelohreiterung mit wirklich oder scheinbar akutem Beginn und im akuten
Stadium der Mischinfektion ist hier das zweifellos chronische Stadium
der Mischinfektion gemeint, in welchem der größte Teil der tuberkulösen
Mittelohreiterungen in unserer Behandlung kommt, das Stadium der
chronischen Eiterung bei Ohrtuberkulose.

Wie bereits bei der akuten tuberkulösen Mittelohreiterung erwähnt,
ist sie häufig, oft aber unerkannt. An das dort Gesagte knüpfen wir hier
an. Das Leiden ist vielfach in der Kindheit entstanden und zeigt das
Trommelfell ausgedehnt oder ganz zerstört. Häufig fehlen die Gehörknöchelchen. Auch bei Erwachsenen hat sie sich schleichend entwickelt,
ohne erheblichere, akut entzündliche Zeichen am Trommelfell. Ein Lieb-

lingssitz ist die Labyrinthwand, die mit glatt oder granulös geschwollener
Schleimhaut von meist blaßroter Farbe bedeckt ist. Der Knochen am
Promontorium ist offenbar vielfach mit erkrankt. Bisweilen findet man
die Granulationen in der Pauke von grauweißer Farbe infolge Auflagerung
von Fibrinplatten, welche mit der Unterlage verfilzt sind. Diese grau-
weißen, fest verfilzten, fibrinoiden Auflagerungen sind außerordentlich
hartnäckig und rühren sich oft monatelang nicht trotz aller therapeutischen Versuche. Der schleimige Charakter tritt im Eiter zurück; je
reichlicher dieser ist, desto mehr; er ist oft vermengt mit Knochensand.
Kleine oberflächliche Sequester, vom Limbus, auch aus der Schnecke, stoßen
sich ab. In den schwersten Fällen von Nekrose liegen überall in der Pauke
die kahlen Knochenwände.

Fazialislähmung ist häufig, vielfach dauernd, und das Gehör oft
völlig vernichtet, seltener durch Neuritis, häufig durch Einbruch in das
Labyrinth. Der Einbruch erfolgt durch die Fenster, durch das Promontorium und vom Antrum aus durch den horizontalen Bogengang.

Bei den Fällen mit kleiner, meist hoch gelegener randständiger Perforation kommt man vielfach über den Verdacht der tuberkulösen Natur
nicht hinaus. Indes wenn das Trommelfell geschwollen und von schmutzig-
roter Farbe bleibt und von Zeit zu Zeit bei geringer Absonderung Blutungen aus der Pauke sich zeigen, so darf man die Diagnose bei vorhandener Lungentuberkulose wohl stellen.

Das über Beteiligung des Warzenfortsatzes bei der akuten tuberkulösen Mittelohreiterung S. 201ff. Gesagte hat auch im großen ganzen
Geltung für die chronische Media.

Die Sekretion ist häufig gering, wenn auch in der Regel mehr oder
weniger fötide, in anderen Fällen reichlicher; sehr stark in der Regel, und
von jauchigem Charakter, wenn sich Sequester gebildet haben. Dann
treten auch stärkere Beschwerden auf, vor allem Kopfschmerzen, Fieber,
Appetitlosigkeit und ein stärkerer Kräfteverfall. Eiterungen an der Hals-
wirbelsäule begleiten bisweilen die schweren Formen der Tuberkulose
des Schläfenbeins (Retropharyngealabszesse). Nach der Beseitigung
des Herds mit seinen Kopfschmerzen, Fieber, Säfteverlust hebt sich das
Allgemeinbefinden wieder trotz des ausgedehnten Lungenleidens.

Bei der chronischen Mittelohreiterung der Kinder entwickelt sich
nicht selten völlig schleichend eine Mastoiditis ohne erhebliche Knochenzerstörung und ohne erhebliche Sequesterbildung. In den Knochen-
zellen findet sich eine sulzige, blasse, meist sehr ödematöse, bisweilen
granulöse Schwellung. Bisweilen sind sie auch stark hyperämisch und
gelegentlich mit freien Blutergüssen verbunden. Ebenfalls im chronischen
Stadium der Media und bei Kindern kommt es schleichend, ohne jede
Spur von Empfindlichkeit zu einem völligen Schwund der Kortikalis.
Die Mastoiditis bleibt gleichwohl oft lange verborgen. Klinisch unterscheiden sich diese Warzenentzündungen häufig nicht von anderen Erkrankungen, wie sie genuin oder häufiger bei Masern, Scharlach usw.
vorkommen. Erst die histologische Untersuchung bringt durch den Nachweis der Tuberkeln, der charakteristischen Riesenzellen, der Verkäsung

die Diagnose. Im allgemeinen aber kann man sagen, der tuberkulösen Erkrankung ist die häufige Sequesterbildung, teils zentral teils oberflächlich, die mächtige Granulationsentwicklung und Verkäsung eigen.

Die **Prognose** ist im allgemeinen schlecht, soweit die Ausheilung in Frage kommt, und bei den schwereren Fällen auch bezüglich des Lebens. Bei Kindern ist die Prognose besser und Ausheilung häufiger. Die eiterigen Komplikationen von seiten des Labyrinths, des Hirns und der Hirnhäute sind häufiger als die tuberkulösen. Prognose

Die **Diagnose** ergibt sich bisweilen verhältnismäßig leicht aus dem Trommelfellbefund, aus dem Verlauf, aus dem anamnestischen Nachweise vom schmerzlosen Beginn und Zerfall des Trommelfells, starkem Gehörverlust, schleichendem Verlauf, aus dem allgemeinen Befund (Lunge, Abmagerung). Der Nachweis von Tuberkelbazillen stellt die Diagnose über alle Zweifel. Diagnose

Behandlung. Bei der akuten Tuberkulose des Mittelohrs auf S. 200 und 204 haben wir bereits das Wesentliche über Behandlung gesagt. Wir knüpfen hier an. Behandlung

Die Behandlung der Lungenerkrankung, die Hebung der Kräfte durch Überernährung, die möglichst ausgiebige Verwendung des Sonnenlichts, der Freiluftbehandlung, Landaufenthalt, Seebad stehen in erster Linie.

Wenn sich ein Abszeß im Warzenfortsatz gebildet hat, soll er operiert werden. Je stärker die Absonderung ist und die Beschwerden den Patienten quälen, um so dringender und segensreicher ist die Operation. Selbst sehr entkräftete Patienten mit sehr vorgeschrittener Phthise erholen sich zusehends, nach der Beseitigung eines großen Eiterherds und quälender Schmerzen. Bei kräftigen Personen sind die Operationsanzeigen bei eiteriger Mastoiditis dieselben wie bei der akuten oder chronischen Media, die S. 165—166 bzw. 186 und 195 erörtert sind. Für die eiterigen endokraniellen Komplikationen, für die Labyrintheiterungen gelten dieselben Indikationen wie auch sonst; bei tuberkulöser Meningitis ist Operation aussichtslos. Frage der Operation

II. Syphilis des Gehörorgans.

Syphilis des Gehörorgans

A. Äußeres Ohr.

Äußeres Ohr

Primäraffekt. Unser fachärztliches Interesse erstreckt sich mehr auf die Erkrankungen des äußeren Gehörgangs, für die die otoskopische Untersuchungsmethode notwendig ist. Der Primäraffekt ist außerordentlich selten, mehrfach an der Ohrmuschel, nur einmal im Gehörgang beschrieben. Primäraffekt

Die Übertragung erfolgte durch Küsse, Bisse, angeblich auch durch schmutzige Handtücher, Kratzen mit infiziertem Finger. Wegen des Knorpels der Muschel ist die Feststellung der Induration schwer möglich. Das Aussehen des Geschwürs allein führt nicht leicht auf die richtige Diagnose. Die Schwellung der regionären Lymphdrüsen, der sub- und präaurikulären, der zervikalen und submaxillaren ist geeignet, den Charakter des Geschwürs zu enthüllen. Die Diagnose wird gesichert

durch den Spirochätennachweis, ferner durch die Zeichen der Allgemeininfektion mit dem Auftreten des Exanthems, durch die Wassermannsche Reaktion.

Sekundäre und tertiäre Phänomene. Die sekundären und tertiären
Erkrankungen an Ohrmuschel und Gehörgang sind häufiger, aber doch
auch im ganzen selten. Buck fand unter 4000 Ohrenkranken 5 mal
Syphilis des äußeren Ohrs, Knapp unter 10 000 nur einmal, Desprès
unter 1200 Syphilitischen mit 980 Kondylomen anderer Lokalisation
5 mal Kondylome im äußeren Gehörgang und einige in der Ohrmuschel
sowie im Loch für den Ohrring. Ravogli dagegen sah unter 144 Syphilitischen 15 mal spezifische Affektionen des Mittelohrs und nur einmal
des äußeren Ohrs. Die spezifischen Affektionen werden bei Frauen
öfter beobachtet als bei Männern.

Roseola scheint häufig zu sein, im Gehörgang häufiger als an der
Ohrmuschel. Das makulöse und papulöse Syphilid kommt stets zusammen
mit den gleichen Veränderungen am übrigen Körper vor. Es ist auch am
Trommelfell beobachtet worden. Einige Bemerkungen über das Vorkommen der Heredolues schließen wir hier gleich an. Im frühen Kindesalter bei der hereditären Lues findet sich das Exanthem vorzugsweise
nahe der Anheftungsstelle der Ohrmuschel und in der Warzengegend.
Auch nässende Papeln, breite Kondylome sitzen vorzugsweise in der
Warzengegend nahe dem Muschelansatz. Alle diese Ausschläge befallen
auch den Gehörgang. Perichondrium und Knorpel können ergriffen und
ausgedehnt zerstört werden. Pustulöses und bullöses Syphilid ist hier bei
Neugeborenen zu finden: Hanfkorngroße und größere Blasen, die zu
braungefärbten Krusten eintrocknen.

Die Lokalisation dieser Syphilide im äußeren Gehörgang bedingt
einige Besonderheiten. Durch die starke Hautschwellung wird der Gehörgang auf das störendste verengt. Die Haut der Papeln zerfällt, sie nässen
und formen sich zu flachen, warzenartigen, graurötlichen Exkreszenzen,
breiten Kondylomen; leicht blutenden kleinen Geschwüren mit aufgewor-
fenen Rändern und weißem Belag. Die Erhebung der Efloreszenzen,
ihre periphere Infiltration und die sekundäre Anschwellung der Epidermis im Gehörgang führt eine meist hochgradige Verengerung herbei.
Das sich zersetzende und im Abfluß behinderte Sekret verschlimmert
die diffuse Dermatitis, deren an anderer Stelle besprochene Zeichen den
spezifischen Charakter des Krankheitsbildes verwischen. Die Absonderung
wird fötide, ein richtiges Ohrenlaufen, das Hörvermögen stark vermindert
durch die mechanische Gehörgangsverstopfung. Die anfangs schmerzlose
Affektion ruft Jucken, Stechen, auch lebhaftere Schmerzempfindungen
hervor, die sich beim Kauen steigern. In vernachlässigten Fällen kann
die Affektion mit heftigen Schmerzen verbunden sein.

Die Erkrankung des äußeren Gehörgangs kann sich vergesellschaften
— selten — mit spezifischen Vorgängen im mittleren und innern Ohr.

Infolge der Verschwellung des Gehörgangs ist die Feststellung des geschwürigen
Charakters und der Ausdehnung der Geschwüre aufs äußerste erschwert. Durch
einige Löffel Jodkali wird die Diagnose sofort gesichert; ebenso mit dem Übergreifen

der Geschwüre auf die Koncha. Sie wird auch durch die Gegenwart von makulösen und papulösen Syphiliden des Kopfes näher gerückt. Die Heilung erfolgt oft mit kleinen flachen Narben, bei verschleppten Fällen mit größeren Narben, die besonders am Ohrloch zu erheblichen Verengerungen führen können.

Die diffuse oder zirkumskripte luetische Periostitis des Gehörgangs führt zu größerer Verengerung. Bei rechtzeitiger spezifischer Behandlung verschwindet sie wieder; ohne Behandlung bleiben hyperostotische Auflagerungen zurück. Auch periostales Gumma im äußeren Gehörgang ist beobachtet worden; ferner spezifische Veränderungen am Trommelfell in Form von Papeln und Pusteln, offenbar ein seltener und wohl nicht immer einwandfreier Befund.

Das periostale Gumma des Warzenfortsatzes kommt als Erscheinung des äuße-ren Ohrs zur Geltung. Es findet sich an der Basis, an der Spitze und an der vorderen Warzenfläche (hintere Gehörgangswand) und gibt leicht zu diagnostischen Irrtümern Veranlassung, daraufhin auch zu fehlerhaften Eingriffen. Jodkali ist natürlich das Probe- und in Verbindung mit Hg und Salvarsan das Heilmittel. Periostales Gumma des Warzenfort-satzes

Die beschriebenen pathologischen Veränderungen sind in der Regel ohne lokale Maßnahmen durch Allgemeinbehandlung dauernd zur Heilung zu bringen. Schon nach den ersten Dosen von Jodkali ist eine erhebliche Besserung zu bemerken und oft in den eben noch zweifelhaften Fällen die Diagnose damit entschieden. Die Sekretion wird geringer, der Gehör-gang weiter, das Geschwür flacher und übersichtlicher. Lokalbehandlung wird öfter die Heilung beschleunigen. In erster Linie handelt es sich um eine sorgfältige und regelmäßige, schonende Reinigung des Gehörgangs von dem fötiden Sekret und den angesammelten Epithelmassen durch feuchtes Austupfen oder, wenn der Gehörgang weiter ist, auch durch Ausspritzen und um Auseinanderdrängen der sezernierenden Wundflächen durch schmale Streifen sterilisierter oder Sublimatgaze, die täglich 1—2 mal zu erneuern ist. Zweckmäßig werden die Ulzerationen mit austrocknen-den Pulvern bestreut wie Xeroform, Talkum, Jodoform usw. Die rascheste Trockenlegung und Abheilung der Geschwüre und der nässenden Papeln bekommt man durch Aufstreuen von Kalomel nach vorherigem Betupfen mit Kochsalzlösung. Die Ätzung der Ulzeration in hartnäckigen und be-sonders schmerzhaften Fällen mit Chromsäure in Substanz, der Sonde angeschmolzen, ist recht wirksam. Behandlung

Die dauernde Beseitigung ausgebildeter Stenose gelingt höchst selten durch mechanische Dehnung (Quellstifte u. dgl.), sondern erfordert bei größerer Ausdeh-nung recht komplizierte Plastiken: Postaurikuläre Hautlappen von der hinteren Muschelfläche, aus der Warzengegend werden nach Vorklappen der Ohrmuschel und nach Exzision des Narbengewebes in den Gehörgang gelagert und vernäht. Thierschsche Hauttransplantationen genügen manchmal. Bei isolierter Stenose der Ohröffnung genügen sie häufiger, oder man verwendet kleine gestielte Hautlappen.

B. Mittelohr.
Syphilis des Mittelohrs

Neben den syphilitischen Erscheinungen in einem Abschnitte oder in der Nachbarschaft: im Nasenrachenraum z. B. können katarrhalische oder eiterige Folgezustände in einem anderen bestehen.

Eustachische Röhre.
Eustachi-sche Röhre

Primäraffekt. Er ist selten und nur an der Rachenmündung beobachtet worden. Die Übertragung ist durch nicht ausgekochte Tubenkatheter erfolgt. Bei der asep-tischen Instrumentebehandlung unserer Zeit ist diese Übertragung nicht mehr mög-lich und damit der Primäraffekt durch Prophylaxe beseitigt. Primär-affekt

Am Tubenostium sitzt ein erbsengroßes Geschwür, mit scharfen Rändern, mit graugelbem Belag. Die Tubenwülste sind unförmig geschwollen, von dunkelrotem, sammetartigem Aussehen.

Der Primäraffekt am Tubenostium hat regelmäßig hochgradige akute katarrhalische Veränderungen in der Tube und Pauke zur Folge mit starker Schwellung und Injektion der Schleimhaut, Durchfeuchtung und Hyperämie des Trommelfells, Füllung der Hammergriffgefäße, Ansammlung von gewöhnlich hämorrhagisch verfärbtem Exsudat hinter dem stark retrahierten Trommelfell. Das Gehörvermögen ist sehr vermindert; die Tonsille, der weiche Gaumen, die Schleimhaut des Rachens der erkrankten Seite sind stark gerötet und geschwollen, voll Sekret, die Sprache ist undeutlich, stark nasal und ebenso wie das Schlucken sehr erschwert. Die heftigen, in Ohr und Hals lokalisierten Schmerzen steigern sich beim Schlucken unerträglich.

4 Wochen nach der Infektion mit dem Katheter erscheint typische Roseola, die sublingualen, submentalen und okzipitalen Drüsen der erkrankten Seite sind indolent geschwollen. Der Verlauf der Lues ist, wie so häufig bei extragenitaler Infektion, gewöhnlich ein schwerer.

Gesichert wird in solchen Fällen die Diagnose des Primäraffekts durch den postrhinoskopischen Befund, die vorangegangene Anwendung des Katheters, das nachfolgende Exanthem, die indolenten Drüsenschwellungen (zervikale, okzipitale, submentale), die einseitigen Schmerzen beim Schlucken und die spontan ausstrahlenden Schmerzen.

Lues II
und III der
Tube **Sekundäre und tertiäre Erscheinungen.** Sie sind nur am Tubenostium durch die direkte Besichtigung mit Spiegelbeleuchtung sichtbar und mit Sicherheit festzustellen. Papeln, Erosionen (Plaques), Geschwüre, Gumma sind durch die postrhinoskopische Untersuchung entweder isoliert am Tubenostium oder als Teilerscheinung gleicher Ausbrüche im Nasenrachenraum festzustellen. Tiefgreifende Geschwüre, mit speckigem oder milchweißem Belag, mit wallartigen Rändern und peripheren Infiltrationen, als Geschwüre im Spiegelbild oft gar nicht zu erkennen, sind auf zerfallene Gummen zurückzuführen. Durch die Neigung zu Blutungen bei Einführung des Katheters, durch die starke Sekretion, welche bisweilen die ganze obere Partie des Nasenrachenraums mit einem mächtigen milchweißen Belag einhüllt, durch heftige ins Ohr ausstrahlende Schmerzen besonders beim Schlucken, verrät sich das Bestehen ausgedehnter ulzeröser Prozesse im Nasenrachenraum. Die Veränderungen im Mittelohr und am Trommelfell sind fast die gleichen wie beim Primäraffekt.

Der Tubenknorpel wird bisweilen durch diese Prozesse in größerer Ausdehnung zerstört. Die ausgedehnte Narbenbildung bedingt völlige und unheilbare Tubenstenose mit ihren bekannten Folgen für Mittelohr und Gehör.

Die Allgemeinbehandlung genügt im allgemeinen zur Erzielung der Heilung. Schon die ersten Löffel Jodkali bringen eine merkliche Besserung. Die Heilung ausgedehnter Geschwüre wird durch örtliche Behandlung mit Chromsäure in Substanz an Sonde geschmolzen wesentlich beschleunigt.

Syphilis der
Pauken-
höhle **Paukenhöhle.** Bei Syphilitikern sehen wir Tube und Paukenhöhle von katarrhalischen und eiterigen Erkrankungen häufig befallen. Ob und in welchem Prozentsatz diese Erkrankungen spezifischer Natur sind, entzieht sich manchmal sicherer Erkenntnis. Das Vorkommen syphilitischer Äußerungen unter diesen Krankheitsformen erscheint zweifellos. Die Mehrzahl der Tuben- und Paukenhöhlenkatarrhe im Anschluß an sekundäre und tertiäre Prozesse am Tubenostium, im Nasenraum, Nase, Pharynx dürfte rein katarrhalischer Natur sein. Durch deren Abheilung unter dem Einfluß einer energischen antisyphilitischen Kur wird auch der spezifische Charakter der Tuben- und Paukenhöhlenerkrankung nicht ohne weiteres erwiesen; denn mit der Abheilung der spezifischen Vorgänge im Nasenrachenraum verschwinden die Ursachen der Mittelohrerkrankung; und Spontanheilung kann einsetzen. Immerhin, akute Mittelohrkatarrhe oder -entzündungen, die zugleich mit Roseola oder anderen syphilitischen Äußerungen außerhalb des Nasenrachenraums verlaufen und unter der antisyphilitischen Kur ohne lokale Behandlung prompt heilen, dürfen wohl als eine spezifische Schleimhauterkrankung im Mittelohr aufgefaßt werden. Über die pathologisch-anatomischen Grundlagen dieser syphilitischen Mittelohrvorgänge wissen wir noch sehr wenig. Kirschner hat in einem Falle von exsudativem Mittelohrkatarrh einen Befund von Endarteritis und Periarteritis in der Paukenhöhlenschleimhaut mit Periostitis am Promontorium beigebracht. Ein zähes, bernsteingelbes Exsudat war vorhanden. Ein derartiges Exsudat, hartnäckig gegen lokale Behandlung, eine stärkere Injektion des Stratum mucosum vom Trommelfell mögen ein gewöhnlicher Befund bei syphilitischer katarrhalischer Media sein.

Die Diagnose der Syphilis am Gehörorgan ist besonders für die Erkrankungen des inneren, aber auch des Mittelohrs durch einige Errungenschaften und Feststellungen in der Neuzeit wesentlich gefördert worden, und zwar neben der Entdeckung der Spirochaeta pallida durch die Wassermannsche Reaktion und die Salvarsanbehandlung; ferner durch die Feststellung der verkürzten Knochenleitung als ausschlaggebend für Diagnose Lues (Lues der Hirnhäute). Abnormitäten und Schwankungen der vestibularen Erregbarkeit, besonders bei Heredolues (Alexander) sind von diagnostischer Bedeutung erkannt.

Bei der syphilitischen Mittelohreiterung befinden wir uns nicht in der glücklichen Lage wie bei der tuberkulösen, charakteristische Eigenschaften des Trommelfellbilds zu kennen oder den Nachweis des Erregers, der Pallida, im Ohreiter erbringen zu können. Wir müssen vielmehr durch Herbeischaffung anderer Befunde den spezifischen Charakter der Media wahrscheinlich zu machen suchen. Solche Merkmale von Wert sehen wir in folgenden Befunden: Wann besteht bei Mittelohreiterung Verdacht auf Lues?

1. Nachweis anderer syphilitischer Manifestationen, wenn möglich außerhalb des Nasenrachenraums, jedenfalls außerhalb des Tubenostiums und am charakteristischsten, wenn in unmittelbarer Nachbarschaft des Mittelohrs selber gelegen, z. B. Gumma des Gehörgangs oder Warzenfortsatzes.

2. Ein für die Mittelohrerkrankung außerordentlicher Grad von Schwerhörigkeit mit starker Herabsetzung der Knochenleitung und Einengung der oberen Tongrenze, den Zeichen einer begleitenden Oktavuserkrankung.

3. Beginn der Besserung zugleich mit dem Beginn der spezifischen Behandlung und weiterhin prompte Heilung ohne lokale Behandlung.

Dringend ist vor dem Galvanokauter bei scheinbaren Muschelschwellungen bzw. -vergrößerungen beim Verdacht auf syphilitische Infiltrate und Gummen in der Nase zu warnen. Man würde danach jede Möglichkeit einer richtigen Diagnose verlieren.

Wiederherstellung des Gehörs scheint bei rechtzeitiger spezifischer Behandlung das Gewöhnliche, Dauerperforation die Ausnahme zu sein. Sodann haben wir noch zwei Kriterien von einigem, wenn auch nicht von ausschlaggebendem Wert, nämlich:

4. Positiver Wassermann. Wassermann ist bei Spätlues häufig negativ.

5. Schleichendes, beschwerdenfreies Einsetzen der Mittelohreiterung.

Einige Beobachtungen lassen darauf schließen, daß die Perforationen größer als bei der genuinen akuten Mittelohreiterung sind, daß die Schleimhautschwellung von derberem Charakter ist und leicht blutet. Die Eiterung scheint weder sehr reichlich noch sehr dünnflüssig zu sein, aber von leicht üblem Geruche.

Syphilitische Warzenfortsatzerkrankung **Warzenfortsatz.** Die isolierte luetische Erkrankung des Warzenfortsatzes ist außerordentlich selten. Sie tritt auf als Ostitis simplex und Ostitis gummosa. Beide sind mit leichten des Nachts zunehmenden Schmerzen verbunden. Die Ostitis simplex führt zu einer Verdichtung und Verhärtung des Warzenfortsatzes und die gummosa zu zentralen oder peripheren Erweichungsherden. Diese Geschwülste entwickeln sich ausgesprochen schleichend, führen je nach ihrer Lagerung zu einer Anschwellung am Warzenfortsatz, Verengerung des Gehörgangs, zu Fazialislähmung. Der Sitz ist an der Basis, an der Spitze, an der hinteren Gehörgangswand. Das Gumma kann aufbrechen und wieder zuheilen, es kann nach dem Aufbruch sich zu einem großen Geschwür verbreitern. Die bisher beobachteten Fälle waren in der Mehrzahl mit geringer chronischer Mittelohreiterung verbunden.

Ein diagnostisch klares Bild läßt sich nur selten frühzeitig gewinnen, besonders bei der Anwesenheit von Mittelohreiterung oder bei Verdacht auf Cholesteatom. Bei dem unkomplizierten, zentralen Gumma kann die Perkussion von Nutzen sein. Die Diagnose eines periostalen Gumma ist statthaft bei einer sich schleichend und fieberlos, unter geringen ausstrahlenden Schmerzen entwickelnden, selbst schmerzlosen, teigigen Anschwellung am Warzenfortsatz, die öfter aufbricht und wieder vernarbt, oder an der Gehörgangswand, mit oder ohne Fazialislähmung, ohne erhebliche Komplikationen von seiten der Pauke außer hartnäckigem, exsudativem Katarrh oder geringem Ohrenlaufen von etwas Fötor oder mit nur geringer Sekretion, begleitet von indolenten Drüsenschwellungen, bei spezifischer Belastung.

Diagnose gesichert ex juvantibus Die Diagnose wird gesichert durch den Erfolg bei der Jodkalidarreichung, aber durch negativen Wassermann nicht in Frage gestellt,

Die Behandlung besteht in Jodkali, Quecksilber, Salvarsan; einzeln oder kombiniert. Jodkali wirkt zunächst sehr prompt. In zweifelhaften Fällen ist wohl immer so viel Zeit vorhanden, um den Erfolg der Jodkalibehandlung, von Hg und Salvarsan abzuwarten, ehe die Frage der Operation entschieden wird.

Lues des inneren Ohrs
C. Inneres Ohr: Labyrinth, Nervus VIII.

Das innere Ohr ist von Syphilis häufig befallen, sowohl von der erworbenen wie von der hereditären und spielt bei dieser in der Hutchinsonschen Trias eine große Rolle. Es wird von der Früh- wie Spätlues ergriffen, insgesamt und in seinen einzelnen Abschnitten, im Vestibular- und Kochlearapparat, im peripheren Endorgan und im Nerven. Eine

Erkrankung des peripheren Organs kann vorgetäuscht werden durch luetische Erkrankung des Hirnstamms in der Gegend der Kerne oder auch der Hirnrinde und seiner Häute. Die Erkrankung kann schlagartig einsetzen und sich einschleichen, schleichend und in Anfällen, verborgen und in symptomatisch scharf ausgebildeter Krankheitsform verlaufen. Der eine Apparat kann schwer, der andere leicht erkranken; der eine zur Heilung kommen und der andere zur völligen Lähmung. Durch die schärfere Ausbildung einer exakten Diagnose in der Neuzeit ist die syphilitische Beteiligung des inneren Ohrs häufiger festgestellt, als die früheren Erfahrungen annehmen ließen. Vor allem hat sich herausgestellt, daß das innere Ohr ebenso wie das Zentralorgan häufig schon zur Zeit des Exanthems, also zur Zeit der größten Spirillenausbreitung, syphilitisch erkrankt. Diese Erkrankung bleibt häufig längere Zeit verborgen. Die latente Frühbeteiligung ist ans Tageslicht gezogen durch die Salvarsanbehandlung, ganz besonders durch die energische intramuskuläre Injektion. Diese energische Salvarsanbehandlung wandelt die verborgene frühzeitig zur offensichtlichen um, sicherlich zum Segen des Kranken. Die spätsyphilitische Beteiligung, 10—35 Jahre nach der Infektion, ist schon lange bekannt gewesen. Inneres Ohr häufig schon zur Zeit des Exanthems erkrankt

Von allen Hirnnerven erkrankt der N. VIII an Syphilis und ganz besonders an der Frühform am häufigsten. Habermann und in neuester Zeit Alexander haben ein großes statistisches Material hierfür beigebracht. Am häufigsten ist die Erkrankung des gesamten Nerven, recht häufig die isolierte Erkrankung des Kochlearapparats, seltener des vestibularen. Der VIII. Hirnnerv wird für die spezifische Erkrankung empfänglicher gemacht, wenn er durch bestimmte Vorgänge in seiner Widerstandskraft geschwächt ist, z. B. durch traumatische (berufliche) und toxische Schädigungen. Toxische Schädigungen werden durch Alkohol, Nikotin, Chinin, Salizyl, Metallgifte (Hg, Arsen), durch Toxine von akuten Infektionen (Scharlach, Masern, Influenza, Tuberkulose, Mumps, Typhus, Puerperalfieber, Sepsis usw.) herbeigeführt. Nervus VIII, der für Lues empfindlichste, Hirnnerv

Die im Frühstadium der Syphilis auftretenden spezifischen Erkrankungen am Gehörnervenapparat, dem peripheren sowohl wie dem zentralen, nennt Ehrlich Neurorezidive. Zur Zeit der ausschließlichen Hg-Behandlung war sie uns ein nicht ungewohntes Krankheitsbild, aber selten zu einer früheren Zeit als 1 Jahr nach der Infektion. Durch Lokalisation der Spirillen in den Hirnhäuten (Subarachnoidealraum) der hinteren Schädelgrube wird das Zentralorgan früh in Mitleidenschaft gezogen. Durch die Salvarsanbehandlung ist ein gehäuftes Vorkommen von Neuritis des N. VIII im frühen sekundären Stadium gezeitigt. Die Oktavusneuritis erscheint entweder unmittelbar nach der Injektion oder 1—4 Monate später. Diese Neuritis hat in der ersten Zeit als toxische gegolten, als eine Vergiftungserscheinung durch das Arsenpräparat. Salvarsan erzeugt aber nie bei Gesunden VIII Neuritis, sondern nur bei Luetikern. Bei der sonst bekannten Arsenschädigung wird vorzugsweise der Vestibularis betroffen statt wie bei der Lues der Kochlearis. Sie ist als eine syphilitische erwiesen; und zwar als eine Herxheimersche Ehrlichs „Neurorezidiv" Oktavusneuritis nach Salvarsan ist als luetische Schädigung aufzufassen

Reaktion, wenn sie unmittelbar, etwa 6—24 Stunden nach der Injektion, ausbricht, und als ein echtes Neurorezidiv, wenn sie 1—6 Monate später auftritt.

Herxhei-
mersche
Reaktion
am Ner-
vus VIII

Die Herxheimersche Reaktion erwächst durch die reichliche Salvarsanabtötung der Spirillen in der Nervenscheide, besteht in Schwellung des Nerven, der, soweit er in einem engen Knochenkanal verläuft, zusammengedrückt und gelähmt wird: Lähmung durch Nervenquetschung.

Die spätere Neuritis hat ihre Ursache im Auskeimen von liegengebliebenen Spirillenresten, auf die das Arsenpräparat wegen der durch Endarteriitis syphilitica behinderten Blutzufuhr nicht genügend einwirken konnte, welche es statt abzutöten, zu weiterem Wachstum reizte. Beide Formen der Oktavusneuritis sind mithin durch die biologischen Verhältnisse der Spirochaeta pallida verursacht, also rein syphilitisch, und werden durch weitere Darreichung von Salvarsan auch wieder geheilt. Vgl. hierzu auch das bei den toxischen Erkrankungen des N. VIII Gesagte, S. 85 (Propädeutik). Die späteren Bindegewebsveränderungen und atrophischen Vorgänge im Nervus cochlearis bedingen fortschreitende Schwerhörigkeit.

Die Schädigung durch die Herxheimersche Reaktion und ihr klinischer Ausdruck ist nicht sonderlich schwer und verschwindet nach einigen Tagen in der Regel spurlos; beim Kochlearapparat bleibt bisweilen eine Schädigung zurück.

Die Erscheinungen beim eigentlichen Neurorezidiv sind schwerer, die bei veralteter Lues am schwersten.

Neuritis
cochlearis

Die Symptome der Kochleariserkrankung bestehen in subjektiven Gehörsempfindungen und Gehörsverminderung bis Ertaubung. Die Schwerhörigkeit nimmt in der Regel allmählich zu. Ein Frühsymptom ist die verminderte Knochenleitung. Die obere Tongrenze ist eingeengt, das Gehör für die hohen Töne herabgesetzt. Die Prognose bei veralteter Lues ist deswegen schlechter, weil die Behandlung gewöhnlich nicht früh genug einsetzt und deshalb öfter unheilbare Veränderungen vorfindet.

Neuritis
vestibularis

Bei Mitbeteiligung des Vestibularis wird der Kranke eher beunruhigt. Die Vestibularzeichen: Schwindel und Gleichgewichtsstörungen sind Symptome, welche den Kranken zu sehr quälen. Nur selten ist die symptomlose Beteiligung des Vestibularapparats; Nystagmus fehlt selten.

Bei der frischen Lues ist öfters eine Überempfindlichkeit beobachtet. Das Gewöhnliche ist eine verminderte Erregbarkeit, selbst völliger Reflexverlust. Abnorme und paradoxe Erregbarkeit scheint bei Lues nicht ganz selten zu sein. Abnorm insofern als die Erregbarkeit für den adäquaten rotatorischen Reiz verloren, für den thermischen erhalten sein kann, oder, wenn auch selten, umgekehrt. Als paradox ist die Auslösbarkeit der mechanischen Erregbarkeit mit Kompression und Aspiration bei intaktem Trommelfell bezeichnet, während sie sonst nur bei Fisteln vorkommt, daher Fistelsymptom genannt. Neben Schwindel und Gleichgewichtsstörung ist ein regelmäßiges Symptom der Nystagmus, gewöhnlich zur entgegengesetzten Seite, bisweilen auch zur gleichen Seite bei erhaltener Erregbarkeit; öfters vielleicht mehr ein meningitisches Druckzeichen der hinteren Schädelgrube und somit Kleinhirnsymptom. Selten setzen die Fälle schlagartig und schwer ein. Geschieht das aber, so sehen wir ein schweres, außerordentlich beunruhigendes Krankheitsbild.

Die Schwere dieses Krankheitsbildes wird bisweilen noch gesteigert durch die Beteiligung anderer Hirnnerven wie Okulomotorius, Abduzens, Optikus, Fazialis, Trigeminus, ferner durch das Auftreten von einem gewissen Grade von Nackenstarre.

Die vestibulare Ausschaltung wird durch rechtzeitige antiluetische Behandlung meist wieder beseitigt. Wenn schon die Diagnose der Oktavusschädigung, sei es des einen oder beider Nervenzweige, durch die eben geschilderten Erscheinungen in der Regel hinreichend gesichert ist, so ist es doch erfreulich, daß auch die Lumbalpunktion vielfach den Nachweis einer Erkrankung des Zentralorgans erbringt. Die Druckbestimmung ist nach Voß am unzuverlässigsten, ein vermehrter Eiweißgehalt, Globulingehalt, vermehrte Lymphozytose sind aber recht häufig und beweisen die syphilitische Erkrankung des Zentralnervensystems. Wassermann ist vom Liquor öfter positiv als vom Blute. Diagnostische Zeichen des Lumbalpunktats bei Lues

Die Diagnose des syphilitischen Oktavusrezidivs ist danach vielfach nicht schwer. Die kochleare Schädigung wird mit Hilfe der Funktionsprüfung, besonders durch den Nachweis der verkürzten Knochenleitung und der Einengung der oberen Tongrenze, durch Klirren, Doppelthören nachgewiesen und die vestibulare Schädigung durch die sinnfälligen Vestibularsymptone (Nystagmus, Gleichgewichtsstörungen) und durch die Funktionsprüfung mittels des adäquaten rotatorischen und des thermischen Reizes erkannt. Durch den Nachweis anderer Hirnnervenschädigungen sowie von syphilitischer Meningitis, durch deren klinische Symptome (Nackensteifheit, Kernig, Kopfschmerz) und durch Lumbalpunktion (vermehrte Eiweiß-, Globulingehalt, Opaleszenz oder Trübung, vermehrte Lymphozytose, Wassermann) wird die Kochlearis- oder Oktavusneuritis als syphilitische erkannt und durch die meist rasche Besserung nach Salvarsan und Hg sicher erwiesen. Durch Fehlen der verkürzten Knochenleitung, durch negativen Ausfall der Wassermannschen Reaktion soll man sich in der Diagnose der luetischen Interna aber nicht beirren lassen. Diagnose der Neuritis VIII. luetica

Ein zentraler Krankheitsherd ist anzunehmen, wenn nach Ablauf der vestibularen Symptome (Schwindel, Gleichgewichtsstörungen, Areflexie) spontaner Nystagmus zur gleichen Seite noch fortbesteht.

Die Prognose ist für die leichten Fälle gut; für die schweren Fälle (Ertaubung, schwere Gleichgewichtsstörungen, apoplektiforme Erkrankung) ungünstig; ebenso für die langsam fortschreitende Schwerhörigkeit. Die Oktavusrezidive im Frühstadium der sekundären Lues verlaufen in der Mehrzahl milde und sind prognostisch günstiger. Die Oktavusschädigungen bei der Spätlues bieten in der Mehrzahl ein schweres Symptomenbild und sind prognostisch ungünstiger. Indessen gelingt es auch bei schwerem Funktionsverlust nicht selten, die Funktion erheblich zu bessern, ja ganz wiederherzustellen. Rückfälle mit Vestibulariszeichen sind aber häufig. Prognose

Die Behandlung muß eine energische antisyphilitische sein. Wir erfreuen uns zweier Mittel von guter Wirkung: Salvarsan und Hg. Wir können mit jedem für sich allein die Kur beenden und beide kombinieren. In der Tat gibt es (Wechselmann) Vertreter für die ausschließliche Salvarsanbehandlung, andere für Hg allein. Eine kombinierte Salvarsan- und Quecksilberbehandlung ist nach Ansicht erfahrener Otiater und Syphilidologen empfehlenswert. Scheinbar kann man ohne Schaden sofort Salvarsan geben auch in den Fällen, in welchen das Oktavusrezidiv Behandlung durch Salvarsanbehandlung offenbar geworden ist, also bei der Herxheimerschen Reaktion. Indessen ist gerade dann wohl sofortige Injektion von salyzilsaurem Quecksilber empfehlenswert. Die kombinierte Salvarsan- und Quecksilberkur gestaltet sich folgendermaßen: Zunächst 4—8 Injektionen von Neosalvarsan 0,4—0,6; je einmal wöchentlich, dann eine Quecksilberkur (Schmieren oder Injektion von Hg salicyl. 10%, 2 mal wöchentlich 0,5, ca. 15 Spritzen; Mercinol u. a.). Auch Jod ist hinterher von guter Wirkung bei alter Lues. Wiederholung der Behandlung nach $^1/_2$ Jahr.

Oktavusneuritis bei Tabes und progressiver Paralyse durch Endarteriitis cerebri

Oktavusneuritis bei Tabes und progressiver Paralyse.

Bei Tabes beruht die Oktavusneuritis auf degenerativen Veränderungen infolge von luetischer Endarteriitis cerebri. Sie ist auch direkt durch die Spirochäten, die in den Nerven- oder Arterienscheiden ruhen, verursacht. Tabes und Paralyse siehe bei Allgemeinerkrankungen, wo sie kurz besprochen sind.

Heredolues

Heredolues.

Die kongenitale Lues ist eine sehr häufige Ursache für Ohrenerkrankung, spezifische vorzugsweise im inneren Ohr, spezifische und nichtspezifische in der Paukenhöhle, als seröser Katarrh, Mittelohreiterung (Panotitis luetica serosa). Über die Manifestationen am äußeren Ohr ist hier kaum der Platz, Weiteres zu sagen (vgl. S. 208). Natürlich werden Heredoluetische auch mehr von genuinen Mittelohrkatarrhen und -eiterungen befallen wie gesunde Kinder. Die vielfachen syphilitischen Vorgänge in der Nase und im Nasenrachenraum geben die Ursache für exsudative und eiterige Mittelohrkatarrhe ab, deren Heilverlauf durch die antisyphilitische Behandlung dieser Nasen- und Nasenrachenaffektionen in günstigem Sinne beeinflußt wird. Die spezifische exsudative Media begleitet bisweilen die Interna, scheint im frühsekundären Stadium nicht ganz selten zu sein. Der Verlauf ist ausgesprochen chronisch. Wegen der stärkeren Trübung und Verdickung des Trommelfells ist die Diagnose nicht leicht. Heilung wird durch Allgemeinbehandlung allein erzielt. Wegen der drohenden Verwachsungen ist daneben die Lokalbehandlung mit Lufteinblasungen ratsam, wenn nicht notwendig. Neigung zu nichtspezifischen Rezidiven scheint zurückzubleiben. Von der Mittelohreiterung läßt sich außer der mangelnden Neigung zur Heilung bei Lokalbehandlung und glatter Heilung bei Allgemeinbehandlung nichts sicher Bezeichnendes sagen.

Besondere Veränderungen in der Schädelbildung, der Nasenform und zweifellos syphilitische Manifestationen müssen unsere Aufmerksamkeit erregen, und die Gegenwart anderer luetischer Erscheinungen muß die Diagnose in die Richtung der Lues lenken.

Das innere Ohr ein bevorzugter Sitz der Heredolues

Inneres Ohr. Das innere Ohr und noch mehr der Nerv sind ein bevorzugter Sitz für Heredolues. Im Verein mit der parenchymatösen Keratitis und der bezeichnenden Mißbildung der Zähne (mondsichelförmige Einkerbung des unteren Zahnrands an beiden mittleren oberen Schneidezähnen) bildet die Schwerhörigkeit durch Interna die **Hutchinsonsche** Trias, ein bekanntes Merkmal für kongenitale Lues. Die Interna kommt übrigens sehr viel häufiger isoliert zur Beobachtung, auch häufiger in Verbindung mit der Keratitis als in der vollentwickelten Trias. Oft ist der ganze N. VIII befallen; sehr häufig der Kochlearis allein. Die isolierte Vestibularneuritis ist selten. Die Erkrankung ist gewöhnlich doppelseitig und auf einer Seite schwerer als auf der anderen. Die milden Fälle sind häufiger als die schweren. Die schwersten gehen auf intrauterine Veränderungen zurück. Die Keratitis tritt gewöhnlich zuerst auf, geht manchmal der Interna um Jahre voraus. Die Interna beginnt mit Schwerhörigkeit, meist mit den mehrfach betonten Eigenarten der kochlearen. Die Schwerhörigkeit ist progressiv; meist langsam, häufig in Anfällen, bisweilen stürmisch und apoplektiform sich verschlechternd. Bisweilen bleibt jahrelang eine leichte Hörstörung unverändert bestehen. Im 8. bis 10. Lebensjahre oder zur Pubertätszeit tritt oft eine erhebliche Verschlechterung ein, bisweilen schlagartig, sogar bis zur Ertaubung. Sausen ist in allen möglichen Tonhöhen und Arten vorhanden.

Die Beteiligung des Vestibularapparats wird gewöhnlich durch Schwindel angezeigt, ist aber auch häufig latent, ganz besonders bei doppelseitiger Erkrankung. Sie wird durch die Prüfung der vestibularen Erregbarkeit nachgewiesen. Die Labyrinthstörungen sind meistens nur gering. In den wenigsten Fällen bestehen erhebliche Schwindel und Gleichgewichtsstörungen. In schweren Fällen ist die vestibulare Erregbarkeit für alle Reize aufgehoben (rotatorisch, thermisch, mechanisch). Die galvanische Erregbarkeit ist meistens erhalten. Bisweilen ist der Vestibularapparat für den adäquaten (Dreh-)Reiz unerregbar; aber für den thermischen, selbst für den mechanischen erregbar, wie auch bei der erworbenen Lues schon erwähnt.

Merkwürdig ist das späte Auftreten bei der Heredolues tarda. **Alexander** beobachtete das Auftreten im 11. Jahre, 2 Jahre nach der Keratitis, 5 Monate später mit apoplektiformer Verschlechterung, im 19. Jahre, im 21. Jahre, 10 Jahre nach der Keratitis, später ebenfalls apoplektiforme Ertaubung; im 30., 31. und sogar im 37. Jahre. Bei diesem sehr späten Auftreten in den 30er Jahren sind Zweifel am hereditären Charakter kaum zu unterdrücken. Bisweilen ist die Interna das einzige Zeichen der Heredolues. In anderen Fällen ist sie vergesellschaftet mit Hypoglossus-, Fazialis-, Abduzenslähmung. Sehr selten ist sie mit Drehschwindel eingeleitet, in der Regel mit Gehörstörung. Wassermann ist in der Mehrzahl positiv.

Degenerative Atrophie, Bindegewebs-, Knochenneubildung sind die anatomischen Veränderungen, welche der Interna zugrunde liegen. Auch Ankylose vom Steigbügel ist beobachtet. Im inneren Gehörgang wurde Hyperostose konstatiert. Im Labyrinth selber hat man Knochenneubildung festgestellt, Spindel und Spiralblatt sehr verdickt gefunden, Bogengang und Vorhof verknöchert. Das sehen wir auch sonst als Folgen eines entzündlichen Labyrinthvorgangs. Das ist nichts eigentlich Spezifisches. Neben der degenerativen Neuritis im VIII. Hirnnerven finden sich entzündliche Prozesse an den Meningen, am N. VIII und im Labyrinth. Die Befunde sind denen bei postmeningealer Interna ähnlich.

Der starken Verkürzung der Knochenleitung, der Einengung der oberen Tongrenze kommt **diagnostisch** eine große Bedeutung zu, ebenso den Abnormitäten in der Reflexerregbarkeit des Bogengangsapparats, ferner verminderte oder aufgehobene Erregbarkeit für alle Reize oder für einzelne, bisweilen nur für den adäquaten Reiz (Dreh-). Wichtig ist ferner die Gegenwart anderer spezifischer Phänomene: wie der Hutchinsonschen Trias, Narben um den Mund, ferner der anamnestische Nachweis, der positive Wassermann, evtl. auch Lumbalpunktion. Differentialdiagnostisch käme die Abgrenzung in Frage gegen die sog. idiopathische Hörnervenatrophie, gegen die vererbte labyrinthäre Schwerhörigkeit ohne Lues (progressive Schwerhörigkeit, Otosklerose). Bei vielen Erkrankungen fehlen alle syphilitischen Merkmale.

Prognose   Die **Prognose** ist für das Gehör nicht günstig und bei den schwereren Fällen, besonders auch bei der Ertaubung direkt ungünstig.

Verlauf   **Verlauf.** Die Abnahme des Hörvermögens geht manchmal langsam, manchmal rasch vor sich; bisweilen kommt es apoplektiform zur Ertaubung. Geräusche sind meist von Dauer.

Behandlung   **Behandlung.** Die Behandlung muß eine antisyphilitische sein. Bemerkenswert sind plötzliche Verschlechterungen, die nach Salvarsan bisweilen eintreten. Bei exsudativem Mittelohrkatarrh kann sie mit der lokalen Behandlung der Media mittels Lufteinblasungen verbunden werden. In einem Falle sah Alexander nach der ersten Salvarsanspritze plötzliche Ertaubung auf dem einen, nach der zweiten Besserung auf dem anderen Ohr. Schwitzkuren mit Pilokarpininjektionen werden vielfach angewendet; aber ohne viel Erfolg.

6. Die infektiösen Labyrintherkrankungen.

Die infektiösen Labyrintherkrankungen   Sie werden fast ausschließlich durch infektiöse Mittelohrerkrankungen veranlaßt, viel seltener durch meningeale Entzündungen, auch selten durch metastatische Vorgänge bei Pyämie, Osteomyelitis, Mumps usw. Hier spielen auch toxische Entzündungen im N. VIII oder Labyrinth eine Rolle. In der Regel ist die akute und chronische eiterige Media, sehr selten mit ihrer geringen Virulenz die akute seröse katarrhalische die Ursache einer infektiösen Labyrintherkrankung. Da das Labyrinth gegen

Infektionswege vom Mittelohr zum Labyrinth das Mittelohr überall gut abgeschlossen ist, in den Fenstern durch eine membranöse, sonst durch eine knöcherne Wand, so kann die Labyrinthentzündung nur nach Zerstörung von Knochen oder Fenstermembran mittels Einbruch oder nach entzündlicher Schädigung mittels Durchwanderung von Toxinen oder Bakterien (induzierte) aus dem Mittelohr entstehen. Zwischen erkranktem Mittelohr und Labyrinth braucht somit nicht immer eine offene Kommunikation zu bestehen[1]). Manche Mittelohrvorgänge führen häufiger zu Einschmelzung der Membranen in den Fenstern (nekrotisierender Scharlach), andere zu Zerstörung des Knochens (proliferierende: Tuberkulose, Scharlach), noch andere zu Knochentod (Scharlach, Tuberkulose). Das Vorstadium der Interna ist somit die Kapselerkrankung, die in der Regel zu einer Kapseldurchlöcherung führt. An diese schließt sich häufiger zunächst die umschriebene In-

---

[1]) Der Weg durch Blutgefäße ist sehr selten.

terna purulenta an, besonders bei der chronischen und tuberkulösen Media. Die Labyrintherkrankungen können serös, serofibrinös, eiterig, nekrotisierend (besonders bei Scharlach) sein; die serösen toxisch oder bazillär. Die induzierte Interna ist häufig serös: bei Scharlach; eiterig: bei Influenza. Ebensowenig wie wir das kurze seröse Stadium der akuten eiterigen Mittelohrentzündung zu den serösen Mittelohrkatarrhen zählen, führen wir das kurze seröse Stadium der akuten eiterigen Labyrinthentzündung unter der serösen Interna auf. Die Entzündungen sind akut oder chronisch, schleichend oder blitzschnell verlaufend; umschrieben oder diffus. Sie bilden eine sehr häufige Komplikation der akuten und chronischen eiterigen Mittelohrentzündung. Arten der Labyrintherkrankungen

Das Labyrinth besteht aus zwei physiologisch selbständigen Sinnesorganen, die von zwei auseinander liegenden Zentren und nebeneinander verlaufenden Nerven reguliert und bedient werden, aber in anatomisch nicht vollständig getrennten Knochenkapseln untergebracht sind; dem Hörorgan in der Schnecke, dem Gleichgewichtsorgan im Vorhof-Bogengangsapparat. Jedes dieser Sinnesorgane kann umschrieben und diffus erkranken sowohl serös wie eiterig; auch umschrieben eiterig und diffus serös. Wir haben mithin zu unterscheiden zwischen diffuser Labyrinthitis (beide Sinnesapparate), umschriebener und diffuser kochlearer oder vestibularer Interna. Die diffuse toxische Serosa entwickelt sich häufig zur eiterigen Interna und schließt sich nicht selten an die umschriebene eiterige an, besonders bei Scharlach, Tuberkulose. Die akute eiterige führt rasch zu Zerstörung des Neuroepithels, Schädigung des Ganglion spirale, der feinen Nervenverzweigungen, Umwandlung des Weichtteillabyrinths in stark hyperämisches Granulationsgewebe, oft ohne makroskopisch möglichen Nachweis von Eiter bei der Operation; zu Resorption des Knochens; zu Empyem; Nekrose des Weichteillabyrinths, auch des knöchernen, vorzugsweise der Schneckenspindel, auch sonst an den Knochenwandungen (Scharlach, Tuberkulose); zur eiterigen Neuritis. Die akute Interna ist bei Influenza, Trauma oft eine schwer hämorrhagische und im Beginn überhaupt hämorrhagisch. Bei der chronischen Interna treten die hämorrhagischen Veränderungen zurück, die Sequesterbildung im späteren Verlauf hervor.

Die bevorzugten Einbruchstellen sind bei akuten Mittelohrentzündungen das ovale und das runde Fenster, seltener das Promontorium, bei starker Granulationsentwicklung oder Toxinwirkung im Antrum der horizontale Bogengang; beim tiefen Extraduralabszeß die vertikalen Bogengänge in der hinteren Pyramidenwand, die manchmal ganz oberflächlich liegen, nur von papierdünner Hülle umgeben. Bevorzugte Einbruchsstellen in das Labyrinth bei akuter Mittelohrentzündung

Vorzugsweise sind es bei der akuten Media die sekundären, hochvirulenten Mittelohrentzündungen nach Infektionskrankheiten, besonders Influenza, Scharlach, seltener Masern, welche das Labyrinth bedrohen, ausnahmsweise schon in den ersten Tagen, ja Stunden der Media; und bei den chronischen die tuberkulöse, die Scharlachmedia, das Cholesteatom; letzteres besonders durch den horizontalen Bogengang infolge von Abschleifen des Knochens an seiner stärksten Vorwölbung. Fälle Hauptsächliche infektiöse Ursachen des Labyrintheinbruchs meiner Beobachtung mit den eben genannten akuten Infektionskrankheiten sind schon innerhalb 8 Tagen nach dem Einsetzen der akuten Media einer labyrinthogenen eiterigen Meningitis erlegen. Gleiche Beobachtungen liegen in der Literatur mehrfach vor.

Infektionswege aus dem Labyrinth in das Schädelinnere

Aus dem Labyrinthinneren führen eine Reihe von vorgebildeten Wegen in das Schädelinnere, zumeist in den Subarachnoidealraum, vor allem in den Nervenscheiden des Oktavus (vestibularis, cochlearis), durch den Aquaeductus cochleae, der die Perilymphräume der Schnecke mit den Subarachnoidealräumen verbindet. In diesen Bahnen können die Kokken — bei stärkster Virulenz und besonders bei breitem Einbruche — in kürzester Zeit von einigen Stunden (Wittmaack) oder von 1—2 Tagen sich in den Subarachnoidealraum verbreiten. Glücklicherweise werden diese Bahnen meist durch Verklebung verschlossen. Dieselben Wege führen auch umgekehrt in das Labyrinth bei seröser, eiteriger oder epidemischer Zerebrospinalmeningitis zu seröser, eiteriger Interna. Dem Aquaeductus vestibuli, der zum Saccus endolymphaticus leitet, kommt für die Übertragung auf die Meningen geringe Bedeutung zu. Er führt zum tiefen extraduralen Abszeß und zum Sakkusempyem, das ich 1890 durch die Sektion feststellen konnte. Im Archiv für Ohrenheilkunde 35, 296, habe ich zuerst darauf hingewiesen und später noch vier Fälle gesehen.

Komplikationen der Labyrintheiterung

Ausgänge. Die Labyrintheiterung verursacht außerordentlich schwere Komplikationen: seröse, eiterige Meningitis, tiefen extraduralen Abszeß, Sakkusempyem, Kleinhirnabszeß. Die akute Interna führt meistens zur eiterigen Meningitis, deren erstes Stadium nicht selten als seröse Form auftritt. Für den Kleinhirnabszeß scheint sie nur ausnahmsweise in Frage zu kommen. (Vgl. Hirnabszeß S. 286.) Die chronische Interna führt nicht selten zur eiterigen Meningitis, ferner zu dem hinteren tiefen extraduralen Abszeß und ist eine der häufigsten Ursachen für Kleinhirnabszeß.

Die Prognose der schon eingeleiteten infektiösen Meningitis kann nur durch rascheste und breiteste Labyrintheröffnung zum Günstigen gewendet werden, leider aber nicht mit Sicherheit, und ist bei schwerer Virulenz in der Regel nach zweitägigem Bestande schon aussichtslos.

Abgesehen von verschwindenden Ausnahmen ist die Bedingung zum Zustandekommen dieser schweren intrakraniellen Komplikationen die diffuse eiterige Labyrinthentzündung oder doch eiterige Interna vestibularis oder cochlearis. Die des Vestibularabschnittes kommt für den Kleinhirnabszeß und für den Extraduralabszeß anscheinend ziemlich allein in Frage.

Ausgänge der Labyrintheiterung; Heilungsneigung

Die akute Labyrintheiterung kann zur chronischen werden, und die chronische allmählich durch Bindegewebsbildung und Umwandlung des Bindegewebes in Knochengewebe ausheilen.

Die umschriebene Labyrinthentzündung kann sich zur diffusen Apparat- oder Labyrinthentzündung entwickeln oder bindegewebig ausheilen. Besonders geschieht dieses im horizontalen Bogengange. In den engen Kanälen stellen sich leicht Verklebungen her, die sich durch einen Wall von Granulationen verdichten und dem Vordringen der Entzündung eine Schranke setzen. Manasse freilich hat solche Verklebungen nie nachweisen können. Die Neigung der engen Kanäle in Schnecke und besonders der Bogengänge zur Ausheilung durch Ausfüllen mit Bindegewebe und Verknöcherung ist groß; die Spontanheilung der Vorhofseiterung ist seltener. Aber diese Heilungsvorgänge machen die Vorhofseiterung doch unschädlicher. Bedingung für die spontane Ausheilung entzündlicher und eiteriger Labyrintherkrankungen ist die Beseitigung von Eiterverhaltung oder des anlagernden Eiterherds überhaupt; je nach Sachlage bzw. vorhandener Indikation durch Parazentese, Aufmeißelung, Radikaloperation des Mittelohrs.

Während der Durchbruch durch die hinteren vertikalen Bogengänge in die hintere Schädelgrube eine neue schwere Komplikation einleitet, kann der Durchbruch durch den horizontalen Bogengang oder durch die Fenster in das Mittelohr hinein zu einer Entlastung des Labyrinths, zur Abwendung der Meningitisgefahr, wenigstens für einige Zeit und sogar zur Einleitung der Spontanheilung Anlaß geben.

Die Krankheitserscheinungen setzen sich bei der Labyrinthentzündung zusammen aus den Zeichen von seiten des Kochlear- und des Vestibularapparats. Die Wechselbeziehungen zwischen Vestibularnerv und Kleinhirn schaffen zerebellare und die mannigfachen Verbindungswege zwischen Labyrinth und Subarachnoidealraum meningeale Erscheinungen.

Aus all diesen Phänomenen baut sich ein scharf umrissenes Krankheitsbild auf, das in neuerer Zeit durch die Arbeiten von Bárány unserem Verständnis nähergebracht und weiteren Kreisen vertraut gemacht worden ist. Der Anteil von seiten des Schneckenapparats äußert sich zunächst weniger sinnfällig. Durch das schwere Mittelohrleiden ist schon eine starke Schwerhörigkeit bedingt, die nicht selten an Taubheit grenzt. Das Mehr durch die Schneckenerkrankung, die völlige Ertaubung, wird dem Kranken zunächst meist nicht bewußt; auch vom Arzt muß sie erst durch ein besonderes Untersuchungsverfahren, durch die Stimmgabelprüfung und den Bárányschen Versuch mit der Lärmtrommel festgestellt werden. Nur wenige diffuse Labyrinthentzündungen führen nicht zur Ertaubung. Daneben bestehen subjektive Gehörsempfindungen, die sich aus Klingeln, Klingen, mancherlei hohen Tonempfindungen zusammensetzen.

Die Krankheitserscheinungen von seiten des Vorhofbogengangsapparats sind dagegen außerordentlich bezeichnend und geben der Mittelohreiterung ein neues Gepräge. Ihr Auftreten unterscheidet sich häufig bei der akuten und der chronischen Interna. Gemeinsam ist beiden eine Schwäche oder vollständige Lähmung der Vestibularfunktionen. Die spontanen Vestibularzeichen sind dagegen bei der akuten Interna im allgemeinen schärfer ausgeprägt und stürmischer; sie fehlen bei der chronischen Interna häufiger als bei der akuten.

A. Die akute Labyrinthentzündung,

umschrieben oder diffus im Vestibularteil,

Interna vestibularis akuta (circumscripta, diffusa).

Interna vestibularis akuta (circumscripta, diffusa)

Die spontanen vestibularen Zeichen beherrschen das Krankheitsbild: Nystagmus, meist zur gesunden Seite; Schwindel, Brechneigung, Gleichgewichtsstörung; Fallneigung zur kranken Seite, abhängig von der Kopfstellung. Vorbeizeigen zur kranken Seite, auch abhängig von der Kopfstellung; es nimmt eine besondere Stellung ein, ist an andere Zentren gebunden als der Nystagmus und in den schwersten Fällen meist vorhanden. Die Stärke dieser vestibularen Zeichen entspricht im allgemeinen der Intensität der entzündlichen Labyrinthvorgänge. Sie sind ein zwar nicht stets zuverlässiger, aber immerhin wertvoller Gradmesser der Entzündung und deshalb von hervorragender diagnostischer Bedeutung. Sie sind nicht an eiterigen Vorgang gebunden. Auch durch toxische seröse Interna, auch Neuritis vest. werden sie veranlaßt, sogar schon durch den noch geringeren Vorgang des Hydrops im Labyrinth, des einfachen kollateralen Ödems, überhaupt durch jeden Vorgang — sei es im Liquor, sei es im Nervenapparat —, durch den veränderte, abnorme Reize zum Zentralorgan ausgelöst werden. Natürlich je geringer diese Veränderungen sind, desto unbedeutender sind auch die spontanen Vestibularzeichen.

Über das Zustandekommen der Vestibularerscheinungen bei Interna sind die Akten noch nicht geschlossen.

Diese Zeichen, die als Folge der Dissoziation beider peripheren und zentralen Vestibularapparate vielfach angesehen werden, sind nicht etwa nur Lähmungserscheinungen oder nur Reaktionen, wie von gesundem Labyrinth auf die durch natürliche Vorgänge oder künstlich erzeugten oder auch auf krankhaft behinderte Liquorbewegungen, sondern sie sind in erster Linie Reizerscheinungen durch die entzündlichen Vorgänge im nervösen Endorgan die nicht an einigermaßen intaktes Endorgan gebunden sein müssen, vielmehr auch von Nervenzweigen (Neuritis) ausgelöst werden.

Als Lähmungszeichen müßten sie immer von derselben Stärke und Art sein. Das sind sie aber nicht. Sie sind vielmehr nach der Reizart (Wärme-, Kältenystagmus) und nach der Reizkraft (größere und längere Kälteeinwirkung, größerer oder geringerer Druck und Belastung, größere oder geringere Stapesluxation; zunehmende oder abnehmende, schwere, leichte Entzundung) teils in der Art, teils im Grade verschieden und weisen damit bestimmt auf das kranke Organ als Auslösungsort hin. Verletzung oder Erkrankung des gesunden Labyrinths mit Nystagmus zur anderen Seite bei vernichtetem 2. Labyrinth (Voß) läßt überhaupt keine andere Erklärung zu.

Bei einer latenten Interna mit völliger Ausschaltung, evtl. noch geringem Nystagmus zur gesunden Seite, tritt öfter nach der Labyrinthoperation verstärkter Nystagmus auf; das ist nur zu erklären durch Reizwirkung auf die Nervenstämmchen selber, wie es auch Ruttin bei seiner Erklärung der Kompensation annimmt. Bei sehr schweren Labyrinthzeichen infolge schwerster vestibularer Erkrankung gehen die Zeichen sofort nach der Labyrinthoperation zurück, ebenfalls ein sicherer Beweis für die ursächliche Bedeutung und Reizwirkung ganz ausschließlich vom erkrankten Gleichgewichtsorgan. Der Nystagmus ist bisweilen im Beginn oder zeitweise zur kranken Seite gerichtet. Bei Nystagmus zur kranken Seite von außergewöhnlicher Starke ist an die Möglichkeit einer Zerebellarmeningitis, seröser oder eiteriger Art, Meningoenzephalitis als Ursache zu denken.

Störungen in der Funktion des Vestibularapparats:
kaum nachweisbare oder größere Verminderung oder Verlust
seiner Erregbarkeit geben wertvolles Zeugnis von der Art seiner
Erkrankung. Bei den Erkrankungen des Vestibularapparats wird seine
Funktion herabgesetzt, die Erregbarkeit vermindert und schließlich jede
Funktion und Erregbarkeit vernichtet. Den Nachweis über Verminderung
oder Vernichtung zu führen, ist für die Diagnose der Vestibularerkran-
kungen von ausschlaggebender Bedeutung. Die sehr wichtigen Fortschritte auf diesem Gebiete verdanken wir Bárány. Die Verminderung
oder Vernichtung der vestibularen Erregbarkeit wird nachgewiesen:

    a) durch den Drehreiz, den natürlichen (adäquaten) Reiz des Bogen-
       gangsapparats, durch Drehung um die Achsen der 3 Bogen-
       gänge, in der Regel um die vertikale;

    b) durch künstliche (experimentelle) Reize:

       1. durch thermische Reize: in der Regel durch Einspritzen von
          kühlem Wasser (unter 39° C) oder von heißem Wasser (über
          39° C);

       2. durch den mechanischen Reiz (Kompression oder Aspiration
          im Gehörgang), auszulösen bei Defekten in der Labyrinth-
          kapsel.

Durch den thermischen und mechanischen Reiz wird jede Seite für
sich geprüft und angesprochen, durch den Drehreiz das Organ beiderseits. Der thermische Reiz ist am leichtesten und bequemsten anzuwenden und für die Diagnose in der Regel ausschlaggebend.

Prüfung der
vestibu-
laren Er-
regbarkeit

I. Seröse Interna (toxica).

Die toxische seröse Interna vestibularis bringt diese spontanen Vestibularzeichen in geringerem Grade zuwege. Nur in Ausnahmefällen — sei
es infolge größter toxischer Wirkung, größerer Erregbarkeit der Rindenzentren oder im Kerngebiet — ist sie von stürmischeren Erscheinungen
begleitet, die aber — gewöhnlich nach Beseitigung des induzierenden
Herdes durch Parazentese, Warzenoperation — rasch abklingen und
frei von meningitischen Zeichen sind. Der Vestibularapparat ist
nicht unerregbar, sondern nur schwächer erregbar; wenn er es aber
ausnahmsweise geworden ist, erholt er sich rasch wieder, oft mit
völliger Wiederherstellung der Funktion. Im Gegensatz zum serösen
Mittelohrkatarrh mit seinem guten otoskopischen Bilde beruht die
Diagnose der serösen Labyrintherkrankung ausschließlich auf diesem
raschen und günstigen Verlaufe. Nach 8 Tagen bis längstens 3 Wochen
ist völlige Wiederherstellung eingetreten. Die Serosa wird von akuter
und chronischer Media veranlaßt, besonders von akuter Scharlachotitis;
von tuberkulöser; auch durch operative Maßnahmen im Mittelohr; auch
rückläufig durch eiterige Meningitis, oft der letalen Folgekrankheit von
Labyrintheiterung des anderen Ohrs oder auch durch umschriebene eiterige
Bogengangs- oder Schneckenentzündung. Keineswegs geht es aber an,
die Tatsache der Spontanheilung ohne Rücksicht auf die Symptomatologie
ausschlaggebend für die Diagnose serosa zu verwerten, wie es in der

Interna
serosa
acuta

Gekenn-
zeichnet,
durch
milden
Verlauf

Literatur vielfach geschehen ist. Von den Autoren sind Fälle mit schwerstem Krankheitsbild als seröse Labyrinthentzündung veröffentlicht, weil sie ohne Operation mit dem Leben davonkamen, die aber meines Erachtens Labyrintheiterung gehabt haben, Auch die Definition des gleichzeitigen Eintritts der Interna und Media und raschen Verlaufs als Kriterium für die Serosa trifft nur zu bei Erhaltung oder Wiederherstellung der Erregbarkeit. Ein schwerer vestibularer Symptomenkomplex, vor allem ein zunehmender und von Dauer, auch ein längerer Zustand von totaler Areflexie gibt den Ausschlag für die Diagnose der diffusen eiterigen Interna. Bei der serösen Interna cochlearis ist der höhergelegene Vestibularapparat meist frei; bei der Interna vestibularis ist die Schnecke häufiger beteiligt. Das Gehör ist vorübergehend erloschen. Selten handelt es sich um dauernde Taubheit, meist nur um Gehörseinbuße. Völlige oder gute Wiederherstellung ist im Vestibularapparat die Regel. Funktionelle Störungen bleiben nur in schweren Fällen zurück.

Diagnose
der Interna
serosa Also geringere Entwicklung der vestibularen Zeichen, vor allen Dingen das Fehlen ihrer ständigen Zunahme, keine völlige Unerregbarkeit, rasche Wiederherstellung mit guter Funktion, das Fehlen von zerebralen Komplikationen, das alles zusammen berechtigt zur Diagnose der serösen Interna diffusa oder vestibularis.

Ganz geringfügig sind die Spontanzeichen bei dem leichtesten Grade der Labyrintherkrankung, dem kollateralen Ödem, dem Hydrops; auch bei der Stauungsinterna nach seröser oder eiteriger Meningitis sind die Spontanzeichen anscheinend nur gering.

II. Akute eiterige Interna.

Interna
purulenta
circum-
scripta
acuta **Interna purulenta acuta (circumscripta, diffusa).**

1. Die umschriebene Interna. Der Hauptsitz ist im horizontalen Bogengange, seltener nahe der Ampulle des oberen Bogengangs oder an den Fenstern und in der Schneckenwindung am Promontorium. Die Krankheitserscheinungen sind meist sehr gering und können völlig fehlen. Sie können aber auch erheblicher sein bei der Komplikation mit diffuser seröser Interna und beim Vorhandensein von Kapseldefekt. Bei der Cochlearerkrankung kann sich durch die komplizierende diffuse Serosa Ertaubung einstellen, meist nur für kurze Zeit. Bei der Vestibularerkrankung werden im gleichen Falle die spontanen Vestibularzeichen, wenn auch nur in geringerem Grade, vorhanden sein. Im allgemeinen fehlen sie, wenn der Entzündungsvorgang zur Ruhe gekommen ist, oder sie treten in Anfällen auf, nämlich dann, wenn Nachschübe vom Mittelohr einwirken, oder wenn bei Kapseldefekten wechselnde Druckbelastung, besonders durch Granulationen, Cholesteatom oder Eiteransammlung einwirkt. Sequesterbildung am horizontalen Bogengang bei langwieriger Wundbehandlung oder schwerer granulöser oder toxischer Mittelohreiterung, Cholesteatom sind die häufigsten Ursachen der Bogengangserkrankung. Die vestibulare Erregbarkeit ist gut vorhanden bei Kapseldefekt, für den thermischen Reiz sogar meist gesteigert und um die me-

chanische Erregbarkeit (Fistelsymptom) vermehrt. Bei Erkrankung des horizontalen Bogengangs ist allerdings der Drehreiz um die vertikale Achse oft unwirksam oder vermindert.

Die umschriebene Vestibularerkrankung ist also ausgezeichnet durch nur geringe oder gar keine Herabsetzung der Vestibularfunktion, durch die Erhaltung der Erregbarkeit, durch das Fehlen oder nur durch eine Andeutung der spontanen Vestibularzeichen, bei der fistulösen Form durch den Nachweis des Fistelsymptoms, durch gesteigerte thermische Erregbarkeit, durch anfallsweises Auftreten von spontanen Vestibularzeichen auch in höherem Grade. Bei der umschriebenen Kochlearerkrankung finden wir nur geringe Gehörverminderung bzw. herdweisen Ausfall.

Beseitigung des anlagernden Eiterherds ist notwendig durch die vorhin schon erwähnten verschiedenen operativen Maßnahmen. Bei Cholesteatom genügt zunächst oder unter Umständen die Beseitigung der Cholesteatommassen bei hinreichend großem Defekt in der hinteren oberen Gehörgangswand. Nach Abheben der Cholesteatommassen tritt bisweilen bei Kapseldefekt eine erhebliche Steigerung der Spontanzeichen ein. Es kann auch ausnahmsweise zu Liquorabfluß kommen, selbst zu starkem, wochenlang dauerndem.

2. Die diffuse Erkrankung.

a) *Im Kochlearapparat*

(**akute eiterige Interna cochlearis**). Sie bedingt völlige Ertaubung. Subjektive Gehörempfindungen sind meist vorhanden in mannigfachen Abstufungen; in der Regel nicht sehr quälend. Ganz leichte Vestibularzeichen können vorhanden sein. Als Komplikationen kommen seröse und eiterige Meningitis in Frage, die anscheinend bei weitem nicht so häufig sind wie bei der vestibularen Entzündung.

b) *Im Vestibularapparat.*

Die akute eiterige Interna vestibularis. Die pathologisch-anatomische Veränderung beginnt mit Rötung und Schwellung des häutigen Labyrinths. Bei schwerer Infektion nehmen Schwellung und Rötung rasch einen sehr hohen Grad an. Bei Influenza beobachtet man ein stark hämorrhagisches Aussehen und freie Blutungen. Leicht getrübte Flüssigkeit ist vorhanden. Am 3.—4. Tage wird die Farbe schwarzrot; am 5.—6. Tage tritt eine grünliche Verfärbung ein, und die Weichteile zeigen ein granulierendes Aussehen. Die Knochenwände bleiben weiß, die Flüssigkeit wird mehr eiterig. An der Stelle der Infektion sind die Veränderungen am stärksten und am meisten fortgeschritten. Schließlich kommt es im weiteren Verlauf zu Empyembildung und Anhäufung von Granulationsgewebe. Eine besondere Form und nicht häufig ist diejenige, welche zur Nekrose des häutigen Labyrinths führt. Weiterhin entsteht aus den eben beschriebenen akuten Veränderungen die chronische eiterige Interna. Bei besonderer Ätiologie, bei schwer toxischen Vorgängen, besonders bei gewissen Scharlacherkrankungen, Tuberkulose kommt es auch zu Nekrose des Knochens und Sequesterbildungen.

Das Krankheitsbild. Es beginnt mit einem feinschlägigen, schnellen Nystagmus zur gesunden Seite, der von Stunde zu Stunde an Stärke zunimmt. Die spontanen Vestibularzeichen sind sämtlich von Anbeginn vorhanden: Schwindel, Übelkeit, Brechneigung, Gleichgewichtsstörungen im Stehen, im Gehen, weniger im Sitzen; Fallneigung. Diese Zeichen sind *Schnelle Zunahme der Vestibularzeichen* beständig, nehmen in gleicher Weise wie der Nystagmus zu, entsprechen gewöhnlich einander in ihrer Intensität, und sie entsprechen weiter der Intensität der entzündlichen Labyrinthvorgänge und der Virulenz. Bei schwerer Labyrinthentzündung oder starker Druckbelastung auf der Ein- oder Ausbruchstelle im horizontalen Bogengange oder in den vertikalen Bogengängen der hinteren Pyramidenwand können diese Zeichen beängstigenden Grad und Form annehmen, sind öfters Ausfluß einer Komplikation mit seröser Kleinhirn-Enzephalomeningitis. Das Gleichgewicht ist dann gänzlich gebrochen; weder aufrechte Haltung noch Stehen, Sitzen *Heftiger Drehschwindel* oder Erheben aus der Rückenlage ist möglich ohne heftigen Drehschwindel. Bei jedem Versuche, die Kopflage zu ändern, dreht sich schon alles, und heftiges Erbrechen hebt an. Bei abnehmender Entzündung oder bei völliger Zerstörung des Nervenapparats lassen diese Erscheinungen nach und verschwinden schließlich ganz. Nur der Nystagmus überdauert öfter. In dem schweren Symptomenkomplex fehlen in der Regel auch die Störungen des Zeigeversuchs nicht; spontanes Vorbeizeigen im Sinne der langsamen Nystagmusbewegung ist nachweisbar. Sehstörungen sind häu- *Sehstörungen* figer, als bekannt zu sein scheint. Sie äußern sich in unscharfem Sehen, — ein Schleier liegt auf den Augen —, in rascher Ermüdung.

Der Vestibularapparat hat seine Erregbarkeit eingebüßt, er wird weder vom Drehreiz noch vom thermischen angesprochen, zeigt aber bisweilen noch mechanische Erregbarkeit, bei Kapseldefekt (Fistelsymptom bei Kompression und Aspiration).

Der Verlust der Erregbarkeit, das Verschwinden der Reaktionen ist ein Lähmungszeichen.

Komplikation mit zunächst meist seröser Meningitis Auf der Höhe der Erscheinungen ist das Krankheitsbild ein außergewöhnlich schweres, beängstigendes und wird es noch mehr durch die häufige Beteiligung der Hirnhäute in Form der zunächst meist serösen Meningitis. Nackenstarre, Kopfschmerzen, Fieber, Wirbelstarre, Kernigsche Flexionskontraktur sind Zeichen dieser bedrohlichen Hirnhautkomplikation, deren seröser Charakter rasch durch die Lumbalpunktion aufgehellt werden kann. Indessen ist diese seröse Meningitis oft nur Vorbote der eiterigen, die trotz des serösen Nachweises bereits eingeleitet *Rasches Erkennen und Handeln gerade im ersten* sein kann. Ein derartiges Krankheitsbild ist eindeutig und unverkennbar: auf der Höhe der Entwicklung, mit dem bezeichnenden Symptomenbilde: der Spontanzeichen, der Areflexie, der meningealen Komplikation. *Beginn schwerer Labyrinthinfektion ist erforderlich, ohne eine vollkommene Ausbildung der Krankheitszeichen abzuwarten* Aber wie haben wir uns zur eiterigen Vestibularentzündung im Beginn zu stellen? Beim Befolgen des Ruttinschen Grundsatzes: Ohne Areflexie keine eiterige Labyrinthentzündung und keine Labyrinthoperation, entzieht sich diese Krankheit im Beginn dem Erkennen und Erfassen. Das wäre aber ein Übelstand, der manchen Labyrinthkranken das Leben kostet. Bei den schweren Infektionen folgt nicht selten die Infektion der Hirnhäute in den Bahnen des N. VIII und des Aquaeductus cochleae bereits in den ersten Stunden nach der Infektion des Labyrinths und besonders des Vorhofabschnitts zu einer Zeit, wo die Reflexe noch nicht erloschen sind. Gerade die ersten 2 Tage, vielmehr die ersten 24 Stunden der Labyrinthinfektion sind vielfach die kritische Zeit, so z. B. für die traumatischen Fälle bei Steigbügelluxation.

Akute eiterige Interna nach Operationen.

Es handelt sich fast stets um Vestibularentzündungen, meist infolge von Steigbügelluxation.

Todesfälle an Meningitis, die sich auffallend rasch an Radikaloperationen anschließen, sind aus der älteren Literatur reichlich bekannt und vielfach als Neuinfektion einer alten verborgenen Labyrintheiterung durch die Radikaloperation gedeutet. In der Tat ist aber der Zusammenhang oft oder meist ein anderer. Es handelt sich um frische Labyrinthverletzung bei der Ausführung der Radikaloperation. Ich meine hier nicht die Bogengangsverletzung, sondern die Luxation des Steigbügels — seltener sind Verletzungen am Promontorium —, die sich bei der Radikaloperation ereignen können, ohne daß sie zur Wahrnehmung kommen und ohne daß immer ein grobes Verschulden des Operateurs vorzuliegen braucht. Stapesplatte und Ligament sind öfters wohl schon krank.

Bereits 24—48 Stunden nach der Infektion zeigen sich häufig nach einem solchen Operationsmißgeschick Zeichen der Meningitis, und nach 7 Tagen ist gewöhnlich der Exitus eingetreten. Durch eine frühzeitige Labyrinthoperation kann man nach meinen Erfahrungen mit einiger Sicherheit das Leben retten. Zwei oder gar drei Tage nach der Operation kommt man aber in der Regel mit der Labyrintheröffnung schon zu spät. Wenn möglich, soll man sie bereits innerhalb der ersten 24 Stunden machen. Dann muß man aber für die Diagnose der diffusen Vestibulareiterung und für die Indikation zur Labyrinthoperation einen anderen Maßstab anwenden als es gewöhnlich geschieht. So früh, wie hier notwendig, ist weder die vestibulare noch die labyrinthäre Erregbarkeit erloschen. Der Maßstab, der uns hier bei der Diagnose der diffusen eiterigen Vestibularentzündung leitet, ist das Verhalten der spontanen Vestibularzeichen und der Arachnoides. Die Vestibularzeichen stellen sich in dem Moment der Labyrinthverletzung ein, scheinen dann wieder zu verschwinden, setzen aber nach 12 Stunden schon recht energisch ein, nehmen ständig und stündlich an Intensität zu. Der zuerst höchst feinschlägige Nystagmus wird schneller und grobschlägiger; er schlägt schon beim Blick geradeaus oder in allen Blickrichtungen zur gesunden Seite. Ebenso verhält es sich mit den Gleichgewichtsstörungen und den übrigen Zeichen. Die Patienten fühlen sich schwer krank, die Zunge ist belegt, Kopfschmerzen stellen sich ein; Temperatursteigerung von 38, in steilem Anstieg bis 39 und darüber tritt nicht selten hinzu, der Puls schnellt im gleichen Maße in die Höhe, zuweilen bis auf 160. Unverkennbare meningeale Symptome zeichnen das verhängnisvolle Krankheitsbild. Ich lasse zwei Krankengeschichten folgen, die eine mit tödlichem Ausgang, die andere mit Ausgang zur Genesung.

15*

Erschütternd rasch verlief eine Labyrinthinfektion nach Steigbügelverletzung bei der Radikaloperation. Die Eröffnung des Labyrinths wurde nicht vorgenommen.

R., 34 Jahre. Linke chronische fötide Mittelohreiterung. Hat schon lange Zeit Schwindelgefühl, ein Gefühl, als wenn der Boden sich hebe usw., zuletzt bis vor einem halben Jahr etwa $^1/_2$ Jahr lang.

2. II. 01. A nach links gehört. Links Rinne —, A per Luft mäßig herabgestzt, Fis^4 ebenfalls. Fl. 0,1 (30).

Befund. Fistel in der hinteren oberen Gehörgangswand mit Granulationen. 8. II. 01 Links Radikaloperation. Knochen brüchig. Im Antrum mißfarbiges Granulationsgewebe. Freilegen des hinteren Paukenabschnitts. Glätten des Antrums mit Fräse. Körnersche Plastik. Naht.

9. II. 01. In der Nacht sehr viel Schwindel und Erbrechen. Auch heute morgen beim Aufrichten Schwindel. Nystagmus beim Blick nach rechts, nicht sehr stark. Abends Temperatur 38 und starke Kopfschmerzen. 10. II. 01. Hohes Fieber, starke Kopfschmerzen abwechselnd mit freien Intervallen. Puls 72. Leichte Nackenstarre. Schmerz in den Beinen. Leichte Kernigsche Flexionskontraktur. Klonische Zuckungen des Kopfes beim Versuch, ihn nach vorn zu beugen. Rechts Abduzensparese. Doppelsehen. 12. II. 01. Sensorium leicht benommen. Zunge trocken.

13. II. 01. Somnolent. Links: Parese von Gesicht, Arm und Bein.

15. II. 01. Morgens Exitus.

16. II. 01. Sektion: Starke Meningitis, besonders vorn an der Konvexität rechts. Basis frei bis auf einen mandelgroßen Fleck von sulzigem Eiter zur Seite des Pons. Ventrikel etwas erweitert, Ependym leicht gekörnt und geschwollen. Oberer Bogengang dunkel, schwärzlich. Schnecke leicht gerötet, aber frei von Sekret und Schwellung. Im Vorhof reichlich hämorrhagisches Sekret und ödematöse Schwellung der Weichteile. Die Ampulle des horizontalen Bogengangs angefüllt mit hämorrhagischem Sekret; Stapesplatte brüchig, leicht beweglich, im hinteren Abschnitt rötlich. Die Scheide des Akustikus zeigte kleine zirkumskripte Blutungen, die mikroskopische Untersuchung zeigt die Schnecke frei von Entzündung.

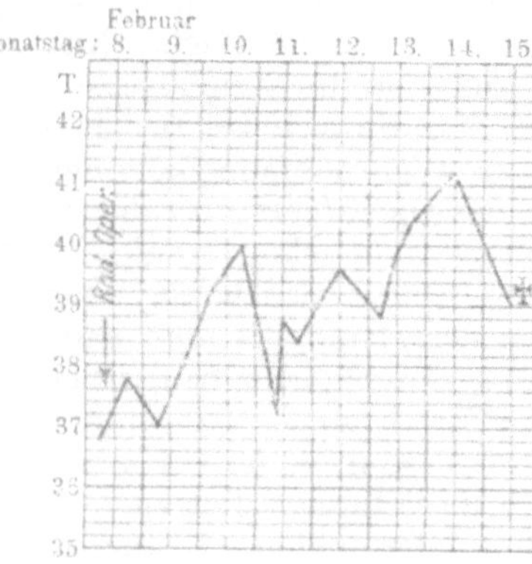
Abb. 72. Temperaturkurve.

Trotzdem schon vor der Operation Schwindel vorhanden und vielfach geklagt wurde, so ist doch die Erkrankung des Labyrinths zweifellos eine ganz frische, durch die Operation herbeigeführt vermittels Verletzung der Steigbügelplatte oder des Ligamentum annulare, die möglicherweise bereits erkrankt waren. Der hämorrhagische Charakter der Labyrinthaffektion beweist die frische Erkrankung. Eine rasche Eröffnung des Vorhofs in den ersten 24—36 Stunden hätte wohl retten können. Die Schnecke war an der Entzündung nicht beteiligt. Nach 7 Tagen war es nur im Vestibularabschnitt zu etwas Sekretion gekommen, aber noch nicht zur Eiteransammlung. Im Stadium, in dem eine Operation erfolgreich einsetzen konnte, 24—48 Stunden post infectionem werden wir noch viel weniger eiteriges Sekret zu erwarten haben und die Schnecke ganz unbeteiligt finden. Am nächsten Tage bestanden bereits Phänomene von Erkrankung der Meningen (Kopfschmerz, 38 Temperatur), nach 2 Tagen sichere Zeichen einer ausgedehnten bzw. schweren eiterigen Meningitis. Vor Ablauf des 7. Tages ist der Tod eingetreten.

Folgender Fall einer Labyrinthinfektion im Anschluß an Auskratzung der ganz mit Granulationen angefüllten Paukenhöhle ist zur Heilung gekommen; das Verdienst gebührt, wie mir scheint, der rasch ausgeführten

Labyrinthoperation. Der Verlauf war rapide. Die Temperaturkurve kennzeichnete den schweren infektiösen Charakter und das rasche Übergreifen auf die Meningen.

Das 14½ jährige Mädchen, bei dem vor 3½ Monaten rechts die Radikaloperation ausgeführt, war am Abend des 23. I. ohne Narkose ausgekratzt, ohne über Schwindel zu klagen. Am folgenden Morgen erwachte es mit Übelkeit und Schwindelgefühl. Um 10 Uhr morgens gab es an, keinen Schwindel mehr zu haben, auch keinerlei Schmerzen, insbesondere keinerlei Kopfschmerzen. Beim Aufrichten hatte die Patientin aber leichtes Schwindelgefühl. Sonst erklärt sie, sich wohl zu fühlen. In Puls und Temperatur keine Steigerung.

Die Untersuchung auf Nystagmus ergab folgendes: Schon beim Blick geradeaus ein minimaler, nach links gerichteter Nystagmus rotatorius; in der Regel rollt der Bulbus nach der Zuckung ein wenig nach rechts zurück. Beim Blick nach links weit ausschlagender unregelmäßiger, horizontaler Nystagmus mit geringer rotatorischer Komponente, bisweilen abgewechselt von weniger ausgiebigen Zuckungen, etwa 12 in 5''. Stehen in Seiltanzstellung mit offenen Augen recht schlecht, bei Augenschluß ganz unmöglich. Stehen mit Fuß- und Augenschluß dagegen recht gut.

Flüstersprache 0,3 (30) A nach rechts gehört, per Luft stark herabgesetzt. Fis 4 stark herabgesetzt. Um Mittag nehmen die Zuckungen zu, sie sind ganz erheblich größer, auch schon beim Blick geradeaus. Gegen Abend erfolgen 17 Zuckungen in 5''. Die Temperatur steigt auf 38; die Zunge ist belegt. Keine Spur von Nackenstarre. Angeblich war das Befinden gut, weder Kopfschmerzen noch Schwindel. Diese Angaben von Wohlbefinden wurden anscheinend aus Furcht vor einer Operation gemacht.

Bei diesem Bilde einer deutlichen Verschlimmerung des Leidens entschloß ich mich sofort zur Operation, 24 Stunden nach der Stapesluxation. Die Lumbalpunktion ergab im Beginn eine Druckhöhe von 22 cm, nachher von 30 cm. Flüssigkeit leicht hämorrhagisch, weder Lymphozyten, noch Bakterien, noch Eiweiß.

Über den Operationsbefund folgendes: Der Steigbügel läßt sich innerhalb von Granulationsgewebe in der Fen. ov. leicht beweglich fühlen, Fen. ov. aber durch die Steigbügelplatte noch verschlossen. Der horizontale Bogengang mit hellblutrotem Inhalt erfüllt. In 5 Minuten ist der Vorhof eröffnet, fast ohne Fazialiszucken. Jetzt dringt auch das Häkchen von der Paukenhöhle durch die Fen. ov. ohne weiteres in den Vorhof ein, ein flüssiger Inhalt nicht darin enthalten. Jodoformpulver. Jodoformgaze. Verband.

Am 25. Befinden ziemlich gut. Nystagmus wie vor der Operation. Drähte entfernt. Doppelsehen beim Blick nach links. Am Nachmittag nicht mehr. Temperatur steigt an. Keine Beschwerden. Hat seit der Operation sehr viel weniger Schwindel; im Liegen überhaupt nicht, dagegen ist heute nachmittag der Nystagmus stärker, beim Blick nach links in 5'' etwa 15 mal, meistens großzuckend, dazwischen einige kleinere Zuckungen; bisweilen rollt der Bulbus langsam nach rechts zurück. Auch nach rechts in extremer Stellung jetzt einige Nystagmuszuckungen. Fazialisparese. Am 26. abends etwas Stirnschmerz. Keine Nackenstarre. Stärker rollender horizontaler Nystagmus beim Blick nach links, 6—17 Zuckungen in 5''. Kernigsche Flexionskontraktur. Weiterhin stetig Besserung. Am 10. II. Etwas rotatorischer Nystagmus nur beim Blick nach links, kein Schwindel. Geheilt.

Die Übereinstimmung in der Temperatur am ersten Tage mit dem vorigen Fall ist bemerkenswert; mehr noch das Ansteigen nach der Labyrintheröffnung infolge der Meningitis, das sofortige Nachlassen des Schwindels, während der Nystagmus unverändert ist oder noch etwas steigt infolge der Neuritis; der starke hämorrhagische Charakter der Labyrinthentzündung, die rasche, wenn auch nur mäßige Drucksteigerung des Liquor cerebrospinalis.

Noch rapider ist der Verlauf bei einem 6 jährigen Knaben, bei dem einige Wochen nach der Radikaloperation des rechten Ohrs eine Auskratzung vorgenommen, am 11. IV. auch links die Radikaloperation ausgeführt wurde zugleich mit Verschluß des zuerst operierten rechten Ohrs durch Naht. Das schwammige Granulationsgewebe wurde aus der Operationshöhle ausgekratzt unter Vermeidung der

Stapesgegend; der Körnersche Lappen mobilisiert. Die Erkrankung auf dem rechten Ohr war eine außerordentlich schwere gewesen. Der kranke diploëtische Knochen erstreckte sich weit über den horizontalen und unter den oberen Bogengang bis an den Meatus aud. int., wurde mit der Fräse entfernt. Der Wundverlauf war damals durch hohes Fieber gestört, durch schwammige Granulationen. Am Abend ist der Knabe ganz munter, will aber im Bett aufsitzen, da ihm sonst schlechter sei. Hat nicht viel gebrochen. Kein Nystagmus. Kein Schwindel.

12. IV. 08. Der Knabe hat heute nacht viel gebrochen, zum letztenmal um 5 Uhr. Zunge belegt, keine Nackenstarre, mittags 38,6 Temperatur. Großschlägiger Nystagmus beim Blick nach links. Stehen bei Augen- und Fußschluß unsicher, schwankt nach rechts. Stehen in Seiltanzstellung unmöglich, Schwanken nach rechts ohne Schwindelgefühl. Die Temperatur steigt, und um $^1/_2$3 Uhr ist eine weitere Verschlimmerung eingetreten. Nystagmus viel stärker nach links, 15 großschlägige Zuckungen in 5″, unregelmäßig; nach einigen Zuckungen weicht der Bulbus ganz zur Mittellinie zurück. Schon beim Sitzen starkes Schwanken des Oberkörpers. Stehen mit Fußschluß schon bei offenen Augen ganz unmöglich, schwankt nach rechts, deswegen lege ich unverzüglich den rechten Vorhof frei in Äthernarkose.

Das Fenster nicht leer. Im horizontalen Bogengang dunkle, schwarzbraune Flüssigkeit, mehr von schokoladenfarbigem als blutähnlichem Aussehen angefüllt. In 2—3 Minuten ist der Vorhof eröffnet. Auch im Vorhof ein hämorrhagischer Inhalt, aber heller als im Bogengang. Nach dem vollständigen Freilegen des Vorhofs fräse ich auch die Ampulle vom oberen Bogengang auf, die ebenfalls einen hämorrhagischen Inhalt aufweist. Die Steigbügelplatte fest in Fenestra ovalis. Die Vorhofwände zeigen ein gutes Aussehen. Jodoformpulver, Jodoformgaze. Verband. Das Dach des Vorhofs war intakt. Lumbalpunktion: unter einem Druck von zuerst 120 mm, dann von 150 mm klare Flüssigkeit, leicht pulsierend. Die ganze Operation ist in 10 Minuten erledigt. Wenn die Augen nach links herüberwanderten, zeigte sich spärlich ein leichter Nystagmus, sobald die Mittellinie eben überschritten wurde, bisweilen war aber auch gar keine Spur von Nystagmus in der linksseitigen Endstellung vorhanden.

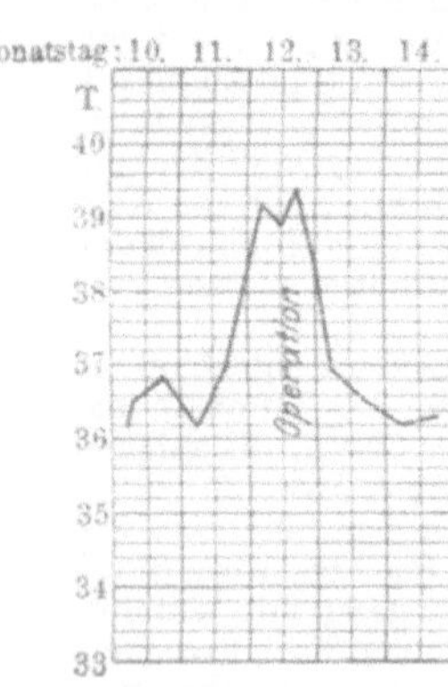

Abb. 78. Temperaturkurve.

In Lumbalflüssigkeit Pneumokokken in spärlicher Anzahl. Die Temperatur, die vor der Operation 39,4 erreicht hatte, fiel nach der Operation, war am anderen Morgen 38,6, kurz danach 36,9 und erhob sich nicht mehr zu 37. Die Pulsfrequenz war vor der Operation außerordentlich gestiegen bis zu 160, hielt sich kurz nach der Operation noch so hoch und fiel am nächsten Morgen auf 130, bald auf 100 und hielt sich zwischen 90 und 100 an den nächsten Tagen. Das Allgemeinbefinden besserte sich sofort.

Am 13. Hat nach der Operation gar nicht gebrochen. Zunge freilich noch sehr belegt. Keine Nackenstarre. Sitzt schon ganz gut im Bett. Beim Blick geradeaus leichter rotatorischer Nystagmus nach links. Beim Blick nach links stärkerer horizontal-rotatorischer Nystagmus.

Am 14. Verbandwechsel. Während er gut im Bett sitzen kann, vermag er mit geschlossenen Füßen nicht zu stehen. Nystagmus etwa 18 Zuckungen in 5″.

Am 17. Immer noch leichter rotatorischer Nystagmus beim Blick nach links. Stehen mit Augen- und Fußschluß gut, in Seiltanzstellung fällt er aber sofort nach links. Zunge gereinigt, Appetit gut. Die klinischen Erscheinungen waren außerordentlich zuverlässig und eindeutig, ihre Zunahme so zweifellos, daß die Diagnose der Labyrinthverletzung und der Infektion sicher erschien. Auffallend ist hier die rasche Temperatursteigerung, der Kokkenbefund im Liquor cerebrospinalis, dessen Druck nur wenig gesteigert war, die rasche Entfieberung, das langsame Verschwinden der Gleichgewichtsstörungen und des Nystagmus.

Es ist im letzten Falle nicht gelungen, eine Luxation des Steigbügels nachzuweisen; der Operationsbefund — die schwarze Verfärbung des

Bogengangsinhalts — spricht sogar mehr für eine Infektion am horizontalen Bogengang, wo infolge der Herauspräparierung auch leicht beim Auskratzen eine Schädigung stattfinden konnte, aber nicht nachgewiesen und makroskopisch ausgeschlossen ist.

Beiden Fällen gemeinsam ist der sofortige Umschlag nach der Operation aus dem schlechten Allgemeinbefinden in ein gutes.

Es ist hier also die ständig und rasch zunehmende Intensität der spontanen Vestibularzeichen, welche, wenn möglich, schon vor Eintritt von meningitischen Erscheinungen, noch mehr nach deren Eintritt die Diagnose der eiterigen Labyrinthentzündung ermöglichen und eine vollgültige Indikation zur Eröffnung des Vestibularabschnitts abgeben soll. Zur Prüfung auf Gleichgewichtsstörung ist die Stellung bei Augen- und Fußschluß nicht ausreichend; ich prüfe in Seiltanzstellung. Dazu kommen die Kopfschmerzen, der steile Fieberanstieg als meningeale Vorzeichen.

Ich verfüge über etwa 27 Fälle von Verletzungen an den Fenstern, davon 19 mit Steigbügelluxation im Anschluß an die Radikaloperation oder bei Auskratzungen. Bei den Tausenden von Radikaloperationen ein recht seltenes Ereignis. Insgesamt wurden 18 am Labyrinth operiert mit 13 Heilungen. Umgekehrt sind von den nicht am Labyrinth operierten $^2/_3$ gestorben und $^1/_3$ geheilt. Unter 10 Fällen mit tödlichem Ausgang erfolgte der Exitus in der Hälfte der Fälle zwischen dem 5. und dem 8. Tage an Meningitis. Unter 13 Fällen starben 3 nach dem 18. Tage und 10 Fälle zwischen dem 5. und 11. Tage.

Ein Vergleich der geheilten und der gestorbenen Labyrinthverletzten und -operierten zeigt, daß von den geheilten die Hälfte vor Ablauf des 3. Tages operiert wurden und 5 nach dem 12.—60. Tage, daß somit mindestens bei 5 eine hypovirulente Infektion und subakuter Verlauf vorlag. Andererseits sind 5 von 6 Gestorbenen vor Ablauf des 3. Tages (von 1.—3.) labyrinthoperiert; also fast nur Fälle mit hypervirulenter Infektion.

Verletzung des horizontalen Bogenganges. Ein ganz anderes Bild zeigt die Verletzung des horizontalen Bogengangs bei der Operation. Im Gegensatz zu der Steigbügelluxation, bei der die ersten deutlichen, beunruhigenden und andauernden Erscheinungen von Labyrinthreizung erst nach ca. 12 Stunden auftreten, sind hier die Vestibularzeichen unmittelbar nach der Verletzung vorhanden, und zwar in ihrem stärksten Grade. Statt zuzunehmen, bleiben die Erscheinungen kurze Zeit auf derselben Höhe, sind am nächsten und übernächsten Tage aber meist schon geringer und nehmen weiterhin von Tag zu Tag ab. Bereits der erste Verbandswechsel bringt eine erhebliche Besserung zuwege. Ist die Bogengangsverletzung nur klein, so kommt es meist nicht zu einer allgemeinen Infektion des Labyrinths; ist sie größer, so vollzieht sie sich in der Regel langsam, unauffällig, ohne alarmierende Erscheinungen, und die Frage einer Labyrinthoperation taucht in der Regel überhaupt nicht auf. Hier tritt kein Fieber auf, außer wenn es durch die allgemeinen Wundverhältnisse bedingt ist. Meningitische Erscheinungen stellen sich auch sonst nicht ein. Freilich lehrt eine Beobachtung von mir (Arch. f. Ohr. XLV, 200 No. 17), daß eine schwere Bogengangsverletzung den Kranken auch zum Krüppel machen kann.

Akuteste
Form der
Labyrinth-
eiterung
nach
Influenza
usw.

Akute diffuse Labyrintheiterung mit blitzschnellem Verlaufe.

Von gleich gefährlichem Charakter wie bei der akuten traumatischen Interna nach Steigbügelluxation finden wir bisweilen die akute Vestibularentzündung nach sekundären akuten Mittelohreiterungen, im Gefolge von Influenza z. B. Man darf wohl annehmen, daß es sich meist um induzierte Fensterinfektionen handelt. In der Literatur sind einige Beobachtungen bekannt geworden mit sehr früher Labyrinthinfektion im ersten Beginn der akuten Media und mit tödlichem Ausgang nach 8 Tagen an eiteriger Meningitis.

Ich lasse die Krankengeschichte einer Patientin folgen, die 10 Tage nach ihrer Erkrankung an Mandelentzündung durch eiterige Meningitis zugrunde ging, 5 Tage nach dem Auftreten von Ohrenschmerzen und von Spontanperforation.

Eine 48jährige Frau erkrankte am 20. IX. 1907 angeblich an Influenza und Mandelentzündung. Am 25. linksseitige Ohrenschmerzen mit Spontanperforation, am 26. und 27. heftiges Erbrechen und Schwindel bei starkem Ohrenlaufen. Am 27. abends 10 Uhr erste Untersuchung. Puls 128, Temperatur 37,4; Zunge sehr belegt. Augenhintergrund ohne Besonderes. Trommelfell stark gerötet, retrahiert, nur mäßig geschwollen, perforiert. Sehr profuse, seröshämorrhagische Absonderung. Warzenfortsatz sehr druckempfindlich. Starker Nystagmus beim Blick nach links; beim Blick nach rechts geringer, nach links zuckender Nystagmus. Die Zuckungen sind enorm frequent, nicht zu zählen, mindestens 50 in 5″. Weber nach links. Beiderseitig Fis 4 stark herabgesetzt. Beim Aufrichten sehr großer Schwindel, Neigung zum Fallen. Beim Versuch zu stehen sofort Schwanken nach rechts. Beim Untersuchen Erbrechen. Am nächsten Morgen 38,2 nach schlechter Nacht mit starkem Erbrechen.

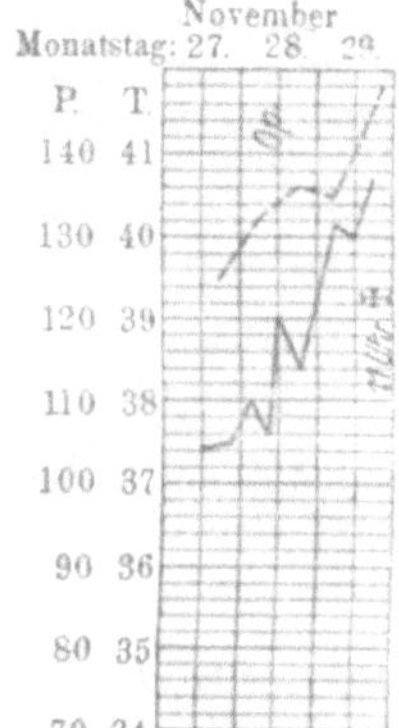

Abb. 74.
Temperaturkurve.

Radikaloperation und Labyrintheröffnung: Warzenfortsatz kleinzellig, am Planum gesund. Die tieferen Zellen sind mit geschwollenem Endost ausgekleidet, das im Zentrum vereinzelt den Eindruck von Granulationsgewebe macht. Sinus und Kleinhirndura gesund. Das Antrum kaum stecknadelkopfgroß. Der Bogengang glatt, aber von schmutzig-graugelber Farbe. Die Häkchensonde dringt nach Freilegen der Paukenhöhle am vorderen Rande des ovalen Fensters in den Vorhof. (?) Das Stapesköpfchen an der Sehne erhalten. Vorhofseröffnung längs des horizontalen Bogengangs. Der Inhalt des Vorhofs hämorrhagisch. Wegen der rapiden Ausbreitung wird auch die Schnecke eröffnet. Die Windungen zeigen eine braunrote Farbe. Die Lumbalpunktion war trocken.

Direkt nach der Operation ist der Schwindel nahezu fort, der Nystagmus viel geringer, das Allgemeinbefinden viel besser. Am Abend aber bereits leichte Nackenstarre und Schmerzen am Scheitel. In der Nacht große Unruhe; Somnolenz. Um eine Entlastung des Hirndrucks durch Liquorabfluß herbeizuführen, eröffne ich mit einem Meißelschlage von der Schnecke aus den Meatus internus und erziele einen außerordentlich reichlichen Liquorfluß. Vorher hatte die Lumbalpunktion hämorrhagische Flüssigkeit unter einem Drucke von 23 cm mit viel Leukozyten und Streptokokken ergeben. Am Abend Exitus 46 Stunden nach der Aufnahme.

Sektion am 30. IX. 1907 abends. Arachnoides mit zahlreichen Gefäßen, auf der Konvexität ödematös geschwollen, am meisten links; stellenweise das Ödem getrübt, besonders in der Temporalgegend links. An Pons, Medulla und im Wirbelkanal reichlich eiterig getrübte Flüssigkeit. Hinter der Medulla an den medialen Partien des Kleinhirns fibröse Auflagerungen, ebenso am Clivus Blumenb. Im rechten Keilbein große Mengen zähen schleimig eiterigen Sekretes, die Schleimhaut nur wenig geschwollen, sukkulent. Der obere Bogengang stark hämorrhagisch. Der Kochlearis am stärksten hämorrhagisch und an seinem Eintritt in die Schnecke erweicht. Im erkrankten Akustikus Leukozyten und Streptokokken; im gesunden Akustikus keine Leukozyten.

Die außerordentlich rasche und starke Entwicklung der spontanen Vestibular-zeichen ist in dem Falle nicht außer acht zu lassen. Sie scheint das Bezeichnende in diesen stürmisch verlaufenden schweren Fällen zu sein, ein Ausdruck starker Viru-lenz, schwerer, fortgeschrittener Entzündung und somit einer drohenden Lebens-gefahr. Die gleichseitige Richtung des stark entwickelten Nystagmus ist dabei nicht selten; sie war vom Labyrinth bedingt. Exitus am 2. oder 3. Tage der Meningitis ist immerhin ein außergewöhnliches Ereignis. Man wird nicht umhin können, aus solchen Zeichen die Notwendigkeit einer sofortigen Eröffnung des La-byrinths bzw. des Vestibularabschnitts zu entnehmen, zumal wenn steiles Fieber und Kopfschmerzen das schwere Bild noch vervollständigen. Für den Vestibular-apparat erhalten wir somit durch die Art der Entwicklung der spontanen Zeichen häufig einen ziemlich verläßlichen Anzeiger für den Grad der Infektion und der entzündlichen Veränderung im Labyrinthinneren. Die Labyrinthoperation am Abend vorher würde den tödlichen Ausgang kaum abgewendet haben.

Bei Wendung zur Spontanheilung nehmen die vestibularen Zeichen allmählich ab und verschwinden. Die Unerregbarkeit des Labyrinths bleibt bestehen.

B. Chronische eiterige Interna.

. Wir haben uns in den vorstehenden Ausführungen wiederholt be-reits auf Abweichungen bei der chronischen eiterigen Interna bezogen. Sie entwickelt sich aus der akuten; nicht selten auch selbständig als Komplikation der chronischen eiterigen Media aus der Interna circum-scripta purulenta. Sie beginnt mit umschriebener Erkrankung nahe der Paukenhöhlenwand, meist im horizontalen Bogengang, oder an den Fenster-öffnungen, besonders Fenestra ovalis, auch am Promontorium. Von hier breitet sie sich aus, schließlich über den ganzen Vestibular-, Kochlear-teil oder über das gesamte Labyrinth. Die Fenster treten als Einbruch-stellen gegenüber dem horizontalen Bogengang zurück. Der Defekt in diesem ist ein häufiger Befund vor allem beim Cholesteatom und leitet die Labyrinthinfektion ein. Gerade hier besteht längere Zeit die umschriebene Bogengangserkrankung, die bisweilen bereits durch die ver-dünnte, aber noch nicht durchbrochene Knochenhülle hindurch ent-standen ist (induziert und an dem dunkel durchscheinenden membra-nösen Kanal zu erkennen). Aber auch bei Scharlach, Tuberkulose be-ginnt die Interna oft mit umschriebener Entzündung auf dem Infektions-wege durch die Fenster. Der Eiterung folgt bald glasige und granulöse Schwellung und Granulationsbildung. Die Granulationen formen sich in Bindegewebe um. Aus dem Bindegewebe entsteht das osteoide Gewebe und an dessen Stelle die Knochenneubildung. Oder die geschwollenen Weichteile werden mißfarbig, nekrotisch; die Knochenwände verfärbt, erweicht, nekrotisch. Die Sequesterbildung kann sich auf größere Ab-schnitte, selbst das ganze Labyrinth ausdehnen, sogar bis zur Pyramiden-spitze. Schneckensequester stoßen sich häufig ab, besonders bei Schar-lacheiterung. Der Vorhof ist in der Regel am meisten erkrankt. Die

Schnecke fanden wir makroskopisch 3mal frei bei schwerer Vorhofserkrankung.

Schleichende Entwicklung, wenig ausgeprägtes klinisches Bild

Bei der schleichenden Entwicklung ist das klinische Bild im allgemeinen wenig ausgeprägt. Aus der Schwerhörigkeit wird Ertaubung. Die vestibularen Symptome treten vielfach nur gering hervor. Bei zunehmender Eiterung werden sie stärker, ohne eine bedeutende Ausbildung zu erfahren. Nicht selten gehen diese Vorgänge eine nahezu latente Entwicklung ein, aber stets mit dem schließlichen Ergebnis der Unerregbarkeit des Labyrinths. Bildet sich ein Empyem heraus oder Sequester, so können die vestibularen Zeichen stärker, selbst stürmisch werden und die höchsten Grade erreichen.

Ausgänge der chronischen Labyrintheiterung

Die Entwicklung der chronischen Labyrintheiterung geht nach zwei Richtungen, in die der spontanen Ausheilung durch Verknöcherung und in die der Labyrinthzerstörung durch Sequesterbildung (Scharlach, Tuberkulose) und Knochenfraß. Das Labyrinth gelangt dadurch in mehr oder weniger freie Verbindung mit dem Mittelohr (ein Weg zur Ausheilung); mit der hinteren Schädelgrube oder dem inneren Gehörgang. Das sind schwere Komplikationen, die zur Meningitis führen, zunächst öfter zur serösen. Die ganze Paukenhöhlenwand kann zerfallen; das Mittelohr vergrößert sich um die Labyrinthräume. So kommt der Abszeß im inneren Gehörgang zustande oder der hintere tiefe Extraduralabszeß, auch mit Sakkusempyem, das ich viermal beobachtet habe. Kleinhirnabszeß oder eiterige Meningitis sind nicht selten Ausgänge der chronischen Labyrintheiterung. Diesen tödlichen Komplikationen geht in der Regel erst eine seröse Leptomeningitis voraus.

Differentialdiagnose der Labyrinthentzündungen

Diagnose. In Frage stehen

1. der Labyrinthhydrops (kollaterales Ödem);
2. die seröse, toxische Interna;
3. der Kapseldefekt;
4. die umschriebene eiterige Interna;
5. die diffuse eiterige Interna, akut oder chronisch;
6. Neuritis acustica (toxica, purul.);
7. die traumatisch-infektiöse Interna.

In Frage kommen Labyrinthhydrops

1. **Der Hydrops.** Die Diagnose ist zulässig bei ganz geringfügigen Vestibularzeichen, leichtem Schwindelgefühl, dem Gefühl von leichter Unsicherheit beim Gehen, ohne daß es immer objektiv sich in erkennbaren Gleichgewichtsstörungen äußert, in einer Andeutung von Nystagmus, meist beim Blick zur gesunden Seite; beim raschen Vorübergehen der Erscheinungen nach einigen Tagen; beim Eintreten im Verlaufe, nicht im Beginn einer akuten Media; ein oder mehrere Tage nach voraufgegangener Aufmeißelung oder Radikaloperation.

Interna serosa

2. **Die seröse, toxische Interna** ist zu diagnostizieren bei etwas stärkeren spontanen Vestibularzeichen, selbst von etwas beunruhigendem Grade, bei erhaltener, wenn auch verminderter Erregbarkeit (bei Drehreiz, bei Wärme- oder Kältereiz), bei raschem Ablauf innerhalb $\frac{1}{2}$—3 Wochen höchstens, selbst bei zeitweiliger Unerregbarkeit, wenn nach einigen

Tagen die Erregbarkeit zurückkehrt; bei vorhandener akuter Mittelohreiterung, und zwar häufiger in der Früh- als in der Spätzeit, nach vorangegangener Radikaloperation mit einem Zwischenraum von 1 bis 3 Tagen; beim Fehlen von Fieber und von Zeichen meningealer Komplikation.

3. Der **Kapseldefekt** im Verlauf einer chronischen Mittelohreiterung, besonders bei Cholesteatom; im späteren Verlauf einer akuten Mittelohreiterung; bei langdauernder Wundbehandlung. Mäßiger Entwicklungsgrad der Symptome, anfallsweise Auftreten und Vorhandensein von Fistelsymptom bei erhaltener labyrinthärer Erregbarkeit: das spricht für einen Defekt im horizontalen Bogengang oder in der Fenestra ovalis. Stärkere und beständige Vestibularzeichen von beunruhigendem und rasch fortschreitendem Charakter seit wenigen Tagen, eingeleitet mit Schwindelgefühl, verbunden mit Kopfschmerzen von schon längerer Dauer und besonders nächtlicher Steigerung und mit meningealen Reizerscheinungen, aber ohne Fistelsymptom, nach 6—10 wöchentlicher Dauer der akuten Media, spricht für eine Eröffnung der vertikalen Bogengänge durch einen tiefen hinteren extraduralen Abszeß.

4. Die **umschriebene eiterige Interna**, meist im horizontalen Bogengang, ist zu erkennen bei Unerregbarkeit durch den Drehreiz beim Drehen um die vertikale Achse, ferner bei gelegentlichem Auftreten geringer spontaner Vestibularzeichen; oft Fistelsymptom.

5. Die **diffuse eiterige Interna**. Die Diagnose der akuten diffusen, deutlichen, eiterigen Vestibularentzündung auf der Höhe der Entwicklung ist oft leicht. Sie ergibt sich aus den spontanen Vestibularzeichen, aus der dauernden vestibularen Unerregbarkeit für Dreh- und thermischen Reiz und sehr starker Schwerhörigkeit vom Kochlearcharakter. Mechanische Erregbarkeit bei Kompression oder Aspiration und erloschene thermische weisen auf fistulöse Interna mit zum mindesten noch reizungsfähigen Nervenästchen. Manche Ohrenärzte lassen die Diagnose der diffusen eiterigen Interna erst nach Erlöschen jeder labyrinthären Erregbarkeit zu; mit Unrecht. Die vestibulare Unerregbarkeit für den Dreh- und thermischen Reiz gibt aber den Spontanzeichen erst die **sichere** diagnostische Wertung für diffuse Vestibulareiterung im Gegensatz zur umschriebenen oder serösen. Das plötzliche Einsetzen der Vestibularzeichen zeichnet die akute Form aus.

Die Diagnose der diffusen eiterigen Schneckenerkrankung aus dem Funktionsverlust ist nicht so zuverlässig, denn auch bei diffuser seröser Kochlearentzündung tritt häufiger völlige und dauernde Taubheit ein. Das wird ganz besonders bei der diffusen eiterigen Vestibular- und seröser Kochlearerkrankung der Fall sein. Dessen muß man sich also bewußt bleiben: unter die Diagnose der eiterigen Interna fällt manchmal auch die seröse kochleare, sogar ausnahmsweise und für kurze Zeit die seröse vestibulare, nämlich bei einigermaßen erheblichen Spontanzeichen, für den meist nur kurzen Zeitraum der Unerregbarkeit. Aus der Diagnose der diffusen eiterigen Erkrankung beider Abschnitte ergibt sich die der diffusen eiterigen Labyrinthentzündung. Die Vestibularzeichen:

Nystagmus, fast stets von vornherein beim Blick zur gesunden Seite, Fallneigung zur kranken Seite, Schwindel, Gleichgewichtsstörung, Erbrechen; Ertaubung und oft heftige subjektive Gehörempfindungen, zusammen mit labyrinthärer Areflexie, spontanes Vorbeizeigen enthüllen ein klinisch scharfes Bild von der diffusen eiterigen Labyrinthentzündung. Eine stürmische fortschreitende Entwicklung dieser Zeichen gibt uns Kunde von hoher Virulenz und von einem schweren Grade eiteriger und fortschreitender Entzündung.

Die Diagnose der **latenten** eiterigen Labyrinthentzündung stützt sich lediglich auf die Labyrinthunerregbarkeit (-lähmung). Bei der chronischen Interna ergibt aber die Prüfung mit dem Drehreiz oft für beide Seiten das gleiche Ergebnis infolge von Kompensation durch das gesunde Labyrinth und das Zentralorgan, also wie bei zwei gesunden Organen. Die thermische Prüfung ist die bequemste und sicherste Art der Funktionsprüfung; die mechanische (bei Kompression Fistelsymptom) ist für den Nachweis eines Kapseldurchbruchs bezeichnend.

Die Komplikation mit Meningitis, seröser wie eiteriger, und besonders Zerebrospinalmeningitis ist für die Diagnose der diffusen eiterigen Interna mit Neigung zum Fortschreiten, auch nur Vestibular- oder seltener Kochlearentzündung, recht bedeutsam. Der hintere tiefe extradurale Abszeß und vor allem der Kleinhirnabszeß erwecken den Verdacht auf chronische verborgene eiterige Interna.

Während aus einer hohen oder ansteigenden Intensität der Vestibularerscheinungen, die nach dem Bestande weniger Tage auch stets mit Areflexie verbunden sind, oder aus der Komplikation mit Meningitis, sei es auch der serösen, und besonders mit der spinalen, die Diagnose einer hochvirulenten, fortgeschrittenen, das Leben gefährdenden Erkrankung des Vestibularapparats zu stellen ist, ergibt sich bei verborgenem Verlauf oder aus einem geringen Grade dieser Anzeichen mit dem Befund der Unerregbarkeit nicht ohne weiteres das Gegenteil oder die Berechtigung zur Annahme einer harmlosen Erkrankung. Der Nachweis des Eiterherds selbst im Labyrinth ist besonders für die verborgenen Fälle wichtig und natürlich beweisend. Das Fieber ist wenig verläßlich. Die Media kann dafür verantwortlich sein, häufiger seröse oder eiterige Meningitis. Seltener, wenn überhaupt, wird es von der akuten eiterigen Interna im Beginn bedingt. Ausschlaggebend ist die Tatsache des Eiterabflusses. Der Nachweis dieser Erscheinungen: wie Eiterabfluß, tiefer extraduraler labyrinthogener Abszeß, die Kleinhirnkomplikationen: seröse Enzephalomeningitis, Encephalitis purulenta gelingt oft erst bei oder nach der Warzenoperation. Die Differentialdiagnose zwischen Ausheilung mit Verödung und zwischen noch bestehender, latenter chronischer diffuser Interna ist meist unmöglich; es sei denn, daß neben dem Nachweis der Labyrinthunerregbarkeit der des labyrinthären Eiterherds vorliegt. Ob die Kompensation im Sinne der Heilung entscheidet, steht noch dahin; bisweilen wohl.

Fazialislähmung weist auf die nekrotische Form der chronischen Interna hin.

Die Differentialdiagnose zwischen seröser (toxischer) und eiteriger Interna, besonders vestibularer Interna, kann schwer und zweitweise unmöglich sein, da auch bei seröser oder serofibrinöser Interna — wenn auch nur für kurze Zeit — das Labyrinth unerregbar sein kann. Ein Fall von Ruttin hat dreimal gewechselt, bevor er endgültig unerregbar war. Sie wird im Sinne der serösen oder serofibrinösen entschieden durch die Labyrintherregbarkeit, durch die geringe und nicht fortschreitende Entwicklung der Vestibularzeichen, durch den raschen Ablauf — in $^1/_2$—3 Wochen — mit völliger oder fast völliger Herstellung der Leistungsfähigkeit und Erregbarkeit, auch im Falle von zeitweiliger Verminderung oder Vernichtung, bei ausnahmsweise stärkerer Entwicklung der Vestibularzeichen. Zur Differential-
diagnose
zwischen
seröser und
eiteriger
Interna

Die Neuritis acustica kommt schließlich differential diagnostisch noch in Frage. Die Diagnose der Neuritis acustica bietet bisweilen erhebliche Schwierigkeiten. Der Nervus octavus besteht aus zwei entwicklungsgeschichtlich und funktionell streng gesonderten Nerven, die auch von Giften sehr verschieden angesprochen werden. Der Kochlearnerv ist leichter verwundbar, wird von einer größeren Anzahl von Giften geschädigt, von denen der Vestibularis unangreifbar ist. Die Bakteriengifte bei Scharlach, Tuberkulose, Influenza, Mumps, Typhus sind dem Kochlearnerv sehr gefährlich, während bei Mittelohreiterungen auf Grund dieser Infektionen in erster Linie im Labyrinth der Vestibularapparat befallen wird. Die Giftwirkung erstreckt sich außerdem, wenn auch nicht stets in gleicher Stärke, auf beide Kochlearnerven, während bei Labyrintheiterungen in der Regel nur eine Seite befallen wird. Bei der toxischen Neuritis cochlearis sind ferner die subjektiven Gehörsempfindungen häufig größer als bei den Labyrintherkrankungen. Die Schwerhörigkeit zeigt das Wesen der labyrinthären, mit Herabsetzung der Knochenleitung und vorzugsweise mit Schädigung der hohen Töne. Doch ist das keineswegs Regel. Vielfach ist auch die untere Tongrenze eingeengt. In dem Grade der Schwerhörigkeit bestehen Schwankungen. Die völlige Ertaubung tritt selten plötzlich auf, meist erst allmählich. In der Regel kommt es überhaupt nicht zur völligen Ertaubung, resp. die völlige Ertaubung bildet sich bald etwas wieder zurück. Die vestibulare Erregbarkeit ist erhalten. Neuritis
acustcia Abgrenzung
gegen
Labyrinth-
eiterung

Die vestibulare Neuritis ist erheblich seltener. Man frage sich dabei stets, ob nicht eine zufällige Komplikation mit Lues vorhanden ist.

Man sei sich bewußt, daß beim Auftreten der spontanen Vestibularzeichen zunächst an Labyrinthentzündung zu denken und nicht gleich eiterige Meningitis oder Kleinhirnabszeß zu diagnostizieren ist, und daß bei einwandfreiem Nachweis der labyrinthären Unerregbarkeit zum mindesten diffuse eiterige Vestibularentzündung vorliegt.

Die Prüfung der vestibularen Reizbarkeit setzt Übung voraus. Die Erregbarkeit auf Drehreiz wird im allgemeinen durch Drehen in aufrechter Kopfhaltung um die vertikale Achse geprüft. Bei Vestibularlähmung bewirkt die Drehung um die gesunde Seite eine ganz erhebliche Verminderung des Nachnystagmus zur kranken Seite. Die Drehprüfung versagt bisweilen infolge des doppelseitig ausgeübten Reizes Unter-
suchungs-
methoden
des Vesti-
bularappa-
rates und versagt besonders bei gewissen Fällen von chronischer Labyrintheiterung. Infolge von Einspringen des gesunden Labyrinths und von Gewöhnung des Zentralorgans tritt hier öfter ein Ausgleich ein, eine Kompensation, und trotz einseitiger Lähmung ergibt die Drehung um beide Seiten keinen Unterschied im Nachnystagmus. Die thermische Prüfung wird gewöhnlich in Optimumstellung für den horizontalen Bogengang ausgeführt, mit heißem (5—10° über 39 C) Wasser bei Nystagmus zur gesunden Seite, mit kaltem (5—20° unter 39 C) Wasser bei Nystagmus zur kranken Seite. Zu beachten sind die Fehlerquellen, die durch Verquellung des Gehörgangs, des Trommelfells, dickes Schleimhautpolster und Polypenbildung in der Paukenhöhle bedingt werden. Je feiner das Röhrchen zum Spülen, desto geringer ist die zum Ansprechen nötige Wassermenge. Die Auslösung des Reizes gelingt mir schon mit 13—15 ccm. Beim Fistelsymptom schlägt der Nystagmus auf Kompression nach der untersuchten Seite, auf Aspiration nach der entgegengesetzten. Die Ertaubung wird ganz im Groben bereits festgestellt durch Ausfall der a'-Gabel und durch Ausschaltung des gesunden Ohrs mit der Bárányschen Lärmtrommel. (Näheres Abschnitt klin. Physiol. S. 37.)

Die Diagnose der traumatischen Interna nach Operationen wird manchmal erschwert durch die Nachwirkungen der Narkose. Es ist deswegen auch von diesem Gesichtspunkte als Vorteil anzusehen, daß die Allgemeinnarkose immer mehr verlassen wird und für die Ohrenoperationen völlig ersetzt werden kann durch die lokale Betäubung und Blutleere, (Kokain-, Adrenalin- oder Suprarenineinspritzungen), verbunden mit Morphium- (2—3 mal à 0,01) oder Morphium- (2—3 mal à 0,01) Skopolamin- (2 mal à 0,0004) Injektionen, auch zusammen mit Leitungsanästhesie am Ganglion oticum. In der Regel handelt es sich um eine Verletzung des Bogengangs, bei der Aufmeißelung, oder häufiger bei der Radikaloperation. Nicht selten ist damit Fazialislähmung verbunden. Der Kranke leidet sofort an Brechneigung und erbricht vielfach, besonders bei jeder Bewegung. Er kann sich nicht aufrichten oder bewegen ohne heftiges Schwindelgefühl und Brechneigung. Gehen ist unmöglich. Ein heftiger, meistens grobschlägiger und sehr frequenter Nystagmus nach der gesunden Seite, in der Regel schon beim Blick geradeaus, verstärkt beim Blick zur gesunden Seite, ist bei genügender Beleuchtung des Auges nicht zu übersehen. Eigenartige subjektive Gehörempfindungen, Trompeten, Klirren, Geräusche wie Wassertropfen treten zeitweise auf. Das Gehör ist erheblich verschlechtert und geht häufig völlig verloren, bei großen Defekten stets. Nach 24 Stunden ist der Nystagmus etwas gebessert, die Vestibularerscheinungen sind etwas geringer geworden. Wenn die Verbandstoffe sich mit Blut oder Wundsekret stark vollgesogen haben und einen stärkeren Druck ausüben, können die Symptome auch stärker werden. Nach dem ersten Verbande ist ein erheblicher Nachlaß in den Vestibularerscheinungen zu verzeichnen.

Eine andere Labyrinthverletzung bei der Radikaloperation macht sich zunächst gar nicht bemerkbar oder nur flüchtig durch ein rasch vorübergehendes leichtes Schwindelgefühl, verbunden mit ganz feinschlägigem Nystagmus. Das ist die Steigbügelluxation. Erst nach 10 oder 12 Stunden erheben sich Klagen über Schwindelgefühl, über Unsicherheit im Gehen; ein feinschlägiger, kaum bemerkbarer, frequenter Nystagmus zur gesunden Seite ist stets vorhanden. Diese Vestibularerscheinungen nehmen fast von Stunde zu Stunde zu. Der Kranke bekommt ein schwer leidendes Aussehen, die Zunge belegt sich, Stehen und Gehen wird unmöglich, Appetitlosigkeit tritt ein, dazu gesellen sich Kopfschmerzen, und manchmal bereits nach 24 oder 36 Stunden beginnt Fieber mit 38, bald in steilem Anstieg über 39 steigend, die ersten Zeichen der Meningitis.

Bei diesem Krankheitsbilde ist an der Diagnose einer zunächst geringfügigen Labyrinthverletzung mit nachfolgender schwerer Infektion kein Zweifel. In der Regel handelt es sich um Steigbügelluxation, selten um Infektion am horizontalen Bogengange oder Promontorium.

Prognose. Sie ist für die Funktion bei der diffusen eiterigen Interna durchaus ungünstig; für die umschriebene eiterige oder für die seröse nicht ungünstig. Sie ist fürs Leben zweifelhaft; am schlechtesten bei der diffusen akuten eiterigen Labyrinthentzündung, einer der häufigsten Ursachen der eiterigen Meningitis, aber auch zweifelhaft bei der diffusen eiterigen Vestibular- oder Kochlearentzündung. Selbst zur umschriebenen Schnecken- oder Vorhofseiterung gesellt sich ausnahmsweise eiterige Meningitis, während die umschriebene Entzündung des horizontalen Bogengangs eine günstige Prognose bietet. Verschlechtert wird die Prognose, wenn Influenza-, Tonsillitisinfektion vorliegt. Die Prognose scheint mir am schlechtesten bei überstarker Ausbildung der spontanen Vestibularzeichen, die öfter vielleicht schon ein Ausdruck von komplizierender seröser Meningitis sind. Dann wird bald Nackenstarre, Kernig u. a. folgen. Prognose der verschiedenen Formen der Labyrintheiterungen

Auch die Prognose der serösen Interna bleibt etwas zweifelhaft, wenn auch im ganzen günstig, ebenso die der umschriebenen eiterigen. Bei der serösen ist Restitutio ad integrum möglich und nicht ungewöhnlich, bei der toxischen Neuritis cochlearis dagegen nicht. Der Übergang zur diffusen eiterigen ist immerhin möglich und nicht selten, besonders bei Unterlassung der jeweilig nötigen Warzenoperation und der dabei erforderlichen Vorsichtsmaßregeln. Bei Nichtbeachtung der Vorsichtsmaßregeln kann gerade diese operative Ausschaltung der Mittelohreiterung ein Anlaß zur diffusen eiterigen Labyrinthinfektion werden. Bei behutsamer Ausführung der Warzen- und Mittelohroperation ist die eiterige Infektion des Gesamtlabyrinths kaum zu befürchten, während sie bei unverändertem Fortbestand der Mittelohreiterung sowieso eigentlich zu erwarten ist.

Spontanheilung der serösen Interna ist bei abheilender Media die Regel und der eiterigen diffusen Interna nicht selten, besonders bei leichtem Verlauf als Zeichen hypovirulenter Infektion. Ohne Labyrinthoperation schreitet die Genesung der eiterigen Interna, bisweilen freilich sehr langsam, fort. Schwindel, Gleichgewichtsstörung, Arbeitsunfähigkeit ziehen sich selbst bei nicht gerade schwerer Ausbildung der Vestibularzeichen öfter sehr lange hin. Diese Beobachtung hat mich öfter das Unterlassen der Labyrinthoperation nachträglich fast bedauern lassen. Nach der Labyrinth- bzw. Vestibularoperation schwinden diese Beschwerden in ganz kurzer Zeit, und die Genesung macht rasche Fortschritte.

Die Prognose der chronischen diffusen eiterigen Interna ist ebenfalls zweifelhaft. Keineswegs ist die verborgene oder leichte Form stets harmlos. Die Interna (latente wie manifeste) führt häufig zur eiterigen Meningitis, nicht selten zum Kleinhirnabszeß oder zum hinteren tiefen extraduralen Abszeß, zur Sequesterbildung. Die spontane Ausheilung durch Verödung des Labyrinths, Ersatz des Weichteillabyrinths durch Narbengewebe und dessen Umwandlung in Knochengewebe ist aber nicht selten.

Die Ätiologie der Mittelohreiterung ist für den Ausgang nicht ohne Belang. Bei mancher Streptokokken-, auch bei Scharlachotitis, ist die Gefahr einer raschen Fortleitung auf die weichen Hirnhäute, von Knochentod eine besonders große. Bei tuberkulöser Interna droht die tuberkulöse Meningitis; vgl. S. 203.

Behandlung der Labyrintheiterungen **Behandlung.** Die Behandlung ist teils eine symptomatische, abwartende, teils eine operative, vor allem prophylaktisch-operative. Bei der akuten Mittelohreiterung mit leisem Auftreten von Labyrinthzeichen als Zeichen der Labyrinthreizung, des kollateralen Ödems, der serösen oder umschriebenen Interna, muß für freien Abfluß aus der Paukenhöhle durch die Parazentese gesorgt werden. Bei vorhandener Mastoiditis ist die Warzenoperation, bei chronischer Media die Radikaloperation unter der Voraussetzung der für diese Operationen gültigen Indikationen und der bei der Sachlage erforderlichen Vorsichtsmaßregeln geboten.

Solange wir nach dem Krankheitsbilde berechtigt sind, eine spontan heilbare Labyrintherkrankung anzunehmen — das ist bei diffuser seröser Interna (serofibrinöser), bei umschriebener eiteriger oder selbst bei schwach virulenter diffuser eiteriger Erkrankung ohne Neigung zum Fortschreiten—, können wir uns nach Ausschaltung des infizierenden Herds im Mittelohr auf eine zunächst zuwartende Haltung beschränken. In jedem Falle von diffuser eiteriger Labyrinthentzündung und Unerregbarkeit halte ich die Labyrinthoperation nicht für geboten, wenn auch für zulässig. Wenn wir im Zweifel sind, eröffnen wir bei Labyrintheiterung besser das Labyrinth; denn die Labyrinthoperation, besonders die am Vestibularapparat, ist in der Hand eines sicheren Operateurs ungefährlich. Die breite Eröffnung des Vestibularapparats genügt meistens bei der akuten Interna und bei der Frühoperation eigentlich stets; denn die Schnecke bleibt bei der Vestibularinfektion meist tagelang und noch länger frei. Sogar noch bei der Sektion fanden wir in drei Fällen sie frei. Bei einem schweren Krankheitsbild ist die Operation unter allen Umständen und möglichst rasch angezeigt wegen der schnell drohenden Meningitis. Das Krankheitsbild ist als ein schweres zu betrachten bei schweren vestibularen Symptomen, selbstverständlich bei Hirnhautkomplikationen, fieberhaftem Zustand, seröser oder eiteriger Meningitis, Kernig, Babinski, positivem Befund bei Lumbalpunktion, beim Nachweis eines Kleinhirn- oder tiefen hinteren Extraduralabszesses.

Operationsmethoden. Als Operationsmethoden kommen die beiden von mir in den Jahren 1893[1]) und 1895[2]) bereits bekanntgegebenen, 1896[3]) und 1900[4]) genauer beschriebenen Methoden der Labyrintheröffnung in Frage, nämlich

---

[1]) Archiv für Ohrenheilk. **35**, 297.
[2]) Referat über Operationsmethoden, Verhandlungen der Deutschen Otol. Gesellschaft 1895.
[3]) Archiv f. Ohrenheilk. **45**, 244: Über eine häufige Komplik.
[4]) Enzyklopädie der Ohrenheilkunde von Blau, S. 202ff.

die vom Mittelohr aus in den Fällen ohne intrakranielle Komplikationen, die von der hinteren Schädelgrube aus unter Fortnahme des Pyramidenteils, der das Labyrinth bzw. Vestibularorgan einschließt, evtl. bis zum Porus acusticus internus: bei den intrakraniellen Komplikationen des hinteren tiefen Extraduralabszesses und des Kleinhirnabszesses.

Die späteren operativen Vorschläge, insbesondere auch die von Neumann, haben nichts wesentlich Neues meinen Methoden hinzugefügt, außer der Forderung von der grundsätzlichen Herausnahme des ganzen Labyrinths in jedem Falle, die ich ablehne. Das Herauspräparieren des Nervus facialis nach Uffenorde halte ich für unzweckmäßig, ich vermeide vielmehr, den Kanal zu eröffnen. Wenn die Methoden der Labyrintheröffnung vielfach jetzt mit anderen Namen bezeichnet werden, so geschieht das nicht mit Recht. Es ist auch nicht berechtigt, unkomplizierte Labyrintheiterungen mit unnötig großen Eingriffen, wie Fortnahme der Pyramide und überflüssig ausgedehntem Freilegen der Dura in der hinteren und mittleren Schädelgrube, zu operieren. Im Gegenteil bin ich durch meine bisherige Erfahrung in meiner ursprünglichen Meinung, daß die Beschränkung auf den Vestibularabschnitt gerade bei der akuten Interna vielfach empfehlenswert sei, nur bestärkt.

Die Operation gehört zu den technisch schwierigsten, ist bei kunstgerechter Ausführung aber völlig ungefährlich. Freilich läßt sich eine vorübergehende Fazialislähmung nicht immer mit Sicherheit vermeiden. Eine Fazialiskontraktur bleibt davon oft zeitlebens zurück.

Die strenge Indikation zur Labyrintheröffnung bei eiteriger Labyrinthentzündung würde' gegeben sein bei Vorhandensein:

    1. einer serösen oder eiterigen Meningitis,

    2. eines sekundären hinteren tiefen extraduralen Abszesses, Saccusempyem (hier evtl. nur Vorhofabschnitt eröffnen).

    3. eines Kleinhirnabszesses (evtl. nur der vestibulare Abschnitt);

    4. eines Empyems im Vorhof oder Schnecke (Eiterabfluß aus ovalem Fenster oder aus Fistel);

    5. größerer Sequesterbildung in der Labyrinthwand;

    6. eines exzessiv schweren oder fortschreitenden vestibularen Symptomenkomplexes ohne Rücksicht auf vestibulare Erregbarkeit mit, aber auch ohne Fieber.

Zu dieser Indikation ist zu bemerken, daß der schwere Symptomenkomplex meist ein Zeichen starker Virulenz oder schwerer Drucksteigerung im Labyrinth (Empyem) oder von Sequesterbildung ist. Das sind Zustände, die eine Übertragung auf das Schädelinnere sehr begünstigen. Ferner würde die Indikation, wenn auch keine strenge, vorliegen

    7. bei dauernder Unerregbarkeit des Labyrinths oder des Vestibularabschnitts im Falle zweifelloser Labyrintheiterung.

In vielen Fällen kann die Operation auf die breite Eröffnung des Vorhofs vom horizontalen Bogengang oder der hinteren Schädelgrube aus beschränkt werden, weil die Schnecke noch nicht (oder nur gering) beteiligt ist. Das ist besonders bei der Frühoperation der akuten Interna vestibularis der Fall, ferner bei der Position 2 und 3, häufig auch 7. Einige Ohrenärzte reden freilich der Eröffnung des ganzen Labyrinths grundsätzlich das Wort.

7. Die otogenen intrakraniellen Komplikationen.

Wir haben wiederholt Gelegenheit gehabt, darauf hinzuweisen, daß die entzündlichen und eiterigen Mittel-, auch Innenohrerkrankungen häufig über die Grenzen des Schläfenbeins hinausgreifen und eine Reihe intrakranieller Komplikationen herbeiführen. Diese Komplikationen sind schwerster Art und verlaufen in der Regel tödlich, wenn sie nicht durch operative Maßnahmen zur Heilung gebracht werden. Dasselbe gilt von der selteneren Komplikation an der Schädelbasis, dem peribulbären Abszeß und der Bulbusphlebothrombose, die mit Pyämie endet. Diese

Komplikationen sind: die Pachymeningitis externa, extraduraler Abszeß, die Pachymeningitis interna, Sinusthrombose, die Meningitis serosa und purulenta, circumscripta und diffusa (Arachnitis); Gehirnabszeß (Encephalitis purulenta); Encephalitis hämorrhagica; schließlich die tuberkulösen Erkrankungen der Hirnhäute (beide selten). Die extra- und intraduralen Erkrankungen sind oft kombiniert; die intraduralen fast nie isoliert, wenigstens nicht mikroskopisch. Erkrankungen der Hirnhäute und der Hirnsubstanz sind miteinander verbunden.

Infektionsstraßen vom Ohr zu den Schädelgruben

Diese Komplikationen finden sich in der hinteren und mittleren Schädelgrube, nehmen ihren Ausgang in unmittelbarer Nähe des Schläfenbeins, da wo der infektiöse Prozeß das Schädelinnere erreicht, und können sich von hier aus bis tief in das Schädelinnere, selbst nach der gesunden Seite hin (Meningitis, Sinusthrombose) ausdehnen. Infektiöse Labyrinthvorgänge sind häufig eingeschaltet zwischen Mittelohreiterung und intrakranieller Komplikation und übertragen auf den vorgebildeten Bahnen, nämlich in den Nervenscheiden des Oktavus, in den Wasserleitungen (Aquaeductus cochleae und vestibuli) sowie durch die Blutgefäße die Infektion auf die Hirnhäute usw. In den Nervenbahnen entrückt die Infektion rasch in das Schädelinnere. Beim Auftreten von Kleinhirn- oder Hirnhautsymptomen ist auch in erster Linie an Labyrinthentzündung zu denken.

Akute Mittelohreiterungen befallen vorzugsweise die hintere, chronische Mittelohreiterungen die mittlere, Labyrintheiterungen fast ausschließlich die hintere Schädelgrube

Die akuten Mittelohreiterungen verbreiten die Infektion vorzugsweise auf die hintere Schädelgrube, die chronischen auf die hintere und mittlere Schädelgrube, mit Bevorzugung der mittleren, und die Labyrintheiterungen so gut wie ausschließlich in die hintere Schädelgrube.

Seltene Infektionswege

Neben den gewöhnlichen Bahnen gibt es noch einige seltene, welche die Entzündung in die mittlere Schädelgrube leiten, der Nervus facialis längs des Nervus petros. sup. maj. und der venöse Plexus caroticus, der zum Sinus cavernosus führt.

Die entzündlichen endokraniellen Komplikationen sind im wesentlichen bakterieller Natur. Nur die seröse Meningitis und die sero-hämorrhagische Enzephalitis können toxischer Natur sein.

Pachymeningitis externa, Extraduralabszeß der hinteren und mittleren Schädelgrube

A. Pachymeningitis externa, Extra-(Epi)duralabszeß in der hinteren und mittleren Schädelgrube.

Bei der Mastoiditis findet sehr häufig eine Einschmelzung der Warzenzellen in der Richtung nach der hinteren Schädelgrube statt. Das ist bei der akuten Media das gewöhnliche und häufiger als bei der chronischen, bei welcher der kompakte Knochenbau häufiger ist. Entscheidend für Art und Richtung der Ausdehnung ist der Bau des Warzenfortsatzes, ob kompakt, spongiös, pneumatisch; ob große oder kleine Zellen; und ob die großen Zellen mehr nach der Schädelbasis, nach der hinteren Schädelgrube oder zur Spitze gelagert sind. Bei dieser Einschmelzung ist die Lamina vitrea der hinteren Schädelgrube bald erreicht und durchbrochen, vorzugsweise am stark vorspringenden Sulcus sigmoideus. Dura und Sinuswand bedeckt sich mit feinem samtartigen Flaum von granulierendem Gewebe.

Das wächst zu stärkeren, mächtigen Granulationen aus, die eitern. Die Lamina vitrea schmilzt, vom Warzeninneren und -äußeren angegriffen, oft in großer Ausdehnung ein. Granulationen und Eiter lagern der Dura oder der vorspringenden Sinuswand an. Besonders im Sulcus transversus dehnt sich der extradurale Abszeß weithin aus, oft unter Zerstörung des Knochens, während darüber und medialwärts durch den scharf vorspringenden Sulkusrand und weiterhin durch die Anheftung des Saccus endolymphaticus an der hinteren Pyramidenfläche die Ausbreitung begrenzt ist. In seltenen Fällen existiert kein unmittelbarer und offener Zusammenhang zwischen dem extraduralen Abszeß in der hinteren Schädelgrube und dem Warzenherd. Besonders bei der chronischen Mittelohreiterung ist das der Fall. Der extradurale Abszeß ist alsdann durch den infizierten, streckenweise abgestorbenen, aber nicht zerstörten Knochen hindurch zustande gekommen und muß bei der Operation gesucht werden, während man gewöhnlich bei der akuten Eiterung auf ihn stößt.

Bei der chronischen Mittelohreiterung ist der Warzenfortsatz vielfach sklerosiert oder enthält kleinere Hohlräume, umgeben von kompakter, widerstandsfähiger Knochensubstanz. Die Bedingungen für die Ausbreitung in die hintere Schädelgrube sind deshalb erheblich ungünstigere. Der Durchbruch ist bei dem sklerosierten Warzenfortsatz mehr durch die hintere Antrumswand zu erwarten. Diese Lokalisation ist viel seltener als die perisinöse, ihre Freilegung schwieriger. *Bei chronischer Mittelohreiterung wird die hintere Schädelgrube seltener ergriffen, gewöhnlich erfolgt der Einbruch in die mittlere Schädelgrube*

Die pathologischen Vorgänge spielen sich bei der chronischen Media und bei der Osteosklerose weit mehr in der Nähe des Tegmen ab, das deswegen auch mehr gefährdet ist. Besonders gefährdet ist es bei Cholesteatom, das gerade im Kuppelraum zwischen Tegmen, Hammer und Amboß seinen ursprünglichen Sitz hat. Das Tegmen fällt im allgemeinen nicht so der Zerstörung durch Einschmelzung anheim, sondern es stirbt ab, wird grün und schwarz verfärbt, fistulös; eine dünne Schicht grünen übelriechenden, gaserfüllten Eiters ergießt sich zwischen Knochen und Dura, die in der ganzen Dicke gangränös werden kann (epitympanischer Abszeß). Der Eiter kann sich weithin ausdehnen, über das nach vorn abfallende Tegmen tympani zur dünnsten Stelle der Schuppe oberhalb der Jochbeinwurzel und hier unter das Periost durchbrechen, während die Ausbreitung medialwärts durch die Eminentia arcuata behindert ist. Der extradurale Abszeß mit Granulationen und rahmigem Eiter kommt in der mittleren Schädelgrube bei akuter und chronischer Mittelohreiterung vor. Diese granulöse Form ist prognostisch günstiger als die torpide Form ohne Granulationsbildung. *Epitympanischer Abszeß*

Die Reaktion der Dura äußert sich in verschiedener Weise. In der Regel und bei den akuten Eiterungen fast ausschließlich bedeckt sich die Dura mit Granulationsgewebe, in einzelnen Fällen in großer Mächtigkeit. Dadurch entsteht ein Schutz gegen den Eiter. Gleichwohl kommt es auch zur Durchlöcherung. Bei den torpiden Formen, vorzugsweise der Komplikation der chronischen Mittelohreiterung und in der mittleren Schädelgrube, verfärbt sich die Dura gelbgrün, schwärzlich, sie wird gangränös und oft fistulös. Sie verklebt vor allen Dingen leicht mit *Verschiedene Reaktion der Dura*

Knochen und weicher Hirnhaut. Die Verfärbung täuscht auch vielfach nur eine Gangrän der Dura vor, die sich rasch wieder erholt nach Entfernung des Abszesses, wenn es sich noch nicht um totale Gangrän gehandelt hat. Durch makroskopisch gesunde Dura kann infolge Bakteriendurchwanderung subdurale Infektion zustande kommen.

Die Pachymeningitis externa entwickelt sich zum extraduralen Abszeß, wenn der Eiter keinen oder ungenügenden Abfluß hat. Der Abszeß kann verhältnismäßig groß werden und auf der oberen Pyramidenfläche sich medialwärts und vorn tief in die mittlere Schädelgrube ergießen. Bisweilen bekommt er Abfluß durchs Tegmen und stellt alsdann eine Hauptquelle der überreichlichen Eiterung dar, die von hinten oder oben her immer wieder erscheint, sei es im nichtoperierten, sei es im operierten Ohr, wo die Herkunft leicht festzustellen ist.

Krankheitserscheinungen. Vielfach verläuft der extradurale Abszeß oder die Pachymeningitis verborgen. Sein Hauptsymptom durch die intrakranielle Druckwirkung ist halbseitiger Kopfschmerz, der nachts ansteigt. Bei jugendlichen Personen und bei stark toxischer Wirkung kommt bisweilen toxische seröse Meningitis zustande mit heftigem Kopfschmerz, unregelmäßigem, leicht verlangsamtem, später beschleunigtem Puls, Fieber, Übelkeit, Erbrechen, Neuritis optica, Abduzenslähmung (selten). Die Abduzenslähmung ist mehr ein direktes Zeichen des oberen tiefen extraduralen Abszesses (siehe diesen: S. 246). Der perisinöse Abszeß bedingt häufig Fieber, bei jugendlichen Personen wohl stets von pyämischem Wesen.

Zu diesen allgemeinen Symptomen treten — freilich nicht immer — nun einige Lokalzeichen; beim epitympanischen Abszeß von einiger Ausdehnung Klopfschmerz im unteren Teil der Schuppe, selbst leichte Anschwellung der Weichteile über der Ohrmuschel; beim extraduralen Abszeß in der hinteren Schädelgrube mit Lagerung in der Fossa sigmoidea Druck- und Klopfschmerz hinter dem Warzenfortsatz oder am hinteren Teil von dessen Basis; ödematöse, phlegmonöse Schwellung, selten subperiostaler Abszeß im Bereiche des Emissarium mast., auch wohl eine leichte Bewegungsbehinderung des Kopfes um die sagittale Achse. Die Bewegungsbeschränkung um die transversale Achse weist auf Drucksteigerung in der hinteren Schädelgrube durch begleitende seröse Leptomeningitis.

Die **Diagnose** ergibt sich aus den beschriebenen Symptomen und aus dem Operationsbefund im Warzenfortsatze; evtl. auch aus einem für die Beschwerden zu geringfügigen Befund. Halten die Kopfschmerzen nach der Operation an, so kommt als intrakranielle Komplikation zunächst der extradurale Abszeß in Frage.

Die **Prognose** ist günstig, vorausgesetzt, daß eine rechtzeitige und genügende Freilegung des extraduralen Herds stattfindet. Er wird leicht gefunden und freigelegt. Sonst ist Sinusthrombose, Perforation der Dura, Meningitis der Ausgang.

Die Therapie muß eine chirurgische sein. Im Anschluß an die Eröffnung des Warzenfortsatzes oder an die Radikaloperation wird der offen mit dem Warzenfort-

satz bereits verbundene Herd in der hinteren oder mittleren Schädelgrube durch
Entfernen des Tegmen oder der Lamina vitrea freigelegt bis ringsherum zur gesunden Dura. Oder dem kranken Knochen nachgehend, kommt man auf den Herd
in der hinteren oder mittleren Schädelgrube. Wenn gar keine Anhaltspunkte durch
den Befund im Warzenfortsatz gegeben werden, eröffnet man je nach der vorliegenden Diagnose bei der akuten Media zunächst die hintere Schädelgrube, bei Warzensklerose und chronischer Media zunächst die mittlere, legt die Dura bis ins Gesunde
frei, kratzt die Granulationen ab und achtet sorgfältig auf Fisteln.

Der hintere tiefe Extraduralabszeß.

Nach Durchbruch durch die hintere Antrumwand entwickelt sich
der Extraduralabszeß medial und oberhalb vom Sinus tiefer in der Schädelgrube, durch die Anheftung des Aquaeductus vest. am tieferen Vordringen
gehindert. Unter dem Drucke der prall gespannten Dura wird er ab- oder
lateralwärts in den Sulcus sigm. gepreßt; vor allem bringt er den Knochen
an der hinteren Pyramidenfläche zur Zerstörung, öffnet sich von dieser
Knochenulzeration aus den Weg hinter dem Labyrinth in der Richtung
zum Porus ac. int., wird zum tiefen hinteren extraduralen Abszeß, der,
getrieben vom stets wachsenden Duradruck, auch in die vertikalen
Bogengänge einbricht und bis zur oberen Felsenbeinkante ansteigt.

In der Regel aber entsteht der hintere tiefe Extraduralabszeß durch
die Ostitis in der Felsenbeinspongiosa, die häufig das Labyrinth um-
hüllt, besonders von hinten. In diese Spongiosa dringt die Entzündung
von der medialen Antrumwand hinter dem Bogengang, bei akuter Media
mit schleichend verlaufender Mastoiditis und verspätetem Spontandurchbruch des Trommelfells. Das sah ich wiederholt. Die Kunst des
Arztes besteht darin, mit der Aufmeißelung nicht so lange zu warten, bis
die Spongiosa der Pyramide erheblich erkrankt ist.

Ein dritter Weg zu diesem tiefen Abszesse führt durch das Labyrinth:
im Aquaed. vestib. zum Saccus endolymph.; im Meatus internus oder
mittels Ausbruchs durch die vertikalen Bogengänge in der hinteren Pyramidenfläche. Dieser Vorgang entwickelt sich vorzugsweise bei der chronischen Media und Interna. Unter dem durch die begleitende seröse
Meningitis gesteigerten Duradruck geht beim tiefen extraduralen Abszesse
die Knocheneinschmelzung oft überraschend schnell vor sich.

Durch die Spongiosa der Felsenbeinpyramide wird der Eiter aus dem Mittelohr
bisweilen sehr tief in das Innere der Schädelhöhle fortgepflanzt. Er gelangt so in die
Nähe des Porus acusticus internus unter der oberen Felsenbeinkante oder über bzw.
unter den inneren Gehörgang hinweg nach der Pyramidenspitze zu. Diese tiefen
extraduralen Abszesse (der obere, der hintere) sind gewöhnlich mit anderen Komplikationen vergesellschaftet, welche das Krankheitsbild verdecken, so mit oberfläch-
lichem Extraduralabszeß, mit Sinusthrombose, mit seröser, später eitriger Meningitis.
Wenn Spongiosa in der Pyramide im Anschluß an das Mittelohr entwickelt ist, so kann
sie überall, auch unterhalb des Labyrinths, für die Verschleppung der Infektion tief in
das Schädelinnere verderblich werden und bis zur Pyramidenspitze, längs des Sulcus
petrosus interior die Infektion zum Clivus Blumenbachii tragen. Wir sahen einen
Fall unter den schwersten Symptomen der Meningitis nach 7 Tagen zum Tode
kommen, der zu gleicher Zeit eine septische Sinusthrombose und eine ausgedehnte
eiterige Ostitis in der Spongiosa der Pyramide, im Clivus Blumenbachii mit sehr ver-
breiteter extraduraler Eiterung und Senkungsabszeß am Atlantookzipitalgelenk
hatte, bei dem aber bei der Sektion nur seröse Meningitis gefunden wurde. Das

Lumbalpunktat ergab eine fast ganz klare Flüssigkeit. Der Kranke ist offenbar am toxischen Koma zugrunde gegangen. Bei der Operation fand sich eine reichlich eiternde Fistel im spongiösen Knochengewebe unterhalb des Promontoriums. Von hier aus war ich $3^1/_2$ cm tief unter dem Labyrinth bis zum Sulcus petrosus inferior nahe der Pyramidenspitze vorgedrungen, leider eine ungenügende Freilegung bei Erhaltung des Labyrinthes.

Nervus facialis, octavus, abducens liegen oft im Bereiche dieses Eiterherds und werden in ihrer Funktion geschädigt.

Der obere tiefe Extraduralabszeß.

Die uns schon von der hinteren Schädelgrube bekannte tiefe Lagerung des extraduralen Abszesses kommt auch in der mittleren Schädelgrube vor, aber doch erheblich seltener. Sie wird ebenfalls durch Ostitis (auch Osteomyelitis genannt) der perilabyrinthären Spongiosa, sowohl oberhalb des oberen Bogengangs bei stark spongiös entwickeltem Tegmen tympani wie auch in dem von ihm umschlossenen Raum verursacht, beim Säugling Hiatus oder Fossa subarcuata. Diese Knochenulzeration entwickelt sich zwischen oberem Bogengang, hinterer Felsenbeinkante und geht über den Meatus internus weiter zur Pyramidenspitze. Auch diese Ostitis petrosa wird wieder begünstigt durch schleichende Entwicklung der eiterigen Antrum- und Warzenentzündung bei akuter Media, nach Influenza, Masern und anderen Infektionskrankheiten; durch zu langes Warten mit der Aufmeißelung, eine bemerkenswerte Schattenseite ungerechtfertigt langer Fortsetzung konservativer Behandlung. Ein anderer Weg führt längs der Nervi facialis und petrosus superficialis major in die Tiefe der mittleren Schädelgrube, mehr zum Karotiskanal. Auch der obere tiefe Extraduralabszeß zerstört unter der prall gespannten Dura schnell den Knochen, kommt dem Nervus facialis und octavus im Meatus internus sowie dem Abduzens und dem Ganglion Gasseri recht nahe und schädigt sie.

Die direkte Ausdehnung des epitympanischen Extraduralabszesses in der Richtung zur Pyramidenspitze wird durch die Eminentia arcuta meist verhindert.

Krankheitszeichen und Verlauf. Der tiefe extradurale Abszeß nicht labyrinthogenen Ursprungs folgt in der Regel einer akuten Media mit verspätetem Eintritt der Spontanperforation des Trommelfells um 8 bis 14 Tage und mit einem Verlauf von 2—3 Monaten bis zur Warzenoperation. Der Abszeß wird bei der Warzenoperation gewöhnlich noch nicht entdeckt. Die Symptome oder der Abszeß selbst entwickeln sich öfter erst im Anschluß oder längere Zeit nach der Operation. Vom Abszeß ist das anzunehmen beim Auftreten der Symptome 4—8 Wochen nach der Operation,

Gemeinsam ist dem hinteren wie dem oberen tiefen Extraduralabszeß ein sehr heftiger und nachts außerordentlich gesteigerter halbseitiger Kopfschmerz, nicht selten in der Stirn. Beiden Abszessen gemeinsam sind die Zeichen von Meningitis, die zunächst auf Grund einer serösen sich aufbauen: leichter Schwindel, Brechneigung, zuerst verlangsamter, später beschleunigter, unregelmäßiger Puls; Lichtscheu. Temperaturerhöhung fehlt oder ist leicht und unregelmäßig, kann aber auch auf 39—40 ansteigen. Bei Sitz in der hinteren Schädelgrube finden sich Nackenstarre und Genickschmerzen; Neuritis optica; bisweilen leichter Nystagmus zur kranken Seite; nach Durafreilegung bei der Warzenoperation Fehlen der Durapulsation am Kleinhirn bzw. Schläfenlappen. Aus der serösen wird schließlich eiterige Arachnitis. Beim hinteren Abszeß handelt es sich zunächst um seröse Kleinhirnmeningitis, die oft zeichenreicher ist als die am Schläfenlappen.

Der obere tiefe Abszeß tritt durch seine Ausdehnung auf der Felsenbeinfläche bis zur Pyramidenspitze in Beziehung zum Abduzens, Ganglion Gasseri, N. petros. sup. maj., N. fac. genu, so wie bei tiefgreifender Knochenzerstörung zu den Nerven im inneren Gehörgang, Facialis und VIII und der Schnecke. Aus diesen Einwirkungen ergeben sich eine Reihe von Störungen im Gebiet dieser Nerven, besonders im ersten Trigeminusaste, heftige Neuralgien; Lähmung des Abduzens (evtl. auch schon durch sekundäre seröse Meningitis), Schwäche im Fazialis, Störungen in der Gehör-, seltener in der Gleichgewichtssphäre.

Bei dem hinteren Abszeß überwiegen oft die Zeichen von Labyrinthitis infolge des drohenden oder vollzogenen Einbruchs durch die vertikalen Bogengänge, nämlich gesteigerter Schwindel, Nystagmus zur gesunden Seite, Gleichgewichtsstörung, Gehörverminderung. Bei erfolgtem Einbruch in die Bogengänge bricht a p o p l e k t iform unter Steigerung der Kopfschmerzen in beunruhigender Stärke der ganze labyrinthäre Symptomenkomplex aus: (schwere bis) schwerste Gleichgewichtsstörungen, Drehschwindel und heftigster Nystagmus zur gesunden Seite, starke Schwächung des Hörvermögens. Auch Schwäche des N. facialis und N. VIII durch Schädigung am Porus acusticus internus kommt bei großer Ausdehnung zustande. Erreicht der Abszeß die obere Felsenbeinkante, nahe Pyramidenspitze, so löst er Abduzenslähmung und Trigeminusneuralgie aus. Diese Neuralgie äußert sich oft als Stirnkopfschmerz infolge Reizung des Ramus recurr. Arnoldi und Übertragung dieser Reizung auf den Ramus mening. ant. des N. ethm. ebenfalls vom ersten Trigeminusaste, der die Dura in der vorderen Schädelgrube versorgt.

Durch die Einwirkung auf die anlagernde Kleinhirnrinde und deren Zentren bei seröser Kleinhirnmeningitis können sich recht bezeichnende Erscheinungen ergeben im Báránysehen Symptomenkomplex[1]): Hier ist aus diesem Symptomenkomplex nur die Richtungsstörung eindeutig verwendbar. Bei Druck auf die Kleinhirnpartien durch Liquorstauung z. B. in der lateralen Ponszisterne fand Bárány Vorbeizeigen nach außen im Handgelenk der kranken Seite — Stellung vola abwärts — oder des Arms. Unabhängig von Labyrinthreizung und bevor sie noch droht, zeigt sich das Symptom durch Reizung der Báránysehen Richtungszentren in den Kleinhemisphären lateralwärts von der Flocke. Die Lage des Porus ac. int. ist lateral zur Flocke. Das ist auch der Sitz unseres tiefen hinteren Extraduralabszesses. Das Hinzutreten dieser Richtungsstörung beim Zeigeversuch im Handgelenk wird die Ortsdiagnose dieser Extraduralabszesse durch diese Zeichen zirkumskripter bzw. zystischer, seröser Meningitis am Kleinhirnbrückenwinkel fördern.

Diagnose. Auf Grund dieses ausgesprochenen Symptomenbilds ist die Diagnose des hinteren oder oberen tiefen extraduralen Abszesses, wenn nicht schon vor, so doch bei der Warzenoperation öfter möglich. Leider sind aber die Krankheitszeichen häufig nicht vollzählig und bezeichnend genug. Wenigstens zur Zeit der Warzenoperation, da der tiefe Eiterherd dann oft erst im Beginn der Entwicklung steht. Abduzensparese und Stirnschmerz sind Zeichen für die Lokalisation an der oberen Pyramidenkante, also des oberen oder eines hochsitzenden hinteren tiefen Extraduralabszesses. Neuritis N. VIII kann bei beiden

---

[1]) Der „Báránysche Symptomenkomplex" (Schwindel, Zeigefehler, Ohrensausen, Schwerhörigkeit) wurde ursprünglich von Bárány bei nichteiterigen Erkrankungen der hinteren Schädelgrube beschrieben.

vorkommen. Nackenstarre, Lichtscheu, das Vorherrschen vestibularer Erscheinungen, Neuritis optica führt in die hintere Schädelgrube. Wenn nur die Zeichen von intrakranieller Drucksteigerung oder seröser Meningitis vorliegen, so hilft öfter der Operationsbefund weiter. Sei es, daß er für das schwere Krankheitsbild zu geringfügig ist, sei es durch den Nachweis einer Ostitis (Osteomyelitis) über oder hinter dem horizontalen Bogengang; in besonders glücklichen Fällen sogar einer Fistel mit spontanem oder auf Sondieren erzieltem Eiterabfluß. Bei akuten, in die Länge gezogenen Mittelohr- und Warzeneiterungen mit intrakraniellen und enzephalomeningitischen Zeichen soll man also nicht gleich Hirnabszeß und eiterige Meningitis diagnostizieren, sondern zunächst an den tiefen Extraduralabszeß mit seröser Meningitis denken. Durch den geringfügigen Befund bei der Warzenoperation, der nicht imstande ist, auch nur annähernd das schwere Symptomenbild zu erklären, sowie durch den positiven Befund der Ostitis oder Fistel an der medialen Antrumwand in der Pyramidenspongiosa ergibt sich die Notwendigkeit, einen tieferen Eiterherd aufzusuchen.

Bisher ist gewöhnlich der tiefe Extraduralabszeß erst in zweiter oder dritter Sitzung glücklich gefunden; einmal war der Warzenbefund für die Beschwerden ausreichend, ein andermal eine andere, zugleich vorhandene intrakranielle Komplikation; wieder ein anderes Mal fand die Entwicklung oder das Deutlichwerden überhaupt erst nach der Warzenoperation statt.

Prognose. **Prognose.** Die Prognose bei dem tiefen Extraduralabszeß ist recht ungünstig, wegen der meist unsicheren Diagnose, der ungünstigen tiefen und versteckten Lagerung, der frühzeitig drohenden Komplikation mit eiteriger Meningitis, die ohne chirurgisches Eingreifen stets den Tod bedingt. Bei frühzeitiger und ausreichender Eröffnung ist die Prognose gut.

Behandlung Die **Behandlung** ist operativ. Man muß der Fistel bzw. dem Herd in der Pyramidenspongiosa nachgehen bei der Freilegung des tiefen Abszesses. Ob und wieviel vom erkrankten vestibularen Abschnitt zu entfernen ist, ob Labyrinthoperation nötig oder nicht, hängt von der Form der Knocheneinschmelzung, von der Größe des Einbruchs, der Ausdehnung der Vestibularentzündung, von der Schwere des Symptomenkomplexes ab. Bei ungünstiger Abszeßlage kann auch die Entfernung des gesunden Bogengangsapparates notwendig werden.

Die Kenntnis des tiefen extraduralen Abszesses mit seinem Nebeneinander von allgemeinen und speziellen, meningitischen und Hirnerscheinungen, auch Ausfallserscheinungen, ist deswegen von besonderer Wichtigkeit, weil der Arzt mit der Diagnose Hirnabszeß zu leicht bei der Hand ist. Für denjenigen, der sich hier genauer orientieren will, ist die kurze Wiederhabe einiger bezeichnender Krankengeschichten lehrreich.

Hinterer tiefer Extraduralabszeß, Abduzensparese, Meningitis serosa des Großhirns.

30. IV. B. W., 7 Jahre, aus der Klientel von Professor F. Krause. Am 13. Tage der Masernerkrankung wegen rechtsseitiger akuter Vereiterung des Warzenfortsatzes operiert, nachdem die letzten drei Nächte vor Schmerzen schlaflos und die letzten Tage hohes Fieber. Antrum sehr klein.

Am 24. V. Fieber bis zu 39. Etwas Nackensteifigkeit. Puls 110—120. Heftige Kopfschmerzen in der Stirn. **Rechtsseitige Abduzenslähmung**, kein Erbrechen, keine Stauungspapille. Die Zunge rein. Enorme Eiterung aus dem rechten Gehörgang. Trommelfell stark gerötet und geschwollen. Perforation hoch gelegen. Die Wunde fast ganz durch blases Granulationsgewebe angefüllt. Nirgends Empfindlichkeit.

30. V. Mehrfache Operationen ohne den Eiterherd zu finden. Dura prall gespannt, puls os. Punktion des Schläfenlappens bringt in die Spritze klaren Liquor. Nackensteifigkeit, Lichtscheu, Kopfschmerzen größer; entdecke eine eiternde Fistel **im Winkel zwischen dem oberen und dem horizontalen Bogengang, ganz vorne über dem Fazialis. Die Sonde dringt hier in einen Fistelgang.**

Diagnose tiefer extraduraler Abszeß an der hinteren oberen Felsenbeinkante, mit dem Antrum in Verbindung durch einen Fistelgang in der Spongiosa der Pyramide, seröse Meningitis. Auf Grund dieser Annahme und bei der erheblichen Verschlechterung des Zustands erkläre ich das Aufsuchen dieses Herds als dringend notwendig.

Professor **Krause** vollführte selbst die Operation in der Annahme eines Hirnabszesses am 30. V. Vgl. F. **Krause**, Beiträge zur klinischen Chirurgie Bd. 37, 728: Freilegung der hinteren Felsenbeinfläche usw.

Nahe dem Porus acusticus internus quillt von der hinteren Schädelgrube Eiter hervor. Beim Abheben der Dura zeigt sich an der hinteren oberen Felsenbeinkante ein großes Knochengeschwür mit Granulationen. Prof. **Krause** überläßt gütigst die weitere Operation mir, als sich meine Diagnose als richtig herausgestellt hatte. Freilegung des Herds in der hinteren Schädelgrube durch Fortnahme der spongiösen Knochensubstanz an der lateralen und oberen Fläche der Labyrinthkapsel. Die vordere Grenze des Operationsterrains wird etwa von dem Nerv. petr. superfic. major. gegeben, die innere befindet sich medial vom Por. acust. int. Die medialste Stelle der Abszeßhöhle entsprach etwa dem Verlauf des Abduzens über der Felsenbeinkante und lag 2,6 cm medial vom oberen Bogengang.

Durch Lumbalpunktion in einem mächtigen Strahle klare Flüssigkeit entleert.

Der Verlauf war ein ausgezeichneter. Zwar bestand die Temperatur von 39,6 und die Pulsfrequenz von 140 noch am 31. V., aber vom 1.—4. VI. betrugen sie im Mittel nur 38,5 und 37,5 und zwischen 84 und 92.

Schon am Abend nach der Operation war die Abduzenslähmung etwas geringer. Die Lichtscheu hatte sich vermindert, das Allgemeinbefinden war besser. Der Stirnkopfschmerz war völlig gewichen. Besonders fiel auf, daß der Knabe sich jetzt immer auf die rechte Seite drehte und in dieser Stellung mit gebeugtem Kopf verharrte, obgleich er dadurch gezwungen wurde, das Fenster anzuschauen. Es bestand immer noch Lichtscheu, wenn auch nicht in dem hohen Grade wie vor der Operation. Diese Neigung zum Drehen nach der rechten Seite hin blieb einige Tage bestehen.

Über einen anderen hinteren tiefen extraduralen Abszeß lasse ich einige kurze Notizen folgen: bei 39jährigem Mann nach 3 bis $3^1/_2$ monatlichem Bestande einer akuten Mittelohreiterung infolge Nasenoperation, 3 Wochen nach der Aufmeißelung des kranken Warzenfortsatzes und Eröffnung eines großen perisinösen Abszesses, wurde über Schwindel geklagt, 8 Tage später über Unsicherheit im Gehen. Leichter rotatorischer Nystagmus nach der kranken Seite, sehr starkes Schwanken in der Seiltanzstellung, Klagen über benommenen Kopf. Die thermische Reaktion war herabgesetzt, auch das Gehör (Flüstersprache am Ohr. Fis [4] stark herabgesetzt, Galton 10,0. Weber 0). Bei der Nachoperation fand sich ein Granulationskanal hinter dem Bogengang, der erst nach hinten, dann medialwärts nach vorne unten, medial vom Aquaeductus vestibuli auf einen großen extraduralen Abszeß mit tiefer Knochenulzeration führte, zu dessen Freilegung und Ableitung ich den hinteren Bogengang mitsamt dem massiven Knochen ringsum entfernen mußte. Geheilt.

Oberer tiefer Extraduralabszeß mit Abduzens- und Hypoglossuslähmung. 7jähriger Knabe. Bei linkss. akuter Mittelohreiterung nach Influenza konnte ich 6 Wochen nach dem Einsetzen der Mittelohreiterung und $3^1/_2$ Wochen nach der Aufmeißelung wegen schwerer Warzenvereiterung bei einer Kleinhirndura ohne Pulsationen und bei einer oberen Gehörgangswand mit enorm dicker Spongiosa folgenden Befund erheben: heftige, besonders nächtliche Schmerzen in Hinterkopf,

Stirn, Genick, Augen und Zähnen. Linksseitige Abduzenslähmung mit Doppelsehen, Abweichen der Zunge nach links, Schwindel beim Aufsitzen, Unsicherheit im Gehen, Puls regelmäßig, mäßige Fieberbewegung, starke Eiterung aus Antrum und Kuppelraum, schwammige Granulationsbildung, tiefe Fistel in medialer Antrumwand zwischen horizontalem und oberem Bogengang, Ansaugen von Eiter aus der erweiterten Fistel mit Tupfer. Entleerung eines großen extraduralen Abszesses. Der Abszeß erstreckte sich vom oberen Bogengang $3^1/_2$ cm zur Pyramidenspitze und hatte in einer großen Knochenulzeration den inneren Gehörgang von oben eröffnet. Das Doppelsehen und das Abweichen der Zunge verschwand alsbald. Eine hinreichende Freilegung des Abszesses war nur durch Fortnahme des oberen Bogengangs und mit Entfernung eines erheblichen Teils der Schuppe zu erreichen. Heilung mit Verlust des Gehörs. Über einen anderen Fall vgl. Archiv f. Ohrenheilk. **35**, 290. Hier war zum mindesten Arosion eines vertikalen Bogengangs erfolgt. Die Entwicklung ging nicht, wie meine Deutung bei der Publikation war, aus dem Labyrinth, sondern zum Labyrinth.

B. Sinusthrombose (-phlebitis, -thrombophlebitis).

Sinus-
thrombose

Auch bei dieser Komplikation gilt der Grundsatz der direkten Übertragung aus dem erkrankten Schläfenbein auf die Blutbahn. Dem Schläfenbein liegen an: der Bulbus jugularis, Sinus transversus, Sinus petrosus inferior, superior und schließlich, wenn auch nur die äußerste Pyramidenspitze berührend, der Sinus cavernosus. Aber nur der Sinus transversus und der Bulbus jugularis, zum Teil noch der Sinus petrosus superior liegen dem Entzündungsherd unmittelbar an. Diese Abschnitte erkranken auch zuerst.

Ausdehnung
der Sinus-
thrombose

In verschleppten Fällen kann die Blutleitererkrankung eine sehr große Ausdehnung gewinnen. Von der Jugularis, in der Höhe der Einmündungsstelle der Fazialvene und noch tiefer abwärts, hinauf durch den Bulbus jugularis: nach hinten in den Sinus transversus bis zum Torcular Herophili und darüber hinaus in den Sinus der anderen Seite, gewöhnlich allerdings nicht weit; in den Sinus longitudinalis, perpendicularis; oder durch den Bulbus jugularis nach vorne: in den Sinus petrosus inferior zum Sinus cavernosus und petrosus superior; und vom Sinus cavernosus nach vorn in die Orbitalvene oder in einen der Felsenbeinsinus der anderen Seite. Der Haupteingangsstellen sind aber nur zwei, der Bulbus jugularis und der Sinus sigmoideus. Der Sinus cavernosus kann isoliert (ganz selten) erkranken im Anschluß an einen tiefen extraduralen Abszeß an der Pyramidenspitze, sekundär außer durch die Felsenbeinsinus durch den venösen Plexus caroticus.

Die Ansteckung der Sinuswand erfolgt durch die Ostitis des angrenzenden Knochens oder durch perisinuösen Abszeß. Ferninfektion ist selten.

Patho-
logische
Anatomie

Am Bulbus und Sinus sigmoideus erkrankt zunächst gewöhnlich die Venenwand, die vielfach verfärbt erscheint. Es kann zu Bakteriämie kommen, ohne daß die Sinuswand Veränderungen aufweist. Daran schließt sich wandständiger Thrombus, aus dem sich der obturierende entwickelt, zunächst von braunroter Farbe, später grau; gewöhnlich solide, wenn nicht infiziert. Lediglich durch Druck (Granulationen, Verbandstoffe) kann Verklebung der Sinuswände, Verschluß, aseptischer Thrombus entstehen. Wenn er septisch infiziert wird, so wird er verfärbt, erweicht, jauchig. Die Enden sind gewöhnlich herz- wie hirnwärts solide und unverfärbt, zunächst von frisch dunkelblutrotem Aussehen. Der Thrombus ist öfter nur im Zentrum zerfallen oder zu einem richtigen Abszeß verwandelt, rings umgeben von Granulationen. In der Reaktion der Sinuswand findet man oft einen Unterschied zwischen der akuten und der chronischen Mittelohreiterung. Bei der akuten bedeckt sie sich mit Granulationen in verschiedener Mächtigkeit, von einem leichten sammetartigen Anflug bis zu mächtigem Granulationspolster. Verfärbung und Gangrän sind nicht oder selten vorhanden. Aber Fistelbildung in diesem außerordentlich dicken Granulationspolster ist möglich und recht schwer zu erkennen. Bei bestimmten septischen Formen chronischer Mittelohreiterung mit und ohne chronischen perisinuösen Abszeß frei von Granulationsentwicklung wird die Sinuswand verfärbt, gangränös, auch in großer Ausdehnung abgestoßen. Die innere Sinuswand liegt alsdann frei und kann irrtümlich für die äußere gehalten werden. Nach operativer Eröffnung des perisinuösen Abszesses wird stoßweise der Eiter, die Jauche, aus dem eröffneten Sinus stammend, in die Operationshöhle vorgetrieben. Wenig infizierte Thromben heilen aus durch Organisationsvorgänge. Der Sinus kann auch wieder wegsam werden. Bei ausgedehntem Thrombus bleibt der Sinus verschlossen.

Schon sehr früh können sich weitere pyämische Erscheinungen, Metastasen entwickeln: der Lungeninfarkt, aus dem der Lungenabszeß entsteht, die Pleuropneumonie bei der Phlebitis jugularis. Recht häufig Metastasen in den Gelenken (im Ellenbogen; Schulter-, Hand-, Fuß-, Kniegelenk), oft in mehreren Gelenken zugleich oder nacheinander bei Phlebothrombose des Sinus sigmoideus; seltener ist hier das Vorkommen metastatischer Abszesse in den Muskeln, noch seltener in den Nieren usw. *(Metastasenbildung, otogene Pyämie)*

Nicht selten sind folgende Komplikationen: seröse, eiterige Meningitis; seröse, hämorrhagische und eiterige Kleinhirnenzephalitis; perisinuöser Abszeß.

Entsprechend diesen Komplikationen erscheint die Sinusthrombose unter einem pyämischen, selten septischen, einem meningealen, enzephalitischen Bilde und verborgen. Besonders bei fötiden, stark septischen, chronischen Warzeneiterungen mit Sinusphlebitis ist allgemeine Sepsis öfter die Folge.

Weitere örtliche Erscheinungen. Die Phlebitis der beiden kleineren Felsenbeinsinus macht keinerlei örtliche Erscheinungen, sehr häufig auch keine allgemeinen; ganz besonders der obere. Sie können — ein seltenes Ereignis — perforieren und Ursache eines perisinuösen, aber symptomenlosen Abszesses werden. An den Stellen, an denen die Blutleiterbahn Beziehungen zur Körperoberfläche gewinnt, sind örtliche Erscheinungen in seltenen Fällen vorhanden. Der Sinus sigmoideus führt bei einer Thrombosierung des Emissarium mastoideum gelegentlich zu phlegmonösen Anschwellungen am hinteren Rande des Warzenfortsatzes. Wir haben bei dem extraduralen Abszeß gesehen, daß eine Druck- und Klopfempfindlichkeit an dieser Stelle in erster Linie auf den perisinuösen Abszeß zu beziehen ist. Sie wird auch durch die Phlebitis direkt veranlaßt. Am Hinterhauptstrecker wird ebenfalls gelegentlich durch ein thrombosiertes Emissarium oder auch durch einen begleitenden perisinuösen Abszeß eine regionäre phlegmonöse Entzündung unterhalten. Die thrombosierte Jugularis interna ist bisweilen als derber, leicht schmerzhafter Strang an der inneren Seite des Kopfnickers zu fühlen. Allerdings ist auch die nicht thrombosierte Jugularvene vielfach von entzündlich geschwollenen Drüsen begleitet, welche ähnliche Erscheinung machen und Thrombose vortäuschen. Schmerzen beim Schlucken an der entsprechenden Halsseite können durch die entzündete Vene ausgelöst werden. *(Örtliche Erscheinungen) (Schwellung am Hinterhauptstrecker) (Schmerzhafter Jugularisstrang)*

Ein recht charakteristisches Bild kann der thrombosierte Sinus cavernosus in Form von Exophthalmus, von Anschwellung und Rötung des oberen oder unteren Lides, von Bewegungshinderung des Bulbus durch phlegmonöse Orbitalzustände, selten von Lähmung des N. abducens, Oculomotorius, Trochlearis erzeugen. Auch vom Foramen jugulare aus können bei peribulbärem Abszesse Lähmungen der hier austretenden Nerven, des Glossopharyngeus, Vagus und Akzessorius eintreten. Auch diese Lähmungserscheinungen sind sehr selten. *(Cavernosusthrombose Exophthalmus)*

Wenn schon der extradurale Abszeß eine toxische Leptomeningitis hervorrufen kann, so ist diese Komplikation bei der Sinusphlebothrombose noch eher zu erwarten, da der Sinus von der weichen Hirnhaut nur durch das innere, dünnere Durablatt getrennt und durch Pialvenen mit ihr verbunden ist. Die Erscheinungen der Sinusthrombose werden deshalb nicht selten von den Erscheinungen

Serös-
meningiti-
sche oder
enzephalo-
meningiti-
sche Zei-
chen können
das Krank-
heitsbild
beherrschen

der serösen Meningitis oder Enzephalomeningitis begleitet, in einem gewissen Sinne verändert, ja beherrscht. Diese der Sinusthrombose nicht eigenen Erscheinungen sind: ein gewisser Grad von Nackenstarre, Febris continua, ein Grad von Somnolenz oder von Erregungszuständen, unregelmäßiger Puls, stärkerer allgemeiner Kopfschmerz, Neuritis optica; in schweren Fällen von Encephalitis serosa cerebellaris: Schwindel, Erbrechen, Fallneigung bis zum völligen Zusammensinken, Nystagmus zur kranken Seite, gleichseitige Ataxie der Glieder; Richtungsstörungen (gleichseitiges spontanes Vorbeizeigen nach außen, Fehlen des Reaktionszeigens nach innen — Báránysches Symptom).

Schüttel-
frost

Die Sinusphlebothrombose bekommt ihr charakteristisches Bild durch die Fieberbewegung, die Schüttelfröste, die Metastasen. Die Temperatur steigt plötzlich auf 39, 40, 41 und darüber, und fällt nach kurzem Bestande auf 37, 36 und darunter. Der Anstieg wird oft mit Schüttelfrost eingeleitet und wiederholt sich täglich, selbst zweimal täglich. Bei einer derartigen Fieberkurve ist Zweifel an der Diagnose Sinusphlebitis nicht möglich. Aber schon ein höheres, remittierendes Fieber allein rechtfertigt in der Regel die Diagnose oder wenigstens den Verdacht auf Sinusphlebitis. Wir haben gesehen, daß bei Erwachsenen weder bei der genuinen akuten Mittelohreiterung mit freiem Abfluß, abgesehen vom ersten Beginn, noch bei der chronischen Mittelohreiterung die Mastoiditis mit höherem Fieber verbunden ist. Bei größeren Kindern ist es im wesentlichen nicht anders, denn nur einige schwere Arten der Mastoiditis, so eine Art von osteomyelitischer Vereiterung bedingen hohe Temperaturen. Kleinere Kinder fiebern allerdings bei unkomplizierter Mastoiditis nicht unbeträchtlich und lange. Zum mindesten ist aber die Diagnose eines perisinuösen Abszesses gerechtfertigt. Die Warzenoperation mit Freilegung des Sulcus sigmoideus darf nicht unterlassen werden, und ein geringfügiger Befund im Warzenfortsatz bereitet in der Regel weiterhin auf die Diagnose vor.

Selten
fieberloser
Verlauf

Schwierigkeiten entstehen dadurch, daß auch die infektiöse Sinusthrombose bisweilen ganz ohne Fieber — das ist freilich selten — oder mit nur geringem Fieber verläuft. Alsdann ist hirn- und herzwärts der Thrombus solide und gesund, dabei kann in der Mitte des Thrombus ein richtiger Abszeß sich entwickelt haben. Oder das Fieber erhält durch die

Febris con-
tinua durch
begleitende
Meningitis

begleitende toxische Meningitis ein meningeales Gepräge in Form einer Febris continua, auch durch andere meningitische Zeichen. Dann ist die Operation noch mehr angezeigt, mag nun durch die Lumbalpunktion der seröse, toxische Charakter der Meningitis wahrscheinlich oder bereits ein eiteriger nachgewiesen sein.

Kopfdruck

Die unkomplizierte Sinusthrombose macht andere Symptome in der Regel nicht, außer vielleicht noch ein Gefühl von Druck und Spannung in der betreffenden Kopfhälfte. Ausgesprochener Kopfschmerz wird in der Regel auf den begleitenden perisinuösen Abszeß zu beziehen sein. Bei einem von Jugularis bis Torcular Herophili geöffneten Sinus löste jede Berührung des hinteren Thrombusendes Stirnkopfschmerzen von stundenlanger Dauer aus.

Neuritis
optica

Neuritis optica wird öfters beobachtet; bei der unkomplizierten Sinusthrombose wohl kaum, häufiger bei der Komplikation mit toxischer, oft zeichenloser Meningitis, und noch häufiger, wenn zu gleicher Zeit ein großer extraduraler Abszeß vorhanden ist. Bei der des Sinus cavernosus sah ich sie seltener als bei der des Sinus transversus.

Diagnose. Die Sinusthrombose zeigt pyämische, intrakranielle und intradurale, meist meningeale, aber auch zerebellare Zeichen. Das klinische Bild der Phlebothrombose von Sinus transversus und Bulbus jugularis ist ein außerordentlich bestimmtes. Die pyämische Fieberkurve, mit oder ohne Schüttelfröste, genügt gemeinhin vollständig schon zur Diagnose. Bei weniger ausgesprochenem pyämischen Fieber machen die Metastasen die Diagnose zweifellos; im Gelenk und Muskel für den Sinus transversus; in der Lunge mehr für den Bulbus jugularis, während Fieber allein auch schon von perisinuösem Abszeß verursacht wird. Die Grundkrankheit im Ohr, ob akut oder chronisch und besondere Eigentümlichkeiten der offenkundigen Mastoiditis sind öfter geeignet, den Ort der Phlebothrombose zu kennzeichnen. Durch Betasten und Beklopfen der Venenbahn (Schmerz, harter Strang der Jugularis), durch Lähmung oder Reizung benachbarter Nerven: Glossopharyngeus, Vagus, Accessorius für den Bulbus; Trigeminus, Trochlearis, Abducens, Oculomotorius für den Sinus cavernosus gewinnt man neue Zeichen. Der perisinuöse Abszeß macht vielfach den Wegweiser zur latenten Thrombose.

Bei der chronischen Mittelohreiterung kommt isolierte Bulbusthrombose wohl kaum vor. Die Diagnose der isolierten septischen Bulbusthrombose ohne Lungenmetastasen ist selten vor der Operation möglich. Der negative Befund am Sinus legt die Diagnose nahe. Pyämie im Frühstadium der akuten Media, etwa vor Ablauf der ersten Woche, könnte zu der Diagnose der Bulbusthrombose von der Erwägung aus führen, daß in diesem frühen Stadium der Erkrankung der Sinus noch nicht befallen sein kann. Diese Überlegung würde noch gewinnen, wenn durch die Röntgenphotographie die Lage des Sinus weit rückwärts vom Gehörgang und Antrum sichergestellt, der Warzenfortsatz als dicker, kompakter Knochen, oder wenn von zelligem Bau als nicht befallen erwiesen wird. Andererseits liegen aber mehrfache Beobachtungen vor von septischer Sinuswanderkrankung bereits am 4. und 5. Tage nach Beginn der Media. Der Sicherheit wegen wird man wohl doch meistens den Warzenfortsatz zunächst eröffnen.

Differentialdiagnose. Das klinische Bild der Phlebothrombose der größeren Sinus, Sinus transversus, Bulbus jugularis, evtl. auch noch cavernosus, mit seinen täglichen Schüttelfrösten, starken pyämischen Temperaturschwankungen ist so scharf gezeichnet, daß ein Irren unmöglich erscheint. Aber durch die häufige Komplikation mit toxischer, seröser Enzephalomeningitis erfährt das pyämische Krankheitsbild oft eine grundsätzliche Veränderung. Das Bild der Pyämie verschwindet oder verbirgt sich unter dem der Meningitis, sowohl im Fieberverhalten wie in den meningitischen Hauptzeichen wie auch in zerebellaren Erscheinungen. An Stelle der pyämischen Temperaturschwankungen tritt die meningitische Febris continua. Andere meningitische Zeichen gesellen sich hinzu, wie Benommenheit, diffuser Kopfschmerz, Unruhe, unregelmäßiger

Pulsschlag, ausgeprägte Nackenstarre; oder zerebellare wie Ataxie, Richtungsstörungen, Schwindel, Erbrechen, Fallneigung, selbst Unmöglichkeit der aufrechten Haltung, Nystagmus zur gleichen Seite. Die Lumbalpunktion deckt freilich rasch den serösen Charakter der Meningitis auf. Wir wissen aber, daß als Hauptursache für schwere toxische Meningitis nach leicht erreichbarem Ausschlusse von eiteriger Interna die Sinusphlebitis übrigbleibt, weniger häufig der tiefe extradurale Abszeß in der hinteren oder mittleren Schädelgrube. Da wir den perisinuösen Abszeß meist von selbst finden und als häufigsten und zunächstliegenden zuerst suchen, so klärt sich die Diagnose sowohl in den zweifelhaften wie zeichenlosen Fällen gewöhnlich schon bei der Warzenoperation auf.

Bedeutung der wandständigen Thrombose — Die wandständige Thrombose, deren Bedeutung durch Arbeiten aus der Briegerschen Klinik in Frage gestellt scheint, ist bei der Operation nicht zu erkennen. Beim Fehlen anderer Veränderungen an der Sinuswand ist die Diagnose der wandständigen Thrombose auch keineswegs durch den Nachweis von Blut im Sinus gesichert, ist aber vermutlich vielfach in einem früheren Stadium von Pyämie vorhanden. Zweifellos kommt pyämisches Fieber auch ausschließlich vom vereiterten Warzenfortsatz zustande, besonders bei Kindern und bei sekundärer Mittelohreiterung.

Latente fieberlose Sinusthrombose — Bei der latenten Sinusthrombose ohne Fieber werden wir ganz vom Sinus abgedrängt. Glücklicherweise sind diese Fälle selten. Da sie pathologisch-anatomisch vielfach einen Abszeß im Sinus, gewöhnlich im Sinus sigmoideus, vorstellen, so ist ein Hauptsymptom Kopfschmerz in der kranken Kopfhälfte, fortdauernd nach der Ausschaltung des perisinuösen Abszesses, meist verbunden mit meningealer Reizung, oft auch mit Neuritis optica. Andererseits reicht der Kopfschmerz bei weitem nicht an die Intensität wie bei Hirnabszeß. Die intrakranielle Komplikation ist wenigstens sicher, und da solche Fälle sich gewöhnlich bei akuter Mittelohreiterung ereignen, so spricht die Wahrscheinlichkeit für einen Sitz in der hinteren Schädelgrube. Auf diese Weise werden wir wiederum auf den Sinus sigmoideus hingewiesen.

Die pulmonären Metastasen sprechen in erster Linie für eine Jugularis- oder Bulbusphlebitis. Die zeichenlosen Fälle von Sinusphlebitis betreffen Thrombosen mit schwacher Infektion oder mit völligem Abschluß und langsamer, schleichender Entwicklung. Öfters ist hier Spontanheilung zu erwarten. Nicht so selten beendet aber latente eiterige Meningitis die Krankheit mit plötzlichem und unerwartetem Koma.

Prognose — **Prognose.** Die Prognose hängt von der Lokalisation und Ausdehnung der Sinuserkrankung, von der Virulenz der Erreger ab und wird wesentlich von einer frühzeitigen Diagnose bestimmt. Die Gefahren bestehen hauptsächlich in den Komplikationen der eiterigen Meningitis, der Pachymeningitis pur. int., des Kleinhirnabszesses und schwerer Metastasen. Bei starker Virulenz fehlt häufig der Abschluß durch soliden gesunden Thrombus. Die Gefahr der Metastasen, der Sepsis, auch der Komplikationen ist dadurch vermehrt. Die frühzeitige Beseitigung des angrenzenden Eiterherds im Warzenfortsatz und in der hinteren Schädelgrube hat große prophylaktische Bedeutung. Die frühzeitige Entleerung des infizierten, septisch zerfallenen Thrombus hat in der Prognose dieser Komplikation eine günstige Änderung der vordem ungünstigen Prognose herbeigeführt. Es gelingt zwar nicht immer, den Prozeß im Sinus nach Entleerung leicht und sicher zum Stehen zu bringen. Trotz gründlicher Operation haben wir oft mit der Neigung zum Fortschreiten zu kämpfen, die bisweilen erst am Torkular zum Stehen kommt. Am günstigsten ist die Prognose bei Lokalisation im Sinus sigmoideus. Ungünstiger wird sie bei Ausbreitung über den Torcular Herophili hinaus auf den Sinus longitudinalis und perpendicularis. Bei Ausdehnung auf den Sinus cavernosus ist die Komplikation der eiterigen Meningitis besonders zu fürchten. Die Prognose verschlechtert sich entschieden beim Ausbreiten auf den Bulbus jugularis und auf die Vene selbst, wenn auch Meningitisgefahr vom Bulbus nicht vorhanden ist. Zur Verschlechterung der Prognose tragen bei dieser großen Ausdehnung bis auf die Jugularis abwärts und zum Torkular nach hinten die technischen Schwierigkeiten bei, welche die exakte Freilegung des erkrankten großen Venenabschnitts bei anatomisch ungünstigen Verhältnissen evtl. bieten könnte. Die Prognose der primären Bulbusthrombose ist dagegen wieder günstiger.

Lokalisation im Sinus sigmoideus am günstigsten

Behandlung. Die Behandlung ist eine operative in allen Fällen insofern, als in den Fällen von Phlebitis der anlagernde Eiterherd im Warzenfortsatz oder der perisinuöse Abszeß beseitigt und der Sinus selbst zur Besichtigung genügend freigelegt werden muß. Zeigt der Sinus flüssiges Blut, so liegt keine Veranlassung zur Inzision vor. Findet sich ein solider Thrombus bei der Untersuchung mit der Punktionsnadel, so ist die Eröffnung des Sinus ebenfalls unnötig, außer bei schweren pyämischen Zuständen. Besteht ein außergewöhnlich schwerer Zustand von Pyämie oder Sepsis, so würde die Unterbindung der Jugularis angezeigt sein. Liegt ein infizierter, eiterig oder jauchig zerfallener Thrombus vor, so wird der Sinus durch die ganze Länge des Thrombus inzidiert, nachdem er — wenn irgend möglich — sowohl herz- wie hirnwärts zum mindesten fingerbreit über den thrombosierten Abschnitt hinaus freigelegt ist. Reicht die Erkrankung zum Bulbus jugularis, so unterbindet man auch die Jugularis. Wenn von vornherein die Erkrankung des Bulbus oder der Jugularis feststeht, so beginnt man die Operation mit der Unterbindung der Jugularis. Liegt der seltene Fall der isolierten Bulbusthrombophlebitis vor, so ist die Operation damit und mit Schlitzung des abgebundenen Jugularteils beendet. Selbst bei der ausgedehntesten septischen Thrombose soll man sich nicht von der Freilegung des ganzen erkrankten Blutleiters abhalten lassen, selbst nicht, wenn er von der Jugularis hinauf bis rückwärts vom Torcular Herophili reichen sollte. Bei der gewöhnlichen Form der infektiösen Sinusthrombose hat sich die Unterbindung der Jugularis als überflüssig erwiesen. Die Neubildung von infiziertem Thrombus nach hinten läßt sich durch Abdämmung des Sinus mittels Tamponade auf den Sinus anscheinend öfter verhüten.

Behandlung

Frage der Sinusinzision und Jugularisunterbindung

Über die Technik der Operation findet man das Nötige in den Fachbüchern über Operationslehre. Sobald sich der Verdacht einer dieser Komplikationen erhebt, ist Zuziehung eines Facharztes notwendig.

Sepsis   Im Anschluß an akute und chronische Mittelohr- und Warzeneiterungen entwickelt sich in seltenen Fällen statt der pyämischen eine septische Allgemeininfektion. An Stelle der Metastasen kommt es zu septischer Endokarditis, Nephritis. Das Fieber zeigt einen anderen Charakter, den der Kontinua, und ist weit seltener mit Schüttelfrösten verbunden. Bis zum Tode kann Euphorie bestehen. Die Prognose ist ungünstig.

Intradurale Hirnhaut-ent-zündungen

C. Die intraduralen Hirnhautentzündungen.

Das sind die Pachymeningitis interna purulenta (subduraler Abszeß), die Leptomeningitis serosa und purulenta circumscripta und diffusa (auch Eiterung im Subarachnoidealraum).

Pachy-meningitis interna purulenta

Pachymeningitis interna purulenta.

Sie geht aus der Pachymeningitis externa hervor und ist bei chronischen oder subakuten Eiterungen häufiger als bei akuten. (Ich sehe hier von den anscheinend häufigeren, umschriebenen kleinen, zum Teil fibrinösen, zum Teil eiterigen Herden bakteriellen oder bakteriell-toxischen Ursprungs ab, die zum Teil in der Dura, besonders aber unter deren Endothel zur Entwicklung kommen (Streit), das Endothel selbst oft zerstören und gewöhnlich zur Ausheilung, seltener zur Verallgemeinerung kommen. Sie entziehen sich der Diagnose, weil sie klinisch nicht in die Erscheinung treten.) Sie entsteht über dem Tegmen tympani oder an der hinteren Pyramidenfläche. Ihre Entwicklung geht nach zwei Richtungen, zur umschriebenen Leptomeningitis und Rindenenzephalitis, wenn früh Verklebungen erfolgen, oder zur diffusen eiterigen Leptomeningitis. Sie kann sich vom Tegmen über große Abschnitte der Hemisphären ausdehnen, zu großen Eiteransammlungen führen, völlig vom Charakter eines großen Abszesses (Subduralabszeß). Der Eiter lagert locker der Dura und Pia auf, läßt sich leicht von beiden Hirnhäuten abstreichen. Die Pia darunter ist glatt, klar, glänzend. Vergesellschaftet ist mit ihr gewöhnlich diffuse seröse Meningitis.

Krankheits-zeichen

Krankheitszeichen fehlen öfter oder sind die gleichen wie bei der Pachymeningitis externa, oder sie kombinieren sich je nach der Lokalisation mit den regionären Herdsymptomen. Das sind am Kleinhirn Ausfallerscheinungen in den Bárányschen Zentren mit krankhaftem Ablauf in den Zeigerreaktionen (spontanes Vorbeizeigen im Handgelenk [vola abwärts] nach außen, Fehlen des Reaktionszeigens nach innen). An der unteren Fläche des Schläfenlappens ohne Komplikation mit Rindenerkrankung werden wohl kaum Herderscheinungen ausgelöst, vielleicht bei großer Eiteransammlung. Das Fieber ist gewöhnlich mäßig, kann aber bei den größten Eiteransammlungen auch fehlen. Die Dura erweist sich ohne pulsatorische Schwankungen, prall gespannt, umschrieben hyperämisch oder verfärbt. Der Puls ist bisweilen verlangsamt und unregelmäßig.

Diagnose   **Diagnose.** Die Diagnose ist nur im Anschluß an die Eröffnung der mittleren und hinteren Schädelgrube, entweder auf Grund einer Durafistel, einer Duragangrän oder durch den Nachweis von Eiter bei der Punktion des Subduralraums zu stellen.

Behandlung. Die Behandlung ist eine chirurgische und besteht in der Spaltung der Dura, soweit der Abszeß reicht. In einem zur Heilung gekommenen Falle hatte ich die Dura durch einen Kreuzschnitt gespalten.

Die zirkumskripte eiterige Leptomeningitis.

Sie sitzt bei otogener Herkunft entweder an der Kleinhirnhemisphäre, lateralwärts von der Flocke, entsprechend der hinteren Felsenbeinwand oder an der unteren Fläche des Schläfenlappens. Außer den allgemeinen Krankheitserscheinungen, infolge der begleitenden serösen Meningitis, werden sich aus der Störung der B á r á n yschen Richtungszentren die schon wiederholt und S. 284 erwähnten Richtungsstörungen ergeben. Auch seröse und hämorrhagische Erweichungsherde in der benachbarten Hirnsubstanz, vielleicht die Vorstufe der eiterigen Enzephalitis, gehören, wenn auch selten, zu den Begleiterscheinungen.

Am Schläfenlappen wird sich zu den allgemeinen Symptomen der serösen Meningitis mit hohem Fieber infolge der Beteiligung der Großhirnrinde eine stärkere Benommenheit herausbilden und bei linksseitigem Sitze gewisse Formen von aphasischen Störungen (optische), vielleicht auch nur auf Grund einer begleitenden, nicht eiterigen Enzephalitis.

Eine hierher wie zum vorigen Abschnitt gehörige Beobachtung ist von mir publiziert in „Berliner klinische Wochenschrift" 1895, Nr. 35. Die wesentlichen Tatsachen aus dieser Krankengeschichte sind folgende: Im Anschluß an chronische linkss. Mittelohreiterung mit geringem Fluß plötzlich Ohrenschmerzen mit Frost, Delirien und heftigen Kopfschmerzen bei jeder Kopfbewegung. Der Frost wiederholt sich seit einigen Tagen mehrfach. Temperatur 38,2—39,3, Puls 92, regelmäßig; wirres Reden, große Nackenstarre, auch Starre bei den Bewegungen um die anderen Achsen, keine Zeichen von Beteiligung der Rückenmarkshäute. Kein Nystagmus, keine Gleichgewichtsstörungen. Er spricht fast nichts; auf das Geheiß, die Zunge zu zeigen, öffnet er den Mund weit. Das wiederholt er bei allem, was man ihm sagt mit den Worten: „Tut nicht weh", weiter spricht er nichts. Die Diagnose wurde auf Abszeß im hinteren Teil des linken Schläfenlappens verbunden mit zirkumskripter Eiterung an den Hirnhäuten gestellt. Jauchiger, mit Gasblasen vermischter Eiter im Antrum, Tegmen tympani nekrotisch, die Dura darüber nekrotisch. Bei der Punktion saugt die Spritze erst unmittelbar vor dem Austreten aus der Dura Eiter an. Somit ist die Diagnose einer eiterigen Pachymeningitis interna gesichert. Die Dura ist mit der Arachnoidea und der Hirnsubstanz verwachsen. Die weiche Hirnhaut und die Rindensubstanz in der äußersten Lage gelbgrün verfärbt, eiterig infiltriert, wird inzidiert. Die Hirnsubstanz selber sehr weich. Schnitt $1^1/_2$ cm in die Hirnsubstanz, ohne etwas Krankes zu finden. Abends bereits die Temperatur gefallen, Sensorium freier; zeigt die Zunge und spricht mehr. Das sich immer mehr aufhellende Sensorium zeigt 5 Tage nach der Operation im Erinnerungs- und Sprachvermögen große Defekte, aus denen eine schwere aphasische Störung mit optischem Charakter hervorgeht; geringer Grad von Alexie; keine motorischen Sprachstörungen. O p p e n h e i m nahm als wahrscheinlich einen Herd in der Verbindungsbahn zwischen Hinterhaupt- und Schläfenlappen an auf ihrem Wege durch das Mark des unteren Schläfenlappens. Dieser Herd muß ein nicht eiteriger enzephalitischer gewesen sein. Die Hirnhauterkrankung überstieg nicht die Große eines Zweimarkstücks. Am 6. Tage nach der Operation trat noch Incontinentia alvi et urinae auf als Zeichen spinalmeningealer Beteiligung. Sonst ungestörter Heilverlauf.

Diagnose

Die **Diagnose** ergibt sich aus dem Durabefund bei der Warzenfortsatzoperation (Gangrän, Pulslosigkeit, Pachymeningitis ext.), aus dem Ergebnis der Durapunktion (Eiter aus Subduralraum) bei gleichzeitigem Vorhandensein meningitischer, enzephalitischer Krankheitszeichen, verbunden mit dem Nachweis eines eiterfreien und unter Druck stehenden Liquors bei der Lumbalpunktion.

Therapie

Therapie. Sie ist chirurgisch und erfordert Spaltung der Dura, der weichen Hirnhaut, soweit sie eiterig ist.

Seröse Meningitis.

Seröse Meningitis

Die seröse Leptomeningitis ist entweder eine selbständige Komplikation oder die Vorstufe der eiterigen. Sie weist verschiedene Formen und Grade auf. Sie ist umschrieben und diffus. Der leichteste Grad ist ein reiner einfacher Hydrops, ein kollaterales Ödem, ohne zellige Beimengung oder Eiweißvermehrung, ohne entzündliche Veränderung, oder sie ist eine entzündliche, bakteriell-toxische oder bakterielle Erkrankung der Pia und Arachnoidea. Der Liquor ist klar, mit geringer zelliger Beimengung versehen, mit spärlichen Lymphozyten, Leukozyten; oder auch mehr oder weniger getrübt, mit größeren Mengen von Leukozyten und bisweilen mit spärlichen Bakterien, gewöhnlich Staphylokokken, versehen, von stärkerem Eiweißgehalt. In demselben Maße, wie es bei dem extraduralen Abszeß, bei der Sinusthrombose und, wie wir später sehen, beim Hirnabszeß der Fall ist, läßt sich bei der serösen Meningitis nicht immer der unmittelbare Zusammenhang mit dem Herd im Mittelohr oder Warzenteil nachweisen. Die Hauptursachen sind Erkrankungen an oder im Bereich der Dura wie Pachymeningitis externa, ganz besonders die tiefen extraduralen Abszesse, Interna purulenta, Sinusthrombose, selten Sakkusempyem. Öfter ist die Dura makroskopisch intakt oder umschrieben hämorrhagisch verändert. Aber eine schwer septische, toxische Mastoiditis wirkt durch diese mikroskopisch herdweise erkrankte harte Hirnhaut. So mag auch die seröse Meningitis nach Warzenoperationen entstehen. Die Dura ist zweifellos ein vorzüglicher Schutz, aber (wie die Arbeit von Streit gezeigt) doch kein so vollkommener, wie man früher gedacht hatte.

Vor allen Dingen ist die infektiöse Interna mit ihren vielfachen Verbindungen zu den weichen Hirnhäuten eine häufige Ursache. Hier liegt der Zusammenhang klar. Bei der infektiösen Interna erfolgt die Überleitung in den Subarachnoidealraum vorzugsweise in den Blut- und Lymphbahnen der Nervenscheiden des N. VIII oder in dem Aquaeductus cochleae; ausnahmsweise beinahe gleichzeitig mit der Labyrinthinfektion. Die umschriebene Form am Schläfenlappen entsteht über dem Tegmen und an der Kleinhirnhemisphäre in der Gegend der hinteren Pyramidenfläche. Eine Beteiligung der Hirnsubstanz ist bei den schweren toxischen Formen die Regel. Sie ist stark durchfeuchtet: seröse Enzephalomeningitis. Bei kleinen Kindern mit schwerer doppelseitiger Mittelohrentzündung ist ein meningitischer Zustand nicht so selten und erscheint sehr bedrohlich. Nach Herstellung des Eiterabflusses

durch Parazentese schwinden die Zeichen der Meningitis serosa rasch,
oft innerhalb von einigen Stunden. Hier liegt wohl die leichteste Form
der Meningitis vor, der kollaterale Meningealhydrops, Liquor auctus.
Dasselbe liegt öfter dem B á r á n y schen Symptomenbilde zugrunde. Die
bakteriell-toxische Form gestaltet ein schwereres und schwerstes Bild und
schwerere pathologisch-anatomische Veränderungen (vgl. Lumbalpunktion). Der toxischen Form folgt, wenn der induzierende Eiterherd nicht
rechtzeitig ausgeschaltet wird, die bakterielle Infektion. In diesem Stadium
ist die seröse Meningitis der Vorbote, das erste Stadium der eiterigen.
Mit diesem pathologisch-anatomischen Bilde hat die schwer septische
Meningitis große Ähnlichkeit. Bei ihr tritt der Tod so früh ein, daß es
zur Ausbildung der eiterigen Form gar nicht kommt.

Die Entwicklung der labyrinthogenen und der tympanogenen Meningitis zeigt in der Ausbreitung, in den Zeichen bemerkenswerte Verschiedenheiten. Die durch das Labyrinth induzierte seröse Meningitis ent-
wickelt sich zunächst und vorzugsweise an der Hirnbasis und zeichnet sich
durch das rasche Übergreifen auf die weiche Rückenmarkshaut aus. Die
durch die Media direkt oder durch Vermittlung des extraduralen Abszesses
oder der Sinusthrombose induzierte Meningitis entwickelt sich mehr an
der Konvexität. Beide Formen breiten sich weiterhin durch die Lymphzisternen auf die Ventrikel aus.

Die Meningitis ist in der Regel diffus über große Strecken ausgedehnt,
besonders in der hinteren Schädelgrube, ist aber auch zirkumskript,
zystisch (B á r á n y), z. B. in der Cisterna lateralis pontis. Der Hydrocephalus externus verbindet sich mit dem Hydr. internus. Es kann zu großen
Flüssigkeitsansammlungen infolge von Stauung kommen; im 4. Ventrikel durch Verlegung des Foramen Magend., zu starker Kompression
des Gehirns. Die Hirndruckzeichen können einen hohen Grad erreichen.
In seltenen Fällen ist durch Kompression des Gehirns und wohl im Verein
mit Toxinwirkung Lähmung lebenswichtiger Zentren und der Tod
verursacht worden.

Bei Meningismus, auch Pseudomeningitis genannt, bestehen menin-
gitische Zeichen leichterer Art für sehr kurze Zeit ohne Hirndruckzeichen
oder Lähmungen, ohne Kernig, und verschwinden rasch wie sie entstanden, werden aber öfter rückfäll g. Die Hirnhäute können intakt
sein, kleinere enzephalitische Herde sind vorhanden. Toxische Wirkung
gilt als Ursache für dieses, sonst wohl meningitische Reizung genannte
Krankheitsbild. Kleinere Gaben Morphium beruhigen die Erscheinungen
von Meningismus rasch.

Die Bedingungen, unter denen die Meningitis serosa auftritt, ergeben
sich aus den Beziehungen des eiterig erkrankten Pauken- und Warzenteils
zur Dura, aus den Verbindungen des infizierten Labyrinths mit den
weichen Hirnhäuten. Die Dura wird durch Hyperämie und Auflockerung
für das Durchdringen von Toxinen und Bakterien geeignet gemacht.
Gestörter, behinderter Sekretabfluß aus der Paukenhöhle (bei Kindern),
aus dem Antrum, aus den Warzenzellen, extradurale Eiterungen, besonders der tiefe Extraduralabszeß, septische Erkrankungen der Lamina

vitrea, des interdural gelegenen Sinus, Fortleitung von Labyrinthentzündung auf die weichen Hirnhäute, schließlich eiterige Pachymeningitis interna sowie zirkumskripte basale eiterige Leptomeningitis und Enzephalitis sind die entfernteren und näheren Ursachen, zu denen noch Vorgänge bei der Warzenoperation, bei der Wundheilung: Erweichung, Nekrose des Knochen, Sequesterbildung kommen. Bei der Übertragung von der unkomplizierten Media der Kinder herrscht die akute Form der Media vor, bei Erwachsenen wohl mehr die chronische. Bei den Fällen meiner Beobachtung ergaben sich folgende ursächliche Befunde: chronische Mittelohreiterung mit septischer Mastoiditis (voll von hämorrhagischer gelb bis schmutzig dunkelgrün verfärbter Flüssigkeit, der Knochen selbst bis an das Kleinhirn ebenso verfärbt), eiternde Fistel im horizontalen Bogengang, septische Sinusphlebothrombose; Kombination mehrerer Komplikationen: infektiöse Sinusthrombose, extraduraler Abszeß, Interna mit akutem Nachschub bei Defekt im horizontalen Bogengang, Pachymeningitis interna pur., Hirnabszeß; Aufmeißelung mit Sinusverletzung. Im Laufe der Nachbehandlung: Störungen in den Wundheilungsvorgängen bei offenem horizontalem Bogengang oder bei Sequesterbildung im horizontalen Bogengang mit Labyrinthinfektion. Das Krankheitsbild war mehrfach recht schwer, von eiteriger Meningitis nicht zu unterscheiden.

Krankheits-
zeichen **Krankheitszeichen:** Das Krankheitsbild ist aus den Zeichen der (Zerebrospinal-)Meningitis, Enzephalitis, oft auch Interna geformt. Es deckt sich keineswegs mit den pathologisch-anatomischen Veränderungen und ist nicht immer in Übereinstimmung mit den erkennbaren extra- oder intraduralen Zuständen. Die Verschiedenheit der Erreger, der Exsudationsvorgänge, der befallenen Gehirnteile in ihrer vitalen und funktionellen Bedeutung sind sehr wesentlich. Ein schweres Krankheitsbild läßt deshalb nicht einen strengen Rückschluß auf besonders schwere pathologisch-anatomische Veränderungen zu oder rechtfertigt prognostisch endgültig ungünstige Ausblicke. Das Krankheitsbild ist nicht selten beunruhigender als bei mancher diffusen eiterigen Meningitis und enthält insbesondere die vestibularen Kleinhirnzeichen oft in bemerkenswerter scharfer Prägung, wie ich es bei der eiterigen mich nicht erinnere gesehen zu haben.

Der Kopfschmerz ist das erste Zeichen, den anderen bisweilen tagelang vorauseilend. Bisweilen ist es ein unerträglicher Druck in den Augen. Dazu gesellt sich Schwindel mit Brechneigung und Erbrechen und (oft nur leichter) Nystagmus zur kranken Seite, ein offenbares zerebellares Vestibularzeichen. Ebenfalls bei Lokalisation in der hinteren Schädelgrube sind Genickschmerzen und Nackensteifigkeit recht häufig. Seltener Spasmen in den Nackenmuskeln, starke Zuckungen des Kopfes beim Anheben. Bei den Fällen mit Labyrintheiterung zeigen sich in der Regel sehr früh die Zeichen der spinalen Meningitis: Rückenstarre, Schmerzen im Kreuz, in den Knien, im After, in den unteren Gliedmaßen, Kernigsche Kontraktur. Neuritis optica ist ein häufiges Zeichen, besonders beim Vorliegen mehrerer raumbeengender, vielleicht auch toxisch wirkender Vorgänge. Lichtscheu habe ich häufig verzeichnet. Fußklonus, Babinski werden beobachtet. Der Puls ist in der Regel schnell, öfter von leicht unregelmäßiger Schlagfolge. Bei Kindern ist oft das Sensorium benommen; Zähneknirschen und Unruhe vorhanden. Fieber besteht meist, in der Regel von mäßiger Höhe, bisweilen sehr hoch und bisweilen fehlt es ganz. Das Fieber entsteht mit steilem Anstieg und vergeht mit gleichem Abfall wie bei der eiterigen Meningitis, auch staffelförmig. Obstipation und belegte Zunge fehlen nicht. *(Bei Kindern oft benommenes Sensorium)* *(Fieberverlauf)* *(Obstipation, belegte Zunge)*

Bei schweren Formen dieser toxischen oder bakteriellen serösen Meningitis ist die Hirnsubstanz bisweilen sehr in Mitleidenschaft gezogen. Enzephalitische Zeichen vom Kleinhirn spielen alsdann im Krankheitsbild eine große Rolle und gestalten es zu einem recht schweren. *(Bisweilen gleichzeitige seröse Enzephalomeningitis mit deutlichen Kleinhirnzeichen)*

Solche Herdzeichen von seiten des Kleinhirns bei seröser Enzephalomeningitis sind folgende:

Nystagmus nach der kranken Seite, schwere Gleichgewichtsstörungen (Romberg) beim Stehen; auch beim Gehen in Form der Asynergia cerebellaris; Ataxie der gleichseitigen Glieder, Fallneigung. Ein Fall meiner Beobachtung mit diesen schweren Kleinhirnherdsymptomen bei toxischer Meningitis nach septischer Sinusthrombose war ausgezeichnet durch eine enorme Drucksteigerung des Liquor (560 mm Druckhöhe) und durch eine doppelseitige, sehr ausgesprochene Stauungspapille.

Diagnose. Erhöhter Liquordruck, Neuritis optica, Heilbarkeit gelten als die drei Kriterien der serösen Meningitis. Doch fehlt Neuritis optica recht häufig. Als wichtigstes diagnostisches Hilfsmittel gilt uns die Lumbalpunktion durch Feststellung der Druckhöhe, des Aussehens, der chemischen und zytologischen Zusammensetzung, des Bakteriengehalts vom Hirnwasser. *(Diagnose)* *(Lumbalpunktat)*

Das Lumbalpunktat ist in der Regel klar und steril oder es zeigt eine leichte Opaleszenz durch Beimengung von Lymphozyten oder polynuklearen Leukozyten; in seltenen Fällen stärkere Trübung. Der Druck ist in der Regel gesteigert, oft nur mäßig, auf 200—300 mm. Höhere Steigerungen bis zu 600 mm habe ich in schweren Fällen gesehen, auch starke Trübungen von eiteriger Beschaffenheit mit und ohne kulturell oder mikroskopisch feststellbare Bakterien. Die Sterilität wird aber erst verbürgt durch den negativen Ausfall des Tierversuchs. Bisweilen werden Staphylokokken gefunden, selten Streptokokken, und dann haben wir wohl das Vorstadium der eiterigen Meningitis vor uns. Leider gibt uns das Lumbalpunktat keine vollkommen verläßliche Auskunft über die Verhältnisse im Kranium. Oft gibt es nur Auskunft über die Beschaffenheit des Rückenmarkliquors (vgl. darüber das Kapitel eiterige Leptomeningitis, S. 266). Es kann klar sein bei Infiltrationsarachnitis selbst von erheblicher Ausdehnung am Hirn, bei subduralem Abszeß, und es ist stark getrübt gefunden bei freier Pia bei Hirnabszeß, bei der eiterigen Meningitis im frühen serösen Stadium. *(Lumbalpunktat gibt zuweilen nur unvollkommene Auskunft)*

An der freigelegten Dura fehlen die Pulsationen. Die Punktionsspritze füllt sich entweder aus den Ventrikeln, ferner besonders aus dem Subarachnoidealraum, auch aus den Furchen und Zisternen, mit seröser Flüssigkeit. Aus dem Punktionskanal rieselt oft stundenlang, ja bisweilen *(Freigelegte Dura ohne Pulsationen)* *(Punktionsergebnis)* tagelang seröse Flüssigkeit heraus. Unmittelbar nach der Punktion erscheinen häufig die Pulsationen wieder. Nach der Punktion haben wir öfters Auftreten von vorher nicht vorhandenem Nystagmus beobachtet.

Die Diagnose ist schwierig und bleibt in vielen Fällen unsicher. Sie ist am leichtesten bei der labyrinthogenen Form, da hier andere intradurale Komplikationen wenigstens zunächst gewöhnlich nicht in Frage kommen. Die Lumbalpunktion entscheidet überhaupt zu guter Letzt oft die Diagnose; sie ist aber nicht imstande, über das Vorhandensein von abgeschlossenen Komplikationen Aufschluß zu geben, es sei denn tuberkulöse oder epidemische Meningitis. Aber ob Sinusthrombose, extraduraler Abszeß, Pachymeningitis interna pur., umschriebene eiterige Leptomeningitis vorliegt, das wird durch das Resultat der Lumbalpunktion nicht entschieden, nicht mal sicher das Fehlen von eiteriger zerebraler Meningitis bei serösem Lumbalpunktat.

Grenzen der
Zuverlässig-
keit des
Lumbal-
punktats

Unterschied
zwischen
seröser und
eiteriger
Meningitis

Von der eiterigen Meningitis unterscheidet sie sich meist durch die geringere Ausbildung der Symptome, besonders des Fiebers, das bei jener öfter durch Schüttelfrost eingeleitet wird, durch das Fehlen von Arm-, Beinlähmungen, auch von Lähmungen der Hirnnerven außer Abduzens, Okulomotorius, durch den meist raschen Verlauf zur Heilung nach der Entfernung des Infektionsherds und vor allem durch den Befund der Lumbalpunktion.

Jedenfalls wird man gut tun, bei entzündlichen intrakraniellen Komplikationen in erster Linie an seröse Meningitis zu denken statt an eitrige und an Hirnabszeß. Je intensiver die Symptome sind, insbesondere auch das Fieber, um so wahrscheinlicher haben wir es mit einer nicht nur toxischen serösen, sondern mit dem Vorstadium der eiterigen oder einer bereits eiterigen Meningitis zu tun.

Behandlung

Beseitigung
der Infek-
tionsquelle

Behandlung. Die Infektionsquelle muß beseitigt werden. Das ist in seltenen Fällen — bei Kindern — eine unkomplizierte, nicht perforierte Media, häufiger eine unkomplizierte, septische Mastoiditis, eine Komplikation zwischen Dura und Knochen oder über Warzenfortsatz und Mittelohr hinaus, vor allen Dingen der tiefe extradurale Abszeß, die Sinusphlebitis oder Labyrintheiterung. Alle diese in Frage kommenden Herde müssen gründlich beseitigt werden. Um sicher zu gehen, daß nicht bereits eine Pachymeningitis interna (Abszeß) oder Hirnabszeß vorliegt, wird sich die Punktion oder Inzision der Dura öfter nicht umgehen lassen. Eine Inzision der Dura halten wir nur unter besonderen Umständen für angezeigt: bei starker Verfärbung, Vorwölbung, Gangrän, Fistel.

Die im Laufe der Wundbehandlung eintretende seröse Meningitis wird sich nach Beseitigung der Reizquelle wie z. B. zu fester Tamponade, örtlicher Eiterverhaltung, Entfernung eines Sequesters, besonders Bogengangssequester, rasch beseitigen lassen. Labyrintheiterung ist natürlich auszuschließen bzw. sofort zu operieren.

Die beste Therapie ist die prophylaktische, den Eiterherd im Warzenfortsatz oder zwischen Knochen und Dura, im Sinus, Labyrinth so zeitig zu beseitigen, daß weitere Komplikationen verhütet werden. Das beste diagnostische Hilfsmittel, die Lumbalpunktion, ist zu gleicher Zeit, evtl.

öfter wiederholt, ein Heilmittel gegen Kopfschmerzen, Nackenschmerzen, Schwindel, bei hoher Drucksteigerung oder starker Trübung des Hirnwassers. Wiederholte
Lumbal-
punktion

Bettruhe ist erforderlich, bis alle Reizerscheinungen abgeklungen, Temperatur und Puls seit einigen Tagen normal sind. Prophylaktisch, insonderheit bei Bazillennachweis, kann man Urotropin geben, 2.0—6,0 täglich. Urotropin

Diffuse eiterige Meningitis (Leptomeningitis, Arachnitis). Diffuse
eiterige
Meningitis

Sie breitet sich im Subarachnoidealraum und in den Maschen der Pia aus, gewinnt eine flächenhafte, streifige, auch sprunghafte Ausdehnung und ist an der Stelle der Übertragung manchmal recht unbedeutend. Die labyrinthogene Hirnhautentzündung ist sehr häufig, entwickelt sich vorzugsweise an der Hirnbasis und befällt frühzeitig die Rückenmarkshäute. Sie wird vorzugsweise in den Nervenscheiden des N. VIII fortgeleitet, seltener im Aquaeductus cochleae. Der Aquaeductus vestibuli durch Vermittlung des Saccus endolymphaticus spielt eine untergeordnete Rolle. Sonst gelten für die eiterige Arachnitis dieselben Infektionsquellen, die wir bei der Besprechung der serösen Meningitis kennengelernt haben. Die labyrinthogene Infektion durch die Nervenscheiden des N. VIII und den Aquaeductus cochleae hat basale Meningitis zur Folge. Die übrigen Infektionsquellen (Mittelohr, Processus mastoideus, Extraduralabszeß, Sinusthrombose durch Piavenen, Hirnabszeß) bewirken Kontaktinfektionen und verbreiten den Eiter vorzugsweise zu den Hemisphären. Hier kann die Eiterung enorme Ausdehnung gewinnen, über Stirn-, Scheitel-, Schläfen- und Hinterhaupthirn, einseitig und doppelseitig und in den Ventrikeln. Die Eiterung kann auf die Hemisphären beschränkt bleiben und auf die Basis übergreifen, wo besonders drei große Lymphzisternen, welche schließlich den Liquor aus den Ventrikeln, dem Subarachnoidealraum, den Rückenmarksräumen aufnehmen, auch die Hauptablagerungsstätte für den Eiter abgeben. Labyrintho-
gene Ent-
stehung,
Ausbrei-
tung an der
Hirnbasis Nicht laby-
rinthogene
Entstehung,
Hemisphä-
renmenin-
gitis

Das klinische Bild bietet außerordentliche Verschiedenheiten, entsprechend den vielen Möglichkeiten der örtlichen Entwicklung in diesem großen Gebiete und entsprechend der großen Unterschiedlichkeit in den Verrichtungen der beteiligten Hirnrinde. Außerdem hängt das klinische Bild und der Verlauf im wesentlichen ab von der Art und Virulenz der Kokken sowie von der Infektionskrankheit und der Infektionsquelle, z. B. die labyrinthogene unterscheidet sich von der nach Sinusthrombose. Am stürmischsten verlaufen die Streptokokkenmeningitiden, und besonders nach Influenza. Bei diesen großen Verschiedenheiten in der anatomischen Ausbreitung, in den von der Lokalisation abhängigen Symptomen und im Verlauf ist es schwer, ein einheitliches Bild der diffusen eiterigen Meningitis zu entwerfen. Verschie-
denheit des
klinischen
Bildes be-
dingt durch
die Lokali-
sation und
Virulenz
der In-
fektion

Im Beginn deckt sich das Bild vielfach mit dem der serösen Meningitis. Es gibt eine schleichende und eine stürmische Form. Die stürmische kann blitzartig, innerhalb von 1—3 Tagen zum Tode führen, ohne charakteristische meningitische Zeichen ausgebildet und einen Schleichen-
der Verlauf
Stürmischer
Verlauf

Eiterungsprozeß entwickelt zu haben. Bei der Sektion zeigt sich nur Hyperämie, eine mäßige seröse Veränderung in den weichen Hirnhäuten und in der Hirnsubstanz, aber kein Eiter oder nur spurweise. Wir sahen einen derartigen geringen Sektionsbefund bei ausgesprochen meningitischen Erscheinungen durch 5 Tage (Lichtscheu, Unruhe, Hyperästhesie des Kopfes bei Berühren, hohes Fieber). Der stürmische Verlauf ist selten im Gegensatz zu den eiterigen Hirnhautentzündungen nach Duraverletzung bei Nasen- und Nebenhöhlenoperationen, die häufig innerhalb 3 Tagen ablaufen.

Seröse Beschaffenheit des Lumbalpunktats zeigt nicht immer Gutartigkeit der Hirnhautentzündung an!

Solche Beobachtungen sind eine Warnung, aus dem serösen Lumbalpunktat allein Schlüsse auf die Gutartigkeit des Vorganges zu ziehen. Die bakteriologische Untersuchung muß ergänzend hinzutreten. Und schließlich berechtigt ein schweres Krankheitsbild zu einem ziemlich sicheren Rückschluß auf die eiterige oder doch schwer virulente Natur der Meningitis. Auch bei der labyrinthogenen Infektion kommt dieser blitzartige Verlauf gelegentlich zur Beobachtung. Im allgemeinen zeigt die eiterige Meningitis durch Interna ein gleichmäßigeres Verhalten. Der Verlauf bis zum Tode dauert meist etwa eine Woche, kann sich freilich auch über 14 Tage, ja selbst über 3 Wochen hinziehen. Bei der Konvexitätsmeningitis, und das ist die gewöhnliche Ausdehnung der otogenen, nicht labyrinthogenen Hirnhautentzündung, ist die unregelmäßige Dauer des Verlaufs das Gewöhnliche und eine Ablaufszeit von 2—4 Wochen nicht selten, von 7 Tagen aber auch häufig genug.

Krankheitszeichen

Nervensystem

Krankheitszeichen. Die Haupterscheinungen im Anfang sind Fieber, Kopfschmerz, auffallende Hyperästhesie, besonders am Kopfe, Aufschreien bei Berühren; die Sehnenphänomene (zuerst Steigerung, Fußzittern; Westphal, Babinski, Oppenheim, Mendel usw.); Kernig, Nackenstarre; später Benommenheit, große motorische Unruhe, Krämpfe, Lähmungen; die Zeichen der spinalen Meningitis; schließlich Koma und

Fieber

Atemlähmung. Das Fieber ist gewöhnlich eine hohe Kontinua und setzt mit steilem Anstieg ein, oft mit Schüttelfrost und Erbrechen. Nicht selten ist das Fieber remittierend, besonders in den langsam verlaufenden Fällen, bisweilen auch von pyämischer Art; in einzelnen Fällen geht es nicht über 38° hinaus. Vereinzelt kann das Fieber bis fast zum Ende fehlen oder die Kurve ist hochnormal mit Tagesunterschieden von 1°. Die Gesichtsfarbe ist fahl, die Konjunktiva gelblich. Das anfängliche Erbrechen wiederholt sich im weiteren Verlauf in der Regel nicht. Der

Kopfschmerz

Kopfschmerz ist meist sehr heftig, bald mehr im Hinterkopf, bald mehr in der Stirn, in den Augen. Oft wird über Schwindel geklagt und Taumeln

Puls

beobachtet. Der Puls ist im Anfang öfter verlangsamt (Vagusreizung), im weiteren Verlauf sehr schnell, in der Regel unregelmäßig. Eines der

Nackenstarre

bezeichnendsten und frühesten Zeichen ist die Nackenstarre, das Zeichen der Drucksteigerung in der hinteren Schädelgrube und des Übergreifens auf die Wirbelsäule. Das Symptom fehlt meist bei ausschließlicher oder vorwiegender Lokalisation an der Konvexität und ist ein ständiges, sehr frühes Zeichen der labyrinthogenen Meningitis. Beim Übergreifen auf die Rückenmarkshäute gesellt sich dazu die Wirbelstarre, Kernigsche

Flexionskontraktur, Schmerzen im Kreuz, im After, in den Beinen; Störungen, schließlich Lähmung der Blasen- und Mastdarmfunktion (Incontinentia alvi et urinae), Lähmung der Beine.

Bei der Konvexitätsmeningitis herrschen die Zeichen aus der motorischen und sensiblen Sphäre vor infolge Übergreifens auf die Hirnrinde der motorischen und sensiblen Gebiete. Bezeichnend ist die motorische Unruhe, das Hin- und Herwerfen, ferner Muskelzuckungen, Zähneknirschen, Trismus, Händezupfen an Decke (Flockenlesen), Lippen, Nase, Ohren. Ein frühes Zeichen ist die Hyperästhesie am Kopfe, Lichtscheu, Schallempfindlichkeit. Ein schweres und untrügerisches Krankheitsbild wird durch — oft maßlose — Delirien geschaffen.

Beweisend sind die zerebralen Reiz- und Lähmungserscheinungen bei Lokalisation im motorischen Rindengebiet. Anfangs treten Konvulsionen in den zur Hirnrinde gekreuzten Gesichts- und Extremitätenmuskeln auf. Den Krämpfen folgen bald die Einzel- oder Halbseitenlähmungen. Das Babinskische Fuß- und Oppenheimsche Unterschenkelzeichen (beide Male Bewegung der großen Zehe dorsalwärts) werden häufig verzeichnet. Bei Ausbreitung an der Schläfenrinde, vorzugsweise der linken Seite, erscheinen aphasische Störungen. Abduzens-, auch Okulomotorius- und Oktavuslähmung sind dagegen häufige Äußerungen der basalen Meningitis. Der Verengerung der Pupillen folgt bald die Erweiterung. Schwerhörigkeit, Taubheit, Nystagmus, Fallneigung, Schwindel sind die Oktavuszeichen. Benommenheit ist ein häufiges, frühes und recht bezeichnendes Zeichen, schreitet im weiteren Verlauf zur Somnolenz und schließlich zum Koma fort. Schon der Benommene läßt zeitweise, der Somnolente ständig unter sich. Unter dem Zeichen der Atemlähmung (Cheyne-Stockes Zeichen) tritt bald früh, bald nach längerem Verlauf der Tod ein. Sehr selten ist die Meningitis in einigen Tagen bereits abgelaufen, öfter nach 4—6 Tagen, gewöhnlich nach 7—8 Tagen, bisweilen auch erst innerhalb von 2—4 Wochen.

Neuritis optica wird nach meinen Erfahrungen bei der unkomplizierten eiterigen Meningitis selten beobachtet, häufiger bei Gegenwart von Sinusthrombose, Extraduralabszeß; doch kaum in einem Drittel der Fälle.

Die labyrinthäre Meningitis gewinnt ein bestimmtes Gepräge durch die Ausdehnung an der Hirnbasis, durch das frühe Auftreten der Nackenstarre und der Rückenmarksbeteiligung. Infolgedessen fehlen gewöhnlich oder treten erst im Schlußakte auf: Konvulsionen, Halbseitenlähmungen der Extremitäten, Hemianästhesien; dagegen setzt Lähmung der Hirnnerven früh ein: durch Exsudatdruck ohne vorangegangene Krämpfe: des Okulomotorius (Ptosis; weite, ungleiche, reaktionslose Pupille), Abduzens (Doppeltsehen, ein besonders frühes Zeichen), Fazialis, seltener Hypoglossus (Abweichen der Zunge zur kranken Seite). Die Bewußtseinstrübung ist geringer und tritt später ein; der Ablauf ist regelmäßiger, typischer, mit einer Dauer von etwa 7 Tagen oder wenig darüber.

Bei schleichendem Verlauf kann die Meningitis lange Zeit verborgen bleiben. Selbst Fieber, eine der beständigsten Erscheinungen, kann fehlen, ebenso Kopfschmerz, Nackenstarre, Benommenheit und die Zeichen der Rindenreizung und -lähmung und der Neuritis von den Hirnnerven.

Diagnose. Die Diagnose wird durch das Fehlen bezeichnender und wichtiger Einzelerscheinungen in der ersten Zeit oft recht erschwert, gar nicht zu sprechen von dem latenten Verlauf. Wir haben gesehen, Fieber, Kopfschmerz, Nackenstarre, Bewußtseinstrübung, Halbseitenkrämpfe und Lähmungen können fehlen oder in geringem Grade, vereinzelt oder sehr spät erst auftreten. Im allgemeinen ist aber doch die entscheidende Fieberkurve vorhanden; und mit dem zugrunde liegenden ätiologischen Moment der Mittel- oder Innenohreiterung ist auch bei einem unvollständigen Symptomenbilde und durch Ausschluß der übrigen Binnenschädeleiterungen die Diagnose früh und sicher zu stellen. Bei festgestellter Meningitis ist an das verschiedene Krankheitsbild und die verschiedene Ursache bei Konvexitäts- und Basalmeningitis (Labyrinth-

eiterung) zu denken. Indessen ist doch öfter die Abgrenzung gegen Typhus, Pyämie zu erwägen. Sonst kommen seröse Meningitis, umschriebene Arachnitis, Pachymeningitis int. pur., tuberkulöse Meningitis, epidemische Zerebrospinalmeningitis in Frage.

Eine wesentliche diagnostische Förderung bringt die **Lumbalpunktion.** Fällt sie mit dem Nachweis von Eiter positiv aus, so ist jeder Zweifel behoben, erweist sie aber klaren Liquor unter Druck, so ist die Diagnose einer intrakraniellen, gewöhnlich entzündlichen Erkrankung wahrscheinlich und die der diffusen eiterigen Meningitis widerlegt; sie müßte denn noch im Heraufziehen begriffen sein. Über die Möglichkeit einer Pachymeningitis pur. int. und einer umschriebenen eiterigen Arachnitis haben wir uns bereits ·an anderer Stelle geäußert. Durch die Lumbalpunktion wird ferner die Differentialdiagnose zur tuberkulösen Meningitis und zur epidemischen Zerebrospinalmeningitis gesichert. Im allgemeinen gehört trotz der hervorgehobenen Schwierigkeiten die Diagnose der diffusen eiterigen Meningitis zu den leichteren. In ausgebildetem Stadium ist sie unverkennbar.

Prognose. Sie ist ungünstig; die Krankheit endet, sich selbst überlassen, mit dem Tode. In seltenen Fällen milder Virulenz tritt nach dem frühzeitigen Ausschalten des Infektionsherds noch Heilung ein. Geschieht diese Ausschaltung im ersten Anfangsstadium, so ist die Heilung häufiger. Besonders ist das durch frühzeitige, kunstgerechte Ausräumung des vereiterten Labyrinths der Fall. Immerhin ist die Frage der Heilung auch eine Frage der Virulenz der Kokken. Die Streptokokkenmeningitis bietet die geringsten Aussichten, ist aber auch nicht völlig aussichtslos.

Behandlung. Die Behandlung muß in erster Linie eine prophylaktische sein, wie es schon bei dem tiefen extraduralen Abszeß hervorgehoben wurde. Damit können wir viel erreichen, denn die Entwicklung der Meningitis aus einer kunstgerecht behandelten, nicht komplizierten eiterigen Media oder aus einer rechtzeitig, d. h. frühzeitig operierten Komplikation gehört immerhin zu den großen Seltenheiten. Andererseits ist die Diagnostik der Binnenschädeleiterungen und ganz besonders der Labyrintheiterungen recht fein ausgebildet; die Indikationsstellung zur Vornahme der betreffenden Operationen hat eine breite sichere Basis, und die Operationstechnik hat eine derartige Entwicklung erfahren, daß die gefahrlose Ausführung selbst schwierigster Operationen gewährleistet ist. Wer auf ein großes Material an eiteriger Meningitis, tiefem Extraduralabszeß, Labyrintheiterung, Sinusthrombose zurückblicken kann, wird sich bedauernd der vielen Unterlassungssünden bewußt, die durch zaghaftes Warten mit notwendigen Operationen begangen worden sind. Der Nachweis einer diffusen eiterigen Meningitis, selbst von Streptokokkenart, sei es mittels Dura- oder Lumbalpunktion, soll bei sonst noch hoffnungsvollem Verhalten nicht von operativem Vorgehen gegen die Grundkrankheit und gegen die Meningitis selbst — wenn sonst geboten — abhalten.

Vielgeschäftigkeit mit kleinoperativer Behandlung bei akuter oder chronischer Mittelohreiterung kann recht schädlich sein und soll unterbleiben. Unsachgemäß oder unglücklich ausgeführt, können kleine, anscheinend harmlose, aber nicht streng angezeigte Eingriffe, wie Polypenextraktion, Anwendung 'des Galvanokauters, des Löffels und dgl. mehr, durch Extraktion oder Luxation des Steigbügels, Labyrinthverletzung, Sprengung von schützenden Verwachsungen eine sonst vermeidbare Meningitis herbeiführen.

Treten Zeichen von Meningitis auf, so sollen sie als letzte Mahnung zum sofortigen operativen Vorgehen gegen die Infektionsquelle gelten, ganz besonders bei vorhandener Labyrinth- oder Binnenschädeleiterung. Zögern in der Indikationsstel-lung ist oft verhängnisvoll, besonders bei eiteriger Labyrinth-erkrankung

Außerordentliche Erfolge erzielt die frühzeitige Entfernung des vereiterten Labyrinths oder Labyrinthabschnitts noch beim ersten Auftreten meningitischer Erscheinungen, auch noch bei eiteriger und bakterieller Meningealinfektion. Bei chronischer Labyrintheiterung kann man von der Spaltung der Dura im inneren Gehörgang die Ausschaltung eines hier lagernden Abszesses erwarten. Die unterschiedslose Duraspaltung im inneren Gehörgang und besonders vom Porus acusticus internus durch die Kleinhirndura bis zum Sinus bei jeder Form von Labyrintheiterung halte ich für nicht empfehlenswert, angesichts der guten Erfolge durch frühzeitige Labyrinthausräumung allein, angesichts der von der Kleinhirnhemisphäre weit entfernt liegenden Hauptinfektionsbahn im N. VIII und angesichts der Gefahrensteigerung durch die Duraspaltung im infizierten Extraduralgebiet und oft nicht infizierten Intraduralgebiet. Keine unter-schiedslose Dura-spaltung!

Ist Pachymeningitis interna nachgewiesen, so soll in der ganzen Länge des Abszesses die Dura gespalten werden, die Arachnoidea auf umschriebene Eiterung sorgfältig untersucht und, wenn nötig, aufgeschnitten werden. Auch ohne den Nachweis einer umschriebenen intraduralen Eiterung kann bei Vorhandensein eines extraduralen Abszesses als Infektionsquelle für die eiterige Arachnitis die Dura in dessen Bereich gespalten werden, einfach oder kreuzweise. Außer der Ausschaltung der Infektionsquelle im und am Schläfenbein kann durch Lumbalpunktion, die evtl. wiederholt wird, auch therapeutisch eine Entlastung versucht werden. Therapeutische Wirkung der Lumbal-punktion ist noch umstritten

Welche Rolle die Lumbalpunktion — abgesehen von ihrer diagnostischen Bedeutung — bei der Behandlung der diffusen eiterigen Meningitis spielt, welche und ob überhaupt Heilerfolge von ihr zu erwarten sind, ist noch eine offene Frage. Einige Autoren sprechen der einmaligen oder öfter wiederholten Lumbalpunktion eine entschiedene Bedeutung für die Heilung zu. Bei wenig infektiöser, diffuser, eiteriger Spinal- meningitis glauben wir uns von der heilsamen Wirkung überzeugt zu haben. Durch die örtliche Entspannung scheint sie auch auf Schmerzen und Unbehagen eine mildernde Wirkung auszuüben. Andere raten sogar zur Ausspülung. Wir raten nicht dazu und erhoffen überhaupt keine Heilwirkung auf die zerebrale Meningitis.

Bei dieser Art der Behandlung, welche teils prophylaktisch ist, teils die weitere Infektion abschneidet, teils die kranke Hirnhaut direkt frei- legt und meningealen Eiter zum Abfluß bringt, kommen eine Reihe Kranker mit diffuser eiteriger Meningitis, selbst mit Streptokokken- meningitis zur Heilung. Auf dem internationalen Kongreß in Moskau im Jahre 1897 habe ich gelegentlich meines Vortrags über seröse Menin- gitis die Heilung von zwei Fällen mit starker Meningialeiterung be- kanntgegeben. Schon vorher, 1893, hatte Macewen Fälle geheilter eiteriger Meningitis publiziert. Seither hat sich die Zahl erheblich ver- mehrt (Manasse, Kümmel 1904, Crochett 1906 und auch bei mir).

Im übrigen steht noch die symptomatische Behandlung in Frage. Durch Eisblase, Narkotika (Morphium, Hyoszin, Pantopon) sucht man die Schmerzen und Unruhe zu beseitigen. Mit Erfolg haben wir bei der spinalen Meningitis Wärme angewandt. Bei sehr heftigen Beschwerden kann man durch breite Duraspaltung eine erhebliche Linderung erzielen.

D. Der Hirnabszeß.

Er stellt die interessanteste und eine der wichtigsten unter den oto- genen Hirnkomplikationen dar. Durch die gemeinsame Arbeit der Chi- rurgen, Nerven-, Ohrenärzte ist die Diagnostik und Operationstechnik wesentlich gefördert, die Prognose erheblich günstiger gestaltet. Körner hat sich große Verdienste durch den Nachweis erworben, daß der Hirn- abszeß sich in der unmittelbaren Nachbarschaft des erkrankten Mittel- und Innenohrs bzw. Schläfenbeingebiets entwickelt, also in den an- stoßenden Teilen des Schläfenhinterhauptlappens und des Kleinhirns. Vor Körner war der Abszeß je nach dem Vorherrschen der Symptome in den verschiedensten Hirngebieten aufgesucht worden, besonders in der Gegend der motorischen Rindenzentren. Die Entstehung erfolgt auf dem Wege der Kontaktinfektion aus Pachymeningitis externa, interna und zirkumskripter Arachnitis, Sinusthrombose oder durch Leitung längs Blut-, Lymph-, Nervenbahnen bei unkomplizierter Media, Mastoiditis oder Interna; häufiger bei chronischer als bei akuter Mittelohreiterung (5 Hirnabszesse bei akuter zu 30 bei chronischer Media meiner Beobach- tung; 13 Kleinhirnabszesse, sämtlich bei chronischer Media; in Neu- manns Statistik 10 akute Media : 165 Kleinhirnabszessen); im Schläfen- lappen über doppelt so häufig wie im Kleinhirn; nicht selten bei chronischer Labyrintheiterung. Der labyrinthogene Abszeß entwickelt sich ausschließlich im Kleinhirn. Der Schläfenlappenabszeß lagert also über dem Tegmen tympani, der Kleinhirnabszeß an der hinteren Pyramidenfläche. Wenn er vom thrombosierten Sinus entsteht oder vom oberflächlichen extraduralen Abszeß, so ist er am Sinus in der Kleinhirn-

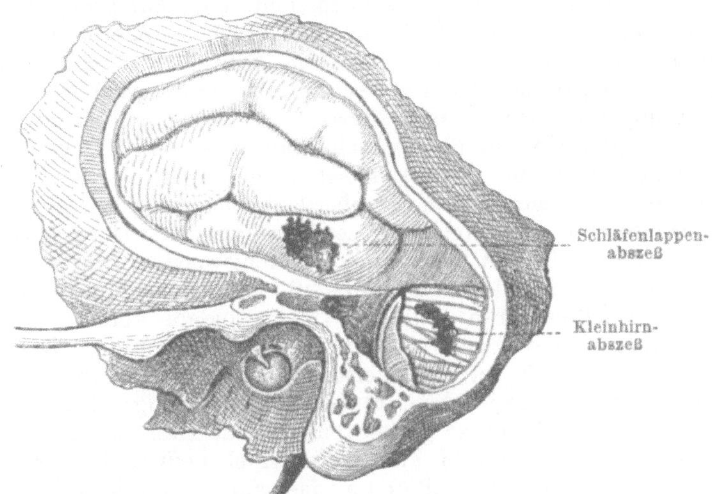

Abb. 75 a.
Mittlere Schädelgrube (Schläfenlappen) und hintere Schädelgrube (Kleinhirn) freipräpariert (aus Brühls anatomischem Atlas). Einzeichnung eines Schläfenlappen- und eines Kleinhirnabszesses.

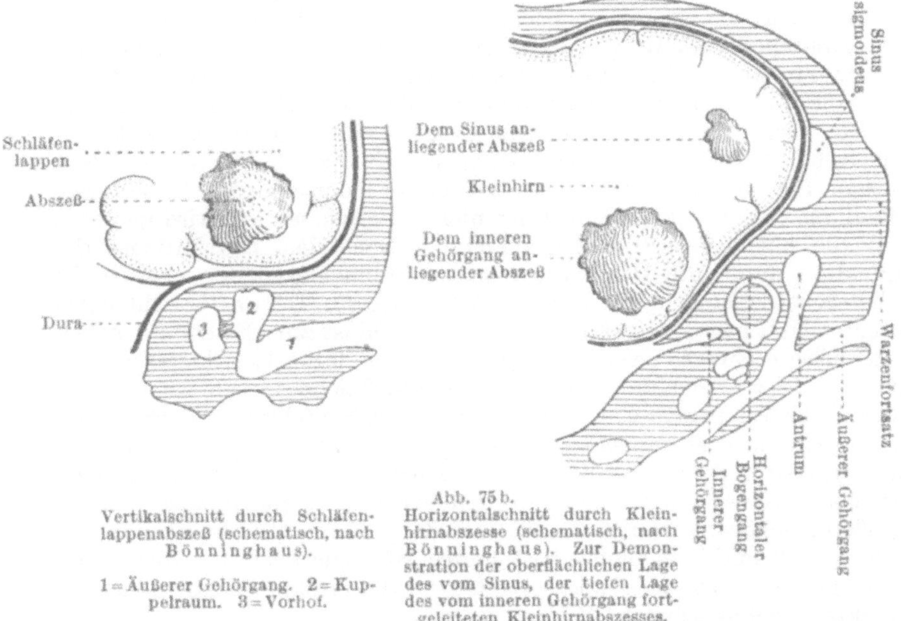

Vertikalschnitt durch Schläfenlappenabszeß (schematisch, nach Bönninghaus).

1 = Äußerer Gehörgang. 2 = Kuppelraum. 3 = Vorhof.

Abb. 75 b.
Horizontalschnitt durch Kleinhirnabszesse (schematisch, nach Bönninghaus). Zur Demonstration der oberflächlichen Lage des vom Sinus, der tiefen Lage des vom inneren Gehörgang fortgeleiteten Kleinhirnabszesses.

hemisphäre gelegen. Geht er von einem tiefen extraduralen Abszesse oder dem Labyrinth aus, so lagert er tiefer medial in der Hemisphäre in der Gegend des Aquaeductus vestibularis und Porus acusticus internus.

Der Abszeß entwickelt sich in dem einen Falle langsam, innerhalb von Monaten, in dem anderen Falle rascher, innerhalb von Wochen, selten auch stürmisch innerhalb von Tagen. Die rasche Entwicklung greift vorzugsweise bei der akuten Mittelohreiterung Platz. Die Entwicklung innerhalb weniger Monate scheint das gewöhnliche und innerhalb einiger Wochen (3—6) recht häufig zu sein. Das manifeste und terminale Stadium umfaßt meist nicht mehr als 1—4 Wochen zusammen. Im Gegensatz zu der oberflächlichen eiterigen Rindenenzephalitis bei umschriebener oder diffuser Meningitis entwickelt sich der Abszeß in der Marksubstanz; steigt im Schläfenlappen aufwärts, im Kleinhirn rück- und medialwärts. Der Abszeß mit langsamerem Verlauf ist von einer Abszeßmembran umgeben. Bei rapidem Verlauf, besonders bei der gangränösen Form, fehlt diese Abszeßmembran. Die umgebende Hirnsubstanz befindet sich meist im Zustand der Erweichung, serösen Durchtränkung; septischen, toxischen Verfärbung; Encephalitis serosa, hämorrhagica, die um so größer und ausgedehnter ist, je stürmischer die Entwicklung war, und bis an den Ventrikel, Pedunculus cerebelli, reichen kann. Der otogene Abszeß kommt fast nur vereinzelt vor. In drei Fällen sah ich mehrere Abszesse: einmal je einen im Kleinhirn und Schläfenlappen, einmal im Schläfenlappen, einmal drei im Kleinhirn nahe nebeneinander. Neumann führt in seiner Schrift „Der otitische Kleinhirnabszeß" unter 165 Fällen 7 mit Schläfenlappen- und Kleinhirnabszeß zugleich auf und einen mit Kleinhirn- und Okzipitallappenabszeß.

Krankheitsverlauf. Man unterscheidet vier Stadien, das Anfangs-, das verborgene (latente), das deutliche (manifeste) und das Endstadium. Das Anfangs- und das deutliche Stadium treten bisweilen nicht in die Erscheinung. Der Hirnabszeß entsteht anscheinend unter fieberhafter Bewegung (bis zu 39 in einem Falle meiner Beobachtung), Übelkeit, Erbrechen, Kopfschmerz. Dieses erste Stadium, das in seiner Bedeutung nicht zu erkennen ist, wird meist als das von meningealer Reizung aufgefaßt. Nach dem Durchdringen der Infektion durch die Hirnhäute folgt symptomenlos oder -schwach die Abszeßentwicklung in der Marksubstanz (latent). Öfters besteht dabei leichtes Unbehagen, leichter Kopfschmerz, Unlust zum Essen und Arbeiten, belegte Zunge, gelegentliches Erbrechen, fahle Gesichtsfarbe, hier und da Schwindelgefühl, alles unbestimmte Zeichen; auch wohl leichte abendliche Temperatursteigerungen. Allgemeinhin fehlt aber doch Fieber.

Inzwischen ist der Abszeß größer geworden, ruft bestimmte Krankheitszeichen hervor und tritt in das deutliche Stadium. Die Krankheitserscheinungen setzen sich jetzt aus den Zeichen zusammen, welche 1. der größere, septische Herd, 2. die intradurale, raumbeschränkende Geschwulst, 3. die Schädigung bestimmter Hirnteile auslöst, deren Funktion herabgesetzt oder ausgeschaltet wird: direkte (Herd-) oder indirekte (Nachbarschafts-) Zeichen.

Das deutliche Stadium scheint verhältnismäßig rasch zu verlaufen, innerhalb 1—3 Wochen. Es ist oder scheint beim Kleinhirn wegen der häufigen Unauffälligkeit der ersten Herdzeichen (Ataxie, Nystagmus) und der erst spät einsetzenden und meist unbedeutenden und ziemlich seltenen Nachbarschaftszeichen (geringe gleichseitige Parese der basalen Hirnnerven) verkürzt gegenüber der Sinnfälligkeit der Herdzeichen vom Schläfenlappen (Aphasie, gekreuzte Paresen) schon im ersten Entstehen und ihrer Häufigkeit. Ein anderer Grund der kürzeren Dauer beim zerebellaren Abszeß ist oft plötzlicher Tod an Atemlähmung.

Das Endstadium, das Stadium des Sopors und des Komas, der eiterigen Meningitis, des Ventrikeleinbruchs, der Atemlähmung schwankt in der Dauer zwischen Stunden und Tagen und entsteht infolge Durchbruchs in den Subarachnoidealraum, in die Ventrikel; infolge Schädigung lebenswichtiger Zentren, insbesondere des Atemzentrums durch Hirndruck, durch toxisches Koma. Beim Kleinhirnabszeß ist es, wie oben angegeben, oft besonders kurz, auf Stunden bemessen; beim Schläfenlappenabszeß länger wegen des häufigen Durchbruchs in den Subarachnoidealraum und des langsameren Verlaufs der eiterigen Meningitis. Es wird häufig durch eine Steigerung der Kopfschmerzen ins Unerträgliche, durch hohen Fieberanstieg eingeleitet und durch den Eintritt von Bewußtlosigkeit gekennzeichnet. Am raschesten ist der Ablauf durch Lähmung des Atemzentrums, beim toxischen Koma, beim Einbruch in den Ventrikel. Plötzlicher Tod durch Atmungsstillstand endet häufig den Kleinhirnabszeß. Endstadium

Für die günstige Gestaltung des Verlaufes ist die genaue Kenntnis des sinnfälligen Stadiums von der größten Bedeutung. Ich stelle deswegen eine kurze Zusammenstellung der Vorgänge in diesem Stadium voran. Diagnostische Wichtigkeit des deutlichen Stadiums

Deutliches Stadium. Deutliches Stadium

1. Die Zeichen der eiterigen Entzündung (Allgemeinzeichen) stellen eine Steigerung der Krankheitserscheinungen dar, die unvollständig oder angedeutet bereits im verborgenen Stadium vielfach vorhanden sind: Stark belegte Zunge, Appetitlosigkeit, foetor ex ore, Obstipation, fahle, ikterische Gesichtsfarbe, allgemeines Unbehagen, hochnormale oder subnormale Temperaturen, Abmagerung, örtliche Empfindlichkeit auf Druck. Schädigungen durch Toxinwirkung kommen in Frage. Störungen des Sensoriums werden von Neumann so erklärt anstatt durch das mechanische Moment der Hirndrucksteigerung. Infektiöse Allgemeinzeichen

2. Allgemeine Hirndruckzeichen. Die intradurale Geschwulst weckt die Zeichen des gesteigerten und wachsenden Hirndrucks. Durch die umgebende reaktive Enzephalitis, die Liquorvermehrung und -stauung in den Ventrikeln und im Subarachnoidealraum, durch Hirnödem werden diese Zeichen noch vermehrt, oft auch durch extradurale Komplikationen. Diese Zeichen sind vor allen Dingen Kopfschmerzen, halbseitig, selten diffus, auch örtlich in Schläfe, Hinterhaupt oder Stirn; Schwindel, Übelkeiten, Brechneigung; Pulsverlangsamung und -unregelmäßigkeit, Nackensteifigkeit, Neuritis optica bis zur Stauungspapille; Allgemeine Hirndruckzeichen

ein Zustand von Apathie, Schlafsucht, Schwerfälligkeit bei allen geistigen Vorgängen: im Auffassen und Antworten, benommenes Sensorium, selbst Bewußtlosigkeit; Delirien, Krämpfe. Stauungspapille, wiederholtes und lange Zeit fortbestehendes Erbrechen, heftiger Schwindel, ausgesprochene Gleichgewichtsstörungen sind beim Kleinhirnabszeß häufiger und ausgeprägter und schon mehr Kleinhirnzeichen als allgemeine Hirnzeichen. An der freiliegenden Dura gibt sich Hirndrucksteigerung durch die pralle Spannung und Pulslosigkeit kund. Auch im Wirbelkanal steht der Liquor unter Druck. Der Druck ist meßbar bei der Lumbalpunktion (Krönigscher Apparat).

Herdzeichen   3. **Herdzeichen.** Am wichtigsten und bezeichnendsten von allen Hirnabszeßzeichen sind die Herdsymptome. Sie entstehen teils durch direkte Schädigung, Vernichtung von Gehirnteilen bei Gewebseinschmelzung, teils durch indirekte von der reaktiven Erweichungszone aus oder infolge von Fernwirkung durch Druck. Diese Herdzeichen durch indirekte Schädigung weisen große Schwankungen auf. Der Kleinhirnabszeß vermag infolge des straffen Tentoriums keine erheblichen Einwirkungen auf das Großhirn auszuüben. Dagegen unterliegt seinem Drucke die Medulla oblongata, die Brücke und die am Hirnstamme austretenden gleichseitigen Hirnnerven; auch schon deren pontiner Verlauf.

Gleichseitige Ausfallserscheinungen bei Kleinhirnabszeß   In den Herdsymptomen besteht ein wesentlicher Unterschied zwischen Schläfenlappen und Kleinhirn. **Beim Kleinhirn herrschen gleichseitige Ausfallserscheinungen vor.** Die direkten Herdzeichen: Ataxie und Vestibularzeichen sind nur gleichseitig und verhältnismäßig häufig. Von den indirekten sind die Ausfallszeichen der basalen Hirnnerven ebenfalls gleichseitig, aber seltener; die durch Fernwirkung auf Brücke und verlängertes Mark sind teils gleichseitig (Schädigung der Pyramidenbahnen unterhalb der Kreuzung, selten) teils gekreuzt (von der Pyramidenbahn oberhalb der Kreuzung, auch nicht häufig).

Gekreuzte vom Schläfenlappenabszeß   **Beim Schläfenlappen herrschen die gekreuzten vor:**

Direkte   1. Die direkten Herdzeichen: **aphasische Störungen,** häufig beim linken Schläfenlappen, äußerst selten beim rechten, und **zentrale Hörstörung,** durch Schädigung der Rindenzentren oder häufiger der Leitungsbahnen, bisher nicht sicher beobachtet.

Indirekte   2. Indirekte durch Schädigung der gekreuzten **motorischen, sensiblen, optischen, akustischen Leitungsbahnen in der inneren Kapsel.**

Fernwirkung   3. Fernwirkung auf basale Hirnnerven: **Okulomotorius,** selten **Abduzens: ergibt gleichseitigen Ausfall.**

Herdzeichen im Schläfenlappen   **Herdzeichen im Schläfenlappen**[1]**.** Der wachsende Abszeß im Marklager schädigt im hinteren Schenkel der inneren Kapsel, von *Schädigung der inneren Kapsel* vorne nach hinten gezählt, die motorischen (Pyramidenbahn) und sensiblen Leitungsbahnen: vorwiegend die Nn. Facialis, Okulomotorius, Abduzens, Trigeminus, Hypoglossus; ferner die der oberen und unteren Gliedmaßen; am hinteren Ende die optische und die akustische Leitungsbahn. Aus dieser Schädigung ergeben sich ge-

---

[1]) Vgl. hierzu auch die ausführlichere Besprechung S. 281.

kreuzte Lähmungen — gewöhnlich leichte Paresen: des Fazialis, motorischen Trigeminus, auch des sensiblen, Abduzens, Okulomotorius, Hypoglossus, der oberen und unteren Gliedmaßen; gekreuzte Hemianästhesie (für Berührung, Schmerz, Lageempfindung); Hemianopsie. Gekreuzter Ausfall oder Abweichung der Haut- und Sehnenreflexe: Bauchdecken, Kremaster; **Westphal**, oder deren pathologische Veränderung wie bei **Oppenheim, Babinski, Mendel.**

In der Rinde des Schläfenlappens befindet sich das gekreuzte Hörzentrum. Gekreuzte Hörschwäche ist einwandfrei bisher nicht nachgewiesen. Bei dem apathischen und benommenen Zustande der Patienten ist die Entscheidung über Art und Grad der Schwerhörigkeit vielfach unzuverlässig, meist unmöglich. Außerdem wird das Hörzentrum in die Hesslsche Windung der Sylvischen Spalte (Querwindung des Schläfenlappens) verlegt und wäre damit der Fernwirkung des Schläfenlappenabszesses für gewöhnlich entrückt. Wir sahen einen Fall mit hochgelegenem Abszeß, bei dem auf der Höhe der Abszeßentwicklung bei freiem Mittelohr am 13. Tage nach der traumatischen Infektion, 3 Tage vor der Hirnoperation erhebliche Schwerhörigkeit des gesunden Ohrs sich einstellte, freilich zugleich mit Apathie (vgl. Krankengeschichte S. 277,VI). Störungen in der optischen und akustischen Strahlung sind ein Zeichen von besonderer Ausdehnung des Abszesses oder der nicht eiterigen enzephalitischen Veränderung nach hinten.

Durch den **Hirndruck** bei großem Schläfenlappenabszeß werden von den basalen Nerven öfter der gleichseitige Okulomotorius, selten der Abduzens gelähmt; der Okulomotorius an seinen Pupillenfasern, am Lidheber, am Rectus internus mit dem Ergebnis der gleichseitigen Pupillenerweiterung, Ptosis, ungenügender Konvergenzbewegung.

Diese gekreuzten motorischen und sensiblen Ausfallserscheinungen im Verein mit Hemianopsie und gleichseitiger Okulomotoriusparese gestatten mit Sicherheit schon die Ortsbestimmung im Schläfenlappen, und je nach der Reihenfolge der Ausfallserscheinungen in dessen vorderen oder hinteren Abschnitt, auch ohne die aphasischen Störungen bei linksseitigem Sitze. Aus dem Fehlen dieser Ausfallserscheinungen, die erst bei einer gewissen Ausdehnung und Wachstumsentwicklung des Herds einsetzen, vermögen wir einen Schläfenlappenabszeß nicht auszuschließen.

Das wichtigste und häufigste Zeichen des linken Schläfenlappens für den Rechtshänder ist die **Aphasie**, durch Schädigung der Assoziationsbahnen im Marklager, auch durch Fernwirkung auf die Rindenregion der ersten Schläfenlappenwindung bedingt.

Herdzeichen im Kleinhirn[1]). Das Kleinhirn ist das Zentralorgan für die Koordination; für die Orientierung des Körpers im Raume; für den Vestibularnerven, die vestibulare Beeinflussung des gesamten Körpermuskeltonus. Durch den Kleinhirnhemisphärenabszeß werden Störungen in diesen Funktionen und der gesamten Körpermuskulatur der gleichen Seite ausgelöst: die **ataktischen** (Koordinations-)Störungen, die sich in der Ungeordnetheit der Bewegungsbetätigung zu erkennen geben; die **Richtungsstörungen** (Störungen der Orientierung im Raum), die sich im **spontanen Vorbeizeigen** meist nach außen und im Fehlen des **Reaktionszeigens** nach innen (**Bárány**) sowie in Gleichgewichts-

---

[1]) Vgl. hierzu auch die ausführlichere Besprechung S. 283.

störung zu erkennen geben; und die bekannten vestibularen Störungen, wie spontaner **Nystagmus zur kranken, Fallneigung zur gesunden Seite, Erbrechen, Drehschwindel, Gleichgewichtsstörung; Lähmung des gleichseitigen Zentrums für die assoziierte Seitwärtswendung der Augen zur kranken Seite.** Störungen dieser Art werden durch Leitungsunterbrechung im Marklager sowie durch Schädigung der Rindenzentren, teilweise des Deiterschen Kernes, ähnliche durch Fernwirkung auf das pontine Kerngebiet bewirkt; also **zerebellare Ataxie, zerebellares Vorbeizeigen, zerebellarer Spontannystagmus, Kleinhirnschwindel und Erbrechen (vom Deiterschen Kern), zerebellare Blicklähmung, Störungen im Gleichgewicht und im Muskeltonus (Hypotonie) sind die Herdsymptome des Kleinhirns. Gleichseitige Hemiparese in Verbindung mit Hemiataxie** rechnet **Neumann** auch dazu.

Fernsymptome werden durch Druck auf die Brücke, das verlängerte Mark (bulbäre Zeichen) sowohl oberhalb (gekreuzte) wie unterhalb der Pyramidenkreuzung (gleichseitige Hemiparesen) und auf die gleichseitigen basalen Hirnnerven ausgelöst, die von diesen beiden Hirnteilen, dem Hirnstamm, ausgehen: **Trigeminus, Abduzens; Fazialis** (auch im pontinen Verlaufe) und **Akustikus,** die außerdem näher dem Kleinhirn am Porus acusticus internus anliegen; **Hypoglossus.**

Fernsymptome durch Druck auf die Brücke sind folgende: Alternierende Lähmung: gleichseitige der 5.—7. Hirnnerven durch Schädigung im Kerngebiete; gekreuzte der Gliedmaßen (öfter mit Kontraktur, erhöhten Sehnenreflexen, **Babinski, Oppenheim**) und des Hypoglossus. seltener Abduzens; Ablenkung beider Augen zur gesunden Seite; Blicklähmung nach der kranken Seite (auch direktes Kleinhirnherdzeichen); neben dem Abduzenskern liegt das Zentrum für die assoziierte Seitwärtswendung der Augen.

Die Trigeminusschädigung äußert sich häufiger zuerst nur im Ausfall der Reflextätigkeit: des **Kornealreflexes,** des Nasenreflexes, gleichseitiger Hypästhesie bis Areflexie der Kornea.

Die Beteiligung des motorischen Trigeminus zeigt: Abweichen des Unterkiefers nach der kranken Seite bei Parese des Pterygoideus. Diese Ausfallserscheinungen sind aber beim Abszeß nicht so gewöhnlich und vollständig wie beim Tumor im Kleinhirnbrückenwinkel. Gekreuzte Hyp-(An-)ästhesie ist seltener (pontines Zeichen).

Durch Druck auf verlängertes Mark kommen folgende Zeichen zustande: bei ein- und doppelseitiger Kompression der (motorischen) Pyramidenbahnen Paraparese aller vier Gliedmaßen oder auch Paraplegia inferior; Lähmungen im Kerngebiete der 8.—12. Hirnnerven, meist doppelseitig (Dysphagie, Dysarthrie); Störungen der Herz- und besonders der **Atemtätigkeit,** Glykosurie. Auch diese Zustände sind beim Kleinhirnabszeß nicht häufig, außer Atmungsstillstand (bulbäre Zeichen).

Besonderheiten in der Kopfhaltung sind teilweise eine Folge von Schädigung des hinteren Längsbündels. Auch Kompression der hinteren Wurzeln der obersten Zervikalnerven wird als Ursache von Zwangsstellung angegeben. Derartige Besonderheiten bzw. Zwangsstellungen sind: Unfähigkeit zur aufrechten Haltung des Kopfes, Nachhintensinken, schiefe Kopfhaltung, Drehen des Kinns zur gesunden Seite; vorsichtige, steife Kopfhaltung findet auch statt, um Steigerung der Schmerzen, Schwindel und Brechneigung zu vermeiden.

Wir haben somit gleichseitige Lähmungen der basalen Nerven 5—7 und 8—12 als Hauptfernsymptome; gekreuzte Lähmungen der Gliedmaßen seltener (mit den Sehnenphänomenen, **Babinski** usw.); alternierende Lähmung auch selten; Atemstillstand.

Krankheitsverlauf. Über die Entwicklungszeit des Hirnabszesses
wissen wir noch wenig. Speziell haben wir meist wenig Anhaltspunkte für
eine Abschätzung der Dauer des verborgenen Stadiums. Ist das Hirn selbst
erst infiziert, so scheint die Abszeßentwicklung rasch fortzuschreiten. Sobald
der Verlauf in das deutliche Stadium getreten ist, schreitet der Prozeß
jedenfalls rasch voran. In einem Falle von traumatischer Übertragung des
Infektionsmaterials in den Schläfenlappen — also von dem natürlichen
Vorgang ein wesentlich verschiedener — ging die Entwicklung durch
das deutliche zum Endstadium in 14—15 Tagen vor sich (siehe S. 277).
Aber auch bei der otogenen Entstehung scheint der Ablauf gewöhnlich
rasch vor sich zu gehen. Ich sah einen sehr schnellen Verlauf in 14 Tagen,
einen andern in 3—4 Wochen, einen dritten in 2 Monaten, einen vierten
in $2\,^1/_2$ Monaten. Die akuten Mittelohreiterungen eignen sich zur Entscheidung dieser Frage am besten und entscheiden nach meiner Beobachtung
diese Frage im Sinne des raschen Ablaufs, aber wohl nicht auch für die
chronischen Mittelohreiterungen mit ihren anderen Virulenzverhältnissen,
Verklebungstendenzen usw. Ich sah freilich nur Schläfenlappenabszesse
bei akuter Media, und zwar 6 mal unter 16 Schläfenlappenabszessen.
Neumann führt in seiner Zusammenstellung bei 165 Kleinhirnabszessen
10 mal akute Media auf. Ob bei der chronischen Media ein langsamerer
Verlauf häufig oder die Regel ist, muß erst noch erwiesen werden. Mir
scheint es nicht durchweg der Fall zu sein. Die akuten Nachschübe
der Media oder der Interna machen die Infektionsart der akuten Media
wohl vielfach ähnlich.

I. Rapider Verlauf in 14 Tagen: bei einer 69 jährigen Person mit rechts
großem Schläfenlappenabszeß, der sowohl nach dem Tegmen wie nach dem
Seitenventrikel durchgebrochen war, trat der Tod in tiefem Koma bereits 14 Tage
nach der Influenzaerkrankung, 12 Tage nach dem Auftreten von Ohrenschmerzen
ein, denen 8 Tage später Ohrenlaufen und nach weiteren 3 Tagen Benommenheit
mit Schmerzen im Rücken und Nackenstarre folgte; am nächsten Tage Koma;
keine Lähmungen, keine Neuritis optica; Kopfschmerzen nur gering. Konvexitäts-
und Basalmeningitis. Dura am Tegmen hämorrhagisch verfärbt, gangränös; Tegmen
kariös und kleiner extraduraler Abszeß; umschriebene eiterige Arachnitis an der entsprechenden Fläche des Lob. temp.; dicht anschließend der sehr große Abszeß, der
bis ans Hinterhorn des Seitenventrikels reichte, mit Durchbruch in diesen.

II. Bei einem 44 jährigen Manne mit akuter linksseitiger Mittelohreiterung waren
bereits nach 3 Wochen aphasische Störungen vorhanden. Schon 14 Tage vorher
waren heftige Kopfschmerzen aufgetreten. Innerhalb von 14 Tagen, vom 16.—30. X.,
bildete sich eine hochgradige Aphasie aus mit starker Perseveration und sehr geringem Sprachverständnis. Zuletzt Hängen des rechten Mundwinkels infolge geringer Schwäche des Fazialis, rechtsseitige Armschwäche und Pupillenvergrößerung.
Bauchdeckenreflex fehlt rechts. Die Operation entleerte einen großen Schläfenlappenabszeß. Also etwa 5 Tage nach Beginn der Mittelohreiterung traten Kopfschmerzen auf, nach 3 Wochen aphasische Störungen und nach 5 Wochen gekreuzte
motorische Herdzeichen von der inneren Kapsel. 12 Tage nach der Hirnoperation
gab Hemianopsie von der fortschreitenden Enzephalitis Kunde. Exitus letal.

III. In einem anderen Falle, bei einem jungen Studenten, hat der Tod das Leiden
nach $2\,^1/_2$ Monaten vom Beginn der Media ab beendet. Die rechte Media setzte ein
im Beginn des Juni. Am 20. VI. wurde der W. aufgemeißelt. Am 6. VIII., 8 Wochen
nach Beginn der Media, waren die ersten Zeichen einer Hirnerkrankung vorhanden
und zwar: verlangsamter Puls (55), Pulsieren in der rechten Schläfe, Übelkeit, keine
Eßlust. Am nächsten Tage wieder Wohlbefinden. 8 Tage später, am 14., eine Verschlimmerung. Nackenstarre, Erbrechen, vermehrte Kopfschmerzen, Klopfen in

der Schläfe, Puls verlangsamt bis auf 48. Nun geht es rasch weiter. Am 20. war die Nacht gut. Am 23. erhebliche Verschlechterung, starker Schläfenschmerz, zunehmende Schwäche, lallende Sprache, leichte Nackenstarre, fahles Aussehen, beständiges Wimmern. Linkes Kniephänomen fehlt. Geringe Fazialisschwäche am linken Mundast, Hinterkopfschmerzen, besonders links. Viel Brechneigung, Somnolenz, häufige Bewegungen der rechten Gliedmaßen. Am 24. von der Schuppe aus Operation auf Schläfenlappen, ohne den Abszeß zu finden (v. Bergmann). Exitus. Großer Schläfenlappenabszeß, basale und spinale Meningitis.

Den ersten zerebralen Erscheinungen, zirka 8 Wochen nach dem Entstehen der Media, folgte 8 Tage später eine erhebliche Verschlechterung durch Zunahme der allgemeinen Hirndruckerscheinungen. Innerhalb von weiteren 9 Tagen nahmen sie weiter in der bedrohlichsten Weise zu, verbanden sich in den letzten Tagen vor dem Tode mit geringfügigen motorischen Herdzeichen (linke Fazialisschwäche, Schwäche der linken Gliedmaßen und Ausfall des gekreuzten Kniephänomens) und führten im Koma rasch zum Tode nach $2^1/_2$ Monaten, vom Entstehen der Media gerechnet.

IV. Bei einem 12jährigen Knaben mit linksseitiger akuter Mittelohreiterung und Schläfenlappenabszeß endet nach 2 Monaten der Tod das Leiden im Koma. Nach 12 Tagen führt die Media zur Aufmeißelung. Unmittelbar vorher wiederholtes Erbrechen. Kopfschmerzen, leichte Nackensteifigkeit, pyämisches Fieber, Metastase im Ellenbogengelenk werden durch Sinusthrombose verursacht. Wird fieberfrei. Nach neuem, mehrtägigem Fieber bei sonst gutem Wohlbefinden tritt 41 Tage nach der Aufmeißelung ein 10stündiger Anfall von Bewußtlosigkeit auf, verbunden mit leichten Zuckungen in den Gliedmaßen, am meisten rechts; der linke Arm ist ohne Gefühl und Schmerzempfindung. Atmung unregelmäßig, Puls 144. Läßt unter sich, bohrt den Kopf in die Kissen, Erbrechen, Hin- und Herwerfen, lautes Schreien. Dieser Anfall war das erste Zeichen des Hirnabszesses. Viel Liquorabfluß bei der Durapunktion. In den nächsten Tagen undeutliche Sprache, Kopfschmerzen, wiederholtes Erbrechen, Genick- und Kreuzschmerzen. In den nächsten Tagen wiederholten sich die Anfälle mehrfach mit Krämpfen in den Händen, Schaum vor dem Munde. Nebenher viel Kopfschmerzen, öfter Erbrechen und Schmerzen im Krenz und Genick. Nach einigen Tagen hohes Fieber, Delirien, heftige Nackenstarre, Erbrechen. 8 Tage nach dem ersten Anfall von Bewußtlosigkeit: Koma, läßt unter sich, schreit beständig; Exitus. Also $6^1/_2$ Wochen nach dem Entstehen der Media die ersten Hirnzeichen; innerhalb einer Woche eine sehr starke Verschlimmerung, die nach einer weiteren halben Woche zum Tode führt. Großer Schläfenlappenabszeß, starke basale Arachnitis, sehr geringe an der Großhirnhemisphäre, viel Eiter in den Ventrikeln, leicht verfärbter Thrombus in Sinus transversus und petrosus inferior.

V. Bei einer chronischen linken Mittelohreiterung entwickelte sich das sinnfällige Stadium in gleicher Weise. Es war am 7. Februar mit Kopfschmerzen und einem schweren Anfall von Bewußtlosigkeit mit Krämpfen, Erbrechen, Stöhnen, Opisthotonus eingeleitet. So lag das Kind länger als 12 Stunden bewußtlos da und ließ unter sich. Nach der Radikaloperation war das Kind wieder munter, Sensorium frei, aber innerhalb von 14 Tagen verschlimmert sich der Zustand durch Steigerung der Kopfschmerzen, des Brechreizes in bedrohlicher Weise. Puls wurde langsam und unregelmäßig, schluckt viel auf. Der rechte Mundwinkel hängt leicht infolge von gekreuzter Fazialisschwäche. Aphasie tritt in Erscheinung mit leichter Paralexie und optischer Komponente; benommenes Sensorium. Alle diese Erscheinungen verschwinden nach Entleerung des Hirnabszesses. Später wieder Zunahme der aphasischen Erscheinungen, Parese, später Paralyse und Anästhesie der rechten Gliedmaßen. Zuletzt Nystagmus nach links, weitschlägig, langsam, mit Blicklähmung; Nackenstarre. Exitus 16 Tage nach der Hirnoperation. Leichte sero-fibrinöse Meningitis.

In den Fällen akuter Media hat also die infektiöse Enzephalitis teilweise schon in den ersten Tagen der Media eingesetzt, ist in 2—3 Wochen bereits deutlich geworden, teils durch allgemeine Hirndruckzeichen teils auch durch Herdzeichen (Aphasie, gekreuzte Parese, Hemianästhesie und Hemianopsie, Sehnenzeichen) und ist nach weiteren 8—14 Tagen ebenso wie die chronische bereits ins Endstadium eingetreten bei nur geringer Ausbildung motorischer und sensibler Ausfallserscheinungen. In anderen Fällen hat die Entwicklung ca. 2 Monate zur Verfügung gehabt bei gleichem Verhalten des sinnfälligen Abschnittes.

Folgende Beobachtung von traumatischem Abszeß im rechten Schläfenlappen durch Trauma bei der Warzenoperation bietet bemerkenswerte Einzelheiten über die Entwicklung und Symptomatologie rechtsseitiger Schläfenlappenabszesse.

VI. Gelegentlich der Warzenoperation fand die Perforation der Dura vom Tegmenaus mit einem abgebrauchten Löffel am 7. I. statt. Der Löffel drang hoch in die Hirnmasse. Bis zum 15. I. befand sich Patientin wohl, dann traten nachts heftige Kopfschmerzen am Scheitel und in der Schläfe auf. Die Kopfschmerzen waren am 18. außerordentlich stark und nahmen bis zum Tage der Operation stetig zu. Am 15. stellte sich Aufgeregtsein und Ängstlichkeit ein. Am 16. war die Zunge belegt und belegte sich weiterhin immer stärker. Am 18. Obstipation. Am 17. stieg die Temperatur auf 38,5, fiel am nächsten Tage auf 36 und erhob sich die nächsten Tage nur wenig über 37. Die Steigerung auf 38,3 am 8. ist bereits auffällig und wohl ebenso wie die abendlichen Anstiege auf 37,4—37,8 in den nächsten 8 Tagen auf die sich entwickelnde infektiöse Enzephalitis zu beziehen. Der Puls war am 17. 90,

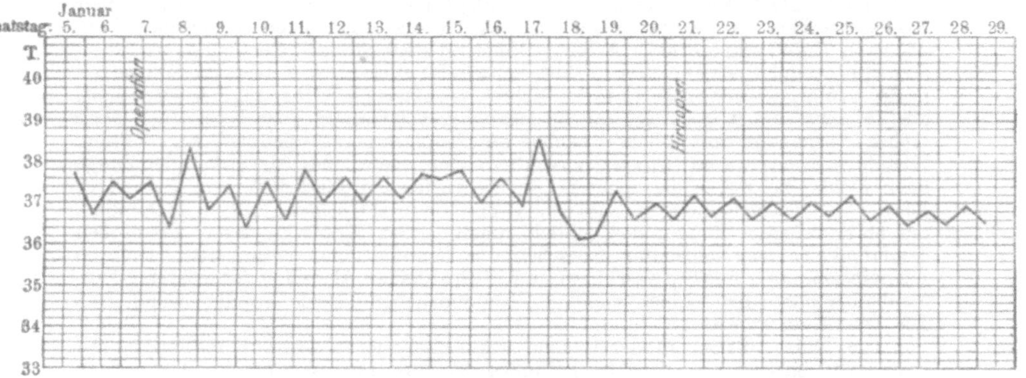

Abb. 76. Temperaturkurve.

sank am 19. auf 58 und am 22. auf 48. Am 17. trat Übelkeit auf, am 18. Erbrechen und Schwindel. Diese Erscheinungen bestanden bis zur Hirnoperation, zugleich mit leichter Neuritis optica, rechts stärker als links. Am 20. wurde sie stärker, rechts mit kleinen Blutungen und nach der Operation noch erheblich stärker. Die Pupillenschwellung betrug 2—3 D. H. Am 20. Apathie, die bis zur Hirnoperation das Krankheitsbild beherrschte. Sie antwortete langsam, Sensorium sonst frei. Der Blick war am 19. starr. Am 18. wurde Flüstersprache noch auf 7 m gehört (Berlin). Das Gehör sank links am 20. auf 3,0 für Zahlen; für das Wort Friedrich sogar auf 0,1. Am 20. traten aphasische Störungen von geringem Umfange auf. Bei der Hörprüfung antwortete sie statt „Heinrich" — „einlich" und spricht das Wort erst richtig nach in einer Entfernung von 0,2 m. Sie soll nach meiner rechten Hand fassen; faßt aber stets nach meiner linken Hand, die auf ihrem Kopfe liegt, und ist nicht zu bewegen, nach der rechten Hand zu greifen. Auch die Uhr liest sie nicht richtig ab, statt $^1/_2$10 liest sie $^1/_2$8. Beim Aufstehen fällt sie am 21. nach vorne über. Am 21. wurde der Hirnabszeß eröffnet, er war sehr hoch im Schläfenlappen gelegen.

Ausfallserscheinungen von der inneren Kapsel in Gestalt von gekreuzten Lähmungen fehlten, auch Hemianopsie. Von der sehr starken postoperativen Enzephalitis gab der übermäßige Hirnprolaps, mit dem die ganze Abszeßhöhle hinausgedrängt wurde, Zeugnis. Man darf annehmen, daß das Infektionsmaterial nicht mehr von starker Virulenz war.

Völlige Heilung mit Wiederherstellung des linken Gehörs.

Als gutes Beispiel für die Symptomatologie des Kleinhirnabszesses führe ich folgende Krankengeschichte in ihren Hauptpunkten an: 10 Tage vor der Hirnoperation traten die Hirnerscheinungen auf, Kopfschmerz schon früher. Der Anfall am 2. XII. abends und die Temperatur von 38,9 am 3. waren Anfangszeichen. Die Radikaloperation hat anscheinend den Anlaß zur Hirninfektion durch das fistulös geöffnete Labyrinth gegeben; die Kopfschmerzen Ende November waren die ersten Zeichen des Hirnabszesses. Das Einsetzen des manifesten Stadiums ist dann wohl weiterhin mechanisch durch die Labyrinthoperation beschleunigt.

VII. Eine 24jährige Frau mit rechtsseitiger chronischer Mittelohreiterung und heftigen Kopfschmerzen wird am 1. XI. radikal operiert; dabei ein Defekt im horizontalen Bogengang festgestellt. Wegen starker Eiterung, allzu üppiger Granulationsbildung und bedeutender Kopfschmerzen, besonders in Schläfe und Wange, am 2. XII. breite Eröffnung des Vestibularabschnitts vom Bogengang aus. Weder vor noch nach der Operation hat sie Schwindel oder Erbrechen gehabt. Nach der Operation einen ganz minimalen Nystagmus bei Blick nach links, eben angedeutet. Am Abend desselben Tages mäßige Schläfenschmerzen und ein halbstündiger Anfall, in welchem sie vor sich hin redet und lacht wie im Traum; die Arme sind krampfhaft kontrahiert, bisweilen auch nur der rechte. Das Gefühl an beiden oberen Gliedmaßen sehr stark herabgesetzt, dagegen klagt sie beim Bewegen des Kopfs über Kopfschmerzen. Die Augen rollen beim Öffnen des Auges nach rechts oben. Am nächsten Tage Temperatur 38,9, Kopfschmerzen strahlen nach der Schläfe und nach dem Hinterkopf aus. Am 7. tritt nachts Schwindel auf, am 10. werden die Schmerzen in der Schläfe wieder größer, am 11. Erbrechen, das sich seither täglich wiederholt, am 15. Nystagmus in beiden Blickrichtungen, vorwiegend aber beim Blick nach rechts, verbunden mit Blickschwäche, die Kopfschmerzen nehmen zu. Fernere Kleinhirnzeichen waren Ataxie des rechten Armes, deutliches Abweichen der Zunge nach rechts, Schwäche des rechten Okulomotorius bei der Konvergenz (Ziehen). Diese Ausfallserscheinungen zusammen mit dem schlechten Allgemeinbefinden, der stark belegten Zunge, den täglich zunehmenden Kopfschmerzen, der großen Hinfälligkeit. dem schlechten Aussehen der Granulationen veranlaßten mich, in Übereinstimmung mit Oppenheim und Ziehen einen Abszeß in der rechten Kleinhirnhemisphäre anzunehmen und am 17. aufzusuchen. Beide Papillen waren frei. Die Operation ergab:

Die Dura pulslos, in der Gegend des Aquaeductus vestibuli mißfarbig, mit Granulationen besetzt. Oberflächlich unter der Dura fand sich bereits Eiter. Nach Entfernung des Knochens bis zum Porus acusticus internus wird ein sehr großer Kleinhirnabszeß eröffnet. Am 22. beginnt sie sich schlechter zu fühlen, knirscht beim Verband viel mit den Zähnen, schreit viel; Zunge belegt. Am 23. wenig Schlaf, apathisch, knirscht viel, spricht wirr, Zunge trocken, kein Appetit, Aphthae am Gaumen, rechts deutliche Neuritis optica. Am 24. benommen, reagiert kaum, leichte Peritonsillitis. Am Abend wird reichlich Eiter aus der Gehirnwunde entleert. Am 25. ist sie klar, die Nacht war gut, knirscht nicht mehr mit den Zähnen, Hirnwunde entleert sehr viel Eiter, beiderseits Neuritis optica. In den nächsten Tagen schwankt das Befinden noch. Am 6. I. wird die Zunge gerade herausgestreckt, am 10. große Übelkeit und Erbrechen, große Ataxie des rechten Armes, klagt aber weniger. In den nächsten Tagen bessert sich der Zustand immer mehr. Am 16. III. wird das Drain aus der Hirnwunde fortgelassen. Völlige Heilung.

Eingehendere Besprechung der Allgemeinzeichen Über Wesen, Bedeutung und Entwicklung der Allgemeinzeichen läßt sich noch folgendes sagen.

Kopfschmerz Wir finden manchmal in den Angaben der Patienten: seit 2—3 Monaten Kopfschmerzen, Fieber, Erbrechen. Aber diese Beschwerden werden in dieser frühen Zeit meist durch extraduralen (perisinuösen) Abszeß, durch eiterige Otitis interna, Sinusthrombose hinreichend erklärt, wofern nicht die Warzenerkrankung selber die Kopfschmerzen auf sich nehmen muß. Nur allergrößte Kopfschmerzen können vor der Warzeneröffnung mit einiger Wahrscheinlichkeit auf Hirnabszeß bezogen werden, zumal wenn Apathie vorhanden. Dann ist der Abszeß aber schon groß. Gewöhnlich bestehen beim Eintritt in die Behandlung oder zur Zeit der Diagnose Kopfschmerzen erst wieder seit 8—14 Tagen, nur selten bis zu 3 Wochen oder länger. Die Kopfschmerzen sind das früheste und beständigste Symptom, äußern sich in Klopfen oder Pulsieren in der Schläfe, heftigem Schmerz im Scheitel, im Hinterkopf, in der Stirn, besonders bei Kleinhirnabszeß. Die Schmerzen steigen nachts zur Unerträglichkeit an, sind auch am Tage vielfach unerträglich und lösen vielfach zuletzt beständiges Wimmern, Schreien aus. Wenn in den Kopfschmerzen ein Unterschied überhaupt ist, so scheinen sie beim Kleinhirnabszeß größer als beim Schläfenlappen und mehr in der Stirn empfunden zu werden.

Erbrechen schließt sich ihnen von vornherein oder gewöhnlich bald an. Erbrechen, auch Schwindel sind sehr häufig und bestehen vielfach erst 3—14 Tage. Erbrechen tritt beim Schläfenlappenabszeß gewöhnlich weiterhin zurück, beim Kleinhirnabszeß immer mehr hervor, wenn schon es auch beim Schläfenlappen in einzelnen Fällen sehr quälend werden kann. Es wird vielfach als direktes Kleinhirnherdzeichen vom Deiterschen Kern angesehen. Ähnlich verhält es sich mit den Gleichgewichtsstörungen. Sie fehlen dem Schläfenlappen nicht ganz. So fällt ein Patient (traumatischer Temporalabszeß) nach ca. 13 tägiger Abszeßentwicklung vorn über, ein anderer kann nach einer Morphiuminjektion (0,01) nicht mehr gehen, knickt völlig zusammen. Beim Kleinhirn begegnen wir ihnen aber als einem Hauptzeichen. *(Erbrechen)*

Nystagmus spielt bei den allgemeinen Hirnzeichen eine geringe Rolle, ist sehr selten beim Temporalabszeß, findet sich aber in bestimmter Ausbildung und Anordnung mit anderen Kleinhirnzeichen bzw. Vestibularzeichen sehr häufig und als direktes Herdzeichen beim Kleinhirnabszeß. *(Nystagmus)*

Nackenstarre ist kein ständiges, aber ein recht häufiges Zeichen des Hirnabszesses, beim Kleinhirnabszeß wohl beständiger, jedenfalls vielfach ausgeprägter und früher als beim Schläfenlappen, folgt den eben genannten Zeichen nach, tritt aber auch öfter erst kurz vor dem Tode auf. In 20 von 30 Hirnabszessen, davon 10 auf 17 Schläfenlappenabszessen, ist Nackenstarre vorhanden, die 7 mal von Anfang an oder im weiteren Krankheitsverlauf sich als eine große kennzeichnete. 5 mal bei 17 Schläfenlappenabszessen ist Kernig verzeichnet, auch bei solchen, die frei von Meningitis oder mit basaler Meningitis von geringem Umfang kompliziert waren; bei 13 Kleinhirnabszessen ein einziges Mal. *(Nackenstarre)*

Von Neuritis optica ist dasselbe zu sagen, die gerade in ihrer ausgeprägteren Form, der Stauungspapille, mehr beim Kleinhirnabszeß angetroffen wird, nicht selten mit Blutungen. Nur einmal sah ich sie beim Kleinhirnabszeß mit gleichseitiger Amaurose verbunden. Neuritis optica wurde 11 mal bei 31 Hirnabszessen (6 mal bei 17 Temporalabszessen, 5 mal bei 14 Kleinhirnabszessen) sicher konstatiert. In 5 Fällen (2 temporal, 3 zerebellar) war sie direkt als Stauungspapille zu bezeichnen, einmal trat sie erst nach der Hirnoperation auf, in mehreren Fällen verschlimmerte sie sich danach. Sie ist, wie der Name besagt, ein Ergebnis der Liquorstauung und folgt den oben genannten Stauungszeichen in *(Neuritis optica Stauungspapille)* einem Drittel der Fälle bald nach. Die septische Enzephalitis veranlaßt schon früh stärkere Liquorabsonderung. Besonders beim Kleinhirnabszeß bildet sich Liquorstauung heraus mit Hydrocephalus int., ext., akutem Hirnödem.

Pulsverlangsamung und -unregelmäßigkeit gehört dagegen zu den ziemlich konstanten und bedeutungsvollen Allgemeinzeichen. Das Krankheitsbild wird meistens von der Apathie beherrscht, doch wechselt der apathische Zustand auch mit Zuständen von Unruhe und Aufregung ab. Stark belegte Zunge, Foetor ex ore, fahles Aussehen, Abmagerung werden selten vermißt.

Der gesteigerte Hirndruck führt zu Benommenheit, Somnolenz, Koma. Eiterige Meningitis kann dabei fehlen. Bewußtlosigkeit soll deswegen von der Operation nicht zurückhalten. Auch Delirien mit Toben und Schreien können ausschließlich toxische oder Hirndruckwirkung sein, sind aber häufiger der Ausdruck von diffuser Konvexitätsmeningitis. Auf dieselbe Ursache sind Krämpfe zurückzuführen (Halbseiten, auch beiderseits), tonische Kontrakturen, wohl verursacht durch akutes Hirnödem, seröse Meningitis, Hydrocephalus internus. Sie können sich anfallsweise schon bald nach Eintritt der Kopfschmerzen einstellen.

Ich sah einen Krampfanfall mit Bewußtlosigkeit bei einem rechten Kleinhirnabszeß, 14 Tage vor dem deutlichen Stadium. Beide Arme waren kontrahiert, ohne Reaktion auf Kneifen oder Nadelstiche, Patientin lachte und redete vor sich hin wie im Traum. Der Anfall dauerte eine halbe Stunde. Ein linker Kleinhirnabszeß hatte Kontraktion beider Arme, besonders am linken (Zeichen von Schädigung der Pyramidenbahn). Bei linksseitigem Schläfenlappenabszeß wurde ein Anfall mit Bewußtlosigkeit von zehnstündiger Dauer mit Krämpfen, Erbrechen, Nackenstarre, Opisthotonus, Aufschreien, Untersichlassen beobachtet, der nach der Radikaloperation verschwand, 14 Tage vor der Hirnoperation. In einem anderen Falle von linksseitigem Schläfenlappenabszeß traten wiederholt Anfälle von Bewußtlosigkeit, doppelseitigen Krämpfen in den Gliedmaßen, unregelmäßiger Atmung ein. Der erste, schwerste Anfall von 10 stündiger Dauer war 9 Tage vor dem Tode. Trismus, Zähneknirschen sah ich einige Male, auch während der Eröffnung des Abszesses: Reizzeichen von motorischem Trigeminus. Ein Fall mit benommenem Sensorium hatte kurz vor der Operation des Kleinhirnabszesses sonderbare Vorstellungen. Er erzählte, das eine Kissen röche nach der Frau und der Überzug nach dem Manne; er wünsche es anders zu haben; angerufen, antwortet er dann ganz verständig.

Bei der Operation stellen sich noch einige allgemeine Hirnzeichen heraus, Pulslosigkeit der freigelegten Dura, Verfärbung, Vorwölbung der Stelle der drohenden Perforation und schließlich in einer auffallenden Anzahl Durafisteln, besonders an der unteren Fläche des Schläfenlappens.

Die Herdzeichen erscheinen nach den Hirndruckzeichen. Bisweilen läßt freilich der rasche Verlauf zum Endstadium sie überhaupt nicht zur Entwicklung kommen. Jedenfalls ist es zweckmäßig, nicht auf sie zu warten, sondern zu sehen, ob durch die Eröffnung des Warzenfortsatzes bzw. der Mittelohrräume nicht eine Wegleitung zu einem Hirnabszeß gefunden wird. War schon in den Allgemeinzeichen ein Unterschied zu erkennen zwischen Schläfenlappen und Kleinhirn, so sahen wir ihn noch unverkennbarer in den Herd-, d. h. Ausfallszeichen. Ich wiederhole:

Im Schläfenlappen: die gekreuzten Paresen durch Schädigung der motorischen und sensiblen langen Leitungsbahnen, der Seh- und Hör- (selten) Bahn in der Capsula interna und Steigerung oder Ausfall (Westphal) bzw. pathologische Umänderung (Babinski, Oppenheim, Mendel) der gekreuzten Sehnenreflexe; bisweilen zugleich mit gleichseitiger Okulomotoriusschwäche (Pupillenerweiterung, Konvergenzschwäche, Ptosis) als Nachbarschaftszeichen; ferner aphasische Störungen bei linksseitigem Sitze. Die Aphasie ist oft das erste Herdzeichen und beherrscht das Krankheitsbild; ist bisweilen auch bei rechtsseitigem Sitze angedeutet oder selbst schärfer ausgebildet (Heine und eigene Beobachtung).

Im Kleinhirn: gleichseitige Koordinations-, Richtungsstörungen und Störungen im Vestibulargebiete; im zweckmäßigen Zusammenarbeiten von gleichseitigen Muskeln und Muskelgruppen, Abweichung von der gewollten Richtung bei beabsichtigten Muskelverrichtungen; Störungen in der Funktion des gleichseitigen Vestibularis: in der Muskelspannung (Hypotonie), in der Erhaltung des Gleichgewichts (der richtigen Orientierung über die augenblickliche Stellung der Gliedmaßen, des Kopfes, des Körpers im Raume); Ataxie, Vorbeizeigen; Fallneigung, Nystagmus und Blicklähmung, zur gleichen Seite, Erbrechen. Als Nachbarschaftszeichen von seiten der basalen Hirnnerven kommen hinzu als häufigere gleichseitige Ausfallszeichen: Schwäche des Okulomotorius, Trigeminus im sensiblen und motorischen Teile, Abduzens, Fazialis, Hypoglossus; seltenere Nachbarschaftszeichen werden von der Medulla oblongata und der Brücke geliefert: Lähmung des Atemzentrums. Dysphagie und artikulatorische Sprachstörungen von bulbärem Charakter; noch seltener sind die gleichseitigen Hemiparesen durch Schädigung der Pyramidenbahnen unterhalb der Kreuzung; gekreuzte Paresen durch Schädigung oberhalb der Kreuzung, Schädigung im Kerngebiet der 5.—8. und 12. Hirnnerven (gleichseitige); Blickparese. Alternierende Hemiplegie. Kontrakturen, erhöhte Sehnenreflexe; Babinski, Oppenheim, auch Westphalsches Zeichen.

Die **Herdzeichen des Schläfenlappens** entwickeln sich verschieden auf der rechten und linken Seite. Die bezeichnendsten Erscheinungen sind die aphasischen Störungen, die allerdings bei den Rechtshändern an den linken Schläfelappen gebunden sind. Dieses Ausfallszeichen ist eines der frühesten und häufigsten und geht den motorischen Ausfallszeichen von der inneren Kapsel in der Regel voraus: in verschiedenen Graden

Ver-
schiedene
Formen der
Aphasie

und Formen, von denen die sensorische (Worttaubheit, Wernicke) selten und in den schweren Fällen, die amnestische (Wortvergessenheit, Fehlen der Wortklangbilder) recht häufig ist; bald nur in Andeutungen, bald gut ausgebildet oder schwer und dann meist mit ihren Komponenten (Paraphasie, optische Aphasie; Alexie, Agraphie; diese beiden selten und mehr bei Ausdehnung nach hinten); die schwersten Formen ohne Wortverständnis, mit Perseveration, derart, daß nur die einfachste Aufforderung verstanden und bei allen anderen Aufforderungen stets wieder ausgeführt wird. Die Wortbilder fehlen und werden durch die andern Sinnesorgane (Gesicht, Geruch, Gefühl) nicht erweckt. Die Aphasie nimmt rasch größeren Umfang an, der Wortschatz wird geringer, die Substantive verschwinden bis auf einige von allgemeinem Sinne wie „Ding, Sache". Sinnlose Worte werden gebildet, schließlich fehlt überhaupt das Wortverständnis. Ein Zeichen der größeren Ausdehnung des Temporalabszesses auf den okzipitalen und parietalen Lappen ist es, wenn Paralexie und Paragraphie, Alexie und Agraphie größeren Raum in dieser Aphasie einnehmen. Andeutungen von Aphasie habe ich auch in einem Falle von rechtsseitigem Abszeß gesehen bei Linkshänder.

Schädigung
der inneren
Kapsel

Große Wichtigkeit beanspruchen die Ausfallserscheinungen, welche durch Schädigung der Leitungsbahnen in der inneren Kapsel entstehen. Sie sind für beide Seiten gleich häufig und gleich bezeichnend. Durch Schädigung der Pyramidenbahnen entstehen die wichtigsten, die motorischen Ausfallserscheinungen, gekreuzte Lähmungen der Gesichts- und Gliedmaßenmuskeln.

Die Lähmungen sind nicht plötzlich da, befallen auch nicht gleich den ganzen Hirnnerven, die ganzen oberen oder unteren Gliedmaßen, sondern beginnen mit leichter Schwäche einzelner Muskeln, z. B. an den Fingern. Die Lähmungszustände wechseln mit besserer Beweglichkeit ab, bis schließlich dauernde Lähmung eingetreten ist. Selten sind in Verbindung mit der inneren Kapselschädigung motorische Reizerscheinungen, Rigidität der Muskeln, klonische, tonische Krämpfe (Trismus), auch Erhöhung

Paresen
Abnorme
Sehnen-
reflexe

der Sehnenreflexe. Die Sehnenzeichen (Aufhebung, pathologische Veränderung) treten bisweilen noch vor den Paresen auf. Die Lähmung beginnt meist mit kaum bemerkbarer Schwäche einzelner Hirnnervenzweige. Eines der ersten und wichtigsten Zeichen ist Schwäche des Mundastes vom Fazialis, die sich in einem leichten Hängen des Mundwinkels äußert. Das ist charakteristisch für den supranuklearen Sitz des Herds. Auch die Okulomotoriuslähmung ist häufiger in der Beschränkung auf die Pupillenfasern, den Lidheber und den Rectus internus bei der Konvergenzbewegung (Strabismus). Hypoglossus- (Abweichen der Zunge nach der gesunden Seite) und Abduzenslähmung sind häufiger. Der motorische Trigeminus ist seltener ergriffen. Die Muskel der gekreuzten Gliedmaßen sind häufiger beteiligt, im Beginn mit leichter Schwäche, die sich zu deutlicher Parese und schließlich zu vollständiger Paralyse steigern kann. Da im Endstadium der Schläfenlappenabszeß häufig mit Konvexitätsmeningitis kompliziert ist, so können diese Lähmungen im Endstadium auch durch Meningitis bedingt sein. Dann sind meist Reizungen mit

Zuckungen vorausgegangen. Auch die Kontrakturen in den gekreuzten Gliedmaßen sind Pyramidenzeichen; ebenso Veränderungen der Sehnenreflexe, Ausfall der gekreuzten Reflexe beim Kniephänomen, pathologische Veränderung bei Babinski, Oppenheim und Mendel. Gekreuzte Hyp- oder Anästhesien im Gebiete des Trigeminus, an den Gliedmaßen sind die Folge der Schädigung der langen sensiblen Bahn in der inneren Kapsel, ebenso wie Abschwächungen und Ausfall der Hautreflexe. Störungen in der Sehstrahlung erscheinen seltener und später und sind ein Zeichen von Ausdehnung des Abszesses nach hinten; ebenso wie die gekreuzte Gehörschwäche durch Schädigung der Leitungsbahnen oder des Rindenzentrums in dem Temporallappen.

Ein wichtiges Nachbarschaftszeichen ist Lähmung des gleichseitigen Okulomotorius. In Verbindung mit den eben genannten gekreuzten Lähmungen gibt dieses Ausfallzeichen eine ganz sichere Ortsdiagnose.

Kleinhirnherdzeichen. Unter den Kleinhirnzeichen spielen die vestibularen Erscheinungen eine große Rolle, die freilich eine Einschränkung erfährt durch den Umstand, daß die vestibularen Erscheinungen auch von Labyrintherkrankungen in gleicher oder ähnlicher Weise ausgelöst werden können. Eines der frühesten, hauptsächlichsten und beständigsten Zeichen ist der zerebellare Nystagmus zur kranken Seite. Bei 7 unter 13 Kleinhirnabszessen wurde er notiert. *Herdzeichen des Kleinhirns* *Zerebellarer Nystagmus*

Die Schwierigkeiten werden dadurch vermehrt, daß der Kleinhirnabszeß in einem großen Prozentsatz von Labyrintheiterung induziert wird. Unter 14 Kleinhirnabszessen meiner Beobachtung fand ich 8 mal das Labyrinth krank. Es handelt sich um chronische Labyrintheiterungen, und eine große Anzahl derselben, speziell soweit sie für den Kleinhirnabszeß ursächlich in Frage kommen, ist latent, hat die Vestibularerscheinungen bereits eingebüßt infolge Zerstörung der Labyrinthfunktion und -elemente, welche deswegen nicht mehr die Ursache für Vestibularzeichen abgeben.

Die Untersuchung des Labyrinths, vor allem die thermische des vestibularen Teils, ist beim Hirnabszeß unerläßlich. Der Nervus cochlearis ist beim Kleinhirnabszeß nicht oder nur wenig und spät, indirekt geschädigt. Freilich ist in der Regel der zerebellare Nystagmus vom labyrinthären unterschieden, auch ohne zerebellare Prägung durch andere Kleinhirnzeichen. Der Kleinhirnnystagmus ist durch folgende Eigentümlichkeiten ausgezeichnet. Er schlägt entweder ausschließlich nach der kranken Seite, oder er ist doppelschlägig und schlägt langsam und grobschlägig zur kranken Seite, rasch und feinschlägig zur gesunden, ähnlich wie bei Akustikustumor. Die Labyrintherregbarkeit ist bei gesundem Labyrinth erhalten. Der labyrinthäre Nystagmus ist dagegen niemals unterschiedlich doppelschlägig und nur verhältnismäßig selten nach der kranken Seite gerichtet; nur im Beginn einer leichten oder bei ungewöhnlich schwerer Interna. Gelegentlich sehen wir auch den Nystagmus beim Kleinhirnabszeß nur nach der gesunden Seite gerichtet und wenig ausgebildet. Das ist aber verhältnismäßig selten. *Eigenschaften des Kleinhirnnystagmus*

Bei einem einigermaßen ausgeprägten zerebellaren Nystagmus finden wir sehr häufig Blicklähmung zur kranken Seite. Das Kernzentrum *Blicklähmung zur kranken Seite* für die konjugierte Seitwärtswendung der Augen liegt in der Brücke neben dem Abduzenskern. Seine Schädigung ist unabhängig vom Nystagmus — ein Nachbarschaftszeichen —, während die Schädigung des Rindenzentrums oder von dessen Leitungsbahnen ein direktes Kleinhirnzeichen ist. Dieses Zeichen gibt dem Nystagmus wiederum eine zerebellare Prägung, denn nur bei ganz außergewöhnlich starker Labyrinthreizung, wie wir sie bei intensivster Kälte- oder Wärmereizung hervorbringen können oder bei den schwersten Labyrinthentzündungen sehen, verbindet sich auch der labyrinthäre Nystagmus hier und da mit Blicklähmung. Der Nystagmus ist dann aber in der Regel zur gesunden Seite gerichtet, ebenso wie die Blicklähmung.

Ähnlichkeit zerebellarer und labyrinthärer Zeichen Wenn bei einer bereits latenten Labyrintheiterung oder nach der operativen Ausschaltung des vestibularen Labyrinths aufs neue Nystagmus, und zwar zur kranken Seite, auftritt, so ist an seiner Kleinhirnbedeutung kein Zweifel. Was vom Nystagmus über die Unsicherheit der zerebellaren oder labyrinthären Herkunft gesagt ist, hat auch allgemeine Geltung bei den anderen Vestibularerscheinungen: Fallneigung, Erbrechen, Störung des Muskeltonus, Richtungsstörung, bei denen weder die Geringfügigkeit noch die Heftigkeit des Auftretens ein sicheres Zeichen für die zerebellare oder labyrinthäre Natur ist.

Zerebellare Ataxie Die zerebellare Ataxie ist ein recht frühes, beständiges und bezeichnendes Herdzeichen. Zuerst nur geringfügig, kann sie sich im weiteren Verlauf gewaltig steigern. Es ist eine gleichseitige Hemiataxie. Sie kann so groß sein, daß, trotz dem Fehlen von Muskellähmungen der gleichseitige Arm nur mit allergrößter Anstrengung gehoben oder bewegt werden kann. Man stellt sie durch verschiedene Versuche fest. Bei der raschen Pronation und Supination der rechten Hand fällt die Ungeschicktheit der Bewegungen auf gegenüber der gesunden Seite **Adiadochokinesie** (Adiadochokinesie), auch beim Fingerzählen und Rückwärtszählen. Der Fingernasenversuch mißlingt. Die Ataxie des gleichseitigen Beines zeigt sich im Mißlingen des Hackenknieversuchs. Bei den schwersten Fällen sind die Muskelverrichtungen der Gliedmaßen und des Rumpfs so ungeordnet, daß aufrechtes Stehen, Gehen oder Sitzen unmöglich ist. Diese Ataxie ist von der vestibularen Fallneigung zu trennen.

Zeigeversuch Ein anderes Herdsymptom des Kleinhirns entsteht infolge von Schädigung der Rindenzentren in der Gegend des Porus acusticus internus oder deren Leitungsbahnen und äußert sich in dem spontanen Vorbeizeigen meist nach außen und in dem Fehlen des Reaktionszeigens nach innen. Seine diagnostische Bedeutung für den Kleinhirnabszeß ist noch nicht genügend klargestellt, denn die vorhandene Kasuistik ist zumeist älter als die Kenntnis dieses Symptoms. Es wird sich voraussichtlich häufiger nachweisen lassen.

Fernwirkung auf gleichseitige basale Hirnnerven Die Nachbarschaftszeichen durch Fernwirkung auf Brücke, verlängertes Mark und die am Hirnstamm austretenden basalen Hirnnerven spielen im Krankheitsbild eine nicht unwichtige Rolle. Die folgenden Nerven kommen vor allem in Frage: der III., der V., der VI., der VII., der XII. Die Lähmungen betreffen die gleiche Seite. Die gekreuzte ist selten getroffen. Der Okulomotorius, Trigeminus und Abduzens waren in den Fällen meiner Beobachtung am häufigsten befallen; der Okulomotorius mit seinen Pupillenfasern, am Levator und bei der Konvergenz. Trigeminusschädigung zeigte sich am häufigsten in der Hypo- oder Areflexie der Kornea; einmal war auch der Pterygoideus geschwächt: der Unterkiefer wich nach der kranken Seite ab. Neben sehr starker Ataxie im Arm und geringerer in Bein fand sich hier deutliche gleichseitige Hemiparese des Arms und starke Abflachung der kleinen Handmuskeln; an gekreuzter Hand auch, aber geringer; starke Hypotonie beider Beine; leichte Hypästhesie und Hypalgesie der gleichen Gesichtshälfte; leichte Dysarthrie (Befund von Cassierer, Oppenheim). Im ganzen sind aber die Ausfallserscheinungen der basalen Hirnnerven, die auch in ihrem pontinen Verlauf getroffen sein können, selten und leicht.

In einem Falle sah ich beträchtliche Ataxie der gleichseitigen Gliedmaßen neben Abduzenslähmung, leichter Trigeminus- und Okulomotoriusschwäche (Hyporeflexie der Kornea, Lidspaltverengung). Ein Fall zeigte gekreuzte Hypästhesie im Gesicht, am Arm. Sowohl gekreuzte wie gleichseitige Gliedmaßen können gelähmt sein. Dementsprechend sehen wir auch gekreuzte und gleichseitige krankhafte Veränderungen an den Sehnenreflexen. Gleichseitige Fazialislähmungen sind öfter berichtet; doch ist die Beurteilung außerordentlich schwer, ob zentrale oder periphere Vorgänge vorliegen, besonders nach Eingriffen; außer bei leichtem Hängen des Mundwinkels.

In der Zusammenstellung von Neumann über 165 Kleinhirnabszeßfälle finden sich die Paresen der eben genannten Hirnnerven auch nur vereinzelt angegeben:

der gleichseitige Okulomotorius 4 mal,
„   „   Abduzens   2 mal,
die   „   Hemiplegie   2 mal,
auch je 1 mal gekreuzte Fazialis- und Abduzensschwäche,
der gekreuzten Gliedmaßen   2 mal;
die „   Sehnenreflexe erhöht   4 mal,
Sehnenreflexe erloschen
              gekreuzt   4 mal,
              gleichseitig 4 mal,

Strabismus ist 6 mal angegeben. Vereinzelt finden sich Klagen über Dysphagie und Dysarthrie; die Sprache ist monoton und erschwert; das Schlucken erschwert.

Konvulsionen, tonischer Krampf kommen vereinzelt vor, meist in den gleichseitigen Gliedmaßen, mit und ohne Bewußtseinsverlust; Trismus, Zähneknirschen. Ich sah Krämpfe bei fünf Patienten teils an den unteren teils an den oberen Gliedmaßen ohne Meningitis (zwei beim Schläfenlappen), meist mit Bewußtlosigkeit. Vgl. S. 280 bei den allgemeinen Hirnerscheinungen. Zwei Fälle wurden mit einem derartigen Anfalle ins manifeste Stadium übergeführt. Krämpfe

Unter dem zunehmenden Hirndruck werden Apathie, Schlafsucht immer größer. Die Denkhemmung ist bemerkenswert, ebenso die rasche Ermüdung bei der Untersuchung. Die Schwerbesinnlichkeit wird größer; der Patient dämmert vor sich hin: Intelligenzstörungen stellen sich selten ein. Bei
Schläfen-
und
Kleinhirn-
abszessen
im End-
stadium zu-
nehmende
Apathie,
Unruhe,
Fieber

All das ist den Hirnabszessen gemeinsam. Unruhe kann den Zustand von Apathie ablösen, es kommt zu Druckdelirien. Plötzlich stellt sich Fieber ein, entweder als Vorbote des rasch einsetzenden Todeskampfes im Koma oder als Zeichen der beginnenden eiterigen Meningitis, des Durchbruchs in die Ventrikel. Unter heftigen Kopfschmerzen und steilem Temperatur- und Pulsanstieg, nicht selten mit Schüttelfrost, entwickelt sich beim Ventrikeleinbruch schlagartig mit Erbrechen, halb- oder doppelseitigen Konvulsionen beider Arme, Beine, beider Fazialis, mit nachfolgenden Lähmungen, Delirien innerhalb weniger Stunden ein komatöser Zustand mit raschem Exitus.

Basale Meningitis beim Kleinhirnabszeß, Konvexitätsmeningitis beim Schläfenlappenabszeß

Basale und spinale Meningitis sind beim Kleinhirnabszeß nicht seltene Ausgänge (Nacken- und Wirbelstarre, Kernig). Die Konvexitätsmeningitis findet sich häufig beim Schläfenlappenabszeß und stattet dessen Endstadium mit ihren Symptomen aus: Kopfschmerzen, Erbrechen, Unruhe, Zupfen, Zittern der Hände, Delirien, Konvulsionen, Lähmungen. In seltenen Fällen kann bis zum Eintritt des terminalen Stadiums völlige Euphorie bestanden haben.

Diagnose des Hirnabszesses

Diagnose des Hirnabszesses. Das ätiologische Moment, der Nachweis einer Mittel- (oder Innen-)Ohreiterung, besonders einer chronischen, ist für die Hirnabszeßdiagnose im Bereich des Schläfenbeins; eine bestimmte örtliche Entwicklung der Otitis ist für die genauere Ortsbestimmung wichtig. Bei einem glücklichen Zusammentreffen der eben genannten Herd- und allgemeinen Symptome kann die allgemeine und die Ortsdiagnose spielend leicht sein. Das trifft in erster Linie für den linken Schläfenlappen zu. In der Regel ist sie aber lange Zeit unsicher. Leider fehlen die Herderscheinungen oft, selbst bei sehr großen Abszessen, besonders rechts. Weniger gut ist es mit dem Kleinhirnabszeß bestellt. Die Kleinhirnherdzeichen sind auf den ersten Blick vielfach wenig sinnfällig. Sie werden zudem noch häufiger vermißt und die Störung der Orientierung im Raum (Richtungsstörung: das Vorbeizeigen, Gleichgewichtsstörung) ebenso wie die allgemeinen Vestibularstörungen: Spontannystagmus zur kranken Seite, Drehschwindel, Fallneigung, Erbrechen können in gleicher oder ähnlicher Weise auch durch andere zentrale und periphere Erkrankungen ausgelöst werden: durch seröse und eiterige Meningitis an der Kleinhirnhemisphäre, Akustikustumoren, durch Oktavusneuritis, vor allem durch entzündliche Labyrintherkrankungen. Sogar das Sonderzeichen des linken Schläfenlappens: die Aphasie kann durch Enzephalomeningitis ausgelöst werden.

Bei akuter Mittelohreiterung ist der Schläfenlappenabszeß häufiger als der Kleinhirnabszeß

Die Labyrintheiterung verdeckt also nicht nur das klinische Bild des Kleinhirnabszesses, sondern sie ist auch sehr häufig dessen Ursache. Die hintere Felsenbeinfläche in der Gegend des Aquaeductus vestibuli und des unteren vertikalen Bogengangs spielt für die Übertragung eine große Rolle. Bei den Kleinhirnabszessen scheint die akute Mittelohreiterung eine viel geringere Rolle zu spielen als bei den im Schläfenlappen. Wir sahen in keinem Falle eine akute Mittelohreiterung als Ursache, während wir bei 16 Schläfenlappenabszessen 5 mal akute Media verzeichnen konnten.

Für die Diagnose Hirnabszeß genügen oft die Allgemeinsymptome, unterstützt von der Lumbalpunktion (Drucksteigerung). Der Befund bei der Warzenoperation übernimmt vielfach die weitere Führung. Große diagnostische Schwierigkeiten entstehen dadurch, daß die Allgemeinsymptome in das Gebiet anderer, oft ursächlicher Schädel- und Hirnkomplikationen, wie Meningitis, Sinusthrombose, tiefer extraduraler

Abszeß, Labyrintheiterung, hineinspielen oder von ihnen verdeckt werden.

Das Fehlen der Pulsationen an der Dura, Verfärbung, Vorwölbung, Fistelbildung sind diagnostisch wertvolle Zeichen. Labyrintheiterung weist auf das Kleinhirn. Unter den Allgemeinsymptomen beanspruchen die heftigen Kopfschmerzen mit nächtlicher Steigerung, Erbrechen, bemerkenswerte Pulsverlangsamung, Neuritis optica, Nackenstarre bei fieberfreiem Verlauf eine wesentliche Bedeutung. Apathie, Lichtscheu, Somnolenz, Anfall von Bewußtlosigkeit mit tonischen oder klonischen Krämpfen erfordern eine sorgfältige Erwägung aller Einzelheiten und zeigen das Terminalstadium drohend an. Schwindel, Erbrechen, Störung des Gleichgewichts sind beachtenswerte Äußerungen schwerer intrakranieller Erkrankungen mit einem Hinweise auf das Kleinhirn. Örtliche Klopf- und Druckempfindlichkeit weisen bereits auf den Herd hin, je nach dem Sitz an der Schuppe oder im Bereich der Fossa occipitalis. Gekreuzte Paresen an den Gesichtsnerven, an den Gliedmaßen, gekreuzte Hemianästhesien, Hemianopsie, Sehnenphänomene sind die Herdzeichen des Schläfenlappens, und aphasische Störungen sind des linken Schläfenlappens Zeichen. Aufhebung der gekreuzten Sehnenreflexe oder deren Veränderung nach Babinski, Oppenheim, Mendel sind bisweilen noch früher da als die Paresen. Bisweilen gehen erhöhte Sehnenreflexe voraus. Gekreuzte Hörschwäche ist ein weiteres, freilich äußerst seltenes Schläfenlappenzeichen; dagegen sichert die Verbindung mit gleichseitiger Okulomotoriusschwäche den Sitz im Schläfenlappen.

Wesentlich verschieden von den Schläfenlappenzeichen sind die des Kleinhirnabszesses, aber nicht minder bezeichnend. In erster Linie Störungen im Vestibulargebiet (Nystagmus zur kranken Seite, Fallneigung zur gesunden, abhängig von und wechselnd mit der Kopfstellung, Vorherrschen der Gleichgewichtsstörungen und von quälendem Erbrechen. Blicklähmung zur kranken Seite. Auch die Ataxie ist recht häufig zu verzeichnen: gleichseitige Adiadochokinesie, gröbere ataktische Störungen in Arm, Bein, Rumpf, Störungen in der aufrechten Körperhaltung, im Gehen sind recht häufig. Auf Richtungsstörungen ist zu achten: spontanes Vorbeizeigen nach außen, Fehlen des Reaktionszeigens nach innen, Gleichgewichtsstörung ohne Nystagmus. Zu diesen direkten Kleinhirnzeichen gesellen sich vorzugsweise gleichseitige Hemiparesen der basalen Hirnnerven, in erster Linie des Okulomotorius, Abduzens, Trigeminus, Fazialis, Hypoglossus. Die Lähmungen sind gering. Die des Fazialis äußert sich nur in einem Hängen des gleichseitigen Mundwinkels, die des Okulomotorius in gleichseitiger Pupillenerweiterung, Konvergenzschwäche, Schwäche des Lidhebers; die des Trigeminus zumeist im sensiblen Teile in Schwäche oder Verlust des Kornealreflexes, seltener und später auch im motorischen (Abweichen des Unterkiefers nach der kranken Seite). Sehr viel mehr zurück treten die Lähmungen der Gliedmaßen (gleichseitig oder gekreuzt, auch doppelseitig). Auch hier kommen Störungen der Sehnenreflexe vor in der beim Schläfenlappen geschilderten Art, und zwar auf der gleichen oder gekreuzten Seite.

Schließlich sprechen noch Erscheinungen von seiten des verlängerten Markes (Dysphagie, Dysarthrie), vor allen Dingen die Atemlähmung für großen Kleinhirnabszeß. Dasselbe wird nachgewiesen durch die Ponserscheinungen, wie Blicklähmung zur kranken Seite, verbunden mit andern Brücken-(doppelseitigen)Lähmungen.

Die basale und spinale Meningitis ist mehr dem Kleinhirn eigentümlich, ebenso Zwangshaltung des Kopfes und Unmöglichkeit der aufrechten Kopfhaltung. Dagegen ist dem Schläfenlappenabszeß die Konvexitätsmeningitis mehr zu eigen.

Man denke auch an andere otogene intrakranielle Komplikationen — Solange noch nicht durch Herdzeichen die Diagnose des Hirnabszesses und seiner Lage gesichert ist, denke man daran, daß den allgemeinen und den direkten Herdzeichen gleiche oder ähnliche Erscheinungen durch oberflächlichere und häufigere Komplikationen der Mittelohreiterung ausgelöst werden können, nämlich durch seröse oder eiterige Meningitis, extradurale (oberflächliche und vor allem tiefe) Abszesse, Labyrinthentzündung. Gewöhnlich sind diese Erkrankungen mehrfach kombiniert. Man denke in unsicheren Fällen also zunächst an die Labyrinthentzündung, den tiefen extraduralen Abszeß, die seröse evtl. auch eiterige Meningitis, und erst, wenn diese Erkrankungen zur Erklärung des Krankheitsbilds nicht ausreichen, trete man der Hirnabszeßdiagnose näher.

Differentialdiagnose — **Differentialdiagnose.** Das im allgemeinen fieberlose Verhalten bei den Zeichen schwerer Hirnerkrankung unterscheidet den Hirnabszeß von der Sinusthrombose und Meningitis.

Die zirkumskripte, eiterige Leptomeningitis des linken Schläfenlappens kann mit einem sehr bezeichnenden Herdsymptom ausgestattet sein, mit der amnestischen Aphasie, auch mit sensorischer, mit Fehlen des Wortverständnisses, mit Perseveration, starker Benommenheit. Aber die hohe Temperatur um 39 herum kennzeichnet doch die Meningitis. Die seröse Enzephalomeningitis des Kleinhirns kann die allgemeinen Kleinhirnzeichen erwecken zusammen mit den direkten Kleinhirnherdzeichen, insbesondere den vestibularen. Aber die Kopfschmerzen sind geringer, die Apathie ist keine erhebliche, das Sensorium jedenfalls nicht beträchtlich benommen, das Fieber nicht erheblich; die indirekten Herdsymptome fehlen, und nach Beseitigung des primären Eiterherds im Mittelohr und Warzenfortsatz tritt rasch Besserung ein. Der tiefe extradurale Abszeß in der mittleren oder hinteren Schädelgrube verbindet sich außer mit den Zeichen seröser Meningitis auch mit gleichseitiger Abduzenslähmung. Gegen die Fehldiagnose Kleinhirnabszeß schützt alsdann die geringe Entwicklung der allgemeinen Hirndruckerscheinungen (geringe Nackenstarre, keine Neuritis optica, keine ausgesprochene oder entscheidende Pulsverlangsamung; auch geringe Ausbildung der vestibularen Symptome); schließlich der Ausgang des richtigen operativen Vorgehens, des Aufsuchens des extraduralen Abszesses und die rasche Besserung nach Entleeren. Über die Abgrenzung gegen Oktavustumor siehe am Schluß dieses Kapitels.

Prognose — **Prognose.** Die Prognose ist ohne chirurgische Eröffnung des Abszesses schlecht, Spontanheilung durch Perforation nach außen äußerst selten, wenn überhaupt sichergestellt. Genaue Kenntnis der Krankheitserscheinungen im deutlichen Stadium, insbesondere der Herdsymptome und der Vorgänge, welche zu diesen Ausfallserscheinungen führen, ist entscheidend für die günstige Gestaltung der Prognose durch rechtzeitige Operation. Selbst Bewußtlosigkeit, wenn ohne längeres Fieber, macht die Prognose nicht durchaus ungünstig.

Behandlung. Die Behandlung ist lediglich chirurgisch. Das Auf- *Behandlung* suchen schließt sich an die Warzen- bzw. Schläfenbeinoperation an und erfolgt von der gleichen Wundhöhle. Nur bei diffuser Basal- oder Konvexitätsmeningitis ist die Operation nicht angezeigt. Bewußtlosigkeit, einsetzende Atemlähmung erfordern schleunigste Operation.

Die Differentialdiagnose zwischen Kleinhirnabszeß und dem Kleinhirn- *Kleinhirn-* brücken winkel-(Oktavus-)Tumor erfordert etwas eingehendere Ausführungen. *brücken-* Die Abgrenzung gegen den sog. Akustikustumor im Kleinhirnbrückenwinkel (Neuro- *winkel-* fibrom, seltener Zyste) ist nicht allzu schwer, selbst nicht bei dem Zufallsbefund *tumor* einer chronischen Mittelohreiterung. Die Anamnese weist wesentliche Unterschiede auf. Auffallend ist die außerordentlich langsame Entwicklung. Der Beginn *Langsame* mit Kopfschmerzen, Erbrechen, Schwindel liegt gewöhnlich 1—2 Jahre zurück. *Entwick-* Freilich treten Schwindel und Kopfschmerzen in der Entwicklung auch gelegentlich *lung* auffallend zurück oder bestehen erst seit einigen Wochen. Das Krankheitsbild setzt sich zusammen aus Ausfallserscheinungen durch Druck auf die Basalnerven, auf die Kleinhirnhemisphäre, auf Pons, Medulla oblong. Frühzeitig gesellen sich Gleich- *Frühzeitig* gewichtsstörungen und Hörschwäche hinzu, die rasch zur Ertaubung führt. Bis- *Gleichge-* weilen war auch der Kochlearis der anderen Seite erheblich geschwächt. Der Ver- *wichts-* lauf des Leidens ist also — wenigstens beim Tumor, anscheinend auch bei der Zyste *störungen* — ein ausgesucht chronischer. Ein sehr beständiges Zeichen ist die hochgradige *und Hör-* Stauungspapille, die vielfach auch mit Sehschwäche, Blutungen in Netzhaut, ver- *schwäche* bunden ist. Sehr quälend sind die Gleichgewichtsstörungen, die Kopfschmerzen, *Stauungs-* die bei bestimmten Kopfbewegungen und Kopfhaltungen größer, aber seltener *papille* als beim Kleinhirnabszeß des Nachts gesteigert sind. In der Regel ist auch der Nystagmus recht bezeichnend; er ist meist doppelseitig und unterschiedlich: wie *Art des* beim Abszeß, aber von schärferer Ausprägung. Beim Blick nach der kranken Seite *Nystagmus* schlägt er spärlicher, langsamer, holt weiter aus; beim Blick nach der gesunden Seite viel rascher, stürmischer, in sehr feinen Zuckungen, bisweilen wie im Krampf. Selten ist das Verhalten umgekehrt. Diese Verschiedenheit des Nystagmus in beiden Blickrichtungen kommt schärfer als beim Kleinhirnabszeß zum Ausdruck. Die Fälle sind selten, in denen der Nystagmus nur nach der kranken Seite schlägt oder wenigstens zeitweise. Mit dem Nystagmus ist öfter eine ausgesprochene Blicklähmung nach der kranken Seite verbunden. Ob das Bárány sche Vorbeizeigen Besonderheiten gegenüber dem Abszeß aufweist, ist noch unbekannt.

Die Hirnnervenlähmungen spielen im Tumorbild eine große Rolle, eine weit *Lähmung* größere als beim Abszeß. Nn. III—XII können betroffen werden. Vorwiegend *der Hirn-* sind es die Nn. III, V, VI, VII, VIII, XII. Nicht selten ist Hypästhesie des Tri- *nerven, vor-* geminus für Berührung, Schmerz und Lageempfindung; im Gehörgang wird Heiß- *wiegend III,* spülung für Kaltspülung gehalten. Hypo- und Areflexie der Kornea ist sehr häufig. *V, VI, VII,* Der Nasenreflex kann fehlen, auch der Uvularreflex. Der gleichseitige Fazialis ist *VIII, XII* sehr häufig geschwächt und in größerer Ausdehnung als beim Kleinhirnabszeß, häufig auch am Auge. Der Orbicularis oculi zeigt sich paretisch, ebenso der gleichseitige Abduzens, der Okulomotorius und der Hypoglossus. Die Pupille ist auf der kranken Seite oft größer. Auch Schluckbeschwerden werden beobachtet.

Die zerebellare Ataxie ist in der Regel recht deutlich auf der gleichen Seite ausgesprochen; schärfer als beim Abszeß; manchmal mehr in den Gliedmaßen; im Arm häufiger als im Bein; bisweilen auch nur angedeutet. Stehen, Gehen ist oft sehr mühsam und die Gleichgewichtsstörung sehr sinnfällig. Die Sehnenreflexe sind bisweilen gesteigert. Die Beweglichkeit des Kopfes ist in der Regel behindert, bisweilen besteht Zwangstellung. Nackenstarre ist öfters in leichtem Grade vorhanden, erreicht meist nicht den hohen Grad wie beim Abszeß. Bei bestimmten Bewegungen des Kopfes, z. B. starkem Hinüberbeugen, Zurückbeugen können heftige Kopfschmerzen einsetzen (Zyste?). Druckempfindlichkeit in der Gegend der Fossa occipitalis hinter dem Warzenfortsatze ist in der Regel vorhanden wie beim Abszeß.

Das Gesamtbild ist recht bezeichnend, und wenn auch die einzelnen Züge dieser Komplikation uns fast sämtlich aus dem Krankheitsbild des Kleinhirnabszesses bekannt sind, so besteht doch eine so große Verschiedenheit im Ganzen, daß eine Verwechslung zwischen Kleinhirnabszeß und zwischen Kleinhirnbrückenwinkeltumor so leicht kaum möglich ist. Die Erscheinungen sind beim Tumor vielfach erheblich schärfer ausgeprägt, andere sind schwächer.

Unter-
schiede
zwischen
den Zeichen
des Okta-
vustumors
und des
Kleinhirn-
abszesses Die wesentlichen Unterscheidungsmerkmale zwischen dem extrazerebellaren Tumor und dem Kleinhirnabszeß sind somit für den Tumor die fehlende ursächliche Mittelohreiterung, das Beginnen mit Kopfschmerzen, Erbrechen, Schwindel schon vor 1—2 Jahren, die sehr langsame Entwicklung mit frühzeitigem Einsetzen der spontanen Vestibularzeichen und frühzeitige völlige Lähmung des Nervus octavus, ausgenommen Zystenbildung, bei der etwas Gehör erhalten bleiben kann; nicht selten auch Beteiligung des gekreuzten Hörnerven; eine entschieden stärkere Betonung der Lähmung der Nerven III—XII, besonders des V.—VIII. der gleichen Seite; der zerebellaren Ataxie; der Stauungspapille, der Sehschwäche; der Differenz zwischen Nystagmus beim Blick zur gesunden und kranken Seite und der Intensität überhaupt, auch in der vertikalen Richtung; dagegen geringere Betonung der Nackenstarre, der Kopfschmerzen und besonders von deren nächtlichen Steigerung; der Gleichgewichtsstörungen, der Pulsverlangsamung.

Kleinhirn-
zyste Vielleicht ist die Kleinhirnzyste gegen den Oktavustumor abzugrenzen durch die kürzere Entwicklungszeit und den geringeren Grad der Hirnnervenschwäche. Selbst die Kochlearis- und Vestibulariserregbarkeit und -funktion kann teilweise erhalten sein. Bei Änderung der Kopfhaltung lassen sich die Kopfschmerzen hervorrufen oder steigern.

Oktavus-
beteiligung
an Mittel-
hirntumoren Nach Siebenmann wird der Oktavus in seinem zentralen Verlauf noch durch Mittelhirntumoren und Geschwülste in der Brücke betroffen, meistens doppelseitig. Die Erkrankung ist selten. Sie ist ausgesprochen durch Sehstörung, Erschwerung der Augenbewegungen, Schwerhörigkeit bei intaktem Ohr, Ataxie, Fazialislähmung. Gegenüber den häufigen Kleinhirnabszessen und den nicht ganz seltenen Akustikustumoren können diese Tumoren wegen ihrer Seltenheit keine größere praktische Bedeutung beanspruchen.

8. Die Ohreiterung des Kindesalters.

Die Ohreiterung des Kindesalters nimmt aus verschiedenen Gründen eine Sonderstellung ein. Im frühesten Kindesalter sind es besondere anatomische Verhältnisse des Ohrs selbst, im gesamten Kindesalter die histologische Beschaffenheit der Schleimhaut der obersten Luftwege, des häufigsten Ausgangspunkts der akuten Mittelohrentzündung, sodann aber auch eine dem Kindesalter eigentümliche allgemeine Disposition, die exsudative Diathese, welche die Häufigkeit und Besonderheit der kindlichen Ohreiterungen erklären.

Mit dem Begriffe „Ohreiterung" wird man in der Regel den einer eiterigen Absonderung des Mittelohrs verbinden. Bei dem Neugeborenen liegen aber so eigenartige Verhältnisse des Gehörgangs vor (siehe Klinische Anatomie S. 5), daß nässende Ekzeme in dem engen Kanal leicht eine Mittelohreiterung vortäuschen können: die Menge des abgesonderten Sekrets ist relativ reichlich und läßt sich schwer restlos entfernen, immer wieder kann man noch aus der Tiefe mittels feinster Watteträger eiterige Sekretmengen abtupfen, so daß selbst der Geübte, dem unter diesen Umständen eine Besichtigung des Trommelfells die größten Schwierigkeiten bereiten kann, eine Mittelohreiterung anzunehmen geneigt ist, wo vielleicht doch nur ein unkompliziertes, stark nässendes Gehörgangsekzem besteht. Schließlich kann man immer zum Ziele kommen, wenn man einen einen biegsamen Katheter etwa 1¹/₂ cm tief einführt und dann eine gründliche Spülung und Austrocknung vornimmt. Es sei aber zugegeben, daß eine genaue Diagnose oft mehr wissenschaftliches als praktisches Interesse hat, wenn nicht das relativ seltene Vorkommnis nässender syphilitischer Papeln vorliegt (vgl. Lues des Ohrs S. 208).

Eine besondere Disposition des Säuglings zu Mittelohreiterungen ist in der Tatsache begründet, daß die Schleimhaut des Neugeborenen noch einen myxomatösen Charakter trägt, aus embryonalem Bindegewebe besteht. In den ersten Lebenswochen und -monaten findet nun die Rückbildung dieses myxomatösen Gewebes statt. Ob die mit der Rückbildung einhergehenden Ernährungs- und Zirkulationsverhältnisse eine besondere Prädisposition für akute Mittelohrentzündungen abgeben oder nicht, vielmehr eben noch das Vorhandensein von Resten myxomatösen Gewebes, ist schwer zu entscheiden. Das an sich lockere dicke myxomatöse Gewebe bedarf keiner sehr erheblichen Volumenszunahme mehr, um jenen starken Spannungszustand des Mittelohrs auszulösen, der bei einer zarten dünnen Mittelohrschleimhaut des älteren Kindes oder Erwachsenen erst bei beträchtlicherer Volumenzunahme eintritt. Im Kuppelraum z. B. geht die Rückbildung des myxomatösen Gewebes zuweilen relativ spät vonstatten, hier, wo beim Erwachsenen die Mittelohreiterung sich seltener primär ansiedelt, können wir daher eine Prädilektionsstelle für akute Mittelohreiterungen des Säuglings erwarten, wenn die Involution des embryonalen Gewebes noch nicht vorgeschritten ist. Man kann dann unter Umständen bei einem Kinde alle 14 Tage ein Rezidiv im Kuppelraum erleben, das so erheblich ist, daß man jedesmal zur Parazentese schreiten muß. Der mit den anatomischen Verhältnissen vertraute Arzt, der immer wieder den kleinen Säugling quälen muß und daher von der besorgten Mutter leicht mit einem gewissen Mißtrauen empfangen wird, erleichtert sich seine Position, wenn er den Eltern mit gutem Gewissen klarmachen kann, daß diese häufigen Rezidive mit größter Wahrscheinlichkeit in absehbarer Zeit, nämlich nach Beendigung der Involution des embryonalen Gewebes, ausbleiben werden. Nichts wäre so verkehrt, als vor einer häufiger notwendig werdenden Parazentese zurückzuschrecken, sich etwa betören zu lassen, daß durch das häufige Einschneiden das Gehör leiden könne. Nicht der entleerte, sondern der im Mittelohr stagnierende Eiter bietet Gefahren für Gehör und Leben des Kindes!

Wir lernten den innigen Konnex zwischen Paukenschleimhaut und

Hirnhäuten kennen (Klinische Anatomie S. 8), der durch den gefäß-haltigen, in der beim Kinde offenen Sutura petrososquamosa verlaufenden Durafortsatz hergestellt wird. Kein Wunder, daß das Kind bei jeder imperforierten akuten Mittelohreiterung in viel höherem Grade als der Erwachsene gefährdet ist, kein Wunder, daß die bedrohlichen meningealen Symptome — hohes Fieber, Schlafsucht, Appetitlosigkeit, evtl. Erbrechen und Krämpfe — kurz nach Eröffnung der Paukenhöhle zurückgehen. Das eben noch unter den erwähnten Symptomen, dem sog. Meningismus, schwer kranke Kind ist wenige Stunden nach der Parazentese wie umgewandelt. Diese klinisch so häufige Erfahrungstatsache berechtigt schon dazu, das Bild des Meningismus von dem der Meningitis, etwa nur einer Meningitis serosa, abzutrennen. Wir sprachen uns (siehe Klinische Pathologie S. 70) dahin aus, daß der leicht verlaufenden Meningitis serosa auch schon schwach virulente Infektionen der Hirnhäute zugrunde liegen können, daß in der Regel schon mit einer Ansiedlung der Entzündungserreger in den Hirnhäuten gerechnet werden sollte. Anders beim Meningismus! Hier kommt es offenbar nur zu einem örtlich begrenzten kollateralen Ödem, das nach Entlastung des Infektionsherds schnell sich zurückbildet. Damit stimmen auch die Ergebnisse der Lumbalpunktion in einschlägigen Fällen überein, die keinen erhöhten Druck — des Gesamtliquors! — nachweisen läßt bei örtlich begrenzter seröser Ausschwitzung der Hirnhäute.

Die Eiterung hat beim Kinde mehr noch als beim Erwachsenen die Neigung, schnell in die Nachbarschaft auszuweichen, einmal nach der höchst gefährlichen Richtung meningealwärts, dann aber auch in einer den natürlichen Abfluß fördernden Richtung durch die Tuba Eustachii, die beim Kinde weiter als beim Erwachsenen ist. Daher auch der hohe Spannungsgrad, der bei der imperforierten akuten Mittelohrentzündung des Erwachsenen die oft unerträglichen Schmerzen auslöst, unter Umständen beim Kinde fehlen kann. Diese Tatsache ist von fundamentaler Wichtigkeit. Nicht nur, daß akute Mittelohrentzündungen beim Säugling überhaupt von vornherein ohne recht charakteristische Schmerzenszeichen einhergehen können (Bohren des Kopfes in das Kopfkissen, Greifen nach dem Ohr, Absetzen der Brust oder Flasche nach kurzen schmerzhaften Saugversuchen), nicht nur, daß das durch Schreien und Schlaflosigkeit allgemein schmerzhafte Unbehagen mehr oder weniger fehlen kann, kommt es vor, daß anfangs diese alarmierenden Symptome vorhanden sind, welche die Mutter auf eine ernstere Erkrankung des Kindes hinlenken und den erfahrenen Arzt, mangels anderer sicherer Ursachen, sofort an die so häufige Ursache: akute Mittelohrentzündung denken lassen, daß dann aber unter der narkotisierenden Wirkung des Meningismus und dem vielleicht auch gleichzeitigen Sekretabtropfen per tubam, das Kind ruhig wird, viel schläft und das Krankheitsbild scheinbar abklingt. — Scheinbar! Der Schlaf ist kein gesunder Schlaf, sondern Somnolenz, der aufmerksamen Mutter wird es nicht entgehen, daß das Kind nur schwer zum Trinken zu ermuntern ist und sehr schnell während des Trinkens wieder einschläft. Hier kann der erfahrene Arzt durch die Parazentese

die Situation noch retten, der unerfahrene aber durch die Unkenntnis
dieses Zustandes und das Übersehen einer Mittelohrkomplikation ein
Menschenleben gefährden. Freilich, noch kann die Selbsthilfe der Natur
einsetzen und dem Arzt dann eine recht peinliche Situation bereiten: ein
eiteriges Kopfkissen und eine gleichzeitige auffallende Besserung lassen
nur ganz kritiklose Mütter im Unklaren über den ursächlichen Zusammenhang der Geschehnisse. Mütter, bei deren Kindern solche rezidivierenden
Mittelohreiterungen sich einstellen, sind ausdrücklich dahin zu belehren,
daß nicht nur auffallende Unruhe, sondern ebenso auffallende Ruhe,
auffallende Schlafbedürfnis des Kindes den Verdacht auf eine akute
Mittelohrerkrankung berechtigt und eine sofortige Ohruntersuchung erforderlich erscheinen lassen.

Außer zu den Hirnhäuten steht das Mittelohr des Säuglings noch *Mittelohr-eiterung und Magen-darmkanal*
zu dem Magendarmkanal in einem engen wechselseitigen klinisch-
symptomatologischen Konnex, wechselseitig insofern, als Mittelohrinfektionen bei magendarmkranken Kindern nichts Seltenes sind, offenbar
infolge des Darniederliegens der gesamten Gewebsresistenz und dadurch
gesteigerter Neigung des Mittelohrs, auf Rachenentzündungen zu reagieren, andererseits, indem bei akuten Mittelohrerkrankungen wie bei
anderen akuten Infektionen eine sog. parenterale, also nicht vom Lumen
der Schleimhaut zugeführte Affektion des Magendarmkanals eintritt.
Ganz besonders gern gehen, besonders schwerere, Mittelohrerkrankungen
in den ersten Tagen mit Durchfällen oder häufiger noch mit Obstipation *Obstipation*
einher. In solchen Fällen ist es ratsamer, das Mittelohr als den Darm
zu entleeren und die Gummiballspritze statt für den aboralen Pol für
die Säuberung des Ohrs zu reservieren. Die Durchfälle sind auf septischer
Grundlage, die Verstopfung oft auf meningealer aufzufassen.

Die besondere Disposition des späteren Kindesalters zu Mittelohreiterungen hat, wie schon erwähnt, eine lokal anatomische oder besser
histologische Ursache in dem reichlichen adenoiden Gewebe der Schleimhaut des Rachens, besonders aber des Nasenrachenraums, bis in den
Anfangsteil der knorpligen Tube, in dem man noch deutliches adenoides
Gewebe —,,Tubentonsille" — finden kann.

In welcher Weise wirkt das adenoide Gewebe schädlich? *Adenoides Gewebe und Mittelohr-eiterung*
Als mechanisches und als infektiöses Moment! Mit einer Schwel-
lung des adenoiden Rachengewebes geht gewöhnlich auch eine Schwellung
der angrenzenden Nasenschleimhaut einher. Der Nasenatmungsweg ist
andauernd oder mindestens bei jeder schon leichteren akuten Schwellung
vorübergehend verschlossen. Was ist die physiologische Folge? Bei
jedem Schluckakt findet ein Vorgang statt, den wir bereits als negativen
Valsalvaschen Versuch — Toynbeeschen Versuch — kennengelernt
haben: Schlucken bei zugehaltener Nase führt zur Erzeugung eines negativen Drucks im Nasenrachenraum, zur Luftansaugung aus dem Mittelohr. Findet diese Luftansaugung und damit einhergehende Luftverdünnung dauernd oder häufig statt, so kommt es schließlich zu der auch
bereits geschilderten Transsudation in die Paukenhöhle. Das Transsudat der Paukenhöhle werden wir also als eine häufige Begleit-

Die Adenoiden sind mechanisch oder bakteriell schädlich

erscheinung der adenoiden Wucherungen, als mechanischen Nasenatmungshindernisses zu erwarten haben. Fraglos ist das zellfreie Serum kein schlechter Nährboden für Infektionen des Mittelohrs. Eingedrungene Keime können zu höherer Virulenz gelangen und nunmehr zu einer akuten Mittelohreiterung führen. Das Eindringen von Keimen aber ins Mittelohr ist bei Trägern von adenoiden Vegetationen nichts Außergewöhnliches, da die Adenoiden infolge ihres buchtenreichen Baues ein ständiges Bakteriendepot repräsentieren. Ganz besonders scheinen die weichen schwammigen Adenoiden, die auch besonders mit stark sezernierender Rhinitis einhergehen, die Ansiedlungsstätte der für eine Mittelohrerkrankung gefährlichen Bakterien zu sein, während die derberen harten Adenoiden mehr die trockene Nasenverstopfung, den sog. Stockschnupfen, verursachen. Zuweilen können die Adenoiden so klein sein, daß ihr mechanisches Hindernis kaum in Frage kommt, ihr histologischer Bau aber allein zu den häufigen akuten Anginen des Nasenrachenraums und damit fortgeleiteten Entzündungen des Mittelohrs disponiert.

Exsudative Diathese

Neben diesen lokalen, dem Kindesalter spezifischen Ursachen der Mittelohreiterung spielt eine allgemeine Disposition eine wesentliche Rolle, die als exsudative Diathese bezeichnete Konstitution des Kindes, die sich in einer Neigung zu vermehrter Exsudation in Haut und Schleimhäute äußert und neben allerhand Exanthemen — Milchschorf des Säuglings, Prurigo usw. — an den Schleimhäuten, besonders der Luftwege, eine häufige Exsudation herbeiführt. Ernährungsfehler, Überfütterung, insbesondere neuropathischer Kinder, sollen häufig die exsudative Diathese manifest machen. Von Kinderärzten wird dem allgemeinen Faktor der Diathese gegenüber örtlichen Gesichtspunkten zuweilen eine über das Maß gehende ursächliche Bedeutung beigelegt, so z. B. die Vermehrung adenoiden Gewebes im wesentlichen als Folge der Anmästung aufgefaßt und die Adenoiden wie die sie so häufig begleitenden Ohreiterungen auf dem Wege der Ernährungstherapie zu bekämpfen versucht! Diese einseitigen Bestrebungen schießen über das Ziel hinaus! So falsch es ist, jede nachgewiesene Rachen- oder Gaumenmandel als gefährlichen Störenfried zu betrachten und wie einen malignen Tumor mit Stumpf und Stiel auszurotten, so falsch ist es, die Lokaltherapie zu vernachlässigen und alle jene Störungen, deren man oft spielend durch die Lokaltherapie Herr wird, erfolglos nur durch allgemeine Ernährungsmaßnahmen beseitigen

Therapeutische Richtlinien bei exsudativer Diathese

zu wollen. Der Kinderarzt, der rechtzeitig eine Lokaltherapie einschlägt, wird ebenso Erfolg haben wie der Ohrenarzt, der nicht nur das Ohr, sondern das ohrenkranke Kind behandelt. Die Richtlinien der Behandlung bei der exsudativen Diathese sind kurz etwa folgende:

1. Diätetisch: Milcheinschränkung, reichliche Gemüsekost, Fetteinschränkung. (Bei reichlicher Fettzufuhr Bildung von Kalkseifenstühlen und dadurch schädliche Entkalkung des Körpers.)

2. Medikamentös: Lebertran, aber in nicht zu großen Mengen, sonst überwiegt die schädliche Fettwirkung die nützliche organotherapeutische Kalkzufuhr.

3. Balneotherapeutisch: Solbäder, Luftbäder.

Die exsudative Diathese ist oft die alleinige Ursache des Krankheitsbildes, das so gern als „Skrofulose" bezeichnet wird. Jedoch ist Skrofulose, nach der jetzigen Auffassung der Pädiater, nicht mit exsudativer Diathese identisch. Die Skrofulose ist die Tuberkulose des exsudativ diathetischen Kindes. Es sind also hier zwei gleichzeitig einwirkende Momente im Spiele, ein diathetisches und ein infektiöses. Um so erstaunlicher, daß die Skrofulose schlechthin als eine mitigierte Tuberkulose imponiert! Am ehesten können wir uns die örtlichen Erscheinungsformen der Skrofulose klarmachen, wenn wir annehmen, daß bald die tuberkulöse bald die exsudative Komponente der Skrofulose örtlich im Vordergrund steht oder dieser Herd rein tuberkulös, jener rein exsudativ verlaufen kann. Kurz wir gewinnen schon größere Klarheit, wenn wir nicht von skrofulösen Herden sprechen, sondern von tuberkulösen oder exsudativen Herden bei einem skrofulösen Kinde. Dieser Trennung scheinen am ungezwungensten die am Mittelohr und an anderen Regionen gewonnenen klinischen Erfahrungen bei der Skrofulose zu folgen. Man denke nur an den typischen Vertreter der Skrofulose, der ja auch dem Krankheitsbild den Namen gegeben hat, die „skrofulösen" Halsdrüsen, bei denen häufig Tuberkulose nachweisbar ist, zuweilen aber tuberkulöse Herde vermißt werden, während z. B. gleichzeitig eine Rachenmandeltuberkulose vorliegt. Die ganze Nomenklatur wird klarer, jedenfalls wenn wir die Nutzanwendung für unseren Spezialfall, das Ohr, ziehen wollen, wenn wir nicht von skrofulöser Nasenerkrankung, skrofulöser Drüsen- oder Ohrerkrankung sprechen, sondern von Drüsen- usw. Erkrankung eines skrofulösen Kindes, wobei wir dann spezialdiagnostisch die Herderkrankung als exsudativ oder tuberkulös möglichst zu differenzieren haben. Das wird für manche Herde schwer fallen; besonders einer Drüse eines skrofulösen Kindes wird man es oft klinisch nicht ansehen, ob tuberkulöse Herde vorhanden sind oder nicht. Exemplifizieren wir aber auf das Ohr, so müssen wir sagen, daß die Beseitigung des Begriffs „skrofulöse Mittelohrerkrankung" manche Unklarheit, manche diagnostische Laxheit vermeiden helfen kann. Es gibt kein typisches Bild der skrofulösen Mittelohrentzündung, wohl aber verschiedene Erscheinungsformen der Mittelohrerkrankung bei skrofulösen Kindern, und zwar eben eine vorwiegend exsudativ diathetische und eine tuberkulöse Form. Eigenartig nur ist die Tatsache, daß die Tuberkulose des Mittelohrs bei exsudativer Diathese gar nicht so häufig ist, wie man a priori vermuten sollte, wenn man annimmt, daß zwei „Schädlichkeiten" einwirken, die Diathese und die Tuberkulose. Offenbar handelt es sich jedenfalls beim Ohr gar nicht um zwei Schädlichkeiten, offenbar sind für das Ohr Tuberkulose und exsudative Diathese nicht zwei sich unterstützende und summierende Momente. Ja, man könnte fast meinen, daß die exsudative Diathese für die Ansiedlung der Tuberkulose einen schlechten Nährboden schafft, daß infolge der rasch einsetzenden exsudativen, bakteriziden Abwehrtätigkeit der Tuberkelbazillus, dessen Aggressivität in Reinkultur, wenn er nicht reichlich auftritt, leicht zu lähmen und zu ersticken ist, schnell zugrunde geht und es daher gerade bei der exsudativen Diathese örtlich bei dem unspezifischen exsudativen Stadium bleiben kann, ohne daß sich eine tuberkulöse Infektion aufpfropft.

Noch mehr Verwirrung richtet der Begriff skrofulöse Ohrerkrankung an, wenn wir an alle jene Fälle von Pseudoskrofulose denken, in denen gewöhnlich mit der Rachenmandelentfernung das ganze Bild der „Skrofulose" und der „skrofulösen" Mittelohrentzündung verschwindet.

Also so falsch es wäre, wohin auch eine Zeitlang die Tendenz der pathologischen Anatomen ging, die Skrofulose als umschriebenes charakteristisches Krankheitsbild zu leugnen, so sehr sollten wir uns gerade auf dem Gebiet der Otologie bemühen, den Einzelherd genau diagnostisch zu umgrenzen. Fort mit der irreführenden Bezeichnung skrofulöse Mittelohrerkrankung! Die Bezeichnung Skrofulose bleibe der Beschreibung des Allgemeinzustandes reserviert; wird sie ja selbst hierbei von der wissenschaftlichen Kinderheilkunde gern immer mehr geflissentlich gemieden Der Mittelohrherd soll möglichst als exsudativer oder tuberkulöser differenziert werden.

Gerade die zur Mittelohreiterung des Kindesalters führenden Bedingungen sind es, die auch gern, wie wir schon erwähnten, mit Rezidiven einhergehen. Im folgenden Kapitel wollen wir uns mit der Frage des Mittelohrrezidivs besonders beschäftigen.

9. Die häufig rezidivierenden Mittelohreiterungen.

Schon im Kapitel über Ohreiterung des kindlichen Alters haben wir der Tatsache Erwähnung getan, daß besondere anatomische Bedingungen, insbesondere das Vorhandensein vergrößerter Adenoide, zu häufigen Mittelohrrezidiven führt. Als Vermittler dieser häufigen Rezidive lernten wir ein Transsudat kennen, ohne das Transsudat als eine notwendige Vorbedingung für das Auftreten häufiger Mittelohrrezidive hinstellen zu wollen. Gewöhnlich wird auf das Vorhandensein adenoider Wucherungen nur im Kindesalter das Augenmerk gerichtet. Erfahrungsgemäß bilden sich zwischen 16 und 20 Jahren die Adenoiden zurück, es tritt eine Involution des adenoiden Gewebes ein, die aber nur unvollständig zu sein braucht; so daß an Stelle ausgesprochener Adenoide im Nasenrachenraum ein dünnes, schwammiges, immerhin kryptenreiches Polster nachweisbar ist, das fraglos den Bakterien einen mindestens so guten Schlupfwinkel bietet wie eine ausgeprägte Rachenmandel. Wer aber bei rezidivierenden Mittelohreiterungen der Erwachsenen gewohnt ist, auf Adenoide zu untersuchen — ohne Untersuchung des Nasenrachenraums und der Nase ist jede Ohruntersuchung lückenhaft! —, wird oft erstaunt sein, wie wenig sich die Rachenmandel zurückgebildet hat, welches beträchtliche Volumen oft noch die Rachenmandel des Erwachsenen zeigen kann!

Erinnern wir uns nochmals an das Zustandekommen des negativen Valsalvaschen Versuchs, so werden wir verstehen, daß jede Nasenverstopfung, nicht nur die im Nasenrachenraum lokalisierte, beim

Schluckakt zu einer Luftverdünnung des Mittelohrs und konseku- tivem Transsudat führen kann. Schwellungen der Muschel, besonders Schwellungen des hinteren Endes der unteren Muschel, hochgradige Nasenscheidewandsverbiegungen geben ein ausgesprochenes Nasenatmungshindernis ab und werden die Vorbedingung für den negativen Valsalvaschen Versuch beim Schlucken schaffen. Nebenhöhleneiterungen führen durch sekundäre Muschelschwellungen nicht nur zum Nasenatmungshindernis, sondern bedingen auch eine regelmäßige Berieselung der Nasenrachenschleimhaut mit infektiösem Eiter, mindestens beim Liegen in der Nacht. Aber auch ohne das physiologische Moment des negativen Valsalva kann es durch Verstopfung der Tube zu einer Luftverarmung der Paukenhöhle dadurch kommen, daß beim Schluckakt nicht ausreichend neue Luft in das Mittelohr hineingepreßt werden kann. Also auch eine chronische Tubenverstopfung oder -verengerung kann zum Transsudat, dem Nährboden der akuten Mittelohrinfektion, führen. Als Folgezustände chronischer Rhinitiden und Rhinopharyngitiden sind chronische Tubenverstopfungen — mit und ohne Adenoide — nichts Seltenes. Ganz besonders sei hier der Tatsache gedacht, daß Gaumenmandeln, die bei bloßer oberflächlicher Besichtigung des Mundrachens kaum zu Vorschein kommen, gerade wegen ihrer in die Tiefe reichenden Entwicklung zwischen den Gaumenbögen einen Druck auf die untere häutige Wand des knorpligen Tubenabschnitts ausüben und daselbst die Tube zu komprimieren vermögen.

Rachen- und Gaumenmandeln sind also in gleicher Weise beim Erwachsenen wie beim Kinde als Ursache rezidivierender Mittelohreiterungen zu berücksichtigen! Wie äußern sich diese Rezidive? Manchmal so, daß der Patient seit der Kindheit niemals ein ganz freies Ohr gehabt hat, manchmal aber so, daß er lange Jahre ohrgesund gewesen ist, bis sich eine akute Mittelohrentzündung einstellte, die nun, trotz regelmäßiger Lufteinblasungen, nicht mehr dauernd heilen wollte. So wird der erfahrene Arzt, der rechtzeitig an die Möglichkeit des Vorhandenseins nasaler Hindernisse denkt, den Patienten vor einer unnötigen, die Nase vernachlässigenden Verlängerung der Behandlung und vielleicht auch vor dem Eintreten irreparabler Verwachsungen in der Paukenhöhle bewahren.

Nicht immer braucht das rein mechanische, Transsudat erzeugende Moment in Betracht zu kommen, oft sind leicht virulente Exsudate vorhanden, die aber so torpide sind, daß sie weder wesentliche Beschwerden machen noch die Neigung zeigen, sich zu resorbieren. Bei hartnäckigen Exsudaten mit häufig exazerbierender akuter Otitis denke man an Tuberkulose (vgl. S. 198 und 199) und an die Möglichkeit einer Lues[1]), die im früh und spät sekundären Stadium ihre Plaqueseruptionen mit Exsudation in der Schleimhaut des Mittelohrs setzen kann. Wenige Hg-Spritzen bringen hier Exsudat und Mittelohrrezidive zur Heilung, die allen anderen Behandlungsmethoden getrotzt hat.

---

[1]) Die Tuberkulose setzt gewöhnlich frühzeitig einen charakteristischen Verlauf (vgl. S. 198 ff.).

Den bisher besprochenen Rezidiven lag in der anfallsfreien Zeit ein imperforiertes Trommelfell zugrunde. Anders liegen die Verhältnisse der rezidivierenden Mittelohreiterung bei persistenter Trommelfellperforation, der in Laienkreisen besonders als Ursache von Schwerhörigkeit große Bedeutung beigelegt wird. Während aber die Träger vom permanenten Trommelfellperforationen ein gutes oder erträgliches Gehör haben können, sind sie dadurch benachteiligt, daß ihr Mittelohr des natürlichen Schutzes gegen Gehörgang und Außenwelt entbehrt und allen durch den Gehörgang eindringenden Schädlichkeiten über Gebühr ausgesetzt ist. Bei weiten Gehörgängen können scharfe feuchte Winde die Paukenhöhlenschleimhaut schädigen, Staub aller Art kann mechanisch reizend wirken. Aber auch bei engen Gehörgängen findet der gefährlichste Feind des persistenten Trommelfellochs, das Wasser, seinen Weg in die Tiefe; oft genügt ein Tropfen, um das vorher trockene Ohr in einen Zustand tage- bis wochenlanger Eiterung zu versetzen. Großen Trommelfellperforationen steht man machtlos gegenüber, bei kleinen kann man den selten erfolgreichen Versuch machen, durch eine Anätzung der Perforationsränder mit Trichloressigsäure (pur) — damit wird die Epidermisschicht des Perforationsrandes beseitigt — das Loch zum Verschluß zu bringen. Je häufiger die Rezidive auftreten, je kürzer die freien Intervalle sind, um so mehr wird das Bild der rezidivierenden in das der chronischen Mittelohreiterung übergehen. Andererseits erscheint es nicht recht angängig, in einem Fall, der eine persistente Trommelfellöffnung zeigt und alle halben Jahre oder gar noch viel seltener eine akute Exazerbation erfährt, von einer chronischen Mittelohreiterung zu sprechen, nur deshalb, weil das für die chronische Mittelohreiterung charakteristische Zeichen des persistenten Trommelfellochs vorhanden ist; solche Fälle werden von vielen besser als trockene Defekte mit akuten Schleimhautrezidiven bezeichnet.

Einer Ursache der rezidivierenden Mittelohreiterung sei noch gedacht, einer nicht nasalwärts, sondern mastoidealwärts liegenden Eiterquelle. Es gibt Fälle, in denen eine nach akuter Mittelohrentzündung zurückgebliebene subakute Erkrankung des Warzenfortsatzes in kurzen Zwischenräumen die von dem akut virulenten Stadium der Entzündung geheilte Paukenhöhle immer von neuem infiziert, nachdem dem Exsudat, evtl. durch Parazentese, Abfluß verschafft ist. Hier werden wir selten als Dauerzustand zwischen den Rezidiven der Paukenhöhle ein subakutes torpides Exsudat sowie eine, wenn auch zuweilen auffallend geringe, Schmerzhaftigkeit des Warzenfortsatzes sowie andere auf Mitbeteiligung des Warzenteils deutende Symptome vermissen. Aus der Feststellung der Eiterquelle ergibt sich die Therapie.

10. Formen der ohne Eiterfluß einhergehenden chronischen Schwerhörigkeit.

Im Kapitel über die Beteiligung des Ohrs an den Allgemeinerkrankungen haben wir schon ausführlich auf die überaus häufigen, nicht mit

Eiterfluß einhergehenden Ohrerkrankungen hingewiesen. Aber auch ohne sichtliche Allgemeinerkrankung, ohne Eiterfluß, ohne Schmerz, ohne Zeichen einer akuten Entzündung kann sich eine chronische Schwerhörigkeit entwickeln. Vom pathologisch-anatomischen Gesichtspunkte aus haben wir bereits die verschiedenen Formen chronisch trockener Mittelohrerkrankung und chronischer Labyrinthveränderungen kennengelernt und haben gesehen, daß diese chronisch trockenen Formen teils solche sind, die von vornherein schleichend chronisch beginnen, während andere im Anschluß an akut entzündliche Erkrankungen chronisch werden.

In der klinischen Betrachtung der Praxis präsentiert sich das Bild der ohne Eiterfluß einhergehenden Schwerhörigkeit in zwei Hauptformen, erstens in der Form, die in jedem Alter entstehen und fortschreiten kann, zweitens in jener Form, die durch den Beginn in bestimmten Altersstufen oder Lebensperioden charakterisiert ist.

In jedem Alter zu entstehen und sich fortzuentwickeln, ist unter den vorwiegend das Mittelohr treffenden Erkrankungen dem chronischen Adhäsivprozeß, unter den vorwiegend das innere Ohr treffenden Krankheiten den bei Allgemeinerkrankungen auftretenden Ohrprozessen eigentümlich, die kein Alter verschonen, wenn auch, wie z. B. bei Kinderkrankheiten, eben das Kindesalter vorzugsweise betroffen wird. Die Otitis interna nach Scharlach, Masern, Mumps, Genickstarre usw. werden wir daher besonders in den Kinderjahren auftreten sehen, aber elbstverständlich auch im späteren Alter damit rechnen dürfen. Die Typhus-, die Leukämietaubheit des inneren Ohrs wird sich über viele Altersstufen verteilen, während diabetische, gichtische, arteriosklerotische Schwerhörigkeit in der Regel dem vorgeschritteneren Alter vorbehalten bleiben wird. Dem das Kapitel der Allgemeinerkrankungen (S. 82ff.) beherrschenden Leser werden diese kurzen Hinweise genügen, um ihn diese für unsere Betrachtungen notwendigen Schlüsse ziehen zu lassen.

Wie ist das klinische Bild des chronischen Adhäsivprozesses, dessen pathologische Anatomie wir ausführlich gewürdigt haben (S. 52)? *Chronischer Adhäsivprozeß des Mittelohrs*

Im Anschluß an virulentere oder hypovirulente akute Mittelohrentzündungen bleiben, oft wegen Mangels einer ausreichenden Behandlung, Exsudatreste zurück, die sich organisieren, zu Verwachsungen führen, Residuen in der Paukenhöhle besonders an den empfindlichen Fensternischen, in Form von Narbenzügen und Verwachsungen, Residuen im Trommelfell, in Form von narbigen, atrophischen Stellen, von sehnigen oder milchigen Trübungen, von Kalkeinlagerungen zurücklassen, starke Trommelfellretraktionen herbeiführen und schließlich zuweilen auch das Labyrinth mitgreifen. Kurz Residuen irgendwelcher Form werden, im Gegensatz zur Otosklerose, häufiger otoskopisch imponieren. Schubweise kann es mit dem Gehör schlechter werden, wenn akute Mittelohrattacken, zu denen Adhäsivprozesse neigen, hinzutreten, allmählich aber, wenn es zu sekundär degenerativen Prozessen im Labyrinth kommt. Funktionell werden Mittelohrstörungen vorherrschen, immerhin infolge der Labyrinthbeteiligung auch labyrinthäre Aus-

fälle (Verkürzung der Knochenleitung, Schädigung der hohen Töne)
eintreten können, ja gelegentlich auch vestibuläre Symptome sich ein-
finden (Schwindelgefühl).

Die Behandlung der Adhäsivprozesse ist nicht ganz aussichtslos,
je eher man mit energischen, jährlich mehrmals wiederholten Kathetrismus-
kuren beginnt und energische Schwitzprozeduren (evtl. mittels Kopflicht-
kastens) verordnet. Den theoretisch wohl begründeten Narbendurch-
schneidungen und Synechotomien folgen in der Regel neue Verwachsungen;
auch für Fibrolysininjektionen ist das Mittelohr kein erfolgreiches Be-
tätigungsfeld. Zur Mobilisation der Gehörknöchelchenkette, besonders
der auch in den Verwachsungsprozeß einbezogenen Steigbügelplatte in
der Nische des Vorhoffensters, ist die Vibrationsmassage des Trommelfells
eine dem Patienten wohltuende und manchmal auch nutzenstiftende Be-
handlungsmethode.

Von exquisit schleichendem Beginn und chronischem Verlauf ist
die offenbar oft lange oder evtl. ständig ohne Eiterfluß einhergehende
Tuberkulose des Mittelohrs, die frühzeitig mit relativ hochgradigen, auch
labyrinthären Hörstörungen ausgezeichnet sein kann (vgl. S. 198).

Unter Zugrundelegung bestimmter Prädilektionsalters- bzw.
Entwicklungsstufen, in denen eine ohne Eiterfluß einhergehende
Schwerhörigkeit in die Erscheinung tritt (wohlgemerkt: in die Erscheinung
tritt, denn die Disposition oder der Beginn kann schon weiter zurück-
liegen!), hätten wir folgende Abschnitte zu unterscheiden: Geburt, Pubertät, Menstruation, Gravidität, Puerperium, Klimakterium, Senium, Menstruation und Klimakterium sind physiologische Zustände, deren
Manifestation dem weiblichen Geschlecht reserviert erscheint, deren
Äquivalente aber vielleicht auch dem männlichen Geschlecht nicht
abzusprechen sind. Es ist sehr wohl denkbar, daß manche Erkrankungsform des Gehörs unklarer akuter Ursache mit periodischen Faktoren
der inneren Geschlechtsdrüsensekretion zusammenhängt.

Eine Altersstufe sei vorweggenommen, deren Prädilektionsstellung
sich durch physiologische Gesichtspunkte schwer erklären läßt, das Ende
des ersten Lebensjahrzehnts, die Altersperiode, in welcher sich mit
Vorliebe die kongenitale Lues im inneren Ohr zeigt. Rechtzeitige
Berücksichtigung dieses ätiologischen Faktors kann manchmal noch die
Entwicklung größeren Unheils, den Eintritt völliger Ertaubung, verhüten,
wenn nicht die kostbare Zeit durch nutzlose Mittelohrprozeduren (Politzern) vergeudet wird. Die gewöhnlich schon früher, im 4.—6. Jahre,
auftretende parenchymatöse Keratitis und das Vorhandensein der
Hutchinsonschen Zähne ergänzt die bekannte Trias.

Die mit zur Welt gebrachte Taubheit oder Schwerhörigkeit,
die kongenital, d. h. auf entwicklungsgeschichtlicher Mißbildung beruhend oder intrauterin, durch Entzündung erworben
sein kann, äußert sich im Falle der Doppelseitigkeit schon in den ersten
Lebensmonaten. Der aufmerksamen Mutter wird es selten entgehen, daß
ihr Kind nicht hört. In der Hoffnung, daß das Kind auf einzelne Schall-
eindrücke reagiere, sieht sie sich bald getäuscht, da es sich gewöhnlich

dann um keine Schall-, sondern Gefühlsempfindungen handelt. Die Sorge einer Mutter, daß ein Kind nichts höre, ist in der Regel berechtigt und diagnostisch wertvoller als alle komplizierten Stimmgabelversuche des Arztes!

Im Gegensatz zur doppelseitigen Schwerhörigkeit kann die einseitige Schwerhörigkeit erstaunlich lange verborgen bleiben. Bei irgendeiner Gelegenheitsursache, sei es, daß eine akute Erkrankung des gut hörenden Ohrs die Schwerhörigkeit des anderen Ohrs aufdeckt, sei es, daß aus äußeren Gründen eine Hörprüfung vorgenommen wird, kommt die einseitige Schwerhörigkeit zur Kenntnis des Patienten. Der negative otoskopische Befund, die negative persönliche Anamnese, dazu womöglich eine hereditäre Belastung werden die Diagnose auf angeborene Schwerhörigkeit, der häufig eine labyrinthäre Ursache zugrunde liegen kann, berechtigt erscheinen lassen. Soweit der labyrinthäre Typus in Frage kommt, ist eine kongenitale Aplasie des Ganglion spirale und peripheren Nervenverlaufs bis einschließlich des Cortischen Organs die pathologisch-anatomische Unterlage der klinischen Hörstörung.

Angeborene einseitige Schwerhörigkeit

Diese kongenitalen labyrinthären Schwerhörigkeitsformen haben die Neigung, in der Pubertät sich akut zu verschlimmern, wenn auch die Pubertätsschwerhörigkeit, offenbar ohne kongenitale Schwerhörigkeit, ein scheinbar vorher ganz gesundes Ohr befallen kann. In der Pubertät beginnende Schwerhörigkeit kann bis zur vollkommenen Taubheit fortschreiten. Wenn sich die kongenitale labyrinthäre Schwerhörigkeit während der Pubertät nicht wesentlich verschlechtert, so ist die Prognose besonders dann relativ günstig zu stellen, wenn keine familiäre Belastung und keine Mitbeteiligung des statischen Apparats vorliegt.

Pubertätsschwerhörigkeit

Das Puerperium mit seinen Umwälzungen der Geschlechts- und vielleicht auch der anderen Blutdrüsentätigkeit erzeugt aber nicht nur, wie bei der kongenitalen Schwerhörigkeit, eine Degeneration des Hörnerven, die auch, ohne kongenitale Schwerhörigkeit, im Puerperium scheinbar primär beginnt, das Puerperium ist oft eine kritische Zeit für den Beginn der typischen Otosklerose. Das zeitliche Zusammentreffen zwischen kritischen Zeiten der weiblichen Genitalsphäre überhaupt und dem Beginn oder einer akuten Verschlimmerung der Otosklerose ist ein so offenbarer, daß an dem inneren Zusammenhang kaum gezweifelt werden kann. Die Otosklerose, eine beim weiblichen häufiger als beim männlichen Geschlecht auftretende Ohrerkrankung kann bei oder kurz vor jeder Menstruation akute Schübe zeigen, die sich in gesteigertem Ohrensausen und vermehrter Schwerhörigkeit äußern. Gravidität, Puerperium und Laktation sind aber für die otosklerotisch veranlagten oder belasteten Frauen zuweilen Zeiten katastrophalen Hörverfalls. Wenn die erste Gravidität noch keine wesentliche Hörverschlechterung gesetzt hat, so kann die zweite schon verhängnisvoller werden. Es heißt aber über das Ziel hinausschießen, weiblichen Mitgliedern aus Otosklerotikerfamilien wegen der Gefahr der Verschlimmerung bei dem betreffenden Individuum sowie wegen der ausgesprochenen Vererbbarkeit der Otosklerosedisposition das Heiraten zu verbieten.

Puerperium und Schwerhörigkeit

Otosklerose

Menstruation

Gravidität

Laktation

Klimak-
terium

Das **Klimakterium** ist die letzte Genitalphase, welche das Ohr beeinflussen kann. Selten, daß in diesem Alter noch ein vorher gesundes Ohr frisch an Otosklerose erkrankt; wohl aber kann in dieser Zeit einem vorher schon ergriffenen Ohr eine neue erhebliche Schädigung zuwachsen.

Verhält-
nisse beim
männlichen
Geschlecht

Bei dem **männlichen** Geschlecht, dem zum Teil diese scharfen Zäsuren des genitalen Auf- und Abstiegs fehlen, werden anamnestisch genaue Anhaltspunkte, zu welcher Zeit die Schwerhörigkeit begann oder sich zusehends verschlechtert hat, fehlen oder eben schwer nachweisbar sein. Man ist dann geneigt, gelegentliche Vorkommnisse als wesentliche, nicht wie es dem Sachverhalt entspricht, als Gelegenheitsursache zu deuten, die in der Tat nur den schon vorher fallbereiten Stein eben gerade ins Rollen gebracht hat. Otosklerosen, z. B. als Folge von Erkältungen,

Otosklero-
tische Ver-
anlagung

wären offenbar niemals zum Ausbruch gekommen, wenn nicht die **otosklerotische Veranlagung** des Individuums bereits einen biohistologisch so labilen Bau bewirkt hätte, daß ein minimaler Anstoß, die so bedeutungsvoll erscheinende Gelegenheitsursache, genügt, um all die Rückbildungs- und Neubildungsprozesse auszulösen, die bei der Otosklerose eine Rolle spielen (vgl. Klinische Pathologie S. 57).

Klinisches
Bild der
Otosklerose

Klinisch stellt sich uns demnach die **Otosklerose** als eine in ihrem Beginn zwar an bestimmte Lebensabschnitte sich anschließende, mit progressiver Schwerhörigkeit einhergehende Ohrerkrankung dar, die durch zahlreiche Gelegenheitsursachen ausgelöst werden kann. Neben charakteristischem Ohrgeräusch (oft Glockenläuten) wird die Schwerhörigkeit anfangs weniger empfunden. Das **otoskopische Bild** ist meistens ohne Befund, die Auskultation frei von Nebengeräuschen, der Luftstrom des Katheterismus eher breiter als normal. Zuweilen kann man als Ausdruck der Veränderungen der Labyrinthkapsel eine durch das Trommelfell durchscheinende **Hyperämie der Promontorialwand** wahrnehmen. Oft ist der Gehörgang auffallend trocken und weit (trophische Störungen?), das Trommelfell des Otosklerotikers daher besonders gut zu übersehen. Auch fehlt die normalerweise mehr oder weniger ausgeprägte Berührungskitzelempfindung nicht selten. Die **Hörprüfung** gibt in der Regel den Befund einer Mittelohrschwerhörigkeit, doch sprechen labyrinthäre Ausfälle nicht gegen Otosklerose (vgl. Klinische Pathologie S. 57ff.). Die Ergebnisse des **Gellé**schen Versuchs für die Diagnose frühzeitiger Stapesankylose, des Hauptcharakteristikums der typischen Otosklerose, sind nicht eindeutig genug, um über den Bereich fachärztlicher Methoden hinaus eingehend geschildert werden zu müssen.

Der **Gellé**sche Versuch fußt auf der in der Regel die Otosklerose begleitenden Stapesankylose. Luftkompressionen des Gehörgangs wirken bei fixiertem Stapes auf das Hören einer Stimmgabel anders wie bei normal beweglichem Steigbügel. Setze ich z. B. die Olive eines Politzerballons luftdicht in den Gehörgang, die Gabel auf den Ballon und komprimiere, so tritt normalerweise eine Abschwächung des Gabeltons ein („Gellé +"), bei ankylosiertem Stapes hingegen keine Abschwächung („Gellé —").

Behandlung

Therapeutisch ist bisher noch kein Weg allgemein anerkannt worden; am meisten wird die Darreichung von Phosphor, am besten gleichzeitig mit Kalk (Phosphor täglich 1—1$^1/_2$ mg, dazu 3 g Calcium lacticum), in der Absicht, die Wachstumsstörungen des Knochens zu beeinflussen, Erfolg versprechen, fraglos auf den sekundären nervösen Zustand günstig einwirken. Eine kräftig durchgeführte Vibrationsmassage des Trommelfells, zwecks Besserung der Stapesankylosierung, hat zum mindesten oft vorübergehende Hörverbesserungen zur Folge, während der Katheterismus, soweit er nicht interkurrente Störungen beseitigen soll, wenig Zweck hat. Ähnlich der Massagenerschütterung scheint zuweilen äußerer Lärm, Erschütterung in der Eisenbahn, hörverbessernd zu wirken: Paracusis Willisii. Interkurrente Störungen aber, Mittelohrkatarrhe, Tubenschwellungen sind möglichst restlos zu beseitigen, da naturgemäß jede zurückbleibende geringe Hörverschlechterung nach einer akuten Mittelohrattacke vom Otosklerotiker mehr als von einem normalhörigen Individuum empfunden wird. Aber selbst die sorgsamste Behandlung wird leider oft den Verschlimmerungsschüben nach akuten Mittelohraffektionen, besonders wenn sie in einer der erwähnten kritischen Lebensphasen sich ereignen, machtlos gegenüberstehen. Auf die Schwierigkeiten in der Diagnose der Otosklerose, wenn eine Kombination mit Adhäsivprozessen vorliegt, sei hier als auf einen Gegenstand rein fachärztlichen Interesses nur kurz hingewiesen.

Neben dieser angeborenen Neigung des Hörapparats, vorzeitig funktionsuntüchtig zu werden, müssen wir daran denken, daß, wie jedes Organ und insbesondere das fein organisierte Schwesterorgan, das Auge, auch das Ohr einer natürlichen Abnutzung unterliegt. So erstaunlich auch manchmal noch die Scharfhörigkeit alter Greise ist, so natürlich erscheint es einem, wenn das Gehör im Alter nachläßt. Ob hier idiopathische senile Atrophien des Hörnerven vorliegen können, wie sie pathologischerweise schon im jugendlichen Alter auftreten, oder stets die Arteriosklerose als ursächliches Verbindungsglied anzunehmen ist, darüber können erst weitere einschlägige histologische Untersuchungen Aufklärung bringen. Der Aufbrauch des Hörnerven bleibt ein physiologischer, solange die an den Hörnerven gestellten Anforderungen ein Mittelmaß nicht überschreiten. Individuen, bei denen der Hörnerv einem ständig gesteigerten Reiz ausgesetzt ist, Individuen also, die durch ihren Beruf gezwungen sind, sich viel in lärmenden Betrieben od. dgl. aufzuhalten, Schmiede, Schlosser usw., werden eine vorzeitige Abnutzung des Hörnerven erfahren, während andererseits, wie uns histologische Bilder lehren, der in seiner Funktionsausübung gehemmte Hörnerv einer Inaktivitätsatrophie verfallen kann.

Die professionelle Ertaubung der Schmiede usw. hält sich gewöhnlich streng an den Hörtyp der Labyrintherkrankung, starke Herabsetzung im Perzeptionsvermögen der hohen Töne, schwächere Einschränkung in dem der tieferen Töne; histologisch: Atrophie des Cortischen Organs, der zugehörigen Nervenfasern und Spiralganglienzellen, und zwar vorzugsweise der Basalwindung, in der nach Helmholtz ja gerade die hohen Töne perzipiert werden sollen. Von dem Zustandekommen der professionellen Schwerhörigkeit geben tierexperimentelle Untersuchungen ein erstaunliches Resultat, da scheinbar weniger die Luftleitungs- als die

Knochenleitungsschädigung zu berücksichtigen ist. Meerschweinchen, die 5—60 Tage lang einer elektrischen Klingel ausgesetzt wurden, zeigten keine Ohrveränderungen, während Tiere, bei denen der Blechboden des Tierkäfigs durch einen elektrisch getriebenen Hammer erschüttert wurde, eine Degeneration des Hörteils des inneren Ohrs erleiden. Danach käme als Prophylaxe weniger eine Verstopfung des Ohrs mit Watte, Wachs od. dgl. in Frage als eine technisch noch nicht recht durchführbare Zwischenschaltung schlecht schalleitender Medien zwischen Körper des Arbeiters und Schallquelle. Doch dürfte dieser Erschütterungsfaktor nicht bei allen Schallschädigungen maßgebend sein, selbst nicht bei denen, die fraglos mit einer gewaltigen Erschütterung einhergehen, wie die Geschoßdetonationen, gegen die als Schutz scheinbar im Kriege mit Vorteil Watte- und Wachsverschluß angewendet wurde.

In den Fragen der professionellen Schwerhörigkeit muß der Hausarzt, als Berufswahlberater der Familie, bewandert sein. Familien, in denen die Disposition zu Erkrankungen der Hörnerven vorliegt, sind vor Berufen zu warnen, die erfahrungsgemäß leicht mit einer Schädigung des Hörnerven einhergehen (Schlosserei, lärmende Fabrikbetriebe, Lokomotivführer, Telephonistin usw.). Hingegen sind Individuen mit einer persistenten Trommelfellperforation oder einer älteren Mittelohrschwerhörigkeit kaum mehr als andere gefährdet. Ja, es scheint fast, als ob ein inneres Ohr, dessen Mittelohrapparat erkrankt ist, und deshalb herabgesetzte Schallfortpflanzungsbedingungen zeigt, weniger zu professionellen Hörstörungen neigt als ein normales Mittelohr, ein Umstand, der allerdings wieder gegen die erwähnte ätiologische Sonderstellung der Schallärmzuleitung auf dem Knochenwege sprechen würde.

Der subakute bzw. chronisch exsudative Mittelohrkatarrh ist wegen seiner zu häufig rezidivierenden Eiterungen bestehenden Neigung an anderer Stelle geschildert.

Im übrigen sei auf den Abschnitt der Allgemeinerkrankungen verwiesen, in dem eine ausführliche Beschreibung der für unser Kapitel in Betracht kommenden Formen chronischer Schwerhörigkeit zu finden ist.

11. Behandlung der unheilbaren Schwerhörigkeit.

Selbstverständlich hängt die Art der Behandlung der Schwerhörigkeit von der Natur des der Schwerhörigkeit zugrunde liegenden Ohrenleidens ab und wird von Fall zu Fall verschieden sein oder sich mindestens nur für einige Krankheitsgruppen eine gemeinsame Therapie aufstellen lassen. Hier wollen wir nur Fälle berücksichtigen, in denen mit den üblichen therapeutischen Mitteln (Politzerverfahren, Katheter usw.) gar kein oder ein nur vorübergehender Effekt zu erzielen ist, so daß ein berechtigtes Verlangen besteht, andere therapeutische Wege einzuschlagen.

Leider ist man nicht in der glücklichen Lage, dem Ohr durch eine Brille Hilfe zu schaffen. Immerhin kann man durch geeignete Hörrohre oder elektrische Hörapparate dem Kranken das lästige Gebrechen erleichtern. Die Auswahl des für den Einzelfall passenden Hörrohrs ist individuell verschieden zu gestalten, je nach den Ansprüchen, die der Patient an das Hörrohr stellt. Rücksichten der Eitelkeit werden sich schwer mit denen der Zweckmäßigkeit restlos vereinigen lassen; sind doch gerade die auffälligsten langen Schlauchhörrohre diejenigen, welche oft die größte Hörverbesserung bringen. Am besten sucht sich der Patient ein geeignetes Rohr selbst beim Instrumentenmacher aus. Was nützt ein durch ärztliche Autorität aufgedrungenes, auffälliges Hörrohr, dessen Benutzung der Patient aus unangebrachtem Schamgefühl unterläßt. *(Auswahl eines Hörrohrs)*

Handelt es sich bei den Hörrohren nur um eine Hörverbesserung durch Schallwellenkonzentration, die in primitiver Weise jeder Schwerhörige durch bessere Ausnutzung seiner der Schallsammlung dienenden Ohrmuschel besorgt, indem er mit der nach vorn gewandten Hohlhand die Ohrmuschel vergrößert und etwas nach vorn biegt, so haben wir in den elektrischen Hörapparaten einen auf den physikalischen Grundlagen des Mikrophons konstruierten Apparat, dessen Nebengeräusche allerdings oft so hochgradig sind, daß die Schallverstärkung illusorisch wird. Zudem ist es eine Erfahrungstatsache, daß der Apparat oft an dem ersten und zweiten Tage scheinbar gute Dienste leistet, um dann allmählich zu versagen oder vielmehr dem Patienten die Einsicht zu bringen, daß der Anfangserfolg eben nur ein scheinbarer, oft vielleicht ein autosuggestiver gewesen ist. Firmen also, die einen sofortigen Kauf des recht teuren Apparats (Preis durchschnittlich über 150 M.), ohne Probebenutzung, verlangen, sind unbedingt abzulehnen. Es besteht ein Schutzverband für Schwerhörige, welcher die Schwerhörigen nicht nur in der Auswahl von Hörapparaten unterstützt, sondern sich überhaupt die Interessen der Schwerhörigen, besonders auch im wirtschaftlichen Existenzkampf, angelegen sein läßt. *(Elektrische Hörapparate)*

Lediglich auf eine Ausbeutung des durch phantastische Reklame befangenen Publikums laufen die vielen Hörpatronen und alle jenen kleinen Wunderapparätchen hinaus, die von dem Patienten in den Gehörgang eingeführt werden sollen, aber nur eine Erleichterung der Geldbörse statt des Ohrenleidens bewirken. In den Fällen, in denen eine Gehörgangseinlage dienlich ist, kommt das künstliche Trommelfell in Frage, gewöhnlich aber nur dann, wenn das Trommelfell oder ein Teil des Trommelfells fehlt. Über die Wirkung des künstlichen Trommelfells — gewöhnlich genügt ein kleines mit flüssigem Paraffin getränktes Wattekügelchen oder Gazestreifchen, das man am besten in der Gegend des ovalen Fensters an die mediale Paukenhöhlenwand anlegt — sind die Ansichten noch geteilt. *(Ausbeutung der Schwerhörigen durch Wunderapparate)* *(Künstliches Trommelfell)*

Plausibel ist die Erklärung, daß bei fehlender Hörknöchelchenkette die Schallverdichtungswelle gleichzeitig auf ovales und rundes Fenster drückt und sich so die Schallwellen in ihrer Wirkung gegenseitig abschwächen oder aufheben. Durch das künstliche Trommelfell sollen der Norm ähnliche Verhältnisse hergestellt werden.

Eine andere Theorie glaubt an eine Kontraktur des Stapedius durch Ausfall der Wirkung des Tensor tympani, des Antagonisten des Stapedius. Durch den Druck des künstlichen Trommelfells soll die fehlende Gegenwirkung des Tensor tympani ersetzt werden.

Der Nachteil von Watteeinlagen (künstlichen Trommelfellen) besteht oftmals in einem frischen Aufflackern einer akuten eiterigen Reizung an einer vorher seit langem trockenen Mittelohrschleimhaut.

Viel wichtiger aber und leider noch viel zu wenig beachtet ist die Möglichkeit, den Ausfall des Hörsinnes durch den Gesichtssinn bis zu einem gewissen Grade zu ersetzen.

Man durchmustere die Insassen der Taubstummenanstalten; da wird man alle die Kleinen finden, deren Gehör, soweit überhaupt noch Reste eines solchen vorhanden, sich nicht mehr bessern läßt. Sie wären für die menschliche Gesellschaft verloren, wenn ihnen nicht die besondere Fürsorge und Unterweisung in der Anstalt zuteil würde. Sie, die zum großen Teil nie ein Wort haben sprechen, nie den Vogel zwitschern, nie die Glocken läuten, nie die menschliche Stimme haben singen hören, sie wären ausgeschlossen aus dem Gedanken- und Empfindungskreise, den der Kulturmensch heute sein eigen nennt.

Ganz so schlimm steht es natürlich nicht um die, welche erst in späteren Jahren ihr Gehör eingebüßt haben; denn sie haben noch die Erinnerung an den einstmals vernommenen metallischen Klang der Glocke, an die Harmonien einer Tondichtung, an den frohen Gesang des Vogels im Walde. Doch neue Gehöreindrücke in sich aufzunehmen, ist ihnen versagt oder in lästiger Weise erschwert.

Das aber, was der Schwerhörige in seinem Verkehr mit der Umgebung, in seiner sozialen Stellung als das Hinderlichste empfindet, ist das mangelnde oder fehlende Verstehen der Sprache seiner Umgebung. Was ihm nicht besonders zugetragen wird, versteht er nicht; alle die vielen kleinen Äußerungen im alltäglichen Leben, die, ohne daß wir uns im einzelnen des Wertes bewußt werden, uns einen großen Teil der Orientierung über die letzte Vergangenheit, über die Gegenwart und über die nächste Zukunft geben, müssen dem Schwerhörigen mehr oder minder entgehen. Der Schwerhörige, der auf das, was ihm ins Ohr gesprochen wird, angewiesen ist, trifft nicht selber aus dem Gesprächsstoff der Umgebung die Auswahl dessen, was ihn interessiert, sondern muß eben die Wahl dem anderen, dem Sprechenden überlassen. Sobald der Schwerhörige nicht durch vieles Lesen diese Lücken auszufüllen trachtet — und nicht jeder hat die Zeit oder Lust dazu —, leidet der Interessen-

und Wissenskreis, leidet damit also auch das, was die Individualität des Menschen ausmacht. Die Abgeschlossenheit an sich andererseits übt naturgemäß auf die meisten Schwerhörigen einen seelischen Druck aus. So verstehen wir, wie mancher Schwerhörige oder Ertaubte ein gegen die frühere Zeit der Normalhörigkeit fremdes Wesen, verändertes Fühlen und Empfinden annimmt. Von Mißtrauen ist besonders gern die Stimmung des Schwerhörigen beherrscht.

Die beruflichen Schwierigkeiten, die infolge von Schwerhörigkeit auftreten, ergeben sich ganz von selbst.

Dann ist die Frage berechtigt: Ist die manchmal vorübergehende, leichte Besserung, welche die spezialärztliche Kunst bringen kann, das letzte, was solche Menschen beanspruchen dürfen? Soll man, wenn die bisher üblichen Behandlungsmethoden versagt haben, die Hände in den Schoß legen und den Patienten und sich mit der Diagnose trösten, daß es sich um eine unheilbare Schwerhörigkeit handelt?

Was heißt denn überhaupt „heilbar" und „unheilbar"?

Eine Hornhautnarbe nach Hornhautentzündung, ein rezidivfrei extirpierter, karzinomatöser Kehlkopf, eine Verknöcherung der Labyrinthhohlräume nach Labyrintheiterung gilt als „Heilung" trotz mehr oder weniger vollständigen Funktionsausfalls. Dem Kehlkopfkrebserkrankten wird der Kehlkopf entfernt; er geht somit der Sprache verlustig. Ist das erkrankte Gewebe radikal entfernt, so gilt er schon jetzt als geheilt. Lehrt man den Patienten außerdem noch, statt wie bisher mit der ausgeatmeten Lungenluft, mit der verschluckten und wieder herausgepreßten Luft zu sprechen, so wird er auch von der Stummheit befreit, er lernt eine Sprache, die nur anders gebildet wird und darum auch anders klingt wie die normale Sprache. Ohne seine normale Sprache wiedererlangt zu haben, muß er also dann auch als von Stummheit geheilt gelten.

Viele unserer Organe sind einer anatomischen Heilung zugänglich, ihre Leistungen aber vermag der Körper einzubüßen, ohne daß ihm unerträgliche Störungen daraus erwachsen, weil andere Teile des menschlichen Organismus die Lücke funktionell auszufüllen vermögen.

Gibt es für die schwerhörigen Ohrenkranken nur eine anatomische, keine funktionelle Heilung?

Treten wir einmal der Frage näher, was denn eigentlich hören heißt! Was heißt „hören"?

„Hören" heißt: mit dem Ohr auffassen, d. h. die in Schall, Laut und ähnlichen Erscheinungen sich uns mitteilende Außenwelt in sich aufnehmen. Es handelt sich hierbei um Geräusch, Schall, Ton, die Harmonie der Töne, das heißt Musik und die Sprache. Würden nun die eben hier genannten Erscheinungen der Außenwelt nur dem Gehörorgan adäquate Reize setzen, so könnte selbstverständlich der Schwerhörige oder Taube im wesentlichen von jenen Dingen keine Kunde erhalten. Erinnert man sich aber daran, daß der Schall z. B., sofern er laut genug ist, eine Lufterschütterung verursacht, so wird man schon verstehen, daß der Schwerhörige von jenen im allgemeinen für das Ohr berechneten Phänomenen auf anderen Wegen Kenntnis bekommen kann. Ist die Welt der Töne dem Ertaubten ganz verschlossen? Wohl dem angeborenen Tauben, nicht aber dem später Ertaubten. Denn der ertaubte Musiker hat beim Lesen von Melodien und Spielen von Harmonien musikalische Vorstellungen, die als Ersatz der erst früher einmal durchs Ohr geweckten musikalischen Begriffe anzusehen sind. Hat doch Beethoven in der reichsten Melodienerfindung geschwelgt, als er schon jahrelang vollkommen ertaubt war (inneres Hören). Inneres Hören

Ganz besonders aber ist es unter den obengenannten, gemeinhin für das Ohr berechneten Äußerungen der umgebenden Welt die Sprache, deren Auffassung nicht streng an die Unversehrtheit des Hörorgans gebunden ist. Man hört nicht nur, sondern man sieht auch die Menschen sprechen. Ohne weiteres ist es jedem gegeben, zu sehen, daß ein anderer spricht; wer gut beobachten kann, sieht auch allmählich, wie gesprochen wird. Sache der Übung nun kann es nur sein, aus dem „daß" und „wie" sehen zu lernen, „was" gesprochen wird. Man hört nicht nur, man sieht auch die Menschen sprechen

Kurz, es ist klar, daß die Sprache, die gewöhnlich und vorwiegend mit dem Ohr aufgenommen wird — ich sage absichtlich „vorwiegend", weil die Beteiligung des Auges an dem Sprachverständnis z. B. jedermann bekannt ist, der sich im Theater zum leichteren Verständnis der auf der Bühne gesprochenen Worte des Opernguckers bedient —, daß die Sprache, die vorwiegend mit dem Ohr aufgenommen wird, auch mit dem Auge erfaßt und verstanden werden kann. Erinnere ich daran, daß ein Teil unserer Sprache, die, je nach dem Temperament, bei dem einen mehr, bei dem anderen weniger zur Geltung kommt, nämlich die Gebärdensprache und die mimischen Äußerungen des Affekts, überhaupt allein durch das Auge aufgefaßt werden, so dürfte es verständlich sein, wie sehr das Auge schon von Geburt dafür geschult ist, auf die Sprache der Umgebung zu achten.

Fällt also der eine für das Sprachverständnis benutzte Weg aus, so muß ein anderer, der bisher nur als schlecht gepflegter Pfad, als Nebenstraße, eine geringere Bedeutung hatte, oft und ausgiebig begangen werden, um ihn recht gut passierbar zu machen. Nicht also das, was wohl am nächsten liegt, das Ohr und immer wieder das Ohr zu behandeln, sei unser Ziel, sondern vielmehr das Gehör, und zwar in seiner Hauptaufgabe: das Sprachverständnis wiederherzustellen, ein Ziel, das ärztlicher Mühe und Arbeit wert ist.

Übung des Auges in der Auffassung der Sprechbewegungen   Wird das Auge des Patienten so weit geübt, daß er mit ihm die Sprache auffassen kann, so ist ein wesentlicher Teil seiner Schwerhörigkeit behoben. Mannigfache Erfolge lehren, daß diese Fähigkeit des Auges bei einer großen Zahl von Schwerhörigen oder Tauben sich in hohem Grade ausbilden läßt, wenn Vertrauen, guter Wille und Geduld mitgebracht wird. Mit Fug und Recht können wir daher sagen:

Die Schwerhörigkeit, soweit sie sich auf die Sprache bezieht, kürzer die „Sprachtaubheit" ist heilbar.

(Wir wollen den, wissenschaftlich für andere Fälle reservierten, Begriff „Sprachtaubheit" der Kürze und Prägnanz halber in unserem Sinne gebrauchen.)

Physiologische Betrachtungen   Da nun die schärfere Ausbildung des Auges für die Auffassungen der Sprechbewegungen der Weg ist, auf dem sich die Sprachschwerhörigkeit bzw. Sprachtaubheit heilen läßt, müssen wir der Frage nähertreten, in welcher Weise die Schulung des Auges vorgenommen wird.

Das Auge bzw. das dem Auge übergeordnete Gehirnzentrum für die Gesichtsvorstellungen muß es lernen, von dem Gesicht des Sprechenden „abzulesen", d. h. die mit den einzelnen Lauten, Silben und Wörtern usw. einhergehenden Gesichtsstellungen und -bewegungsprozesse genau so sprachlich zu deuten, wie der ABC-Schütze mit dem Gruppenbild einer Buchstabenreihe ein Wort und einen Wortbegriff, einen Satz und einen Satzinhalt zu verbinden lernt.

Während normalerweise beim Aussprechen eines Wortes bzw. wohl schon der innerlichen Vorstellung eines Wortbegriffs die akustische Komponente des Wortes in unserem Bewußtsein anklingt, wird es unser Ziel sein, den Schwerhörigen dahinzubringen, daß sich ihm mit Wortvorstellungen optische Erinnerungen verknüpfen. Offenbar muß sich allmählich ein in der Anlage bereits vorhandenes sensorisches Sprachzentrum (Unterstützung des Sprachverständnisses durch Operngucker!) schärfer ausbilden, dessen Sitz aber nicht mehr in dem Schläfelappen, sondern im Bereich der optischen Rindenzentren zu suchen ist. Ferner wird es auf eine feinere Ausschleifung der zwischen sensorisch-optischem und sensorisch-akustischem Sprachzentrum verlaufenden Assoziationsbahnen ankommen.

Das Auge des Schwerhörigen muß daran gewöhnt werden, jene Gebiete, die für die Lautdeutung besonders markante mimische Zeichen darbieten, ins Auge zu fassen und so das sich vor dem Auge des Ablesenden abspielende Nacheinander als Wort- und Satzkomplex zu deuten.

Man wird den Einwand erheben hören, daß es möglich sei, einzelne besonders markant ausgesprochene Laute oder Worte, nicht aber den in der Schnelligkeit der Umgangssprache dahingleitenden Redefluß aufzufassen und zu verstehen. Der Einwurf ist ganz berechtigt; gewiß werden einzelne Vokal- und Konsonantenstellungen, infolge der Verwaschenheit der Aussprache, dem ablesenden Auge entgehen. Es kommt aber auch viel weniger auf das einzelne Wort als auf den ganzen Satz an, in dem eine Anzahl charakteristischer Lautstellungen und -bewegungen genügen, um den Rest zu ergänzen und so ein Verständnis des ganzen Satzes zu ermöglichen. Man denke nur an die Schwierigkeit, ja geradezu Unmöglichkeit des Anfängers, eine ihm bisher nur aus der Grammatik und einigen Leseübungen bekannte fremde Sprache nunmehr in der Konversation mit dem Ohr zu verstehen. Die Übung lehrt den anfangs vielleicht Verzagenden recht bald, daß das, was ihm unmöglich schien, nicht allzu schwer zu leisten ist, die Übung in der Geschwindigkeit der Auffassung. Man denke ferner, mit wie einfachen Mitteln, mit wie wenig Linien z. B. die charakteristischen Züge eines Gesichts zu Papier gebracht werden können, daß wir den Betreffenden daraus ohne weiteres wiedererkennen und uns all die Kleinigkeiten, die zur Charakteristik nicht notwendig waren, aus dem Gedächtnis unbewußt ergänzen.

Aus diesen zwei Beispielen ersieht man, daß es bei dem Erlernen des Ablesens der Umgangssprache auf zwei wesentliche Momente ankommt, einmal auf die Übung in der Schnelligkeit der Auffassung, zweitens aber, und das besonders, auf die Übung, den Blick für die zur Auffassung notwendigen Charakteristika zu schärfen.

Es handelt sich eben bei dem Ablesen der Sprache um einen neuen psychologischen Vorgang, eine neue Gehirntätigkeit, auf die aber das Gehirn durch wesensähnliche Funktionen bereits vorbereitet ist. Lesen und Schreiben sind die aufeinander abgestimmten Gehirnleistungen, wie Hören und Sprechen. Interessant wäre es nun, eine Schreibmethode zu eruieren, bei der ähnliche oder gleiche Prinzipien gelten wie bei dem Ab„lesen" des Gesprochenen vom Gesicht des Sprechenden. Eine solche Schreibmethode brauchte nicht erst ad hoc für unseren Zweck eigens ersonnen zu werden, sie existiert bereits in dem Schreiben mit der Schreibmaschine.

Denn wie schreibt man denn mit der Schreibmaschine?

Man hat bekanntlich wie auf dem Klavier eine Klaviatur von Tasten vor sich. Ich bringe nun einen Buchstaben dadurch zu Papier, daß ich an einer bestimmten Stelle eine Taste niederdrücke. Also habe ich bei dem Schreiben des Buchstaben gar nicht mehr die Vorstellung des Buchstabenbildes der Kurrentschrift, sondern vielmehr eine neue Orts-, eine Raumvorstellung, besser noch eine neue Bewegungsvorstellung, nämlich die, daß ich zum Schreiben der Buchstaben eine Bewegung von bestimmter Richtung und Größe ausführen muß. Wenn wir nun sahen, daß es bei dem Ablesen nur darauf ankommt, aus Bewegungen gesprochene Laute zu deuten, so haben wir wohl in dem Vomgesichtablesen und Schreibmaschinenschreiben in ähnlicher Weise ein Paar von psychischen Funktionen vor uns, wie beim Lesen-Schreiben und Hören-Sprechen. Häufig wiederkehrende Worte und Satzwendungen bekommt man beim Schreibmaschinenschreiben zuerst „in die Finger", d. h. man verknüpft sehr bald mit ganzen Sätzen, Wortkomplexen einen ganzen Bewegungskomplex, ein Hintereinander von Bewegungs- und Richtungsvorstellungen.

Die scheinbaren Schwierigkeiten bei dem Ablesen des Gesprochenen vom Gesicht des Sprechenden sind also nur scheinbar und nicht gar so unüberwindlich.

Bei Erlernung der Taubstummensprache liegen die Verhältnisse anders. Das Höchste nämlich, was der Taubstumme im allgemeinen an Sprachauffassung erlernt, ist die Fähigkeit, bei langsamer scharf

Die Unter-
schiede im
Erlernen
des Ablesens
beim früh
Ertaubten
(Taubstum-
men) und
später Er-
taubten
artikulierter Sprache, oft auch nur von den Personen, mit denen der Taubstumme täglich verkehrt, die Mundstellungen der einzelnen Laute aus dem Mund heraus abzulesen. Wenn der Durchschnitt der Taubstummen das erreicht, so hat der Taubstummenlehrer für die enorme Mühe, die jeder, der dem Taubstummenunterricht einmal längere Zeit beigewohnt hat, nur bewundern muß, schon einen durchaus anerkennenswerten Erfolg erzielt.

Der später Ertaubte aber, der die Sprache, ihre Betonung, ihren Rhythmus kennt, soll natürlich nicht die einzelnen Laute, sondern das ablesen, was wir Konversationssprache nennen, und dazu ist, wie oben angedeutet, die Ausbildung in der Geschwindigkeit der Auffassung und in der Erkenntnis der Sprechbewegungscharakteristika unbedingt vonnöten. Genau so, wie wir uns vorzustellen haben werden, daß das akustische Wortbild und weiter das akustische Satzbild nicht als Mosaik im Schläfelappen deponiert ist, sondern nur in seinen charakteristischen Zügen — die gleichmäßige, mosaikartige Produktion der Lautsprache, wie wir sie bei gut unterrichteten Taubstummen hören, klingt uns fremd, fast unverständlich, schon Verschiebungen im Rhythmus der Sprache können Worte zur Unkenntlichkeit entstellen (falsche Betonung durch Ausländer!) — genau so wird auch das neu zu erwerbende optische Wortbild nur in den wesentlichen sich darbietenden Charakterizis sich ansiedeln.

In praktischer Hinsicht, d. h. zur ersten Erlernung und Übung in der Erfassung der Laut-, Wort- und Satzbewegungen kommt
Die mimi-
schen
Sprechbe-
wegungen
es zunächst einmal darauf an, ein getreues Bild jener Bewegungen zu bekommen.

Gutzmann gelang es, von den Lautbewegungen bestimmte Typen zu photographieren. Er fand, daß viele Laute gemeinsame Charakteristika haben und daß die durch das Gesicht mögliche Unterscheidung der Laute nicht so fein ausgebildet ist, wie die durch das Ohr ausgeübte Auffassung. Wir werden aber bald sehen, daß das nicht viel schadet, wenn wir die Verhältnisse und Eigentümlichkeiten der Umgangssprache berücksichtigen, die auch dem Ohr nicht lautrein, nicht als Mosaik von Lauten, sondern als Lautkomplex erklingt.

An drei Stellen, dem Unterkiefer, dem Mundboden und den Lippenwangenweichteilen sind Bewegungen zu beobachten, die gewisse Charakteristika für bestimmte Lautgruppen geben.

1. Am Unterkiefer können wir beobachten: a) eine Bewegung nach unten: **a**; b) eine Bewegung nach oben: **d, t, n**; mit Lippenschluß: **b, p, m**; c) eine Bewegung nach hinten oben: **f, v, w**.

2. Am Mundboden: a) eine Bewegung nach unten: **l**; b) eine Bewegung nach oben: **g, k, r**, hinteres **ch** (z. B. in „ach"), **ng, nk** (letztere zu sehen an dem Winkel, welchen Unterkiefer mit Hals bildet).

3. An den Lippenwangenweichteilen: a) schwache Bewegung nach vorn: **o**; starke Bewegung nach vorn: **u** (mit starker Lippenumstülpung), Bewegung nach vorn unten: **ö, ü**; b) Bewegung nach hinten: **e**; c) Bewegung nach hinten oben: **i**.

Das sind die wesentlichen Elemente, aus denen sich die Gesichtseindrücke der Sprache zusammensetzen. Noch nicht 10 charakteristische Lautstellungen sind es, denen mindestens 20 charakteristische Lautklänge gegenüberstehen. Wie ist es möglich, aus jenen wenigen Lautstellungen die Sprache der Mitmenschen zu erraten?

Wäre dem in der Tat so, daß wir die einzelnen Laute in der Umgangssprache mit dem Ohr auffassen und auffassen müssen, um die Umgangssprache zu verstehen, dann freilich wäre ein Zweifel an der Möglichkeit der Erlernung des Ablesens nicht unberechtigt. Doch weder hören wir so die Umgangssprache der Umgebung noch lernt das kleine Kind so die Umgangssprache der Umgebung auffassen und verstehen. Das Kind hört ganze Sätze, Wortgefüge und lernt, mit einer gewissen Summe und Anordnung von Worten einen bestimmten Sinn zu verknüpfen. Die Kenntnis der einzelnen Worte tritt erst allmählich ein, und die Zerlegung der Worte hinwiederum will erst, was ja der erste Leseunterricht bezweckt, besonders erlernt werden. Ferner gibt es Kranke, welche ganze Satzgefüge noch verstehen, einzelne Worte aber nicht aufzufassen vermögen und die Worte in Buchstaben zu zerlegen außerstande sind. Danach dürfte beinahe die Erlernung der einzelnen, dem Auge charakteristischen Lautelemente überflüssig erscheinen. — Wir dürfen aber nicht ohne weiteres die Erlernung der Sprache beim Kinde und beim Erwachsenen auf eine Linie stellen. Denn wir dürfen nicht vergessen, daß bei dem Kinde mit der Erlernung des Satzverständnisses, mit der Übung des Gehörs für Satzgefüge immer eng auch die zugehörige Begriffsbildung einhergeht, die Erfassung des Satzverständnisses also eine wesentliche konstante Unterstützung erfährt, die bei dem Erwachsenen, dessen Begriffe bereits einigermaßen ausgebildet sind, fehlt und daher eben das Erlernen einer neuen Sprache — so muß man das Erlernen der Ablesefähigkeit auffassen — ganz bedeutend erschwert.

Die Bedeutung des Satzkomplexes

Jedenfalls dürfte es wohl verständlich sein, daß es dem Schwerhörigen oder Ertaubten ausnahmsweise selten gelingt, nur durch eigene scharfe Beobachtung das Ablesen zu erlernen; die Mehrzahl wird einer systematischen Anleitung nicht entraten können. Eine Anleitung aber nur und nicht eine vollkommene Ausbildung kann die elementare Systematik der für das Ablesen in Betracht kommenden Faktoren darstellen. Die Vervollkommnung kann allein durch die Übung, durch den Sprachgebrauch erzielt werden.

Die Erlernung der Satzelemente

Wer ablesen lernen will, befindet sich, um noch einmal darauf zurückzukommen, in einer ähnlichen Situation wie der, welcher sich eine fremde Sprache im Auslande aneignen will. Wenn man völlig unvorbereitet, gar nicht mit den Elementen der fremden Sprache vertraut, ins Ausland kommt, so ist es unmöglich, daß man von dem Tohuwabohu der fremdsprachlichen Unterhaltung nur irgend etwas versteht. Anders, wenn man die Elemente, seien es auch nur die Elemente, einige wichtige Vokabeln und Redewendungen kennt; an diese auch nur dürftigen Anfangsgründe wird sich das Verständnis für die übrigen Teile der Sprache allmählich ankristallisieren, wenn man Wochen und Monate lang aufmerksam der Unterhaltung der Umgebung gefolgt ist.

Ganz wesentlich wird selbstverständlich die Vervollkommnung im Sprachverständnis beschleunigt durch Übung in der Sprachproduktion. Das liegt an eigenartigen psychologischen Faktoren, die an dieser Stelle zu besprechen, nicht der Platz ist. So viel muß ich aber doch zum Verständnis des Folgenden sagen, daß, wie die Übung des Sprachverständnisses die Spracherzeugung, kurz das Sprechen, wie die Übung auf dem Gebiet des musikalischen Hörens das Singen und, wenn auch nur mit Einschränkung, das Spielen bestimmter Instrumente, die Übung auf dem Gebiet des räumlichen Sehens das Tasten und Blicken, d. h. das bewußte Fixieren der Gegenstände, vorstellt. Endlich ist als eine entsprechende Übung für das Lesen zweifellos das Schreiben anzusehen.

Hören und Sprechen, Lesen und Schreiben sind koordinierte Funktionen

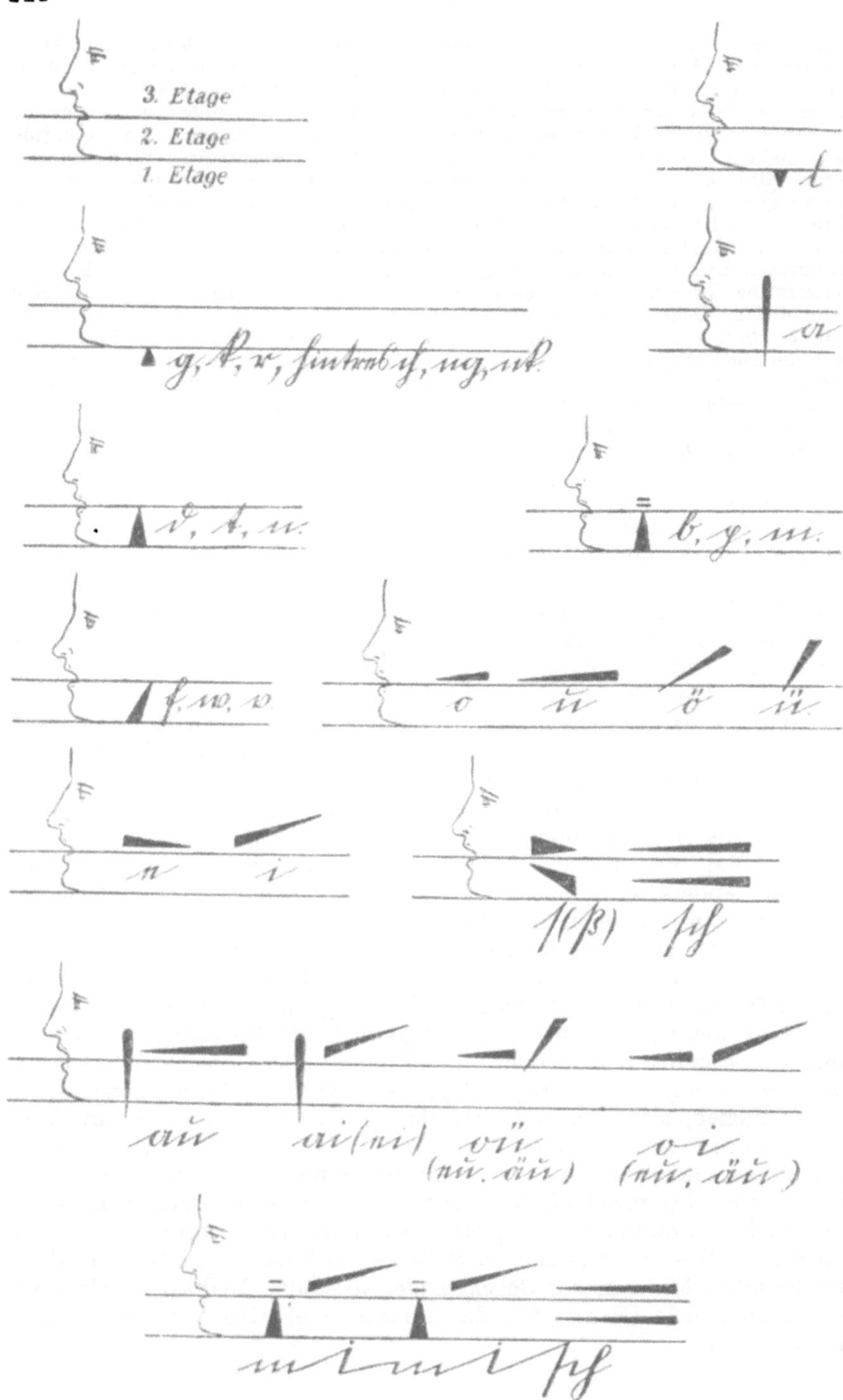

Abb. 77. Zeichen der mimischen Schrift.

Es kommt daher darauf an, für das Ablesen, das, wie der Name sagt, Der Zweck
der
mimischen
Schrift nichts anderes wie ein Lesen ist, eine Schreibmethode zu finden, die so beschaffen ist, daß durch ihre Übung die Aufmerksamkeit des Übenden auf die Punkte gelenkt wird, die zur Erlernung des Vomgesichtablesens wesentlich sind, die also nicht nur in ihrem Wesen, wie das Schreiben mit der Schreibmaschine, sondern auch in ihren einzelnen Elementen den für das Ablesen in Betracht kommenden entspricht.

Welche Erfordernisse muß nun eine solche Schreibmethode, eine Schrift, die gerade jenen für das Ablesen wesentlichen Momenten gerecht wird, erfüllen? Sicherlich doch eine Schrift, welche die beim Ablesen am Gesicht des Sprechenden zu beobachtenden Bewegungen wiedergibt. Eine Schrift nun, welche Bewegungen wiedergeben will, muß den Ort, die Richtung und die Größe der Bewegungen ausdrücken können. Jenen drei Hauptforderungen kommt eine Schrift nach, die ich auf Grund der den Lautstellungen eigentümlichen Mimik konstruiert und, ihrer Entstehung entsprechend, mimische Schrift benannt habe.

Die mimische Schrift muß den Ort, die Richtung und die Größe der mit der Ausdrucks
möglich-
keiten der
mimischen
Schrift Lautstellung verbundenen Bewegung wiedergeben. Richtung und Größe einer Bewegung können wir durch Pfeile ausdrücken oder, da die Zeichnung von Pfeilen etwas umständlich erscheinen dürfte, durch Keilschrift derart, daß der Verjüngung des Keils die Bewegungsrichtung entspricht; eine größere, ausgiebigere und anhaltendere Bewegung muß durch einen entsprechend längeren und dickeren Keil bezeichnet werden. Wie aber sollen wir den Ort, an dem die Bewegung stattfindet, andeuten? Wir sahen, daß wir die Lautstellungen an drei Gegenden des Gesichts ablesen können, dem Mundboden, dem Unterkiefer und den Lippenwangenweichteilen. Man erkennt ohne weiteres, daß die Gebiete in der Reihenfolge, wie ich sie genannt habe, von tieferen zu höheren Partien des Gesichts hinauf zu verfolgen sind: der Mundboden liegt am tiefsten, der Unterkiefer höher, die Lippenwangenweichteile am höchsten. Projizieren wir uns nun die Gesichtskonturen auf ein Linienblatt, so zeigt sich, daß wir die Bewegungen des Mundbodens unter die Zeile (Etage 1), die des Unterkiefers auf die Zeile (Etage 2), die Bewegungen der Lippenwangenweichteile über die Zeile zu setzen haben (Etage 3).

Die mimische Schrift ist daher eine Keilschrift, die durch die verschiedene Die Zeichen
der
mimischen
Schrift Lage, Richtung und Größe der Keile allen den Bedingungen gerecht wird, welche den mit den Lautstellungen einhergehenden mimischen Zeichen ihr Charakteristikum geben.

Ich will nunmehr in der oben angedeuteten Gruppierung die Zeichen folgen lassen[1]), angeordnet nach den drei Etagen, in denen die den Lautstellungen eigentümlichen mimischen Charakteristika zu beobachten sind.

1. Unterste Etage: Mundboden.

Bei „l" baucht sich der Mundboden nach unten vor.

Bei „g", „k", „r", hinterem „ch" (z. B. in „ach"), „ng", „nk" findet am hinteren Teile des Mundbodens, am Übergang zum Hals (Unterkieferhalswinkel) eine nach oben gerichtete geringe Bewegung statt.

2. Mittlere Etage: Unterkiefer:

Bei „a" geht der Unterkiefer sehr stark nach unten. Die Bewegung spielt sich von der ersten bis in die dritte Etage hinein ab, besonders aber in der zweiten.

Bei „d, t, n" geht der Unterkiefer gerade nach oben ohne Lippenschluß.

Bei „b, p, m" geht der Unterkiefer gerade nach oben mit Lippenschluß.

Bei „f, v, w" geht der Unterkiefer schräg nach hinten oben.

---

[1]) Nach H. Gutzmanns Untersuchungen.

3. Obere Etage: Lippenwangenweichteile.

Bei „o, u, ö, ü" findet eine Bewegung der Lippenwangenweichteile nach vorn bzw. nach vorn unten statt.

Bei „e" findet ein Zug der Lippenwangenweichteile nach hinten, bei „i" nach hinten oben statt. .

Eine kombinierte Bewegung in zwei Etagen findet bei „s" und „sch" statt.

Bei „s": Unterkiefer nach vorn, Lippenteile nach hinten.

Bei „sch": Unterkiefer nach vorn und Lippenteile nach vorn.

Die Doppelvokale würden folgendermaßen ausfallen:

Da auf den Vokalen die Betonung der Rede ruht, bei ihnen also der Rede Fluß länger stockt als bei den Konsonanten, müssen die Vokale durch besonders lange und dicke Keilstriche bezeichnet werden. Selbstverständlich wird die mimische Schrift, wie z. B. auch die Stenographie, nicht orthographisch korrekt geschrieben, sondern so, wie es die Aussprache im Umgangsverkehr verlangt.

Man kann natürlich in einer, nichts anderes wie die Sprechbewegungen auf das Papier projizierenden Schrift auch alle möglichen Feinheiten und Schattierungen anbringen; ich weise nur auf die doppelte Wiedergabe des „eu" (oi und oü) hin. Es kann ferner z. B. das „d" durch einen in der zweiten Etage nach oben gerichteten Keil mit darüber gesetztem Punkt ausgedrückt werden. Der Punkt, als Zeichen der mit den Explosivlauten „b, d, g, p, t, k" verbundenen Explosion unterscheidet deren Lautzeichen von den sonst gleichen Keilzeichen „m, n, ng". Auf andere, aus dem Rahmen theoretischer Betrachtungen sich allzu weit heraushebende, für eine sinngemäße Verwendung der Schrift erforderliche Einzelheiten einzugehen, wie die Bezeichnung von verwaschenen Lauten, von Endsilben usw. muß ich mir an dieser Stelle versagen.

Freilich darf man das Ablesen en face des Sprechenden nicht ganz außer acht lassen und muß auch die en face sich ergebenden Merkmale üben. Doch ist die alleinige Beobachtung von Lippen und Mund, wie es fast alle, die in Taubstummenanstalten aufgewachsen sind, zu tun gewohnt sind, entschieden, als nicht den Anforderungen der Umgangsunterhaltung entsprechend, zu verwerfen. Die Hauptmerkmale, die sich dem en face Ablesenden ergeben, will ich in Kürze anführen, zumal diese Merkmale zum Teil auch von der Seite zu beobachten sind und so das Ablesen vom Profil des Sprechenden erleichtern können.

Von vorn zu beobachtende Charakteristika der Vokale:

Beim „u": Umstülpung, Rüsselbildung der Lippen.

Beim „i": Lippen zurückgezogen, Mundwinkel breit, schräg nach hinten oben, Zähne nahe.

Beim „a": Mundöffnung, dabei Ruhestellung der Lippen.

Beim „o": Mundspalte oval.

Beim „e": Mundspalte verbreitert, Zähne näher als beim „a", weiter als beim „i".

Bei „b, p, m": Lippenschluß.

Bei „d, t, n": Zahnreihe nahe, aber nicht geschlossen, Zunge an der oberen Zahnreihe.

Bei „g, k, ng, nk": Zahnreihe weiter, Zunge an der unteren Zahnreihe, Zungenrücken sichtbar.

Bei „f, v, w": Unterlippe an die oberen Schneidezähne.

Bei „s, ss": Zahnreihen nahe, Mundspalte breit, Mundwinkel nach hinten.

Ich habe hier nur einige auffallende Charakteristika angeführt. Bei scharfer Einzelbeobachtung, die aber, wie schon mehrfach betont, in der Umgangssprache gar keine Rolle spielt, dürfte man noch dieses oder jenes Charakteristikum, das hier anzugeben zu weit führen würde, verwerten können.

Schließlich ist und bleibt bei der Erlernung des Ablesens das Wesentliche nicht die Einzellautstellung und Einzelsilbe, sondern der Satz, und zwar der mit Sinn verbundene Satz. In denselben Gesichtsregionen, in denen man seit Kindheit gewöhnt ist, die Affektäußerungen der Umgebung abzulesen, ohne die zu den Affektäußerungen notwendigen Muskelkoordinationen einzeln wahrnehmen, analysieren zu können: Ablesen der affektiven Mimik, in denselben Gesichtsregionen soll der Schwerhörige oder Ertaubte lernen, möglichst großzügig, aus ganzen Bewegungskomplexen, die mit der Artikulation einhergehen, die Sprache zu deuten: Ablesen der artikulatorischen Mimik. Zudem muß der Schwerhörige die affektive Mimik als unterstützende Ausdrucksbewegung für die artikulatorische Mimik betrachten. So wird er z. B. bei Fragen, die er an eine Person stellt, bereits aus den Affektäußerungen während und nach der Fragestellung den Sinn der auf die Frage zu erteilenden Antwort vermuten können.

Die mimische Schrift, die ich nur in ihren einfachsten Grundzügen andeuten konnte, wird natürlich bei weiterer Übung ebenso abgeschliffen geschrieben (und wieder gelesen), wie wir es von der Mundlautsprache wiederholt betont haben. Sie scheint vor allem dazu zu verhelfen, was mir die praktische therapeutische Erfahrung gelehrt hat, daß die Lesevorstellung des Schwerhörigen, unter Vernachlässigung der einzelnen orthographischen Buchstabenkomponenten, sich immer mehr auf die Gesamtheit des optischen Lautbildes in seinen markantesten Zügen konzentriert. Denn wie z. B. an jedes gesehene Objekt leicht das akustische Wortbild anklingt, so können wir ohne weiteres auch das Schriftbild für die Benennung des Objektes in unserem Innern wecken. — Wie liegen nun die Verhältnisse, wenn wir in einem fremdsprachlichen Lande leben? Anfangs wird auch hier, wenn wir in der eben angedeuteten Weise das akustische Wortbild in unserem Innern wecken, uns das begriffentsprechende Wort der Muttersprache zum Bewußtsein kommen. Je heimischer wir uns aber in der fremden Sprache fühlen, desto mehr werden die Worte der neuen fremden Sprache in unserem Innern anklingen.

Ähnlich geht es mit der Reproduktion des Schriftbildes. Nur lange Übung wird den Schwerhörigen so weit bringen, von den zuerst gelernten Schriftbildern (der Kurrentschrift) zu abstrahieren und mit dem akustischen Wortbilde neue optische Wortbilder zu assoziieren. Hierbei stößt der Schwerhörige auf drei psychologisch zu bewertende Schwierigkeiten, einmal durch die Erlernung des neuen optischen Wortbildes an sich, zweitens durch die Notwendigkeit einer prompten Assoziierung des akustischen mit dem neuen optischen Wortbilde, drittens dadurch, daß man gewohnt ist, verhältnismäßig lautrein zu lesen, entsprechend der lautanalytischen oder lautsynthetischen Methode, nach der man lesen gelernt hat: Der buchstabierende ABC-Schütze zerlegt das Wort in seine einzelnen Lautkomponenten und baut es aus ihnen wieder auf. Sich also in der optischen Wortvorstellung von der lautzerlegenden Gewohnheit des Kurrentschriftlesens, sich von jener an dritter Stelle genannten Schwierigkeit freizumachen, soll die mimische Schrift, d. h. die Übung im Lesen und Schreiben der mimischen Schrift eine Unterstützung sein, die Übung im Schreiben insofern, als, wie wir oben sahen, die Fixierung gewisser sensorischer Eindrücke und Funktionen durch Übung äquivalenter motorischer Leistungen erreicht wird. Den beiden in erster Reihe genannten Schwierigkeiten Herr zu werden, der Erlernung der optischen Wort- und Satzbilder sowie der Anbahnung einer leichten Assoziation zwischen dem neuen optischen und dem alten, das Begriffsverständnis vermittelnden akustischen Wortbilde ist Sache langer praktischer Übung. Schließlich wird wohl die Vermittlungsstation des akustischen Wortbildes ganz ausgeschalten werden können (bei total „Sprachtauben") und das neu erworbene mimisch-optische Wortbild direkt durch die Perzeption des Objektbildes geweckt werden können.

12. Das schwerhörige Kind.

Hörstörungen. Sprachstörungen im kindlichen Alter. Taubstummheit.

a) **Allgemeine Bedeutung der kindlichen Schwerhörigkeit.** Unabhängig von der Schwere der Ohrerkrankung, unabhängig von pathologisch-anatomischen und diagnostischen Fragen muß die Schwerhörigkeit im Kindesalter von rein praktischen Gesichtspunkten aus betrachtet werden, infolge des grundlegenden Einflusses des Hörvermögens auf die Entwicklung des Kindes von der Geburt bis zum Abschluß der Schulpflicht, d. h. in der Hauptlernperiode des Menschen. Die für das spätere Alter wesentlichen praktischen Momente sind in dem vorigen Kapitel über die Behandlung der unheilbaren Schwerhörigkeit gewürdigt worden.

Auf so fruchtbaren Boden augenhygienische Vorschläge und Anregungen seit langer Zeit fielen, so stiefmütterlich ist das Ohr von Ärzten und Laien, von Lehrern und Verwaltung behandelt worden. Nur Bezolds unermüdliche Bestrebungen auf dem Gebiet der Taubstummenbildung und Hartmanns Organisation der Schwerhörigenklassen haben die Bewegung definitiv in Fluß gebracht und werden nun hoffentlich in den breitesten Schichten Fuß fassen.

Das Ohr ist das für die geistige Entwicklung notwendigste Sinnesorgan. Dem Blindgeborenen oder kurz nach der Geburt erblindeten Säugling fehlen alle optischen Eindrücke. Die Welt des Sehens ist aber im wesentlichen die räumliche Welt, in der Farben- und Helligkeitsunterschiede eine nur untergeordnete Rolle spielen. Die Welt des Räumlichen kann, außer durch das Auge, durch das Tastvermögen wahrgenommen werden. Wissen wir ja selbst von Taubblinden, zu welchen hervorragenden räumlichen Vorstellungen sie es lediglich auf dem Wege der Tastwahrnehmung gebracht haben. Ja, wir dürfen nicht vergessen, daß das Kennenlernen der räumlichen Welt bei dem Kinde anfangs physiologisch überhaupt vorwiegend durch das Tasten zustande kommt; wird ja doch das ursprünglich falsche Sehen (— die Netzhaut gibt objektiv die Außenwelt im umgekehrten Bilde wieder! —) zum Teil durch das Tasten des Kindes korrigiert und so schließlich das falsche Netzhautbild dauernd richtig gedeutet. In dem Tastorgan also haben wir ein von vornherein vorzüglich geeignetes Ersatzsinnesorgan für den Ausfall des Auges. Anders beim Ohr! Für das Ohr tritt vikariierend das Auge ein, aber nicht mit hervorragenden angeborenen Fähigkeiten, sondern nur mit einer in ihm schlummernden, rudimentären Begabung, die im Falle der Not energisch geweckt werden muß. Kurz, das sehuntüchtige Individuum hat in seinem Tastvermögen eine bessere Stütze als das hörschwache Kind in der Fähigkeit, mit dem Auge aufzufangen, was dem Ohr aufzufassen versagt bleibt.

Die **dominierende Funktion des Ohrs** besteht in der Perzeption der Sprache und damit in der Vermittlung der geistigen Welt für das Kind. Einige Bewegungen, wie „mama", „baba" wird das taube Kind optisch wahrnehmen und nachahmen; aber schon hier wird der Mangel des Gehörs deutlich in die Erscheinung treten: Die „a"-Bewegung wird vollführt, das „a" aber gar nicht oder jedenfalls nur mit einem kaum an die menschliche Stimme erinnernden häßlich schnarrenden Geräusch phoniert.

Dem Ohr daher noch vielmehr als dem Auge sollten Eltern und Hausarzt vom erzieherischen Standpunkt aus die intensivste Aufmerksamkeit und Fürsorge zuwenden! Gehör und Sprache sind nicht von-Inniger Konnex von Gehör und Sprache einander zu trennen, ihr Konnex ist so innig, daß der Ohrenarzt auch auf dem Gebiet der Störungen sprachlicher Entwicklung unbedingt Bescheid wissen muß. Denn sind das eine Mal die sprachlichen Störungen allein durch das Hörleiden bedingt — mangelhafte Sprachentwicklung des schwerhörigen Kindes, höchster Grad Taubstummheit —, so gibt es andererseits wieder ganz ähnlich verlaufende Sprachstörungen, die mit dem Gehör wenig oder gar nichts zu tun haben, deren Abgrenzung und richtige Beurteilung aber unbedingt auch der Ohrenarzt beherrschen soll. Viel mehr aber noch der Hausarzt, zu dessen Hauptfunktionen es gehört, gerade das Kind, und zwar nicht nur die körperliche, sondern mindestens ebenso die geistige und sprachliche Entwicklung zu überwachen. Hier nur die allein vom Ohr verursachten sprachlichen Hemmungen auszuführen, würde eine ganz willkürliche Abtrennung eines kleinen Teilgebiets ergeben, dessen Berührungspunkte zu dem allgemeinen Gebiet der Sprachentwicklung so vielfach und innig sind, daß zum mindesten auf die allgemeinen Hauptgesichtspunkte der Sprachentwicklung und Sprachstörungen eingegangen werden muß.

Ähnlichkeit otogener und nicht-otogener Sprach-störungen

b) **Ursachen von Störungen der kindlichen Sprachentwicklung.** EinesUrsachen von Störungen der kindlichen Sprachent-wicklung der bemerkenswertesten psychogenetischen Phänomene ist die Schnelligkeit, mit der das normal veranlagte Kind in der sprachlichen Entwicklung fortschreitet. Ganz grob können wir den Fortschritt mit einer geometrischen Progression vergleichen, indem die perzeptiven Einzelbausteine der Sprache nicht summatorisch aneinandergereiht, sondern multiplikatorisch miteinander verknüpft werden. Bleibt es bei der mechanischen Summation, so erhalten wir ein Resultat stumpfsinniger Arbeit, etwa das Resultat der sprachlichen Entwicklung eines schwachsinnigen Kindes, während die Multiplikation, die gegenseitige Befruchtung der einzelnen Sinneseindrücke zu neuen Werten, zu Begriffsbildungen dem normalen Kinde eigentümlich ist. Die Störung1. Senso-rische Störungen der sprachlichen Entwicklung kann begründet sein 1. in einem Fehlen einzelner Bausteine (Sinneseindrücke): periphere Schäden, besonders Schwerhörigkeit, unwichtiger Blindheit; 2. in einem Fehlen2. Begriff-liche Störungen geistiger begrifflicher Verarbeitung der Bausteine: geistige Minderwertigkeit. Die sprachliche Entwicklung ist aber noch von einem dritten sehr wichtigen Element abhängig, von dem motorischen. Der3. Moto-rische Störungen unmittelbare Anteil motorischer Defekte, die vom Rindenzentrum bis zur Peripherie der Sprechmuskeln hin lokalisiert sein können, an dem Zustandekommen sprachlicher Hemmungen (Stammeln ist eine schlechte Aussprache, Stottern ist eine spastisch paretische Sprachhemmung) ist klar. Aber die motorische Komponente der Sprache, die Sprachproduktion, kurz das Sprechen selbst, hat auch einen rückwirkenden Einfluß auf die Perzeption der Sprache und die Verarbeitung der durch das Ohr aufgenommenen sprachlichen Elemente. Ein Beispiel zur Erläuterung! Durch Lesen von Noten wird nur selten der Pianist ein Musikstück ins Gedächtnis aufnehmen; häufiges Spielen hingegen unterstützt das Gedächtnis, er „bekommt das Stück in die Finger". Lautes Lernen von Gedichten fällt den meisten leichter als leises Lernen; auch hier spielt eine motorische Komponente der Sprechbewegungen die Hauptrolle (das akustische Moment kommt offenbar erst in zweiter Reihe in Betracht, das Hören des laut Gelernten). Ohne hier auf die verschiedenen Denktyps bei den einzelnen Menschen eingehen zu wollen, dürfen wir als ein allen Menschen zukommendes Gesetz anerkennen: **Muskuläre Erinnerungsbilder** unterstützen die Begriffssphäre und **befruchten** damit auch die Intensität unserer **perzeptiven, insbesondere Hörfunktionen,** die ohne das unterstützende muskuläre Element eben oft fruchtlos verlaufen würden. Können wir ja bekanntlich auch eine fremde Sprache niemals allein durch Hören, sondern erst durch die produktive muskuläre Tätigkeit, durch das Sprechen erlernen. Die **muskuläre** motorische Tätigkeit des **Sprechens** ist ein die Begriffsbildung und sprachliche Auffassung **fixierendes Moment.**

Sprechen ist ein die sprachliche Auffassung fixierendes Moment

Es ist verständlich, was ein Ausfall einzelner Sinnessphären, besonders der uns in erster Linie interessierenden **Hörsphäre** bedeutet, **Taubheit, Taubstummheit,** wie aber durch pädagogische Inanspruchnahme, durch Hyperfunktion der anderen Sinnessphären und durch besonderes Heranziehen der muskulären Körperperipherie schließlich ein dem Vollsinnigen ähnliches Begriffsbild sich aufbauen kann. Bei **geringen** Ausfällen der **Hörsphäre** haben wir das Bild der **kindlichen Schwerhörigensprache,** Mängel der Sprachentwicklung durch Erschwerung der Sprachperzeption sowie der Sprachkontrolle durch das Ohr. Das Kind spricht mehr oder weniger Laute schlecht und fehlerhaft aus. (Die **Schwerhörigensprache der Erwachsenen** gewinnt durch die fehlende Sprachkontrolle jenen eigentümlichen weichen ausdruckslosen Charakter, aus dem das geübte Ohr schon die Diagnose auf eine ältere hochgradige Schwerhörigkeit stellen kann; der Sprache **fehlt** die **Modulation,** das An- und Abschwellen im Satze, die **Sprachmelodie,** Fehler, die der kindlichen Schwerhörigensprache auch zukommen, hier aber hinter den besonders auffälligen Mängeln der Aussprache an Bedeutung oft zurücktreten.)

Kindliche Schwerhörigensprache

Außer einem Defekt in der perzeptiven Hörsphäre und einem solchen in der Begriffssphäre ist häufig nur ein Defekt der motorischen Sphäre vorhanden, so daß es zu reinen Sprachstörungen kommt. Sprachstörungen minderen Grades (leichtes Stammeln oder Stottern) verlaufen lediglich in dieser produktiven motorischen Zone und werden keine wesentliche Rückwirkung auf die Begriffssphäre ausüben. Wohl können wir uns aber vorstellen, daß hochgradige Sprechdefekte, wenn sie nicht schon durch intellektuelle Ausfälle verursacht sind, sekundär zu Hemmungen in der Begriffsanreicherung führen können.

Neben rein sensorischen, intellektuellen und motorischen Momenten kommt noch als viertes die Stimmung, der **Affekt** des Kindes als wesentliche **Triebfeder der kindlichen Sprachentwicklung** in Betracht. Die Bahnen können gangbar sein, mangelhaft aber ist der Trieb, die Bahnen zu benutzen: das Kind **hört, versteht** auch alles, ist aber **sprechträge. Trotz Hörens** bleibt es **stumm:** „**Hörstummheit".** Es handelt sich um eine kinetische, nicht potentielle motorische Sprachstörung.

4 Affektive Störungen

Hörstummheit

Wenn der Anreiz zum Sprechen fehlt, wenn übereifrige Mütter, öfter Großmütter, dem Kinde alle Wünsche erfüllen, ehe das Kind Gelegenheit bekommen hat, der Erfüllung seiner Wünsche durch Stammel- und Sprechversuche einen gewissen Nachdruck zu verleihen, wenn also die Sprechträgheit durch die Unvernunft der Umgebung gleichsam großgezogen wird, so kann unter Umständen ein bis zum 3.—4. Lebensjahre hörstummes Kind nur durch Versetzung in eine fremde Umgebung, die die Wünsche des Kindes nicht errät, z. B. anläßlich eines Krankenhausaufenthalts, eine explosive Sprachentwicklung zeigen. Kann das Bild sich bei relativ normaler geistiger Veranlagung entwickeln, so entsteht es um so leichter bei geringen Defekten in einer der beschriebenen Sphären, besonders bei leichten intellektuellen Mängeln oder bei Hindernissen in dem motorischen Gebiet, sei es in den Rindenzentren, sei es in der Kernregion, sei es in der Peripherie durch Fehler der Sprachorgane, z. B. große Gaumen- und Rachenmandel. Vermag doch gerade eine starke **Rachenmandelhyperplasie** nicht nur unmittelbar sprachlich das Kind zu hindern, sondern auch indirekt, durch Beeinflussung der Psyche, indem sie das Kind stumpf und unaufmerksam macht — **Aprosexia nasalis.**

Bedeutung der Rachenmandelhyperplasie
Aprosexia nasalis

Zum Aufbau der Sprache bedürfen wir also endogener und exogener Komponenten. Als **exogen** lernten wir kennen 1. die sensorische periphere Sphäre (Hauptvertreter: **Gehör**), 2. die mit der Sprachproduktion einhergehenden **myopsychischen** Faktoren, d. h. Muskelspannungs- und Muskelbewegungsempfindungen, 3. die mit Erlernen der Sprache verbundenen **Begriffsvorstellungen** und deren **fixierenden** Wert. Jenen drei exogenen Komponenten, deren letztere auch den endogenen zugezählt werden könnte, ist als ursprünglichste Triebfeder der **endogene** Faktor des Affekts übergeordnet. Ein Lustaffekt wird durch die in der Mneme angelegten ersten Bewegungen (Saugen, Schlucken) ausgelöst, ein **Affekt** (Lust oder Unlust) **führt** das Kind zu weiteren motorischen Funktionen, so auch zu Äußerungen der **Stimme** und **Sprache**, ein **Affekt** wiederum wird es sein, der durch die motorischen Leistungen, durch die Sprechbetätigung **angeregt** wird. Während aber offenbar in der ersten **Lallperiode** die Produktion von Lauten **an sich** schon bei dem Kind ein **Lustgefühl** hervorrufen wird, das höchstens durch bestimmte, dem kindlichen **Ohr** besonders **angenehme** Laute beeinflußt wird, dürften wir in einer späteren, der **Nachahmungsperiode**, den von dem durch das **Ohr** kontrollierten Gelingen oder Nichtgelingen des gewollten Lautes bzw. Wortes usw. abhängigen Lust- oder Unlustaffekt als beträchtlichen **Regulator** für eine **erneute Sprachbetätigung** ansehen. Fällt das **Ohr** mehr oder weniger **aus**, so ist auch in der Abwicklung der maßgebenden **Affektvorgänge** ein **Hindernis** eingeschaltet.

Die primitive Bedeutung des Affekts für die Erlernung der Sprache, sowie seine sekundäre Bedeutung

Ein wechselvolles Spiel demnach, wie die einzelnen Faktoren angeregt werden und ihrerseits wieder anregen, wie ihnen bald eine passive bald eine aktive Rolle zugedacht ist. Nur wenn alle diese Faktoren, unter denen das Gehör eine bevorzugte Stelle innehat, gut gegeneinander

Keine Schematisierung in der Betrachtung der Sprachvorgänge!

abgestimmt sind und wie ein feines Räderwerk ineinandergreifen, ist eine glatte Entwicklung der Sprachperzeption und -produktion zu verstehen. Störungen an einer Stelle, z. B. am Hörapparat, sind daher nicht allein von lokaler Bedeutung, sondern müssen stets in ihrer Gesamtwirkung bewertet werden. Wir sahen, daß der Ausfall des Gehörs Stummheit verursacht oder nur Mängel der Sprachproduktion, durch schlechte akustische Auffassung, aber auch durch schlechte Kontrolle des Gesprochenen, daß ferner Begriffslücken eintreten, daß das Affektleben beeinflußt werden kann, indem die ersten sprachlichen Versuche durch Schwerhörigkeit keinen klanglich bedingten Lustaffekt auslösen, daß endlich Schäden der Sprachproduktionsorgane, z. B. große Gaumen- und Rachenmandeln, die ihrerseits wieder mit Hörstörungen einhergehen können, als reine Sprachhindernisse zu bewerten sind und zu Sprachmängeln bis zur Stummheit, bei vorhandenem Gehör „Hörstummheit", führen können, daß aber auch diese Hindernisse (Gaumen- und Rachenmandel) indirekt durch Beeinflussung des Affektlebens — Aprosexia nasalis — hinderlich sein können.

Ursächliche
Behandlung
der Sprach-
störungen Die Behandlung der von uns erörterten Sprachstörungen ist grundsätzlich eine ursächliche; Sprechübungen z. B. bei besserungsfähiger oder gar heilbarer Schwerhörigkeit wären sinnlos, solange man nicht das Ohrenleiden in Angriff genommen hat. Organische Sprechhemmnisse (Mandelhypertrophie) sind zu entfernen und dadurch schon oft bessere Bedingungen für die Sprechlust, für eine Hebung des Affektlebens zu schaffen. Für die Einleitung einer sprachlichen Behandlung bleibt Zeit, wenn die Beseitigung ursächlicher oder ursächlich gedeuteter Störungen erfolglos geblieben ist oder überhaupt weder Aussichten noch Möglichkeiten bietet.

Auf die Bedeutung der anderen für die Sprachauffassung bedeutsamen, wenn auch dafür, wie wir sahen, nur rudimentär veranlagten Sinnessphäre, des Sehens, verweise ich auf das im Kapitel über die Behandlung unheilbarer Schwerhörigkeit Gesagte.

Schwer-
hörigkeit in
der Schule **c) Schwerhörigkeit in der Schule.** Als von vielen kompetenten Seiten auf die gar nicht allzu selten beobachtete Vortäuschung von schwacher Befähigung, ja geradezu von geistiger Impotenz durch hochgradige Schwerhörigkeit mit allem Nachdruck hingewiesen wurde, mußte auch die Unterrichtsverwaltung dem Gegenstand ihr Interesse schenken.

Um den Einfluß der Schwerhörigkeit — wie wir bald sehen werden, der Schwerhörigkeit auch mäßigerer Grade — feststellen zu können, berechnete Bezold den Durchschnittsplatz derjenigen Schüler, welche an Schwerhörigkeit verschiedenen Grades litten. Wenn er die Summe der gewonnenen Werte auf die Schülerzahl 100 berechnete, so ist der Platz 50 als Durchschnittsplatz anzusehen.

Diejenigen Schüler, welche Flüsterstimme zwischen 8—4 m vernahmen, hatten einen Durchschnittsplatz von etwa 54,
die zwischen 4—2 m Hörenden von etwa 64,
die weniger als 2 m Hörenden von etwa . . . . 68.

Persönlich hatte ich in meiner schulärztlichen Tätigkeit Gelegenheit, etwa 400 Lernanfänger der Volksschulen genau auf ihr Hörvermögen und auf otoskopisch nachweisbare krankhafte Veränderungen zu untersuchen. Unter diesen fand ich sechs (!), welche die Flüsterstimme auf weniger als ½ m vernahmen. Die Richtigkeit des Funktionsbefundes wurde durch wiederholte Untersuchungen bestätigt. Von diesen sechs hochgradig schwerhörigen Kindern wurden mir fünf von den Lehrern als ganz unbrauchbare Schüler bezeichnet, während eines das mittlere Niveau der Klasse erreichte. Hörvermögen der Lernanfänger in Normalklassen

Nach den Erfahrungen von Hartmann u. a. erschien es besonders aussichtsreich, in den Hilfsklassen für Schwachbefähigte eine größere Zahl schwerhöriger Kinder zu finden.

Hartmann hat 205 Kinder der Berliner Hilfsklassen auf ihr Hörvermögen untersucht und darunter nur 41, d. h. 20% Schwerhörige gefunden, die auf eine Distanz von weniger als 4 m Flüsterstimme hörten; 8% vernahmen die Flüsterstimme nur auf eine Entfernung von 50 cm und darunter. Hörvermögen der Hilfsklassenkinder

Bei meinen in sämtlichen Breslauer Hilfsklassen 1906/07 angestellten Untersuchungen an insgesamt 677 Kindern hatte ich als Basis der Untersuchungen nicht die Flüsterstimme gewählt, sondern die leise Konversationssprache. Ich ließ mich dabei von dem Gesichtspunkt leiten, daß für geistig zurückgebliebene Kinder die Fremdheit der Klangfarbe der Flüsterstimme zu irrtümlichen Resultaten führen könne; zudem ist ja die leise Konversationssprache eine Anforderung, wie sie viel eher den im Unterricht geltenden praktischen Verhältnissen entspricht. Kinder, welche noch leise Konversationssprache auf 6 m hörten, bezeichnete ich als gute Hörer; Kinder, welche mit leiser Konversationssprache vorgesprochene Worte auf 6 m nur zum Teil verstanden, zum Teil die Worte derart verstümmelten, daß man ohne weiteres auf eine mangelhafte akustische Perzeption schließen konnte, bezeichnete ich als mittlere Hörer; Kinder, welche auf 6 m die leise Konversationssprache überhaupt nicht aufnahmen, als schlechte Hörer. Wie aus der nun folgenden Tabelle ersichtlich ist, wurden insgesamt 8% schlechte Hörer gefunden, eine Zahl, welche also mit der von Hartmann für diejenigen Kinder übereinstimmt, welche Flüsterstimme auf höchstens ½ m hörten.

Tabelle über das Hörvermögen an den Breslauer Hilfsklassen.
Im ganzen wurden 677 Kinder untersucht.

Kategorien	Klassenleistungen	Gehör	Ohrenbefund	Zahl der Fälle in Prozenten
1.	gut	gut	normal	11
2.	gut	gut	pathologisch	3,3
3.	gut	schlecht	normal	0
4.	gut	schlecht (mittel)	pathologisch	3
5.	schlecht	gut	normal	11
6.	schlecht	gut	pathologisch	4
7.	schlecht	schlecht	normal	1
8.	schlecht	schlecht (mittel)	pathologisch	4

Was das Prädikat der Klassenleistungen anlangt, so habe ich die Lehrer aufgefordert, jedem Schüler ein Gesamtprädikat zu erteilen, bei dem aber nur drei Abstufungen Berücksichtigung finden sollten, gut — mittel — schlecht. Das Prädikat „mittel" habe ich aus dem Grunde nicht mit verwertet, weil das offenbar oft Kindern erteilt worden sein dürfte, über deren Leistungsfähigkeit sich die Lehrer nicht bestimmt ausdrücken wollten oder konnten. Mit der alleinigen Verwertung extremer Befunde sowohl bei den Klassenleistungen wie bei den Ohruntersuchungen, hoffe ich, die durch Beobachtungsfehler und -täuschungen bedingten Ungenauigkeiten auf das erreichbar kleinste Maß reduziert zu haben.

Betrachten wir nun die Kinder mit guten Klassenleistungen, so sehen wir unter ihnen 3% rangieren, deren Gehör als schlecht befunden wurde, während mehr als weitere 3% hinsichtlich ihres Hörvermögens insofern Beachtung verdienen, als bei ihnen zum Termin der Untersuchung das Gehör zwar den „minimalen" Anforderungen unserer Methode entsprach, die objektive Untersuchung aber Veränderungen zeigte, welche auf eventuelle zeitweilig auftretende Verschlechterungen des Gehörs den Verdacht lenken.

Müssen wir eigentlich vermuten, daß unter den Schwachbefähigten die Schwerhörigen die schlechtesten Leistungen produzieren werden, weil bei ihnen ja nicht allein der Denkprozeß, sondern noch dazu ein die Auffassung von der Außenwelt zum großen Teil vermittelndes Sinnesorgan mangelhaft funktioniert, so erscheint es auf den ersten Blick paradox, daß wir unter den Schwerhörigen mindestens 3% zu verzeichnen haben, die zu den guten Schülern gehören.

Die Lösung dieses Widerspruchs können wir nur darin suchen, daß wir an der Richtigkeit des einen der beiden Befunde zweifeln, d. h. an der Richtigkeit der Diagnose „geistige Zurückgebliebenheit" oder an der Zuverlässigkeit der Hörbefunde. Es liegen nämlich nur zwei Möglichkeiten vor, entweder wird durch mangelhafte geistige Regsamkeit, d. h. dadurch, daß das Ohr wohl die Schallwellen aufnimmt, deren Inhalt aber als etwas Fremdes, Uninteressantes in keiner Weise verarbeitet, Schwerhörigkeit vorgetäuscht, oder die Schwerhörigkeit ist als eine bemerkenswerte Ursache der mangelhaften Beteiligung des Individuums an den Vorgängen der Außenwelt anzuschuldigen. Da die über das Hörvermögen erhobenen Befunde kaum als irrige Beobachtungen angesehen werden dürften, müssen wir für jene Gruppe von Kindern, bei denen Schwachsinn mit hochgradiger Schwerhörigkeit gepaart angetroffen wird, an der Tatsache einer erheblicheren geistigen Schwäche zweifeln. Solche Kinder können über ein ganz bedeutendes Auffassungs- und Vorstellungsvermögen verfügen: wir haben es mit sprödem, wenn aber gut vorbereitetem, auch ganz brauchbarem Material zu tun, das allerdings nur durch Anwendung bestimmter Hilfsmethoden bearbeitet werden kann.

Zur Erläuterung dieser Ausführungen diene folgende, aus den Hilfsklassen gewonnene Zusammenstellung:

	Schwerhörige [1]) und Guthörende	Schwerhörige	Guthörende
Gesamtzahl	677	77	443
Gute Leistungen	139	19	76
	ca. 20%	25%	ca. 17%

Wir finden also bei einer Gesamtzahl von 20% guter Leistungen nur 17% bei den Guthörenden, 25% hingegen bei Schwerhörigen.

Diese Zahlen dürften wohl nach unseren obigen Ausführungen mit beredter Deutlichkeit dafür sprechen, daß eben gewisse Grade und Formen von Schwachsinn durch hochgradige Schwerhörigkeit vorgetäuscht werden können. Vortäuschung von Schwachsinn durch hochgradige Schwerhörigkeit

Solche Kinder, deren Schwerhörigkeit so hochgradig ist, daß sie in den Normalklassen nicht haben mit fortkommen können, sind dann ganz naturgemäß in den Hilfsklassen, deren Anforderungen geringe sind, gute Schüler, zumal in den viel kleineren Klassen das Kind seine Hörreste viel besser ausnützen kann. Es ist aber nicht angängig, diese Kinder, deren Sinnesverwertung, deren Vorstellungsleben vorwiegend durch ihre Taubheit — ich gebrauche diesen in Laienkreisen für hochgradige Schwerhörigkeit oft benutzten Ausdruck — eingeschränkt ist, als schwachsinnig zu bezeichnen, und zwar deshalb nicht, weil man bei Schwachsinn nicht an eine Schwäche der Sinnesorgane, sondern an eine mangelhafte intellektuelle bzw. psychische Begabung des betreffenden Individuums denkt. Solche im wesentlichen durch ihre „Taubheit" geschädigten Individuen würde man vielleicht ganz zweckmäßig als taubsinnige Kinder bezeichnen können. „Taubsinnige" Kinder

Diesen Kindern stehen nun ganz besonders intelligente Kinder gegenüber, wie wir sie stets in den Normalklassen und regelmäßig in den Taubstummenschulen anzutreffen pflegen, die trotz ihrer hochgradigen Schwerhörigkeit Gutes leisten.

Wenn wir daher Qualität der Leistungen und Grad der Schwerhörigkeit in ihrem gegenseitigen Abhängigkeitsverhältnis betrachten, so werden wir zur Aufstellung von drei Gruppen gelangen:

1. Kinder, die wegen hochgradiger Schwerhörigkeit Schlechtes leisten: „taubsinnige" Kinder.

2. Kinder, die bei hochgradiger Schwerhörigkeit Schlechtes leisten: „taube schwachsinnige" Kinder. „Taube schwachsinnige" Kinder

3. Kinder, die trotz hochgradiger Schwerhörigkeit Gutes leisten: „taube intelligente" Kinder. „Taube intelligente" Kinder

Als praktische Konsequenz unserer Betrachtungen würde sich nun ergeben, die Kinder in ihrer Eignung für die verschiedenen Klassensysteme richtig auszuwählen. Hierbei haben natürlich die in einer großen Zahl von Städten bereits angestellten allgemeinen Schulärzte eine dankenswerte Aufgabe zu leisten. Ihnen wird es, gemeinsam mit Schulärztliche Aufgaben bei Schwerhörigen

---

[1]) Mittlere Schwerhörigkeit, „mittlere" Leistungen nicht berücksichtigt.

den Klassenlehrern, obliegen, zunächst einmal alle diejenigen Kinder auszumustern, deren Schwerhörigkeit überhaupt ein Hindernis für ihr Fortkommen im Unterrichte sein kann. Einer speziellen Nachuntersuchung würde es dann vorbehalten bleiben, diese vorgemusterten Kinder in verschiedene Kategorien zu ordnen, wobei ärztliche und pädagogische Gesichtspunkte in gleicher Weise Berücksichtigung finden müssen. Solche Kinder müßten nach dem Grade ihrer Schwerhörigkeit nicht nur eingeteilt, sondern erforderlichenfalls auch regelmäßig beobachtet werden. Denn nur so könnte in vielen Fällen nicht nur einer Verschlimmerung des Zustands vorgebeugt, sondern auch manche Schwerhörigkeit einer dauernden Besserung zugeführt werden.

Schulfach-
ärztliche
Aufgaben

Vor allem drei Gesichtspunkte müßten bei dieser speziellen Ohrenuntersuchung festgestellt werden: ob es sich um eine unheilbare, um eine besserungsfähige oder um eine heilbare Schwerhörigkeit handelt. Unter den Besserungsfähigen werden wir wieder solche Kinder, bei denen eine einmalige Behandlung schon eine dauernde Besserung des Gehörs mit sich bringt, von jenen abzusondern haben, bei denen wir nur durch eine dauernde Behandlung den Grad der Schwerhörigkeit bessern können.

Art der
Einschulung
des schwer-
hörigen
Kindes

Unter der Voraussetzung, daß eine Schulverwaltung die drei von uns betrachteten Systeme: 1. Normalklasse, 2. Schwerhörigenklasse, 3. Hilfsklasse, zur Verfügung hat, würde sich die Einschulung eines schwerhörigen Kindes etwa folgendermaßen vollziehen können.

Zunächst kommen selbstverständlich alle bis auf deutlich idiotische Kinder in die Normalklasse. Diejenigen nun, deren Leistungen nicht das Niveau der Klasse erreichen, werden ganz besonders dem die Klassen besuchenden Schularzt vorgestellt. Dieser hat nun zu entscheiden, ob das Kind noch einer speziellen ohrenärztlichen Nachuntersuchung unterzogen werden soll. Der Ohrenarzt würde dann den Grad und die Art der Schwerhörigkeit zu entscheiden haben sowie auf Grund der ihm von den Klassenlehrern zugegangenen Notizen über die Leistungen des Kindes Vorschläge betreffs einer Verbringung des Kindes in eines der Hilfssysteme — Schwerhörigen- oder Hilfsklasse — zu machen haben.

Ohrinvalide
Kinder

Ohrinvalide, d. h. solche Kinder, bei denen von einer Behandlung keine Besserung des Gehörs zu erwarten ist, sollten zunächst versuchsweise, wenn nicht eine gleichzeitig vorhandene geistige Schwäche evident ist, auf ein Jahr in eine Schwerhörigenklasse gebracht werden. Sollte auch hier, bei der besonderen Ausnützung des Gehörs und Berücksichtigung der Schwerhörigkeit (durch Förderung der schon oft angedeuteten Fähigkeit in dem Ablesen der Sprache vom Gesicht des Sprechenden) kein Erfolg erzielt werden, so würden diese Kinder dann unbedingt in eine Hilfsklasse gehören.

Ohr-
besserungs-
fähige
Kinder

Bei den ohrbesserungsfähigen Kindern würde zunächst unter Verwertung der durch die Behandlung evtl. erzielten Besserung des Gehörs ein Verbleiben in der Normalklasse in Frage kommen. Erst nach weiterem fruchtlosen Aufenthalt in der Normalklasse, nachdem die auf eine Besserung des Gehörs abzielende Behandlung erfolglos geblieben ist, würde eine Überweisung in eine Schwerhörigenklasse angezeigt sein, der dann natürlich ebenso wie bei den Ohrinvaliden schließlich einmal ein weiteres Zurückgehen in eine Hilfsklasse folgen könnte.

Die als ohrheilbar erkannten Kinder werden nach denselben Prinzipien zu behandeln sein, als ob wir es mit ohrgesunden Kindern zu tun hätten. Ohrheilbare Kinder

Von jener besonderen ohrenärztlichen Fürsorge- und Begutachtungsstelle aus, deren Wert gerade in einer dauernden Fühlung mit den Lehrern und der Schule liegen soll, könnte es, gelegentlich der persönlichen Rücksprache mit dem Vater oder der Mutter des betreffenden Kindes, viel leichter fallen, durch Aufklärung und Belehrung die Eltern nachdrücklich auf den Wert einer unter Umständen längeren, von Zeit zu Zeit wiederholten ohrenärztlichen Beobachtung hinzuweisen.

Arzt und Schule finden hier ein gemeinsames Feld der Betätigung. Anzuerkennen ist es, daß von seiten der Lehrer den hygienischen Bestrebungen großes Interesse entgegengebracht und, soweit es in ihren Kräften liegt, auch rege Förderung zuteil wird.

Wünschenswert wäre es, wenn in gleicher Weise auch von den Ärzten den mannigfachen medizinisch-pädagogischen Fragen der Schulhygiene, unter denen die Sorge für das abnorme Kind eine besondere Stellung einnimmt, immer größere Beachtung geschenkt würde.

Die Schulmaßregeln, die für die Schwerhörigen zu treffen wären, hat Hartmann etwa folgendermaßen fixiert: Hartmanns Vorschläge

1. Es ist darauf hinzuwirken, daß die Schwerhörigen von einem sachverständigen Arzte untersucht werden und, wenn es erforderlich ist, eine Behandlung des der Schwerhörigkeit zugrunde liegenden Ohrleidens stattfindet. Die mit Schwerhörigkeit behafteten Kinder sind durch Hörprüfung sämtlicher Kinder festzustellen. Diese Prüfung kann nach vorheriger Untersuchung durch den Lehrer vorgenommen werden.

2. Anweisung des Sitzplatzes in der Nähe des Lehrers.

3. Häufige Kontrolle, ob das schwerhörige Kind das Vorgetragene verstanden hat.

4. Der Schwerhörige muß im Hause und in der Schule möglichst viel mit Normalhörigen sprachlich verkehren.

5. Wird Flüsterstimme auf dem besser hörenden Ohr $\frac{1}{2}$ m weit oder auf noch kürzere Entfernung vernommen, so ist Umschulung in eine Schwerhörigenklasse gewöhnlich erwünscht.

6. Mangels an Schwerhörigenklassen kommt Unterricht in den Taubstummenschulen in Frage.

7. Eine Hauptaufgabe im Unterricht der Schwerhörigen ist Förderung des Sprachverständnisses, der Sprechfertigkeit, Erweiterung des Sprachschatzes sowie eine besonders auf den Hördefekt Rücksicht nehmende Auswahl des Anschauungsunterrichts.

Im allgemeinen wird es demnach unser Bestreben sein, ein Kind unter möglichst günstige Ausbildungsbedingungen zu versetzen. Mit der Menge des gebotenen Bildungsstoffes tritt hier die Aufnahmefähigkeit in Konkurrenz. Trockene Zahlen sind natürlich nicht definitiv maßgebend. Intelligenten Kindern mit einem Hörvermögen unter $\frac{1}{2}$ m

Flüsterstimme wird man die Wohltaten des Verkehrs mit normalsinnigen Kindern nicht entziehen dürfen, wenn sie ohne allgemeine körperliche oder Nervenschädigung den Anforderungen der Normalklassen gerecht werden. Reiflich aber sollte man sich die Überweisung eines mit Hörresten ausgestatteten Kindes in eine Taubstummenschule überlegen, sofern nicht dort, wie schon vielfach, die Kinder mit Hörresten eine besondere Berücksichtigung finden.

Taub-
stummheit　　d) **Taubstummheit.** Wenn wir sowohl die mit angeborener wie die mit erworbener Taubheit behafteten Individuen ins Auge fassen, bei denen beiden keine Sprachentwicklung — vom Ohr aus — eintritt oder die bereits entwickelte Sprache verkümmert und schließlich völlig verstummt, so müssen wir uns fragen, ob es richtig ist, beiden Kategorien eine einheitliche Bezeichnung beizulegen. Unterliegt es doch keinem Zweifel, daß ein Kind, das z. B. erst in seinem 8. Lebensjahre ertaubt ist und dann noch mangels geeigneter Erziehung und zweckmäßigen Schulunterrichts seine Sprache verliert, dessen Vorstellungsleben also durch eine reiche Zahl akustischer Eindrücke geweckt und beeinflußt ist, psychisch ganz anders zu bewerten ist, wie ein Kind, das von der Außenwelt niemals akustische Reizqualitäten empfangen hat. Kurz, wir dürfen nicht vergessen, daß die Welt eines Viersinnigen eine andere sein muß, wie die eines Vollsinnigen oder selbst auch eines Individuums, das, wenn auch nur wenige Jahre seines Lebens, im vollen Besitz seiner Sinne gewesen ist. Hält man aber dem entgegen, daß einerseits die Übergänge zwischen einem taubgeborenen, einem in den ersten Lebensmonaten, einem in den späteren Lebensmonaten und ersten Lebensjahren bis zu einem erst in den späteren Lebensjahren ertaubten Kinde sehr flüssig sind, daß aber andererseits die gegenseitige Kompensierbarkeit der Sinne individuell recht verschieden ist, welch letzterer Faktor zum Aufbau der Vorstellungswelt eines nicht Vollsinnigen von einschneidender Bedeutung ist — ich erinnere nur an die erstaunliche Entwicklung der geistigen und seelischen Qualitäten bei der taubstummenblinden Hellen Keller —, so sehen wir doch, daß es nicht recht angeht, die Taubstummheit nach der psychischen Seite hin enger abzugrenzen.

　　Nach einer anderen Richtung aber wäre es, wie Hammerschlag „Ange-
borene" und
„erwor-
bene" Taub-
stummheit mehrfach betonte, notwendig, die Begriffe schärfer zu fassen. Wir unterscheiden im allgemeinen die „angeborene" von der „erworbenen" Taubstummheit und verstehen darunter Stummheit, die die Folge einer mit auf die Welt gebrachten bzw. einer erst extrauterin erworbenen Taubheit ist. Die Trennung aber zwischen diesen beiden Gruppen sei deshalb keine durchgreifende, weil es auch intrauterin erworbene Fälle von Taubheit gibt, die also bereits bei der Geburt existiert. Es wäre daher richtiger, die „kongenitale" von der „erworbenen" (extrauterin und intrauterin erworbenen) zu trennen; kongenital hieße dann nichts anderes, wie „mitgezeugt". Den Fällen kongenitaler Taubheit wäre ein hereditär degenerativer Faktor eigen, und wir könnten dann neben einer erworbenen von einer hereditär-degenerativen Taubheit bzw. Taubstummheit reden.

Wie ist die hereditär-degenerative Taubstummheit charakterisiert, wie läßt sie sich diagnostizieren?

Wir werden mit Siebenmann zwei Typen der kongenitalen Taubheit unterscheiden:

A) Aplasie des ganzen knöchernen und häutigen Labyrinths,

B) Vorhandensein von knöchernem und häutigem Labyrinth; Epitheldegeneration der Wandungen des endolymphatischen Raums:

Wie wenig wir allerdings noch klinisch imstande sind, Fälle von Taubstummheit als kongenitale zu erkennen, hebt ganz besonders Schwabach hervor, der zwei pathologisch-histologisch als kongenital gekennzeichnete Fälle von Taubstummheit beschreibt, die anamnestisch als erworbene Taubstummheit gedeutet werden mußten.

Soweit wir uns also nicht durch eine möglichst exakte Anamnese über die Ätiologie der Taubstummheit zu orientieren vermögen, sind uns keine sicheren diagnostischen Faktoren gegeben, sondern nur Anhaltspunkte, die höchstens die Diagnose der kongenitalen Taubstummheit wahrscheinlich machen, ohne sie sicher zu stützen.

Je häufiger in einer Ehe taubstumme Kinder gezeugt werden, desto größere Wahrscheinlichkeit gewinnt die Annahme, daß wir es mit einer kongenitalen Taubstummheit zu tun haben; je gehäufter andererseits die Zahl der taubstummen Kinder aus einer Ehe ist, um so größer ist der Prozentsatz der Konsanguinität der betreffenden Eltern:

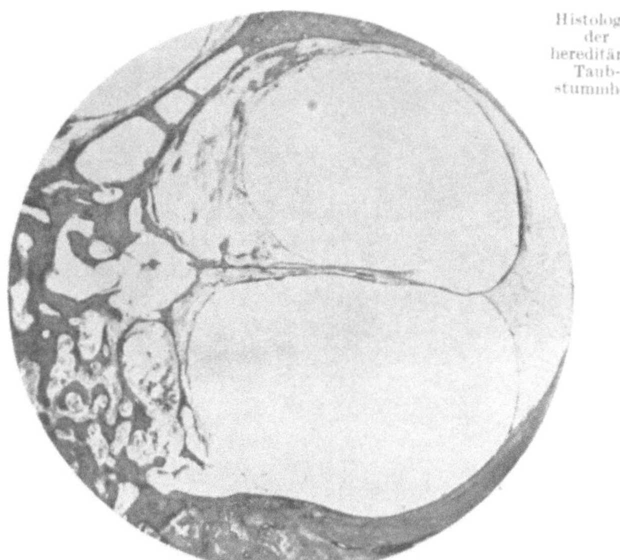

Abb. 78a. Mikrophotogramm.
Atrophie der nervosen Elemente des Cortischen Organs.

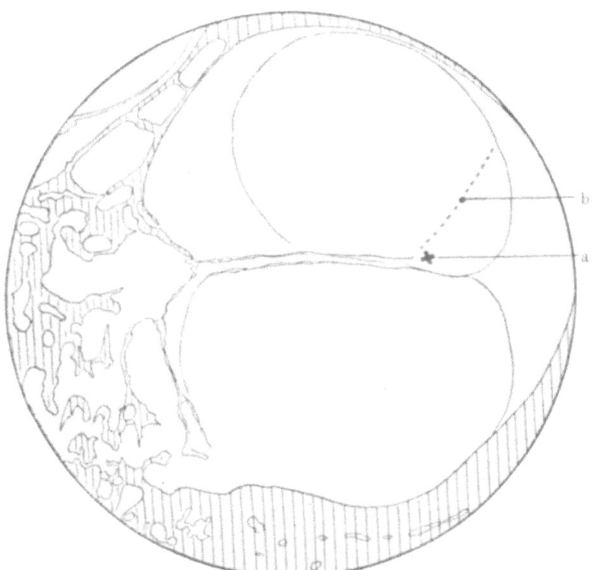

Abb. 78b. Erklärungsskizze zu 78a.
Atrophie der nervosen Elemente des Cortischen Organs bei Taubstummheit.
a = Stelle, an der normalerweise das Cortische Organ sitzt.
b = Fehlende Reissnersche Membran (durch Punktierung angedeutet). [Vgl. hierzu Abb. S. 328.]

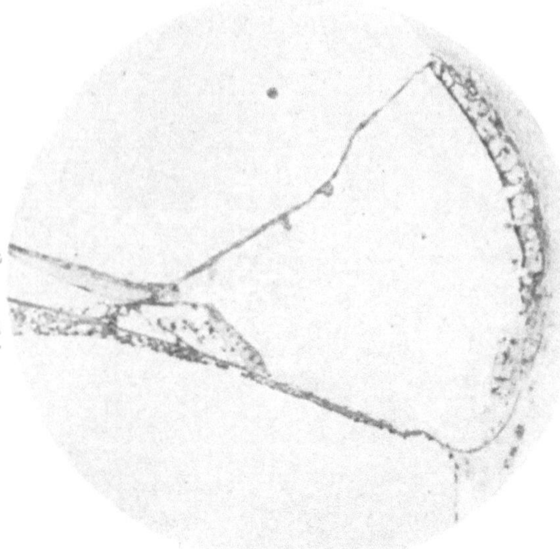

Abb. 79a. Mikrophotogramm.
Normaler Ductus cochlearis.

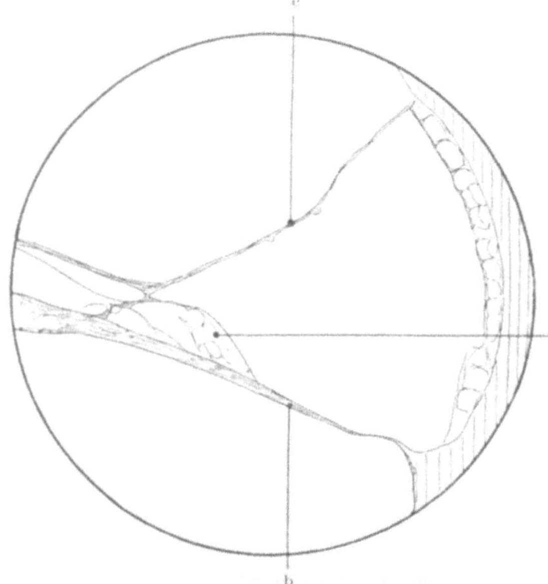

Abb. 79b. Erklärungsskizze zu 79a.
Normaler Ductus cochlearis.
a = Cortisches Organ. b = Lamina spiralis membranacea.
c = Membrana Reissneri.

1 Taubstummenfall aus einer Ehe — 14% der Eltern konsanguin,
2 Taubstummenfälle aus einer Ehe — 22% der Eltern konsanguin,
3 Taubstummenfälle aus einer Ehe — 55% der Eltern konsanguin.

Gehäuftes Auftreten von Taubstummheit bei den Kindern desselben Elternpaares sowie Konsanguinität des Elternpaares werden wir zugunsten der Annahme einer kongenitalen Taubstummheit ins Feld führen.

Hammerschlag untersuchte 237 Zöglinge einer israelitischen Taubstummenanstalt. Von den bei 237 Zöglingen aufgenommenen Protokollen ließen sich folgende verwerten:

168 Ehen mit 1 taubstummen Kinde, davon konsanguin 24, d. h. 14,3%,

28 Ehen mit je 2 taubstummen Kindern, davon konsanguin 8, d. h. 28,57%,

14 mit 3 und mehr taubstummen Kindern, davon konsanguin 8, d. h. 57,14%.

„Wenn daher", so resümiert Hammerschlag, „die Multiplizität des Auftretens ein Kriterium der hereditären Taubstummheit ist, und das wird von keinem Autor angezweifelt, so ist das hier zutage tretende Anwachsen des Konsanguinitätsquotienten der taubstummen Ehen ein zwingender Beweis dafür, daß die Konsanguinität in der Ätiologie der kongenitalen Taubheit eine Rolle spielt.“

Einen Beitrag zu dem gehäuften Auftreten derartig hereditär-degenerativer Zeichen gibt Siebenmann, der bei Geschwistern außer derselben Form der Taubstummheit auch denselben Befund von Retinitis pigmentosa erhob. Retinitis pigmentosa und Taubstummheit

Die Bedeutung von Konsanguinität für die Entstehung der Retinitis pigmentosa und kongenitalen Taubstummheit liegt, wie Feer ganz richtig ausführt, etwa nicht in einer eigenartigen, speziellen Beziehung der genannten Übel zur Blutsverwandtschaft, sondern offenbar lediglich darin, daß diese Leiden zu jenen seltenen Krankheitsanlagen Beziehung haben, die mehr wie andere eine gesteigerte Vererbungsintensität erlangen, wenn sie sich bei beiden Teilen des Elternpaares vorfinden. Da nun die Wahrscheinlichkeit, daß die betreffenden Anlagen bei beiden Eltern vorhanden sind, a priori in verwandten Ehen größer ist als in nicht verwandten Ehen, so begünstigt diese besondere Tendenz der Retinitis pigmentosa und der kongenitalen Taubstummheit das Auftreten dieser Krankheiten bei den Kindern blutsverwandter Eltern.

Doch neben **Multiplizität der Taubstummheit bei Kindern** einer Ehe und **Konsanguinität des Elternpaares** scheinen wir noch einen dritten Faktor für die **Diagnose kongenitaler Taubheit** mit verwerten zu dürfen, nämlich die **Intaktheit des Vestibularapparats**, da die große Mehrzahl der hereditär- degenerativen Taubstummen auf Drehversuch und galvanische Reizung ganz ähnlich wie normale Individuen reagiert. Intaktheit des Vestibular-apparates bei kongenitaler Taubheit

Bis zu einem gewissen Grade werden das Vorhandensein anderer degenerativer Stigmata, wie z. B. ausgedehnte Pigmentanomalien (Hammerschlag, Urbantschitsch) die Diagnose degenerative Taubstummheit unterstützen.

Nach Untersuchungen, die Frey und Hammerschlag an 97 Taubstummen angestellt haben, werden wir in einem positiven Ausfall des Drehschwindels ein sehr gewichtiges Phänomen für die kongenitale Taubstummheit zu erblicken haben. Die wenigen kongenital Tauben, die nicht reagierten, waren Individuen, die andere schwere Degenerationsphänomene zeigten, bei denen also vielleicht auch eine Degeneration des Vestibularapparats vorlag. Die überwiegende Mehrzahl der später Ertaubten zeigte keinen Drehschwindel; die unter den später Ertaubten positiv Regierenden waren solche, die über bedeutende Hörreste verfügten.

Daß wir ausnahmsweise auch mit einem anders begründeten Ergriffensein der Vestibularisfunktionen bei hereditär Taubstummen zu rechnen haben, freilich vielleicht nur, wie bereits erwähnt, bei schwer hereditär Degenerativen, zeigt uns die von Hammerschlag beschriebene Koinzidenz von hereditärer Ataxie und hereditärer Taubstummheit; dieser Fall ermahnt uns zugleich, bei der Erforschung des Wesens der hereditären Taubstummheit nicht allein das periphere Sinnesorgan zu berücksichtigen.

Die erworbene Taubstummheit ist in ihrer Ätiologie äußerst vielgestaltig. Erworbene Taub-stummheit

Fälle, die nur zur pathologisch-anatomischen Untersuchung gekommen sind und wie die von Alexander (Wien) und Katz beschriebenen das Bild der chronischen ossifizierenden Labyrinthitis boten, bleiben ätiologisch ungeklärt, wenn auch da, wo die Zeichen einer uberstandenen schweren Mittelohreiterung fehlen, wir es oft mit den Folgen einer im frühen Kindesalter durchgemachten Meningitis und sekundären Labyrinthitis zu tun haben werden. Doch kommen auch andere das Labyrinth metastatisch affizierende Infektionskrankheiten in Betracht[1]).

---

[1]) Vgl. z. B. S. 83 Osteomyelitis.

Als eine seltenere Ursache der erworbenen Taubstummheit werden wir Traumen erwarten dürfen, weil die von schwereren Kopftraumen befallenen Kinder, bei denen es zu einer destruktiven Affektion des inneren Ohrs kommen könnte, wohl in der Mehrzahl der Fälle dem Trauma zum Opfer fallen.

Weit mehr noch als diese auf theoretischem pathologisch-anatomischen Gebiet liegenden Ergebnisse der neueren Forschung beanspruchen die therapeutischen Fortschritte das größte praktische Interesse.

Urbantschitschs Hörübungen Hier wirkten zwei Forscher besonders befruchtend. War es Urbantschitsch, der immer wieder betonte, daß man den bei hochgradiger Schwerhörigkeit nur schlecht perzipierenden Hörnerven nicht in seiner Inaktivitätslethargie lassen, sondern durch methodische Hörübungen funktionstüchtiger machen müsse, so war es Bezold, der durch seine unermüdlich an Taubstummen angestellten Hörprüfungen zu dem praktisch so eminent wichtigen Resultate gelangte, daß eine große Zahl von Taubstummen, die er mit seiner kontinuierlichen Stimmgabelreihe prüfte, *Bezolds Hörinseln* noch für bestimmte Töne, bzw. ganze Tonregionen, „Hörinseln" Gehör aufwies. Seine ersten Untersuchungen gipfelten in dem Satz, daß Kinder, welche die Töne b^1—g'' hören, mittels der Sprache durchs Ohr unterrichtet werden können. Kinder, welche ursprünglich die Sprache durchs Ohr nicht verstanden, aber b^1—g'' hörten, konnten schließlich doch mit Erfolg durchs Ohr unterrichtet werden. Allerdings müssen die Kinder in der genannten Hörinsel wenigstens eine Hördauer von 10% aufweisen.

Offenbar ist es jedoch nicht gleichgültig, ob das Ohr des taubstummen Kindes auch für die unterhalb der Sprachperzeption liegenden Töne taub ist oder diese noch hört. Nicht gerade selten konnte Bezold Kinder finden, die sich noch durchs Ohr unterrichten ließen, ohne eine ausreichende Perzeption in der genannten Hörinsel zu zeigen; bei diesen Kindern war eben noch eine verhältnismäßig gute Perzeption für tiefere Tonlagen vorhanden. Diese Beobachtungen, meint Bezold, sprächen *Ebbinghaussche Modifikation der Helmholtzschen Resonanztheorie* für die Ebbinghaussche Modifikation der Helmholtzschen Theorie: Die Fasern der Membrana basilaris reagieren danach nicht nur auf ihren Eigenton, sondern auch infolge von Partialschwingungen (durch Knotenpunkte) auf Töne, deren Schwingungszahl das Doppelte, Dreifache usf. betrage. Diese Erregung nun der tieferen Fasern könne in ihrer Summation stärker sein als die Einzelerregung der betreffenden höheren, auf den Ton als Ganzes resonierenden Faser, sich somit über die Empfindungsschwelle heben und zum Bewußtsein kommen.

Die Urbantschitschschen Hörübungen bestehen einesteils in einer besseren Beachtung der verschiedenen Schalleinflüsse, anderenteils in einem eigenen methodischen Unterricht mit Sprachlauten; ihr Zweck ist Anregung der Hörtätigkeit sowie Besserung im unterschiedlichen Hören. Auch aus dem Kreise der Taubstummenlehrer, die wohl am berufensten sind, über die Brauchbarkeit dieser Methode ein Urteil abzugeben, werden die Hörübungen bei Taubstummen mit Hörresten durchaus günstig beurteilt. Die Perzeptionsfähigkeit der Sprache durchs Ohr werde gesteigert, ohne daß etwa dadurch die Ablesefertigkeit beeinträchtigt werde. Auch darauf wird mit Recht immer wieder hingewiesen, daß umgekehrt durch Übung der Ablesefertigkeit das Hörvermögen in keiner Weise geschmälert werde. Wohl aber können, wie ausgeführt, vorhandene Hörreste verstärkt werden. Besonders deutlich wird uns der Wert der Hörübungen durch eine Tabelle vor Augen geführt, die uns Vali auf Grund seiner an dem Taubstummeninstitut zu Vasz angestellten Untersuchungen entwirft.

33 genau untersuchte Zöglinge:

	Spuren von Gehör	Vokalgehor	Wortgehor	Redeverstandnis
Vor den Übungen	10	22	1	—
Nach 1 jährigen Übungen. . . .	—	9	15	9.

Sobald für den Taubstummenunterricht größere Mittel zur Verfügung stehen, Individualiwird der Vorschlag nicht unbeherzigt bleiben, den Unterricht in Klassen nach dem sierung des verschiedenen Grade der Begabung abzutrennen. In Taubstummenvorklassen Taubsollten die Kinder 2 Jahre bleiben; von dort aus solle dann eine Ausmusterung stummenin drei verschiedene Begabungsgruppen vorgenommen werden. Überhaupt sollte unterrichts die Taubstummenfürsorge schon regelmäßig vor Eintritt in die Schule im Elternhaus beginnen. Hier könnten Übungen der Hörinseln durch geeignet abgestimmtes Spielzeug vorgenommen werden. Frühzeitig, schon im dritten bis vierten Lebensjahre, sollten Sprechübungen begonnen und evtl. vorhandene Gleichgewichtsstörungen durch zweckmäßige Turnübungen korrigiert werden.

Die Methodik des Taubstummenunterrichts verlangt nach weiterer Verbesserung. Exakte wissenschaftliche Forschung ergänzt hier in dankenswerter Weise die auf praktischen Erfahrungen aufgebauten Vorschläge und Reformen, die von dem Kreise der Taubstummenlehrer ausgehen.

Gutzmann verdanken wir Untersuchungen über den für eine gute Sprach- Verbesseentwicklung unzweckmäßigen Atemtypus der Taubstummen; der gleiche Forscher rung der wies auf die Bedeutung der Ausbildung des Vibrationsgefühls für die Stimmbildung TaubTaubstummer hin, Methoden, die die Sprache des Taubstummen klanglich ver- stummenlassen sollen. stimme

Ziel des modernen Taubstummenunterrichts ist es, dem tauben Kinde eine der normalen Sprache ähnliche Lautsprache beizubringen. In Anbetracht der Schwierigkeit, besonders unbegabten Taubstummen diese Lautsprache zu lehren, ist angeregt worden, die dem Taubstummen besser liegende und von ihm so gern benutzte Gebärdensprache pädagogisch mehr zu unterstützen. Für schlecht Gebärdenbegabte Taubstumme kann man das gelten lassen. Bei gut begabten Taubstummen sprache sollte man aber mit aller Energie auf die Erlernung der Lautsprache dringen,Lautsprache die die Taubstummen einzig und allein instand setzt, mit den Normalhörenden zu verkehren und so eine erträgliche soziale Stufe zu erreichen, und, im Gegensatz zur begriffsarmen Gebärdensprache der Taubstummen, den reichen Schatz der Begriffe des Normalsinnigen zu vermitteln vermag. Könnte letzterer Forderung auch die Fingeralphabetsprache (jeder Buchstabe hat ein Finger- oder Handstellungs- Fingersymbol) genügen, so hat sie den Nachteil, im Verkehr mit den normalsinnigen alphabetMitmenschen zu versagen. In Anbetracht der vielen glänzenden Resultate wird sprache die Erlernung der Lautsprache nach wie vor zunächst als das Ideal des Taubstummenunterrichts betrachtet werden dürfen.

Die Erlernung der Lautsprache geschieht bekanntlich durch Auge und Methodik Tastvermögen. Optisch werden die einzelnen Lautstellungen analysiert und der Erlernachgeahmt, sehend und fühlend der Hauch und die Bewegung der sprachlichen nung der Ein- und Ausatmung, durch das Gefühl endlich die Kehlkopfvibration erlernt, Lautsprache indem die eine Hand des Taubstummen den vibrierenden Kehlkopf des sprechenden Lehrers, die andere Hand den eigenen Kehlkopf palpiert.

13. Der „Labyrinthschlag“. — Menièresche Krankheit.

Hemiplegia (Paraplegia) labyrinthica vasogenica.

In den sechziger Jahren des vorigen Jahrhunderts lenkte Menière durch die klinische und anatomische Beschreibung eines Falls, der apoplektiform unter Ohrensausen, Schwindel und Schwerhörigkeit erkrankte und Blutungen in den Bogengängen zeigte, als erster die Aufmerksamkeit auf die Analogie der menschlichen Pathologie mit der schon aus dem Flourensschen Tierversuch bekannten Tatsache, daß Durchschneidungen der Bogengänge von Tauben mit charakteristischen Gleichgewichtsstörungen einhergehen.

Als sich später das Interesse der Ohrenärzte den Labyrintherkrankungen zuwendete, wurden die allmählich gründlicher studierten Symptome der Bogengangserkrankungen wegen ihrer Ähnlichkeit mit dem von Menière beschriebenen Krankheitsbild gern als „Menièrescher Symptomenkomplex" bezeichnet, während das so überaus charakteristische Bild der Menièreschen Krankheit allmählich verblaßte. Um eine Identifikation der Menièreschen Krankheit mit dem „Menièreschen Symptomenkomplex", der nichts anderes wie Labyrinthsymptome umgrenzt, zu verhindern, erscheint es zweckmäßig, das Bild der Menièreschen Krankheit in einer neuen, der alten wesensverwandten Form zu umschreiben und zu fixieren.

Wird der Kranke, gewöhnlich aus vollster Gesundheit, oftmals mitten in der Nacht, von dem Insult betroffen — Erbrechen, Schwindel, Ohrenklingen, Schwerhörigkeit —, so ist die Symptomatologie einwandfrei vorhanden. Anders schon liegt es mit der Frage der Ätiologie! Ist doch die Feststellung der Ursache des apoplektiformen Insults nur auf Vermutungen gestützt. Man ist immer geneigt, entsprechend dem klassischen Menièrefall, nach Blutungen bzw. nach Ursachen zu fahnden, die zu einer Blutung ins Labyrinth führen können. Doch wird jeder schon echte Menièrefälle erlebt haben, wo alle derartigen ätiologischen Nachforschungen im Stiche lassen. In erster Reihe wird die Frage der leukämischen Blutung ventiliert. Bei negativem Blutbefund wird eine abnorme Durchlässigkeit der Labyrinthgefäße angenommen, mit der zuweilen eine abnorme Durchlässigkeit der Netzhautgefäße einherzugehen scheint. Hat man doch gelegentlich neben einem typischen Menière, der zu völliger Ausschaltung eines Labyrinths führte, Netzhautblutungen beobachtet. Zuweilen scheinen die Netzhautblutungen in ihrer Intensität im Vordergrund zu stehen und gleichzeitig von leichteren Labyrinthstörungen, aber vollkommen nach dem Typus der Menièreschen Krankheit begleitet zu sein, wie in zwei Fällen eigener Beobachtung, davon einmal bei einem Hämophilen.

Der plötzliche Beginn der klinischen Erscheinungen läßt sich aber, außer durch eine Blutung, die in kürzester Zeit das Labyrinth auszuschalten vermag, auch durch eine plötzliche Blutentziehung, eine plötzliche Anämie des Labyrinths, erklären. Obturierende Thrombosen, wohl meist auf arteriosklerotischer, nicht selten auch auf syphilitisch endarteriitischer Basis, können eine plötzliche Bluternährungsausschaltung herbeiführen; also auch hier eine apoplektiforme Schädigung. Einen Fall von Menière eigener Beobachtung, der im Anschluß an Erysipel vermutlich auf septisch thrombotischer Grundlage der Arteria auditiva interna entstanden war, müßte man auch unter die anämischen Fälle einreihen. Schließlich braucht die Anämie keine dauernde zu sein; hierfür müßten wir die als Migräneäquivalente auftretenden vasokonstriktorischen-Anfälle der Auditiva interna zählen, hierher vielleicht auch Menièrefälle bei Arteriosklerose, wo eine nicht komplette Thrombose durch Vasokonstriktion zu vorübergehender Anämie und daher zu einer teilweise reparablen Lähmung des Labyrinths führt. Im wesentlichen werden wir also außer Hämorrhagien zirkulatorische Störungen als Ursache des Menière anschuldigen, mit dauernder Anämie —

obturierende Thrombose oder Embolie — oder mit transitorischer Anämie — nicht obturierende Thrombose evtl. mit sekundärem Gefäßkrampf sowie primäre Gefäßkrämpfe im Sinne eines Migräneäquivalents — oder mit Hyperämie. Ob eine vorübergehende Anämie zu dauerndem Funktionsausfall führt, hängt von den durch die Anämie gesetzten Ernährungsschädigungen der Sinnesorgane ab. Wir dürfen nicht vergessen, daß wir es bei der Auditiva interna mit einer Endarterie im Cohnheimschen Sinne zu tun haben, daß also das sehr empfindliche Cortische Organ, das feiner organisierte und phylogenetisch jüngere, auch schlechter ernährte Organ leichter dauernden Schaden leidet, selbst wenn es nur vorübergehend vom Blutzustrom abgesperrt oder mangelhaft ernährt ist, als die phylogenetisch älteren statischen Endorgane. Vielleicht kann man es sich so erklären, daß kurze Zeit nach einwandfreien Menièreschen Anfällen, bei persistener Hörstörung, die subjektiven Schwindelerscheinungen erträglich werden und der Patient leidlich wieder umhergehen kann, ja, daß wenige Tage nach einem Anfall das Gehör erloschen bleibt, während objektive Gleichgewichtsstörungen kaum mehr nachweisbar sind und das Vestibularisendorgan auf periphere Reize (Drehung, kalorische Probe) fast oder ganz normal reagiert. Jahrelang hatte ich z. B. Gelegenheit, die Menièrefälle der Oppenheimschen Nervenpoliklinik otologisch zu untersuchen; klinisch einwandfreie Menièrefälle, die aber schon wenige Tage nach dem Anfall oft einen kalorisch normalen, manchmal scheinbar sogar übererregbaren Vestibularapparat bei ausgeschaltetem Kochlearis ergaben. Nach dieser Richtung hin besonders interessante Phänomene bot jener schon erwähnte posterysipelatöse Fall von Labyrinthschlag. Bei dem Erysipel wenige Tage anhaltendes Ohrensausen, ohne offensichtliche Schwerhörigkeit, einige Zeit darauf Gelenkrheumatismus, Taubheit und Schwindel mit zunächst erregbarem, eher übererregbarem Vestibularapparat. Auf die erste schwächere Schädigung seitens der Arteria auditiva interna antwortete der empfindlichere Kochlearis mit Sausen, der unempfindlichere Vestibularis ohne erhebliche Störungen, auf die zweite Schädigung trat im Kochlearis vollständiger Funktionsausfall, im Vestibularis erst ein Reiz- und dann ein Lähmungszustand ein. Reiz- und Lähmungszustände im Bereich der Nervi cochlearis und vestibularis werden wie bei anderen Labyrintherkrankungen auch bei Menièrescher Krankheit als Restzustände zurückbleiben. Herabsetzung der Erregbarkeit des Hörnerven wird uns häufiger begegnen als die des Vestibularnerven, der gern noch Zeichen der Überregbarkeit zeigt, während der Hörnerv schon deutlich untererregbar ist. Objektive Phänomene, besonders im Bereich des Vestibularis, deuten darauf hin, daß die nach den Anfällen zurückbleibende subjektive (zuweilen auch objektive) Übererregbarkeit weniger labyrinthär als retrolabyrinthär, evtl. schon im Kerngebiet, lokalisiert sein dürfte, daß also die Menièreschen Symptome, offenbar demnach auch die infektiösen Vestibularissymptome, wohl von der Labyrinthperipherie ausgelöst, vom Zentrum aber unterhalten werden können. Das Labyrinth unterliegt offenbar ähnlichen zirkulatorischen Störungen, z. B.

auf arteriosklerotischer Grundlage wie das Hirn des Arteriosklerotikers;
ist das Symptom leichten Hirnschwindels, leichter Ohnmacht und Un-
behaglichkeit mit kurz vorübergehenden geringen motorischen Störungen
bei der Arteriosklerose nichts Außergewöhnliches, so sollte uns das Auftreten analoger Abortivformen im Labyrinth, das ein so feiner Indikator,
ein so reizbares Organ ist, nicht wundernehmen. Kurz, den **anämischen
Labyrinthprozessen** werden wir neben den hämorrhagischen in der
Ätiologie der Menièreschen Erkrankung einen **breiten Platz
einräumen müssen.** Die **Verwandtschaft mit der Hirnpathologie
und Hirnklinik** erleichtert uns vielleicht das Verständnis für das
Wesen der **Menièreschen** Krankheit. Wir haben im Labyrinth ein
Symptomenbild, das uns an den **Schlaganfall,** den Gehirnschlag, erinnert, wir haben den apoplektiformen Beginn, wir haben die apoplektiform eintretende Lähmung oder wenigstens Schwächung eines Teils des
betroffenen Organs (Kochlearis) oder des ganzen Labyrinths. Unter
„Hemiplegie" oder Paraplegie stellen wir uns gewöhnlich einen auf das
motorische Gebiet sich erstreckenden „Schlag" vor, ohne daß uns die
Etymologie des Wortes „Hemiplegie" zu einer rein motorischen Aus-
legung zwingt; Hemiplegie bedeutet nichts anderes wie „halbseitigen
Schlag". Sprechen wir ungezwungen von einer „Lähmung" der Sinnesorgane (Lähmung ein der spezifisch-motorischen Sphäre entnommener
Begriff!), so können wir mit noch mehr Berechtigung von einer Hemiplegie eines Sinnesorgans reden. Das als **Menièresche Krankheit**
zusammengefaßte Krankheitsbild könnten wir daher definieren als
Hemiplegia (selten Paraplegia) labyrinthica vasogenica;

　　1. Anaemica　a) Embolie, blande oder infektiöse
　　　　durch　　　b) obturierende Thrombose (Arteriosklerose, Infektion),
　　　　　　　　　 c) Endarteriitis obliterans syphilitica;
　　　　　　　　　 d) Vasokonstriktion (z. B. Labyrinthmigräne, vaso-
　　　　　　　　　　　 konstriktorische Anfälle bei nicht obturierender
　　　　　　　　　　　 Arteriosklerose);
　　2. Hyperaemica; offenbar selten; bei Migräne;
　　3. Haemorrhagica (Leukämie, abnorme Durchlässigkeit der Gefäße);
　　4. metastatisch infektiös, nur ausnahmsweise apoplektiform.

　　Die Forderung, von einem echten Menière nur dann zu sprechen,
wenn die Erkrankung ein vorher absolut ohrgesundes Individuum befällt,
erscheint unwesentlicher als meines Erachtens der Faktor, daß die zur
Labyrinthhemiplegie führenden **Momente** genuin sind und nicht
von außen hereingetragen werden, daß es sich also um eine **endogene**[1]
labyrinthäre Hemiplegie handelt, eine Bedingung, die weder von
Labyrinthlähmungen nach Eiterungen in der Umgebung des Ohrs (tympanogene, meningogene Labyrinthitis) noch nach Traumen (z. B. Luftdruckschwankungen der Caissonarbeiter, Blutungen durch mechanische
Labyrinthtraumen) erfüllt wird.

　　Das **überraschende Moment** des „Schlages" fällt weg, wenn

---

[1]) Bei der seltenen Embolie nicht streng endogen.

Krankheiten in der Nachbarschaft des Labyrinths bestehen oder Traumen statthaben, die erfahrungsgemäß zu einer Labyrintherkrankung disponieren.

Eher könnte man an den Begriff eines partiellen Menière denken, einer partiellen labyrinthären Hemiplegie, d. h. entweder einer Hemiplegia cochlearis für Fälle einer apoplektiformen vasogenen Hörausschaltung — z. B. Embolie der Arteria cochlearis — oder einer Hemiplegia vestibularis vasogenica, die für die Fälle anzunehmen ist, in denen plötzliche unerwartete Ohrschwindelsymptome ohne deutliche Schneckensymptome auftreten. *Hemiplegia cochlearis*

Hemiplegia vestibularis

Was für ein pathologisch-anatomisches bzw. histologisches Bild sollen wir uns bei jenen hemiplegischen Formen vorstellen, in denen keine Blutung, kein dauernder Blutverschluß, sondern nur eine vorübergehende Anämie als Ursache der Krankheitserscheinungen angenommen werden kann und in denen wohl eine dauernde Hörstörung, aber keine dauernde Vestibularisstörung zurückbleibt?

Aus Tierexperimenten kennen wir die verschiedene Vulnerabilität des Kochlearis und vestibularis gegenüber eingebrachten Toxinen; der Vestibularis ist widerstandsfähiger als der Kochlearis. Weiter aber können zur Beleuchtung der uns interessierenden Verhältnisse die histologischen Veränderungen herangezogen werden, die postmortal in den ersten Stunden nach der Tötung des normalen Versuchstieres von Wittmaack festgestellt wurden, Veränderungen, die mit der Ausschaltung der Blutzufuhr in engem Konnex stehen dürften. Auch hier ist es wieder das Cortische Organ, das einem schnelleren Verfall entgegengeht — schon nach wenigen Stunden — als die Sinnesendorgane des Vorhofs und der Bogengänge. Zu einer Zeit, zu welcher der Zellverband des Cortischen Organs schon in voller Auflösung begriffen ist, zeigt die Makula und Crista ampullaris Zellveränderungen, die vielleicht in vivo bei Wiedereintritt der Blutzufuhr noch soweit rückbildungsfähig wären, daß eine leidliche Funktionsfähigkeit und Erregbarkeit wiederkehren könnte. Es handelt sich immer wieder um die schon oben anläßlich des Erysipelfalles besprochene stärkere Vulnerabilität des Kochlearis als des Vestibularis. *Histologische Betrachtungen*

Das Labyrinth ist eben ein besonders feiner physiologischer Indikator. Es reagiert auf Störungen, auf welche andere Teile des Organismus in keiner Weise antworten. Was schadet der Haut eine Blutung, was vorübergehende Anämie (Esmarchsche Blutleere) selbst ganzen Extremitäten! Sie erholen sich unmittelbar nach Fortfall der Noxe. Auch die Erholungsfähigkeit ist einzelnen Teilen des Labyrinths (Vestibularis) mehr, den anderen (Kochlearis) weniger eigentümlich. Aber solange die Störung dauert, zeigen sie es deutlich durch erhebliche Störungen an, so erheblich, daß wir es mit einem scharf umrissenen Krankheitsbild zu tun haben: ein komplexes, infolge besonders feinen organischen Baues leicht auslösbares Gruppensymptom, ein Gruppensymptom hinsichtlich der Ursache (Blutung oder Thrombose oder Zirkulationsstörungen), ein Symptomenkomplex hinsichtlich der Wirkung (Schwindel, Taubheit, Ohrensausen), ein also pathologisch-anatomisch vielgestaltiges Bild, *Notwendigkeit, ein dem Morbus Menière verwandtes Krankheitsbild festzuhalten* das uns aber nicht die klinische Einheitlichkeit verdecken sollte! Unsere pathologisch-anatomische Denkweise verführt uns leicht dazu, nach histologisch-anatomischen Gesichtspunkten Ordnung zu schaffen, abzugrenzen, einzuteilen. Leicht kann man aber in den Fehler verfallen, der offenbar auch an der Verwirrung der ganzen Menièrefrage schuld ist, diese Abgrenzung zu eng zu ziehen. Das mehr mit der schwachen als mit der starken Vergrößerung des Mikroskops arbeitende geistige Auge wird nicht so leicht das Übersichtsbild verlieren, nicht so leicht den klinisch-symptomatologischen Überblick außer acht lassen, der Natur, die nicht im engen Rahmen arbeitet, keine Gewalt antun. Wer will leugnen, daß dem apoplektiformen Beginn der Labyrinthsymptome etwas so ungemein Charakteristisches, etwas so verschieden Geartetes gegenüber anders bedingten Labyrinthsymptomen anhaftet, daß man nicht, ohne der klinischen Denkweise ein Opfer zu bringen, diesen klinisch begründeten Komplex zugunsten pathologisch-anatomischer Teilvorstellungen aufgeben kann! Daß aber die Aufgabe dieses klinischen Symptomenbildes wissenschaftlich nicht begründet ist, lehren Tatsachen, nach denen diesem Komplex bestimmte pathologisch-anatomische Gesetze zugrunde zu liegen scheinen, die vasogene und endogene Ätiologie.

Bei allen degenerativen Prozessen des Labyrinths können gelegentlich neben zunehmender Schwerhörigkeit Schwindelerscheinungen vorkommen, die aber nicht so sehr aus dem Status chronicus herausfallen, daß sie als apoplektiform imponieren. Der apoplektiforme Charakter hängt offenbar an der vasogenen Entstehungsweise.

Hinsichtlich der Symptomatologie — Schwerhörigkeit, Schwindel, Ohrensausen, evtl. Ohnmacht — der Labyrinthhemiplegie sei auf die bezüglichen Spezialkapitel verwiesen (Schwerhörigkeit S. 98, Ohrensausen S. 101, Schwindel S. 107).

Therapeutisch ist Ruhe das erste Gebot. Hin und wieder können vielleicht intensive Schwitzprozeduren noch Hörreste retten, ohne daß man allerdings das Erhaltenbleiben oder die Wiederkehr von Hörresten mit Sicherheit als therapeutischen Erfolg zu bezeichnen berechtigt wäre. Das Hauptgebot der Therapie, die absolute Ruhe, zu erfüllen, ist natürlich

Die Diagnose des Labyrinthschlages gehört zu den Aufgaben des allgemeinen Praktikers

nur bei rechtzeitiger Diagnose möglich. Daher muß diese Krankheitsform mehr noch als die sonstige Beteiligung des inneren Ohrs an den Allgemeinerkrankungen unbedingt in ihrer Symptomatologie so gut gekannt sein, daß nicht die Diagnose eines Labyrinthschlags als eine Leistung besonderen diagnostischen Scharfsinns angesehen, sondern auch die Erkennung der Abortivfälle als eine diagnostische Selbstverständlichkeit betrachtet wird. Dem diagnostischen Können aber wird nicht Vorschub geleistet, wenn das Bild des „Menière" nach und nach aus den Lehrbüchern verschwindet, so daß in einem von Studierenden viel benutzten Vademekum der Diagnostik der Satz stehen kann: „Die Bezeichnung Menièresche Krankheit ist als nichtssagender Ausdruck zu verwerfen". Nichtssagend ist der Ausdruck erst dadurch geworden, daß vieles mit dem ursprünglich als Menière beschriebenen Krankheitsbilde der apoplektiformen Labyrintherkrankung zusammengeworfen wurde, was auch nicht im entferntesten mit einem apoplektiformen Krankheitsbeginn zu tun hat.

Wenn der Allgemeinpraktiker auf dem Gebiet der zerebralen Apoplexie, der zerebralen Hemiplegie bewandert sein und das Übersehen abortiver Fälle, prodromaler Erscheinungen gern vermeiden wird, so muß er auch das Krankheitsbild des Labyrinthschlags so sehr in den engeren Bereich seiner differentialdiagnostischen Erwägungen ziehen, daß der Patient nicht wochenlang nutzlos mit Lufteinblasungen „behandelt“ oder gleich nach dem Anfall wieder in die Berufsarbeit entlassen wird. In der Erkennung der Abortivfälle aber wird dem Hausarzt nicht nur die Möglichkeit gegeben, wichtige wissenschaftliche Bausteine zur Vervollkommnung unseres Wissens über die Labyrinthhemiplegie zu sammeln, in der Erkennung der Abortivfälle wird er gelegentlich auf Prodrome oder Zeichen von Allgemeinerkrankungen stoßen (Arteriosklerose, Leukämie, Migräne usw.), die seinen therapeutischen wie prophylaktischen Maßnahmen wertvolle Fingerzeige geben. Daß gelegentlich auch die Hysterie in unserem Symptomenkomplex — Ohrensausen, Schwindel, Schwerhörigkeit, Erbrechen — hereinspielt, ist besonders in Fällen, in denen in der nächsten Umgebung echte Menièreattacken vorkamen, nicht wunderbar. Eine dann zuweilen auffallende Häufung der Anfälle, wie sie dem echten Labyrinthschlag keinesfalls zukommt, mit einem minimalen oder ganz fehlenden Funktionsausfall wird unter Berücksichtigung der besonderen ätiologischen Momente die Diagnose Hysterie unterstützen.

Unter Anlehnung an das zuerst von Menière beschriebene Krankheitsbild ist ein diesem wesensähnliches aus klinischen Gründen unbedingt beizubehalten, das wir klinisch und pathologisch-anatomisch als Hemiplegia (Paraplegia) labyrinthica vasogenica endogenica charakterisieren können. In Fällen partieller Labyrinthhemiplegie kann es zur Hemiplegia cochlearis oder vestibularis kommen.

Zur Illustrierung der ätiologischen Vielgestaltigkeit, aber symptomatischen Einheitlichkeit des als „Labyrinthschlag“ gekennzeichneten Krankheitsbilds seien hier kurz folgende Fälle skizziert, zuerst der schon mehrfach erwähnte, ganz besonders instruktive posterysipelatöse Fall.

I. 26 jähriger Eisenbahnbeamter, früher stets gesund, nie ohrenkrank. Lues negiert. Wassermann negativ.

11.—21. III. Gesichtserysipel; 26. III. Sausen im linken Ohr. Kein Ausfluß. 31. III. Sausen verschwunden. Im Mai Gelenkrheumatismus. 29. V. Plötzlich umgefallen mit Erbrechen, Drehschwindel und Taubheit auf dem linken Ohr. 30. V. Linksseitige Taubheit mit Erregbarkeit, eher Übererregbarkeit des Vestibularapparats. 23. VI. Vestibularapparat unerregbar.

Also: erst Reizerscheinung (26. III.) seitens des sensibleren Kochlearis (Sausen); die intensivere Schädigung (29. V.) setzt bei Lähmung des Cochlearis zuerst nur eine Reizung des Vestibularis, bis schließlich die dauernde Schädigung auch den Vestibularis lähmt. Offenbar war die leichtere Schädigung durch eine Entzündung und vielleicht Verengerung der Arteria auditiva interna, die intensivere Schädigung durch schwere Zirkulationsstörungen, evtl. thrombotischen Verschluß, bedingt.

II. 50 jähriger höherer Zollbeamter. Keine Krankheiten. Lues negiert.

Vor 11 Tagen, ohne jedes Prodrom, plötzlich abends hochgradiger Schwindel,

Erbrechen und linksseitige Schwerhörigkeit. Am nächsten Tage schon wieder, wenn auch mit großer Unsicherheit, ohne Befragen des Arztes, ausgegangen.

Linksseitige Taubheit (vielleicht geringe Hörreste vorhanden). Vestibularapparat erregbar. Weiterer Verlauf unbekannt. Wir sehen also bei kompletter Kochlearisausschaltung zunächst nur eine Reizung des Vestibularis. Ursache: vielleicht Arteriosklerose mit sekundären Kreislaufstörungen.

III. 38jährige Frau.

Seit 7 Jahren verheiratet. Kein Partus. Kein Abort. Ohren ohne Besonderheiten. Familienanamnese ohne Besonderheiten. Lues negativ. Seit einem Jahr gewöhnlich kurz vor und während der Menses Anfälle von heftigem Drehschwindel mit zunehmender Schwerhörigkeit. Rechts Flüsterstimme 0,2 m, links 1,0 m. Stimmgabelprüfung ergibt beiderseits labyrinthären Schwerhörigkeitstyp. Vestibularapparat rechts schwerer als links erregbar, beiderseits nur schwach erregbar. Hier offenbar die Dauerschädigung des Vestibularis stärker als die des Kochlearis. Ursache: wahrscheinlich reine zirkulatorische Störungen (am ehesten Migräneäquivalente wegen der vor dem und im Anfall stets auffallenden Gesichtsblässe). Auffallende Wirkung großer Jodkalidosen sowie mittlerer Jodkalidosen und Extractum Belladonnae.

Besonders bemerkenswert folgender Fall:

IV. Höherer Staatsbeamter, in den letzten Jahren mit verantwortungsvoller Arbeit überlastet. Seit der Studentenzeit linksseitige Schwerhörigkeit von labyrinthärem Typus. Vor 2 Jahren ein heftiger Schwindelanfall, dessen Ursache der damals befragte Internist nicht sicher feststellen konnte. Dieses Mal am Tage vor dem Anfalle auffallende Gesichtsblässe. In der Nacht darauf erst Herzbeklemmung, dann stundenlanges Erbrechen und Schwindel. Im Anschluß an den Anfall hartnäckige Obstipation, die selbst starken Abführmitteln trotzt. Das Gehör ist 8 Tage nach dem Anfall beiderseits (links aus der Jugendzeit) so gut wie erloschen; Hörstörung labyrinthär. Zu angiospastischen Zeichen (Gesichtsblässe, Labyrinthanämie?, Herzbeklemmung) gesellte sich eine Obstipation, die man der spastischen Form wird zurechnen müssen. In solchen Fällen könnte man an einen therapeutischen Versuch mit entsprechenden Atropingaben denken.

14. Die traumatischen Erkrankungen des Ohrs.

Das Kapitel der traumatischen Erkrankungen des Ohrs ist so umfangreich, daß eine erschöpfende Darstellung den Raum eines ausführlichen Buches einnehmen würde. Wer sich über Einzelheiten orientieren will, sei auf die Monographie von Passow verwiesen. Das Gebiet der Symptomatologie wird größtenteils aus unserer engeren Behandlung ausscheiden, soweit sie sich mit der Symptomatologie der allgemeinen Ohrerkrankungen deckt, aber auch viele Folgezustände, z. B. Eiterungen sollen nur insoweit berücksichtigt werden, wie ihre Entstehung aus der ursprünglich traumatischen Veränderung von Interesse ist.

Allgemeines.

Wenn wir uns an die übliche Einteilung von direkten und indirekten Traumen des Ohrs halten, so verdient als wesentlicher Satz hervorgehoben zu werden, daß die leicht sichtbaren und einer oberflächlichen Untersuchung zugänglichen traumatischen Veränderungen oft auch nicht im entferntesten ein Bild von den tatsächlichen Veränderungen der Tiefe geben. Der begutachtende Spezialarzt kommt

Fehlschlüsse auf Grund einer oberflächlichen Ohruntersuchung oft in die Lage, Patienten, die auf Grund einer oberflächlichen otoskopischen und funktionellen Untersuchung als Simulanten bezeichnet wurden, dadurch zu ihrem Recht zu verhelfen, daß er durch eine eingehende funktionelle Prüfung leichtere oder schwerere Veränderungen objektiv nachweisen kann und das um so sicherer, je eher, je unmittelbarer nach dem Trauma die Untersuchung vorgenommen wird, woraus sich die Forderung entwickelt, alle Traumen des Ohrs bzw. alle Traumen, die erfahrungsgemäß das Gehörorgan gern mittreffen, d. h. alle Kopftraumen prinzipiell einer frühzeitigen ohrenärztlichen Untersuchung zuzuführen, die der praktische Arzt selbstverständlich allein ausführen kann, wenn er die Methoden der klinischen Untersuchung einwandfrei beherrscht. Resultieren aus einer unvollkommenen Untersuchung und Behandlung entzündlicher Ohrerkrankungen oft nur somatische Schädigungen, so hat die fehlerhafte Beurteilung traumatischer Ohrerkrankungen neben den allgemein somatischen bedenkliche rechtliche Folgen; rechtliche Folgen, wenn die nach dem Gesetz dem Verletzten zustehende Entschädigung durch ein irriges Gutachten verweigert oder ungebührlich verkürzt wird, somatische Folgen dadurch, daß die subjektiv vom Patienten mit Recht empfundene Störung durch ein ungerechtes Urteil nicht wegsuggeriert, sondern durch das Hinzutreten psychischer Momente gesteigert wird. Gegenüber der relativen Häufigkeit der Mitbeteiligung des Gehörorgans an Kopftraumen ist daher ein Status, der sich mit dem üblichen Befund (allgemeines Nervensystem, Puls, Pupillen, Ohr- und Nasenblutung) zufrieden gibt, als unvollkommen zu betrachten. So wenig wie der gewissenhafte Arzt nach einem schweren Trauma der Extremitäten die Röntgenaufnahme unterlassen wird, so wenig darf er sich der Möglichkeit begeben, mittels einer genauen Ohruntersuchung sich über Veränderungen zu orientieren, die, im Anfangsstadium unter Umständen klinisch latent, dem Nachweis sich entziehen und erst gesucht werden müssen, wohl aber nach Wochen zu leichteren oder schwereren funktionellen Störungen führen können. Ist kurz nach dem Trauma ein positiver Ohrbefund erhoben, so wird dem Patienten das oft mit Unrecht entgegengebrachte Mißtrauen erspart bleiben und sich eine Reihe mühevoller und kostspieliger Nachuntersuchungen und gerichtlicher Verhandlungen umgehen lassen.

Jedes Kopftrauma, zumal jedes in seiner Intensität so schwere Kopftrauma, daß eine Commotio cerebri damit verbunden ist, sollte prinzipiell als verdächtig angesehen werden, mit einer Commotio labyrinthi vergesellschaftet zu sein!

Diesem Ohrtrauma, das wir kurz als latentes Ohrtrauma bezeichnen könnten, stehen die bekannten manifesten Ohrtraumen gegenüber, die mit sinnfälligeren Symptomen von seiten des Ohrs verlaufen.

Hinsichtlich der Entstehungsweise hätten wir zwei Gesichtspunkte zu berücksichtigen: hat das Trauma direkt oder indirekt, hat die Schädigung akut oder chronisch eingewirkt?

Akute Ohrtraumen.

A) Manifeste Ohrtraumen

1. **direkter Entstehungsweise.** Der beschädigte Teil des Felsenbeins wird von der verletzenden Gewalt direkt getroffen. Als einfachsten Fall können wir Fremdkörper betrachten, die in den Gehörgang eindringen und diesen oder tiefere Teile, z. B. das Trommelfell oder Teile des Labyrinths oder retrolabyrinthäre Partien, in Mitleidenschaft ziehen. Scharfkantige oder spitze Fremdkörper können die Gehörgangswände lädieren und, wenn sie besonders unglücklich in die Tiefe gestoßen werden, das Trommelfell verletzen und die Labyrinthwand beschädigen. So sind Fälle beschrieben worden, in denen sich jemand durch einen unglücklichen Zufall mit einer Stricknadel das Trommelfell perforiert und den Steigbügel luxiert hat. Eine ermüdende Aufzählung der in der Literatur beschriebenen Fremdkörper soll unterbleiben; auf Verletzungen des Ohrs durch Projektile oder Splitter (z. B. Granatsplitter) sei besonders hingewiesen. Dringt das Geschoß bis in das Labyrinth ein, so werden die Nebenverletzungen der lebenswichtigen Nachbarorgane meistens tödlich wirken.

Doch schon bei dem letzten Beispiel der **direkten Schußwirkung** müssen wir uns klar werden, daß wir es hier oft nicht mehr mit einer reinen direkten, sondern einer **kombinierten** (direkten und indirekten) traumatischen Wirkung zu tun haben. Denn neben den Schädigungen, die das Geschoß in den direkt getroffenen oder durchbohrten Teilen setzt, übt es durch Splitterung und durch die mit der Geschoßwirkung verbundene starke Luftdruckschwankung eine indirekte Wirkung aus. Die direkte Komponente des Traumas ist manifest, charakterisiert u. a. durch die Richtung des Schußkanals, durch Blutspuren an den Gehörgangswänden bei querem Durchschuß durch den Meatus auditorius externus. Mit der Feststellung dieser manifesten Symptome gibt sich aber der gewissenhafte Untersucher nicht zufrieden, sondern sucht, wenn die **Schwere des Kopftraumas** bereits eine **Commotio labyrinthi** (abgesehen von der mit dem Schußkanal zusammenhängenden Splitterungsmöglichkeit) denkbar erscheinen läßt, nach weiteren nicht immer manifesten, sondern oft **latenten** Symptomen, nach **funktionellen Störungen** von seiten des **Labyrinths** oder **Mittelohrs**. Denn es ist keine Frage, daß auch das Mittelohr, insbesondere wohl die Hörknöchelchenkette mit ihrer feinen Muskulatur, auch ohne nachweisbare direkte Trommelfellschädigungen, durch stärkere in seiner Nähe stattgehabten Luftdruckschwankungen geschädigt werden kann.

Direkte, das Labyrinth treffende Traumen, fast immer Schußverletzungen, dürften, wie bereits hervorgehoben, in der Regel infolge der damit einhergehenden Nebenverletzungen schnell letal enden und die Labyrinthsymptome durch die Schwere der Allgemeinerscheinungen verdeckt sein. Traumen mit manifesten Labyrinthsymptomen sind wohl gewöhnlich von indirekter Art oder tragen jenen schon erwähnten kombinierten Charakter.

Viel häufiger als manifeste Ohrtraumen direkter Entstehungsweise sind die

2. **manifesten Ohrtraumen indirekter Entstehungsweise.** Manifeste Ohrtraumen indirekter Entstehungsweise Die Stelle der traumatischen Schädigung fällt nicht allein oder nicht vorwiegend mit der Region zusammen, in der sich die Wirkung des Traumas unmittelbar abspielt. Nehmen wir eine Ohrfeige als Beispiel an. Solange die schlagende Hand nur die Ohrmuschel in ihren peripheren Teilen trifft, haben wir es mit einem manifesten Ohrtrauma direkter Entstehungsweise zu tun: Schwellung und Rötung der Ohrmuschel sind als Resultat des direkten Traumas zu erkennen. Trifft aber die schlagende Hand unglücklicherweise das Ohr derart, daß während des Schlages ein Abschluß des Gehörgangs eintritt, dann kombiniert sich mit dem direkten Trauma des Schlages das indirekte Trauma der Luftverdichtung. Erfolgt, wie häufig, nunmehr eine Zerreißung des Trommelfells mit den sich alsbald einstellenden Folgeerscheinungen (Schwerhörigkeit, Ohrensausen, im Augenblick des Schlages oft auch ein intensiver Schmerz in der Tiefe, zuweilen mit knallartiger Sensation), so haben wir mindestens eine auf eine Mittelohrschädigung hindeutende Symptomenreihe vor uns, also ein **manifestes Mittelohrtrauma indirekter Entstehungsweise.** Sache des Untersuchers ist es nunmehr, durch genaueste Funktionsprüfung zu erforschen, ob neben den manifesten Mittelohrsymptomen vielleicht noch, wie nicht selten, gleichzeitig — gewöhnlich leichtere — latente Labyrinthzeichen vorhanden sind.

Häufig und für den Praktiker von größtem Interesse sind die durch Man suche nach „latenten" Symptomen Sturz auf den Schädel oder durch allgemeine Sturzerschütterung hervorgerufenen Kopftraumen, mit eventueller Schädelbasisfraktur, von der im speziellen Teil noch besonders gesprochen werden soll. Die Latenz der Ohrsymptome bei indirekten Ohrtraumen hängt von dem Grade der Erfahrung und Gewissenhaftigkeit des begutachtenden Arztes ab; subjektiv latente Zeichen sind objektiv manifest. Erst wenn sich die Untersuchung aus einer äußeren Befunderhebung zu einer diagnostischen Überlegung und Schlußfolgerung erhebt, wird sich das manifeste Ohrtrauma indirekter Entstehungsweise nicht dem so wertvollen Nachweise entziehen.

B) Latente Ohrtraumen

Latente Ohrtraumen direkter Entstehungsweise

1. **direkter Entstehungsweise** dürften nur dann vorkommen, wenn die Schädigung eine so geringe war, daß sie eine weder makroskopisch noch funktionell nachweisbare Veränderung hinterlassen hat. Demgegenüber ist das unter A 2 bereits gestreifte Gebiet der

2. **„latenten" Ohrtraumen indirekter Entstehungsweise** Latente Ohrtraumen indirekter Entstehungsweise von der allergrößten Bedeutung. Hierher gehören nicht nur jene leichteren Traumen (z. B. Knall), die eine subjektiv übersehene, objektiv nachweisbare Schädigung des Ohrs setzen, die aber nach einiger Zeit oft mehr oder weniger restlos abheilen können, hierher gehört die schon erwähnte Gruppe der **allgemeinen Kopftraumen**, die mit einer durch die Gesamtschwere des Kopftraumas im Anfang verdeckten Schädigung des inneren und Mittelohrs einhergehen können. Wenn die Allgemein-

erscheinungen des Kopftraumas (Commotio cerebri) sich nach Tagen gelegt haben, dann tritt scheinbar zu dem Krankheitsbild das Ohrsymptom hinzu: in der Tat tritt es nur aus der Latenz heraus, in der Tat treten nur jetzt erst Ohrgeräusche, Schwerhörigkeit in den Vordergrund, die vorher durch die allgemeine Benommenheit nicht subjektiv empfunden wurden, treten erst jetzt Schwindelsensationen auf, die vorher durch die Bettruhe und Ruhiglegung sowie durch die Bewußtseinstrübung nicht in die Erscheinung traten und vom Arzt wohl objektiv in vielen Fällen hätten festgestellt werden können, leider aber übersehen wurden. Ebenso wie sich der Arzt über die Bewegungsfähigkeit der Extremitäten eines Apoplektischen schon während der Bewußtlosigkeit ein Bild zu machen versucht und nicht erst wartet, ob der aus dem Koma erwachte Patient ihm die Hand entgegenzustrecken vermag, ebenso muß der Arzt bestrebt sein, auch über die Funktion der evtl. geschädigten Sinnesorgane — und hier kommt beim Kopftrauma in erster Linie das Ohr in Frage! — unmittelbar im Anschluß an das Trauma Klarheit zu gewinnen!

Berufs-
schäden
akuter
Prägung Gegenüber den bisher besprochenen akuten — Gelegenheits- — Traumen haben wir die große Gruppe der wiederholt einwirkenden professionellen Traumen zu berücksichtigen, die ein akutes Gepräge tragen können, indem eine besondere Exazerbation derjenigen professionellen Schädigung stattgefunden hat, die gewöhnlich chronisch, langsam und stetig einwirkt. Zu den professionellen akuten Traumen gehört z. B. eine besonders starke oder unter besonders ungünstigen Nebenumständen stattfindende, gewöhnlich reaktionslos vertragene professionelle Schädigung (z. B. bei dem regelmäßigen Probeschießen in Gewehr- oder Geschoßfabriken), zu den professionellen akuten Ohrtraumen gehört schließlich jeder das Ohr weitergreifende Gewerbeunfall.

Chronische
(berufliche)
Ohrtraumen Eine besondere Stellung aber nimmt das Ohr ein, indem es auf **chronische** professionelle **Traumen** in typischer Weise reagiert, wie wir es für das Labyrinth bereits im Kapitel der chronischen ohne Eiterfluß einhergehenden Schwerhörigkeit erwähnt haben. Neben Staub- und Rußschädigung, die auf die obersten Luftwege und das Mittelohr ungünstig einwirken können, sind es vor allem die Lärmbetriebe (Eisenindustrie, Webereibetrieb, Eisenbahn-, Telephondienst), die auf die Dauer dem Ohr nachteilig werden können. Um die mikroskopischen Grundlagen solcher professionellen Lärmschäden zu studieren, setzte man Versuchstiere z. B. Trillerpfeifen aus, welche mehrere hohe Töne umfassen: als Resultat zeigte sich eine Alteration der unteren Schneckenhälfte.

Spezielles.

Für Ohr-
traumen
charakte-
ristische
Symptome Die Symptomatologie der Ohrtraumen fällt zum Teil mit der Symptomatologie anderer Ohrerkrankungen zusammen, insoweit die gewöhnlichen Störungen des Hör- und statischen Apparats in Frage kommen. Zu ihnen gesellen sich aber Krankheitszeichen, die einen so exquisit traumatischen Charakter tragen — Ohrblutung, Liquorabfluß, auch die Fazialislähmung —, daß wir diesen Phänomenen eine besondere Beachtung werden schenken müssen.

Topographisch betrachtet dürften neben den Fremdkörpern, die im Kapitel „Erkrankungen des äußeren Gehörgangs" S. 139ff. besprochen sind, vorwiegend folgende Ohrtraumen und die Traumen betreffende Fragen das Interesse des Praktikers wecken: Verletzungen des äußeren Gehörgangs, Trommelfellrupturen, Schädelbasisbruch — Labyrinthfraktur — Commotio labyrinthi, Folgezustände der Verletzungen des Schläfebeins, Simulation, Entschädigungsfrage. Lokalisa-
tion der
Ohrtraumen

Gewöhnlich wird bei dem Auftreten einer Ohrblutung im Anschluß an ein schwereres Kopftrauma die Diagnose auf Schädelbasisfraktur gestellt; nicht immer mit Recht! Denn selbst das Schläfebein treffende Traumen können mit Blutungen einhergehen, ohne daß die Schädelbasis mitbeteiligt wird. Ebenso verfehlt aber wäre es, Schädelbasisfraktur mit Labyrinthfraktur zu identifizieren. Schläfebeinfrakturen ohne Schädelbasisfrakturen können an der vorderen und hinteren Gehörgangswand sitzen und Gehörgangsblutung verursachen. Schädelbasisfrakturen können das Labyrinth freilassen und ihrerseits wiederum zu Sprüngen der oberen und hinteren Gehörgangswand führen, mit konsekutiver Ohrblutung. In der Ohrblutung haben wir also ein Wahrscheinlichkeitssymptom einer Schädelbasisfraktur zu erblicken, dürfen aber nicht vergessen, daß auch andere Ursachen, schließlich auch eine den Knochen verschonende Trommelfellruptur eine Ohrblutung setzen kann. Ohrblutung

Abfluß seröser Flüssigkeit im Anschluß an ein Kopftrauma ist in der Regel als Liquor anzusprechen, welcher dem durch Schädelbasisfraktur eröffneten Subarachnoidealraum entstammt, oder als Labyrinthlymphe, die aus dem unter Umständen isoliert frakturierten Labyrinth abfließt. Im Gegensatz zu dem kochsalzreichen, aber eiweißarmen Liquor ist das seröse Exsudat einer etwa gleichzeitig auftretenden serösen Otitis kochsalzarm, aber eiweißreich. Der kochsalzreiche Liquor gibt bei Höllensteinzusatz einen starken Chlorsilberniederschlag. Abfluß
seröser
Flüssigkeit
(Liquor)

Ausdrücklich sei hervorgehoben, daß Liquorabfluß nicht zu den regelmäßigen Symptomen der Schädelbasisfraktur gehört.

Unter den durch Schädelbasisbruch erzeugten Nervenläsionen tritt wohl keine so deutlich hervor wie die recht häufige Fazialislähmung, markiert sie sich doch schon in komatösen Stadium, in dem die Kochlearisschädigung gar nicht, die Vestibularisschädigung nur durch besonders darauf gerichtetes Augenmerk festzustellen ist. Zerreißungen des Nervus facialis sind bei vollkommener Kontinuitätstrennung aussichtslos, eine bessere, oft gute Prognose bieten die durch Blutungen bedingten Kompressionslähmungen. Fazialis-
lähmung

In analoger Weise ist die Kochlearisverletzung[1]) prognostisch zu bewerten; immerhin wird der empfindlichere Kochlearis, auch nach einer Blutungskompression, nicht die Reparabilität des Fazialis zeigen. Das mag wohl zum Teil durch die gleichzeitig vorliegende Labyrinth- Kochlearis-
verletzung

---

[1]) Eine scharfe Trennung zwischen Octavusstamm- und Endorganverletzung ist kaum durchführbar.

Vesti-
bularis-
verletzung erschütterung bedingt sein. Auch der Nervus vestibularis bleibt oft dauernd gelähmt; nur tritt der Vestibularisausfall nicht deutlich in die Erscheinung, wenn das Trauma bzw. das Reizstadium des Vestibularis schon einige Zeit zurückliegt. Dann werden erst die bereits besprochenen Untersuchungsmethoden des Vestibularapparats uns über die in die Latenz zurückgetretene Schädigung des Nervus vestibularis aufklären. Kurz nach dem Vestibularistrauma wird man Nystagmus nach der gesunden Seite selten vermissen, der aber allmählich abklingt und zur Zeit der Rückkehr des freien Sensoriums nur noch schwach oder überhaupt nicht mehr nachweisbar zu sein braucht. Eine objektive Untersuchung des statischen Apparats durch die kalorische Probe (vgl. Funktionsprüfungen S. 34) ist bei Verdacht einer Schädelbasisfraktur, selbst nur einer Trommelfellruptur zu widerraten, weil hierbei jede Spülung zu einer evtl. deletären eiterigen Infektion führen kann. Man denke also bei Kopftraumen und besonders Schädelbasisfrakturen rechtzeitig an die Möglichkeit einer Beteiligung des Vestibularapparats! Ein Blick auf den Bulbus, die Konstatierung von Nystagmus bei Frischverletzten ist unbedingt geboten, zeitraubende und gefährliche Bemühungen, etwaige Blutkoagel aus dem Gehörgang zu entfernen und die „Quelle der Blutung" aufzudecken, sind als unwissenschaftliche Neugierde zu verwerfen!

Können die Verletzungen alle Teile des Ohrs ergreifen, so bieten doch bestimmte Lokalisationen von Ohrtraumen, wegen der Wichtigkeit der betreffenden Organteile ein besonderes praktisches Othämatom Interesse. Von der Entstehung der Othämatome durch tangential angreifende Reibwirkung sprachen wir bereits im Kapitel der Klinischen Gehör-
gangs-
fraktur Pathologie (S. 44). Verletzungen, Frakturen des äußeren Gehörgangs, seiner Vorderwand durch Sturz auf den Unterkiefer kommen gelegentlich vor und hängen von dem steileren oder schrägeren Verlauf des Gelenkfortsatzes des Unterkiefers, von der Dicke der vorderen Gehörgangswand und von der Ausbildung des Tuberculum articulare posterius ab, das sich bei starker Entwicklung wie ein Schützer der vorderen Gehörgangswand vorlagert.

Das Hauptinteresse beanspruchen die Verletzungen des Mittelohrs und des Labyrinths. Unter den Mittelohrverletzungen wollen wir uns Trommel-
fellruptur in erster Linie mit der Pathologie der Trommelfellrupturen befassen. Direkte
Trommel-
fellverlet-
zung Direkt kann eine Durchlöcherung des Trommelfells eintreten, wenn Nadeln, z. B. Haarnadeln, leichtsinnigerweise zur Säuberung des Gehörgangs oder Beseitigung vorhandenen Juckreizes verwendet werden; ein unvorhergesehener Stoß an die Hand treibt das spitze Instrument in die Tiefe. Auch heiße und ätzende Flüssigkeiten lädieren das Trommelfell gleichzeitig mit den Gehörgangswänden. Ein arbeitsscheues Individuum goß sich, um im Krankenhause Aufnahme zu finden, Schwefelsäure in den Gehörgang, die neben einer Trommelfellverletzung, infolge wiederholter Selbstverstümmlungsversuche, schließlich zu schwerster Paukenhöhleneiterung und entzündlicher Gehörgangsstenose führte. Häufiger ist Indirekte
Trommel-
fellruptur die indirekte Trommelfellruptur anzutreffen durch Schlag aufs Ohr, Sprung ins Wasser, Detonationen. Ursächlich spielen hier die plötzlichen

Luftdruckschwankungen wohl eine Hauptrolle. Der Otoskopie bietet sich ein meist unverkennbares Bild. Bei den direkten Verletzungen wird Anamnese und Befund unschwer in Einklang zu bringen sein, bei den indirekten Rupturen ist, kurz nach dem Trauma, der unentzündete Riß mit freiliegender blasser reaktionsloser Paukenhöhlenschleimhaut — oft an typischer Stelle vor und unter dem Hammergriff — charakteristisch, dessen Ränder, manchmal teilweise medialwärts umgeschlagen, mit kleinen Blutpunkten besetzt sind. Die Funktionsstörung lenkt unser Augenmerk nicht selten auf eine gleichzeitige Labyrintherschütterung, die sich schon nach Ohrfeigen und Kopfsprüngen einstellen kann, um so eher aber dann zu erwarten ist, wenn die Trommelfellruptur nur als eine Teilerscheinung einer schwereren Schläfebeinverletzung auftritt. In der Mehrzahl der Fälle läßt sich ein einigermaßen übersichtliches Trommelfellbild gewinnen. Wo Blutkrusten den Einblick behindern, begnüge man sich mit der Feststellung der Zeichen einer in der Tiefe stattgehabten Blutung und mit der Erhebung eines funktionellen Befundes. Die Stimmgabel ist nach einem mit Ohrblutung einhergegangenen Kopftrauma das diagnostisch wertvollere und unschädliche Instrument gegenüber der Ohrspritze, deren mißbräuchliche Anwendung schon manche Sekundärinfektion, schon manche Meningitis verschuldet hat. Therapeutisch genügt zur Fernhaltung weiterer Schädigungen Ruhe und ein schützender Gazestreifen oder kleiner Schutzverband. Dann heilen Trommelfellrisse oft überraschend schnell aus; selbst — recht unnötige — ärztliche Polypragmasie kann, soweit sie sich auf Trockenbehandlung beschränkt, die Spontanheilungstendenz des rupturierten Trommelfells in der Regel nicht aufhalten.

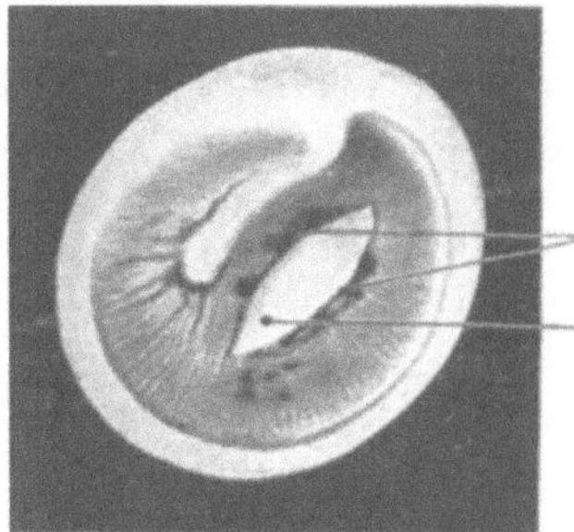

Abb. 80. Trommelfellruptur.

a = Randblutungen. b = Riß des Trommelfells; Blick in die freiliegende Promontorialschleimhaut.

Dringen direkte Schädigungen durch das Trommelfell hindurch, so werden einzelne Teile der Paukenhöhle (Gehörknöchelchen, Chorda tympani, Fazialis) Schaden nehmen; bei Durchdringung der medialen Wand ist das Labyrinth gefährdet. Indirekte Paukenhöhlenverletzungen setzen eine so erhebliche Gewalteinwirkung voraus, daß die hierbei entstehende Läsion einzelner Teile der Paukenhöhle hinter dem gesamten Kopf- oder Schläfebeintrauma an Interesse zurücktritt.

Neben den Trommelfellrupturen sind es die mit oder ohne Schädelbasisbruch einhergehenden Labyrinthtraumen, die in der Praxis eine große Rolle spielen — sollten, weil diese Traumen häufiger vorkommen als sie diagnostiziert werden!

Wie schon mehrfach hervorgehoben ist die Commotio labyrinthi eine häufige Nebenerscheinung schwererer, auch ohne Schädelbasisfraktur verlaufender Kopftraumen und vielleicht die Ursache mancher allgemeiner nervöser posttraumatischer Symptome, deren gerechte Würdigung durch

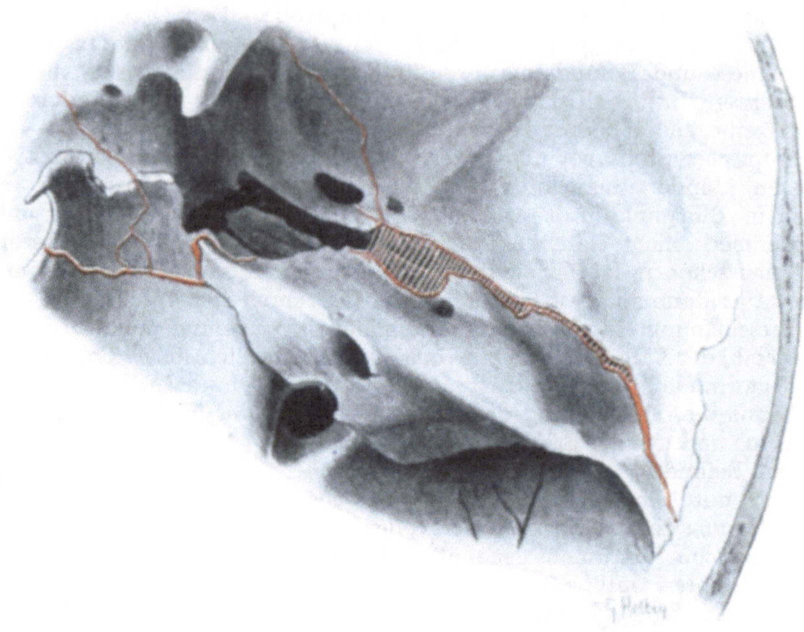

Abb. 81a. Längsbruch parallel zur Pyramidenachse. Obere Gehörgangswand, Pyramidenspitze
mitergriffen. Ansicht von oben. (Aus Passow, Verletzungen des Gehörorgans)

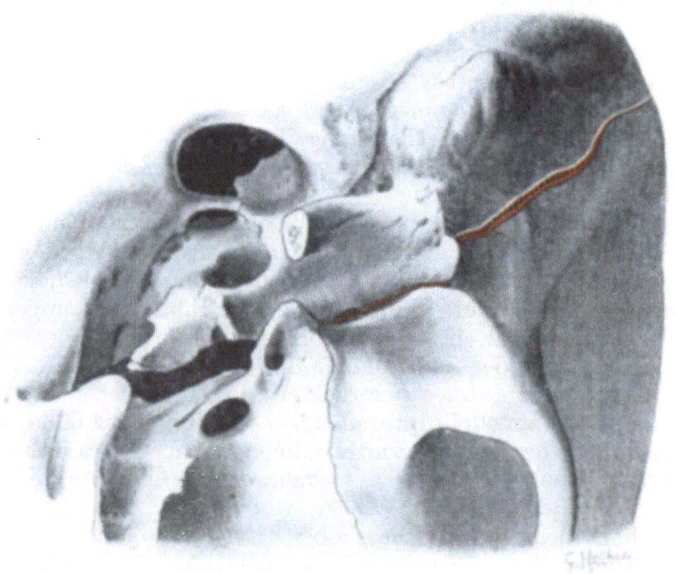

Abb 81b. Derselbe Bruch von unten gesehen.

eine **prinzipielle Labyrinthuntersuchung** jedes frischen Kopftraumas erleichtert werden würde. Um so mehr haben wir mit einer Mitbeteiligung des Labyrinths bei Schädelbasisbrüchen zu rechnen, die sich auch hier nur als stumpfe Labyrintherschütterung abzuspielen braucht, freilich aber oft in einer Labyrinthfraktur besteht.

Schädelbasisfrakturen sind als Berstungsbrüche — im Verlauf der Druckachse — oder als Biegungsbrüche — senkrecht zur Druckachse äquatorial vom Druckpunkt verlaufend — aufzufassen. Nicht jede Schädelbasisfraktur führt zu einem Bruch der Labyrinthkapsel; doch auch ohne Einbrechen der Labyrinthschale haben wir in der Regel bei Schädelbasisbrüchen erhebliche Schädigungen des Labyrinths, mindestens Blutungen in die Nervenkanäle, zu erwarten, die zu den schon mehrfach erwähnten, anfangs oft latenten Hör- und Gleichgewichtsstörungen führen. Mit noch stärkeren Gewebsläsionen (Zerreißung der membranösen Organe, ausgedehnteren Blutungen in die Labyrinthhohlräume) werden wir zu rechnen haben, wenn die Labyrinthkapsel in die Basisfraktur miteinbezogen ist. In Anbetracht des gewöhnlich besonders schweren Kopftraumas bieten Labyrinthfrakturen schon von vornherein keine günstige Prognose und enden kurz nach dem Trauma oder durch konsekutive, manchmal erst nach längerer Zeit eintretende Labyrintheiterung und Meningitis tödlich. Durch die bei der **Heilung** sich abspielenden bindegewebigen und knöchernen Veränderungen ist die Funktion des Sinnesorgans gewöhnlich fast vollkommen ausgeschaltet.

Die Symptomatologie des Labyrinthtraumas baut sich naturgemäß auf den von den entzündlichen Labyrintherkrankungen bekannten Krankheitszeichen auf, den Hör- und Gleichgewichtsstörungen. Als symptomatologischer Besonderheit haben wir bereits der Ohrblutung und des Liquorabflusses sowie der recht häufigen traumatischen Fazialislähmung gedacht. Kein Wunder endlich, daß das Labyrinthtrauma als Teilerscheinung eines Hirntraumas von allgemeinen Hirnsymptomen begleitet wird, die oft prävalieren und die Labyrinthzeichen nur dem aufmerksamen Untersucher entdecken lassen. Gerade die rechtzeitige Diagnose des Labyrinthtraumas wird die nach unserer Gesetzgebung so wichtige **Begutachtung der Schädeltraumen** erst in richtige Bahnen lenken.

Eine gerechte gutachtliche Stellung zu den Schädel- und Labyrinthtraumen fußt einmal auf der Kenntnis der bereits besprochenen, mit Schädeltraumen einhergehenden Labyrintherkrankungen, fußt also auf einem lückenlosen Status praesens, kann andererseits aber auch einer prognostischen Erfahrung nicht entraten, der Erfahrung, welche **Dauerschädigungen aus Schläfebeinverletzungen** sich entwickeln können. Manchem scheinbar geringfügigen Symptom liegt bei fachärztlicher Betrachtung ein einwandfreier objektiver Befund zugrunde, manchen angeblich hochgradigen Beschwerden kann andererseits das nüchterne fachärztliche Urteil nur eine neurotische Basis zugestehen, wenn es nicht den Patienten der Aggravation oder **Simulation** überführen kann.

Während wir die Frage der Simulation bereits an anderer Stelle (Funktionsprüfungen S. 30 u. 40) behandelt haben, müssen wir uns mit den

Ungünstiger Ausgang der Schläfebeinverletzungen

Residuen nach Schläfebeinverletzungen noch kurz befassen. Bei einem großen Teil der Schläfebeinverletzten tritt der Exitus kurz nach dem Trauma oder durch Sekundärinfektion einige Zeit nach dem Trauma ein. Nicht nur durch ein rupturiertes Trommelfell und eine gleichzeitige Fissur des Promontoriums (daher die Infektionsgefahr von Ohrspülungen bei Ohrtraumen!) kann die Sekundärinfektion sich ausbreiten, auch bei intaktem Trommelfell ist die frakturierte Promontorialwand einer Infektions-

Exitus

möglichkeit per tubam ausgesetzt. Zuweilen kann auch eine vor dem Unfall schon vorhandene Mittelohreiterung zur Infektionsquelle werden. Wenn, wie es nicht selten vorkommt, die Frakturen durch Promontorium, Labyrinth und Porus acusticus internus hindurchgehen, kann sich leicht

Eiterige Hirnhautentzündung Hirnabszeß

eine eiterige Hirnhautentzündung in wenigen Tagen entwickeln, während Hirnabszesse — die seltenere posttraumatische Komplikation — gewöhnlich mehrere Wochen zu ihrer Entstehung brauchen.

Was wird aber, um auf die Frage der Residuen nach Schläfebeinverletzungen zurückzukommen, aus den Patienten, die mit einem leichteren oder auch schwerem Schläfebeintrauma am Leben bleiben?

In der Regel ist eine hochgradige Schwerhörigkeit oder Taubheit mit

Hörstörungen

dauernder Untererregbarkeit oder Unerregbarkeit des Vestibularapparats die Folge; freilich tritt der Funktionsausfall des Hörteils subjektiv oft stärker hervor als Zeichen organischer Veränderungen, während die

Vestibularisstörungen

Gleichgewichtsstörungen, das Schwindelgefühl zuweilen mehr von psychischen posttraumatischen Momenten abhängig ist. Diesen Fällen mit starker oder vollkommener Funktionsstörung stehen andere gegenüber, deren Funktionsstörung sich auf eine Einschränkung der Stimmgabelperzeption, bei gutem Hörvermögen für Flüsterstimme, beschränkt. Fällen letzterer Gattung werden wir keine schwereren Labyrinthverletzungen, insbesondere keine Labyrinthfrakturen, eher wohl geringfügigere Blutungen supponieren dürfen, die sich so gut resorbieren können, daß schließlich nur noch die leichten Stimmgabelausfälle zurückbleiben. Doch auch Fälle mit markanterer labyrinthärer Funktionsstörung setzen nicht eine Fraktur des Labyrinths selbst voraus, werden den Arzt aber immer mit einer Beteiligung der Labyrinthkapsel an der Schädelbasisfraktur rechnen lassen. Wie uns pathologisch-anatomische Untersuchun-

Verzögerte Konsolidierung der Labyrinthfissurstelle

gen lehren, kann die Konsolidierung der Labyrinthfissurstelle dauernd bindegewebig bleiben, während die Knochenneubildung, die wir bei den Labyrintheiterungen als häufigen Heilfaktor kennenlernten, in der posttraumatischen Heilung der Labyrinthhohlräume besonders charakteristisch in die Erscheinung tritt. Es ist verständlich, daß der für das

Ossifikation in den Labyrinthhohlräumen

Leben günstige Heilungsausgang mit Ossifikation eine schlechte funktionelle Prognose bietet; das Gehör wird progrodient schlechter, zumal bei zunehmender sekundärer Atrophie des Cortischen Organs.

Behandlung des Labyrinthtraumas

Die Behandlung des Labyrinthtraumas hat drei Forderungen gerecht zu werden, Früh- oder Spätkomplikationen nach Möglichkeit zu verhüten, die funktionelle Störung zu bessern und in gutachtlicher Hinsicht die wirtschaftliche Bedeutung, den Grad der Erwerbsunfähigkeit richtig zu bewerten.

In einer exspektativen konservativen Therapie, in einer Ruhigstellung des verletzten Labyrinths durch längere Bettruhe hat man bis vor kurzem die Therapie des Labyrinthtraumas, die besten Aussichten für eine Ausschaltung von Komplikationen und eine etwaige Besserung der Funktion, gesehen. Die Indikationsstellung für ein aktiveres operatives Vorgehen bei Schädelbasisbrüchen, das neuerdings empfohlen wird, ist selbst in fachärztlichen Kreisen noch umstritten.

Nicht ganz sinngemäß erscheint auf den ersten Blick die Einreihung der Begutachtung in den Abschnitt der Behandlung der Ohrtraumen. Wer aber erfahren hat, wie sehr eine falsche, ungerechte Rentenabschätzung zur psychischen Steigerung organisch bedingter Beschwerden führen kann gerade auf dem Gebiet der Verletzungen eines Organs, dessen Funktionen schon beim Normalen außerordentlich von der Stabilität der Psyche abhängen — es sei nur an das vielgestaltige Bild des Schwindels erinnert —, wird zugeben müssen, daß nur ein dem objektiven Befund voll Rechnung tragendes Gutachten die organischen Beschwerden ihres psychischen Mantels allmählich entkleiden kann. Nur durch genaueste Labyrinthuntersuchung aber kann oft nur der organische Kern allgemein „nervöser" Beschwerden, die leicht als Simulation oder Aggravation angesehen werden, aufgedeckt werden; man kann es erleben, daß der durch den unbefriedigenden Ausgang der vorhergehenden, zu allgemein gehaltenen Kopfuntersuchungen mißtrauisch gewordene Unfallspatient zu dem begutachtenden Arzt, der sich nun wirklich mit dem Ursprung seiner Leiden befaßt, Vertrauen gewinnt, obwohl er in ihm doch eine richterliche Vorinstanz erblickt. Sobald der Patient merkt, daß der Gutachter auf alle Symptome wohlwollend, aber kritisch eingeht, ist oft schnell die Atmosphäre geschaffen, in welcher der Patient auf falsche Angaben verzichtet und der Arzt die Basis eines endgültigen Gutachtens gewinnt, gewöhnlich schon bei der ersten, fast immer bei der zweiten, zuweilen zweckmäßigen Kontrolluntersuchung.

Der Grad der Erwerbsbeschränkung richtet sich nach dem Berufe des Verletzten. Schwerhörigkeit ist für Berufe mit Gruppenarbeit ein größeres Hindernis als für Einzelarbeitsbetriebe, Schwindel unter Umständen ein absolutes Hindernis für Arbeiter, deren Gleichgewichtssinn intakt sein muß (z. B. Bauarbeiter). Gegenüber der durch einseitige Schwerhörigkeit oder selbst Ertaubung bedingten relativ geringen Erwerbseinbuße ist doppelseitige, d. h. vollkommene Ertaubung eine so schwere Schädigung, daß der Patient nicht nur für bestimmte Berufe gänzlich ausscheidet, sondern auf dem allgemeinen Arbeitsmarkt überhaupt kaum konkurrenzfähig ist. Wäre der einseitig Taube um etwa 15% in seiner Erwerbsfähigkeit beschränkt, so müßte man dem doppelseitig Ertaubten schon 50—60% zusprechen. Bestehen außerdem objektive Gleichgewichtsstörungen, so werden sie den Rentensatz weiter, unter Umständen auf 100%, erhöhen, während eine etwaige posttraumatische Mittelohreiterung keinen wesentlichen Einfluß auf den Rentensatz zu haben braucht, wenn nicht eine besonders lästige Form der Mittelohreiterung (Fötor, Kopfschmerzen, Gehörgangsentzündungen) vorliegt.

Zum Beweise der Notwendigkeit einer genauen Labyrinthuntersuchung sei das Gutachten über einen Unfallspatienten auszugsweise wiedergegeben, wie es zu den häufigsten Vorkommnissen in der Gutachtertätigkeit gehört.

Der Kutscher Sch. wurde von dem Vorgutachter, auf Grund allgemein-ärztlicher Untersuchung, als aggravations- oder gar simulationsverdächtig bezeichnet und deshalb dem Facharzt zugeschickt. Der Verletzte gibt an, vor 20 Wochen 2 m hoch auf die linke Seite gestürzt zu sein, wobei er mit der linken Kopfseite heftig aufgeschlagen sei. Blutung aus der linken Scheitelgegend. Als er aufzustehen versuchte, habe er „den Kopf nicht hoch bekommen" können; er habe sich schwindlig gefühlt, als ob es „ihn im Kopfe ständig gestochen" habe. Kein Erbrechen, keine Erinnerung an Blutung oder Flüssigkeitsaustritt aus Nase oder Ohr. Als Patient nach mehrwöchiger Krankenhausbettruhe das erstemal aufstand, sei die Stationsschwester ungehalten gewesen, daß Patient gar nicht auf das hörte, was sie zu ihm sprach. Dadurch habe er erst gemerkt, daß er schwerhörig geworden sei, während er früher immer gut gehört habe.

Die jetzigen Klagen des Sch. sind: Rechts starkes Ohrensausen, ferner Schwerhörigkeit, besonders links, ohne linksseitiges Sausen.

Über Schwindel wird spontan nicht geklagt; nach dieser Richtung suggestiv wirkende Fragen werden vermieden.

Otoskopie: Rechts ohne Befund. Links mehrere Narben, davon eine im vorderen oberen Quadranten, eine eingezogene Narbe im vorderen unteren Quadranten des Trommelfells, ferner eine umschriebene Narbe am Trommelfellnabel.

Hörprüfung: Flüsterstimme rechts ziemlich gleichmäßig für alle Prüfworte in einer Entfernung von 0,4—0,5 m, links gar nicht gehört Ob links mittellaute Konversationsstimme gehört wird, ist unsicher, aber unwahrscheinlich. Die Stimmgabelprüfung zeigt rechtsseitige labyrinthäre Schwerhörigkeit, linksseitige Ertaubung.

Statische Funktionen: Kein Romberg. Spontannystagmus ⤹r. Die kalorische Prüfung ergab starke Übererregbarkeit rechts, eine Unerregbarkeit links. Bei der rechtsseitigen Untersuchung (Spülung) empfand Patient sehr unangenehme, schmerzhafte Sensationen, wie sie in geringem Maße bei dieser Probe oft auftreten können. Links werden diese Sensationen trotz viel intensiverer Untersuchung nur wenig unangenehm empfunden.

Schlußfolgerungen: Die Angaben des Patienten sind glaubwürdig und machen nicht, wie der Voruntersucher vermutete, den Eindruck der Simulation oder Aggravation.

Die Hörprüfung ergibt eine rechtsseitige labyrinthäre Schwerhörigkeit, linksseitige Taubheit. Mit dieser sich immerhin noch auf Angaben des Patienten stützenden Hörprüfung steht das Ergebnis der Vestibularisuntersuchung im Einklang, nämlich Übererregbarkeit rechts, Unerregbarkeit links. Das Ergebnis der letzteren, ausschließlich objektiven Methode ist eindeutig.

Die Trommelfellnarben des linken Ohrs, zusammen mit dem Labyrinthbefund, lassen an eine linksseitige Schädelbasisfraktur und der rechtsseitige Funktionsbefund an eine rechtsseitige Commotio labyrinthi denken.

Psychogene traumatische Hörstörungen.

Der psychogene Anteil an den Symptomen der Commotio labyrinthi

Wir haben mehrfach die Commotio labyrinthi erwähnt, die wir bisher im wesentlichen als eine mechanische labyrinthäre Schädigung auffaßten. Der Krieg hat uns aber gelehrt, daß viele Fälle hochgradiger Schwerhörigkeit oder gar Ertaubung, die wir bisher der Commotio labyrinthi in der eben charakterisierten Definition zugezählt hätten, rein oder vorwiegend psychogen zu bewerten sind (Passow u. a.).

Das Wort „Betäubung" lehrt uns eigentlich, daß, ganz allgemein gesprochen, eine Ausschaltung der Psyche vom Ohr aus längst schon bekannt war, ehe man sich über die Art der peripher und zentral aku-

stischen Vorgänge sowie ihrer Störungen klar wurde. Außergewöhnlich
starke Schalleinwirkungen — z. B. starker Donnerschlag — mögen zu
Bewußtlosigkeit geführt und so den Begriff einer Ohnmacht durch
einen deutlich nachweisbaren einmaligen äußeren Reiz, besonders
einen akustischen Reiz, gezeitigt haben. Mit dem Begriff Betäubung
verbinden wir zunächst die Vorstellung einer allgemeinen Betäubung.
Dem müssen wir eine pathologische Erscheinung gegenüberstellen, die
zu einer umschriebenen Ausschaltung der Psyche, und zwar der akustischen Psyche, zu führen scheint durch einen starken einmaligen akustischen, peripher, evtl. vorübergehend lähmend, wirkenden Reiz:
labyrinthogene Betäubung (Kümmels Vertäubung). Der einmalige akustische Reiz ist in seinen peripheren Wirkungen längst abgeklungen, während die zentrale Wirkung bestehen bleibt.

 Es gibt also offenbar Fälle, und zwar in der schweren Kriegszeit
nicht gerade selten, in denen wir nicht von Ertaubung, sondern von Betäubung, und zwar im Gegensatz zu dem bisher üblichen Sprachgebrauch
von akustischer labyrinthogener Betäubung werden sprechen
können. Ein peripheres labyrinthäres und ein zentrales psychisches
Moment wirken zusammen. Je nach der Veranlagung und der Ver-
stellungswelt, besonders dem Wunschleben des Individuums wird die
psychische Komponente von selbst mehr und mehr abklingen oder in den
Vordergrund rücken, während die periphere organische Komponente
entsprechend den anatomischen Veränderungen mehr oder weniger vollständig sich zurückbildet: kurz, ein organisches und ein psychisches
Moment wirken zusammen, wie es Oppenheim von der traumatischen
Neurose annimmt.

 Der traumatisch neurotische Ohrkranke ist also in der Regel nicht
taub, sondern nur apperzeptiv untererregbar (Kehrer), er ist in einem
Zustande, in dem er mit den akustischen Reizen nichts anzufangen weiß,
man könnte von akustisch sensorischer Dyspraxie oder Apraxie
sprechen. Der Patient ist akustisch abgestumpft; als Folgezustand
— auch hier führt uns die geistreiche Wortbildung den richtigen Weg —
kommt eine allgemeine akustische Verstumpfung hinzu, ein stupo-
röser Zustand, in dem die allgemeine geistige Leistungsfähigkeit leidet.
Gebrauchen wir bei diesem kurz skizzierten Krankheitsbild nicht das
Wort „Ertaubung", sondern „labyrinthogene Betäubung", so werden
wir den pathologischen Vorgängen wie dem Krankheitsbild und auch
dem Krankheitsgefühl des Patienten gerecht werden.

 Es handelt sich also offenbar um eine psychogene Beeinflussung
der Hörfunktion bzw. der Hörsphäre. Gelingt es, den psychischen Faktor
des Traumas durch ein stärkeres Moment — wie durch die suggetive Kraft
des Arztes — zu überwinden, so ist die psychogene Störung beseitigt.
Zur Erhöhung des suggestiven Einflusses empfiehlt es sich, den Patienten
schon vorher auf die Heilung durch zweckmäßige Behandlung auch seitens
der gesamten Umgebung des Patienten einzustellen oder vielmehr, der Patient muß sich selbst auf die Heilung einstellen, er muß willens sein, geheilt zu werden, starke Widerstände aufgeben lernen, hypnotische Hem-

Ausschal-
tung aktiver
Hemmun-
gen

mungen auszuschalten bereit sein. Denn zu dem ursprünglich passiv
betäubenden Moment kommt dann oft noch ein gleichsam aktives hinzu,
das bestimmten Wunschvorstellungen des Patienten entspricht und die
passive Betäubung zu direkten Hemmungen verdichtet (ähnlich der
„affektiven Absperrungstaubheit" Kehrers). Wenn diese Hemmungen
sich stark in den Vordergrund drängen, käme es in Frage, sie durch
Halbnarkose, Alkoholrausch zu lockern, in einem Narkosenstadium, in
dem die Exzitation evtl. die Heilung bringen kann, dann also unter Ver-
zicht auf eine willensrichtende Heilmethode. Die ausgeschaltete akustische Psyche auf wachhypnotischem Wege wieder zu aktivieren, ist
Sache der persönlichen Kunst des Arztes und richtiger individueller Erfassung des Einzelfalles, gelingt aber nicht immer. Gelingt sie, so braucht
sie durchaus keine vollkommene zu sein, weil ja nach Ausschaltung des
psychischen Schadens kleine organische Reste zurückbleiben können,
die, wie eben ausgeführt, die ursprüngliche Ursache des psychischen
Defekts, der „Aufpfropfung" des psychischen Defekts auf die organische
Schädigung (Kehrer), waren.

Sachregister.